VALORI PRESSIONE

Iniziare sempre dalla valutazione della pressione e del polso in modo da avere tempo per riordinare le idee sulla visita del pz.

VALUTAZIONE DEI VALORI DELLA PRESSIONE DEL SANGUE		
Pressione	Massima	Minima
Ottimale	120	80
Normale	120-129	80-84
Superiore alla norma	130-139	85-89
Confine ipertensione	140-160	90-95
Ipertensione lieve	140-180	90-105
Ipertensione moderata	oltre 180	105-115
Ipertensione severa	oltre 180	oltre 115

VALORI NORMALI DELLA PRESSIONE DEL SANGUE ED ETA'		
ETA'	Massima (sistolica)	Minima (diastolica)
Sotto i 18 anni	120	80
Tra i 18-50 anni	140	85
Dopo i 50 anni	140-145	90

COME MISURARE LA PRESSIONE ARTERIOSA

1 Il manicotto viene gonfiato fino a bloccare il flusso sanguigno.

2 La pressione nel manicotto viene lentamente diminuita finché non si percepisce il suono di una pulsazione.

3 La pressione viene ulteriormente abbassata finché il suono diventa continuo. La pressione sanguigna di questa persona è 120/70.

Suoni delle pulsazioni

Il suono delle pulsazioni lascia il posto a un lieve soffio del flusso sanguigno.

- applicare il manicotto di gomma al braccio del paziente, tra l'ascella e la piega del gomito.

- Posizionare la campana del fonendoscopio a livello dell'arteria omerale, Contemporaneamente si palpa il polso dal lato del pollice, per percepire la pulsazione dell'arteria radiale.

- Si inizia la misurazione gonfiando il bracciale di gomma con la pompetta ad esso collegata (mentre ciò avviene, il mercurio sale nella colonnina di vetro, segnalando il valore di pressione presente nel bracciale) e arrivando fino al punto in cui la pulsazione dell'arteria del polso scompare ed il fonendoscopio non trasmette più alcun rumore.

- si insuffla ancora un po' di aria nel bracciale, superando di circa 20 mmHg il punto in cui il polso radiale è scomparso.

- agendo sulla piccola valvola presente sulla pompetta, si fa uscire molto lentamente l'aria dal bracciale (indicativamente, la colonnina di mercurio deve scendere di circa 2 millimetri al secondo).

- Quando la pressione dell'aria nel bracciale sarà uguale a quella arteriosa, un po' di sangue riuscirà a passare nell'arteria producendo un rumore: il primo rumore udito chiaramente corrisponderà alla **PRESSIONE SISTOLICA** (detta anche "**MASSIMA**").

- Riducendo ulteriormente la pressione i rumori diventeranno inizialmente più intensi, quindi via via più deboli: la completa scomparsa dei rumori corrisponderà alla **PRESSIONE DIASTOLICA** (detta anche "**MINIMA**").

arteria   arteria
            chiusa

La pressione viene quindi indicata con due valori (ad esempio 120/80mmHg): il primo valore indica la pressione sistolica, mentre il secondo quella diastolica.

minore volume
minore pressione

maggiore volume
maggiore pressione

P= 120/80   P= 160/100

Arterie sane ed elastiche   Se le pareti diventano più
attenuano la pressione   rigide ed il lume si restringe
sistolica del sangue   (arteriosclerosi) il sangue
espandedndosi   incontra un ostacolo mag-
                             giore e la pressione aumenta

RACCOMANDAZIONI

- Il paziente dev' essere rilassato, seduto comodamente, in ambiente tranquillo, con temperatura confortevole da almeno 5 minuti.

NO! **Red Bull**

- Il paziente non deve aver assunto bevande contenenti caffeina nell'ora precedente, né aver fumato da almeno un quarto d'ora.
- Il braccio deve essere appoggiato ed il bracciale deve essere all'altezza del cuore (vedi figura).

REMEMBER

Devono essere effettuate almeno due misurazioni successive e, se la pressione differisce di molto (per convenzione, in misura maggiore di 5 mm Hg) nelle due circostanze, si deve procedere con ulteriori misurazioni fino a che i valori misurati risultino abbastanza stabili.

REMEMBER

Non importa quale braccio venga usato per la misurazione, ma bisogna ricordare che esistono a volte differenze sensibili nei valori misurati nelle due braccia.
In tali casi, si dovrà utilizzare per la misura il braccio con la pressione più elevata.

REMEMBER

Le dimensioni del bracciale di gomma devono essere adattate alla dimensione del braccio del paziente.
Nel caso di bambini o di adulti molto magri, è necessario utilizzare bracciali di dimensioni minori di quelle standard, mentre nel caso di persone molto robuste o di pazienti obesi, il bracciale dovrebbe avere una lunghezza superiore.

Esistono anche dispositivi che effettuano la rilevazione della pressione al polso o al dito della mano: essi sono, in linea di massima, poco attendibili, salvo rare eccezioni, e non sono attualmente consigliati dalle più recenti linee guida internazionali sull'ipertensione arterio

VALORI GLICEMIA E DIAGNOSI DIABETE

Definizione e criteri diagnostici

- La World Health Organization (WHO) definisce il diabete mellito come un disordine metabolico da eziologie multiple, caratterizzato da iperglicemia cronica con disturbi del metabolismo dei carboidrati, lipidi e proteine conseguenti a difetti nella secrezione, azione insulinica o entrambe.

	Normale	Intolleranza glucidica	Diabete
Glicemia basale a digiuno	< 100 mg/dl	100 – 125 mg/dl	≥ 126 mg/dl
OGTT (glicemia a 2 ore)	< 140 mg/dl	140 - 199 mg/dl	≥ 200 mg/dl
Glicemia occasionale	< 200 mg/dl		≥ 200 mg/dl +sintomi

ADA Expert Committee, Diabetes Care 2014, 37: S82-S90

FREQUENCY CARDIACA A RIPOSO

Valore normale a riposo:
70/75 bpm

Valore minimo a riposo:
60 bpm

Valore massimo a riposo:
80/90 bpm

* bpm = battiti per minuto.

PARAMETRI VITALI

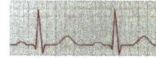

POLSO CAROTIDEO   POLSO RADIALE

FREQUENZA CARDIACA

<60 bpm = BRADICARDIA   **70-75** bpm   >100 bpm = TACHICARDIA

LA FREQUENZA RESPIRATORIA

Età	Frequenza normale (atti respiratori/min)	Bradipnea (atti respiratori/min)	Tachipnea (atti respiratori/min)
Neonato/Lattante	**30-40**	**< 30**	**> 40**
Bambino (1-5 anni)	**25-30**	**< 25**	**> 30**
Bambino (6-14 anni)	**20-25**	**< 20**	**> 25**
Adulto	**12-20**	**< 12**	**> 20**

Frequenza   Eupnea 12 - 20 atti/min
Respiratoria   Tachipnea > 20 atti/min
(adulto) F.R.   Bradipnea < 12 atti/min

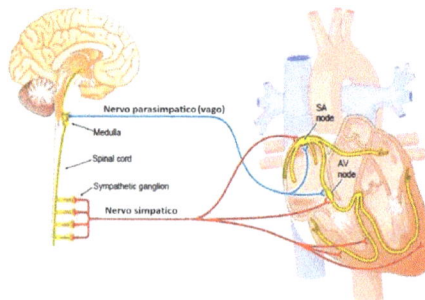

Nervo parasimpatico (vago)   SA node

Medulla

Spinal cord

Sympathetic ganglion   AV node

Nervo simpatico

ANAMNESI

L'anamnesi o storia clinica, è la raccolta dalla voce diretta del paziente e/o dei suoi familiari (per esempio i genitori nel caso di un lattante o di un bambino), di tutte quelle informazioni, notizie e sensazioni che possono aiutare il medico a indirizzarsi verso una diagnosi di una certa patologia.

TIPI DI ANAMNESI

ANAMNESI FAMILIARE

Padre vivente di anni ………affetto da……………………………….
Padre deceduto all'età di ………per……………………………….

Madre vivente di anni ………affetta da……………………………
Madre deceduta all'età di ………per………………………………

Fratelli/sorelle

Numero di fratelli/sorelle
Un fratello /sorella di anni……….affetto/a da……………………..

ANAMNESI FISIOLOGICA

- **Nato a termine/prematuro al .....mese**

- **Da parto eutocico**
      distocico (da cesareo/rivolgimento/applicazione di forcipe)
      gemellare

- **Allattamento materno/baliatico/artificiale**
- **Menarca a ......anni**

- **Cicli di ritorno**
      Regolari per frequenza, durata e quantità

- **Gravidanze**
      ......parti di cui
            .....eutocico/i
            .....distocico/i
      ......aborti(spontanei IVG)

- **Menopausa a .....anni**
      Fisiologica
      Indotta da........
      Con sindrome climaterica

- **Alimentazione**
      Varia per quantità
      Abbondante/ridotta per (inappetenza/anoressia/difficoltà di digestione/difficoltà
      di deglutizione)

      Varia per qualità
      Ristretta per dieta diabetica/iposodica/ipocalorica vegetariana/vegana/celiaca

- **Appetito buono/eccessivo/scarso**

- **Digestione**
      Regolare
      Lenta e laboriosa per pasti abbondanti/per tutti i pasti/ solo per alcuni cibi
      Intolleranza/allergia ai seguenti cibi................

- **Alvo**
    Regolare con evacuazioni ogni.........giorni
    Irregolare per stipsi/diarrea/alvo alterno
    Incontinenza
    Eventuali episodi di emorragia/melena

- **Diuresi**
    Fisiologica
    Alterata per nicturia/pollachiuria/stranguria/poliuria/incontinenza urinaria

---

ANAMNESI PATOLOGICA REMOTA

- **Malattie esantematiche**
    Il pz riferisce comuni esantemi infantili (C.E.I)

- **Altre malattie infettive**
    Guarite senza reliquati
    Attualmente in trattamento

- **Traumi pregressi**
    Con sequele/senza sequele

- **Pregressi interventi chirurgici**
    Intervento di ....eseguito in data...................
    Intervento di ....eseguito in data...................

Il FOGLIO DELL'ANAMNESI GENERALE SI TROVA NEL COMPENDIO

ESAME OBIETTIVO GENERALE

REMEMBER

        Costruitevi un metodo per l'esame obiettivo e applicate sempre lo stesso.

        In questo modo, nei momenti di maggiore tensione, riuscirete ugualmente a fare

        una buona valutazione obiettiva.

Strumenti di comune uso nell'esame obiettivo

Fonendoscopio

Sfigmomanometro

Lampadina elettrica

Abbassalingua

Martelletto per riflessi con puntale

Diapason

Otoscopio

Oftalmoscopio

ESAME OBIETTIVO

Sesso   □M   □F
Età ....
Peso (Kg) ....e BMI (Kg/m2).....................
Temperatura.........................°C
Frequenza (bpm)............................. saturazione (SPO2)..................................
Pressione arteriosa (Pa): ....mmHg

Condizioni generali
    Buone/discrete/scadenti

FACIES

Aspetto del volto nel suo insieme
Quando non manifesta alterazioni di natura fisica/psichica si parla di **FACIES COMPOSITA**.
Dipende da sesso, età, etnia, costituzione, cenestesi (benessere, sofferenza, dolore), atteggiamento psichico.

FACIES

- Composita
- Orientaloide/Adenoidea/acromegalica/leonina/lunare/emaciata/Cachettica/Ippocratica/ mixedematosa/Sclerodermica/Parkinsoniana/Poliglobulica/Basedowiana/Addisoniana/ Tetanica/Miastenica/Oftalmoplegica

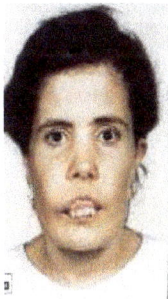

FACIES TALASSEMICA   **SINDROME DI CUSHING**

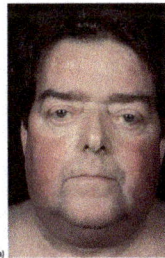

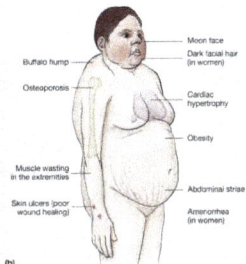

COSTITUZIONE CORPOREA

Rappresenta l'insieme dei fattori di sviluppo dello scheletro, dei muscoli e di distribuzione del grasso sottocutaneo.

Tipo costituzionale
>Normotipo
>Brachitipo/Longitipo

Statura
>Adeguata
>**Anormale per eccesso**
>>Gigantismo acromegalico
>>Aspetto Marfanoide

>**Anormale per difetto**
>>Infantilismo
>>Nanismo (armonico – ipofisario / disarmonico)

CUTE ED ANNESSI

- **CUTE**
>Normopigmentata
>Ipopigmentata per albinismo/vitiligine
>Iperpigmentata per ipercromia gravidica/ipercromia varicosa/melanosi
>Pallida/itterica/bluastra per cianosi (cianosi generalizzata/localizzata)

>**Trofismo**
>>Normotrofica per sesso ed età
>>Ipertrofica/ipotrofica
>**Integrità**
>>Cute integra
>>Presenza di lesioni

- **SOTTOCUTANEO**
>Normorappresentato per sesso ed età
>Assenza di edemi
>Presenza di edema generalizzato /localizzato (al volto/agli arti inferiori/arti superiori/zone declivi/a mantellina)

- **ANNESSI CUTANEI**
  Apparato pilifero
  Normalmente rappresentato per sesso e per età
  Alterato per alopecia/ipertricosi/irsutismo

- **UNGHIE**
  Normoconformate
  A vetrino d'orologio
  Onicolisi/onicomicosi

- **MUCOSE VISIBILI**
  Irrorazione
  Normoirrorate
  Pallide/iperemiche/itteriche

  Idratazione
  Normoidratate
  Secche

  Integrità
  Integre
  Con presenza di lesioni

- **MASSE MUSCOLARI**
  Tono
  Normotoniche/ipertoniche/ipotoniche

- **TROFISMO**
  Normotrofiche/ipertrofiche

SISTEMA LINFONODALE

Stazioni linfonodali superficiali esplorate apparentemente indenni
Presenza di tumefazione/i in sede ascellare/sovraclaveare/sottomandibolare/inguinale
Con linfonodi di consistenza duro lignea/duro elastica/parenchimatosa e superficie
liscia/irregolare

DECUBITO

Indifferente
Preferito/obbligato (prono/supino/laterale/ortopnoico/genupettorale/a canna di fucile)

Posizione Supina

1- occipite
2- scapola
3- sacro
4- talloni

Posizione Laterale

1- orecchio
2- processo dell' acromion
3- gomito
4- trocantere
5- condilo medio-laterale
6- malleolo medio-laterale
7- talloni

Posizione Prona

1- gomito
2- orecchio, guancia, naso
3- seno (donne)
4- genitali (uomini)
5- cresta iliaca
6- patella
7- dita

STATO DI NUTRIZIONE

BMI (BODY MASS INDEX) O INDICE DI MASSA CORPOREA (IMC)

$$BMI = \frac{Peso\ corporeo\ (Kg)}{Altezza^2\ (m)}$$

< 19	Sottopeso	< 17
19-22	Normopeso	17-20
22-25	Sovrappeso	20-23
25-30	Obesità I	23-28
> 30	Obesità II	> 28

Circonferenza addominale
M < 102 cm
F < 88cm

Stato nutrizionale
Adeguato
Alterato per eccesso (sovrappeso/ obesità)
Alterato per difetto (magrezza costituzionale/magrezza
secondaria/cachessia)

TESTA

ESAME OBIETTIVO TESTA

CAPO:
- normoconformato, normoatteggiato
- Deformato per microcefalia/macrcefalia/turricefalia/dolicocefalia/brachicefalia/ipertelorismo
- globi oculari in asse
- Dolorabili/non dolorabili i punti di emergenza dei rami sensitivi del V paio di nervi cranici.

VISO:
- Esente d alterazioni
- Asimmetrico (es. paralisi di Bell)
- Sopracciglia diradate (es.mixedema)

GLOBI OCULARI :
- In asse normomobili
- Non in asse per strabismo (strabismo convergente o divergente)
- Motilità alterata (nistagmo)

ALTRI SEGNI OCULARI:
- Esoftalmo (monolaterale/bilaterale)
- Enoftalmo (monolaterale/bilaterale)

PUPILLE:
- Isocoriche/anisocoriche (uguale ampiezza delle due pupille in uguali condizioni di illuminazione)(anisocoria: si ha miosi o midriasi o in occhio dx o in occhio sx)
- Miotiche (pupille entrambe ristrette)/midiatriche (pupille entrambe dilatate)
- Isocicliche (stessa forma)
- Normoreagenti alla luce e all'accomodazione.

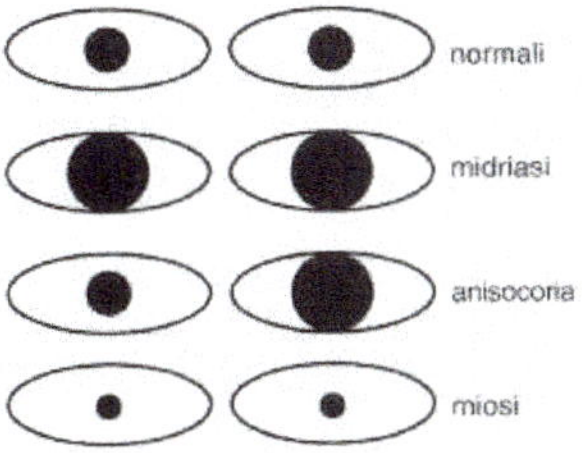

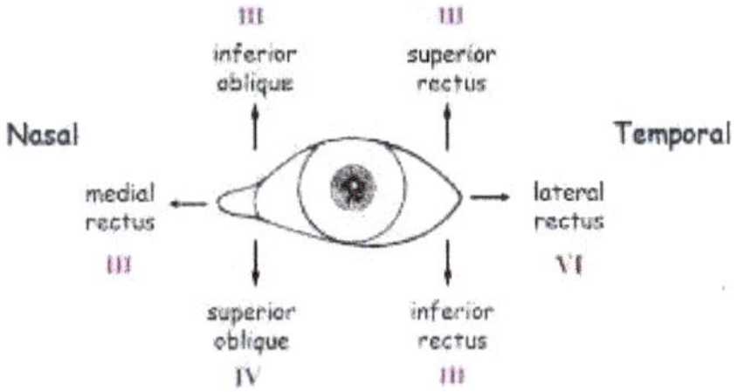

CAVO ORALE

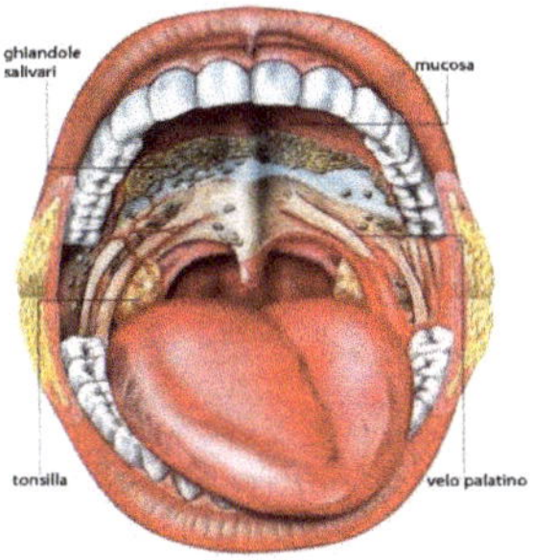

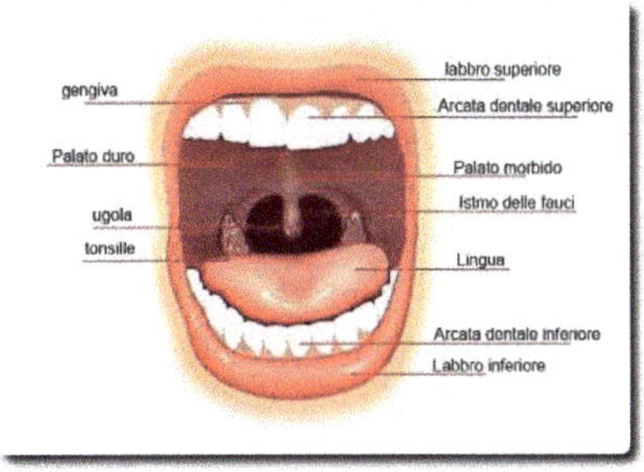

Si distinguono:

VESTIBOLO DELLA BOCCA: compreso tra le guance e le labbra da un lato e le arcate alveolo dentarie dall'altro.

CAVO ORALE VERO E PROPRIO: tra le superfici interne dei denti e l'orofaringe.

ESAME OBIETTIVO DEL CAVO ORALE

LABBRA: La mucosa del cavo orale e le labbra devono essere di colore roseo e umide

- Deformate (labbro leporino)
- Aride
- Screpolate
- Fuligginose

- Cianotiche
- Presenza di chielite (eritematosa, rpetica, ulcerativa)

- **GENGIVE**:
  - aspetto roseo
  - margine chiaramente definito, aderente a ciascun dente

- **LINGUA:**
  - In condizioni normali, la lingua si presenta in asse, rosea, lucida, con disegno papillare evidente.
  - Deviata
  - Non protrusa
  - Arida

  - Rossa/bluastra
  - Scrotale
  - A carta geografica

- **PALATO MOLLE**
  - Velopendulo,mobile simmetricamente,ugola mediana,pilastri simmetrici
  - Velopendulo immobile/mobile asimetricamente
  - Ugola deviata
  - Pilastri deformati
  - Colorito alterato – colorito alterato per presenza di membrane/ulcere/mughetto

- **TONSILLE**
  - Presenti , intraveliche, rosee (le tonsille di solito hanno lo stesso colore rosa del faringe e non devono superare i pilastri tonsillari).
  - Assenti
  - Ricoperte da essudato/membrane

- **DENTI**:
  - presenti e sani
  - in parte assenti
  - in parte malati
  - presenza di protesi fissa/mobile

- **ALITO**
  - normalmente inodore
  - acetonico
  - urinoso
  - epatico
  - agliaceo

LABBRA

Mentre il paziente tiene la bocca chiusa valutare:

- **COLORE:** normalmente sono rosso-rosa a causa dei numerosi capillari delle papille dermiche e della sottigliezza dello strato cutaneo.

Si può evidenziare: pallore in corso di anemia, cianosi incorso di aumento della quota di Hb deossigenata, pallore circum-orale in caso di scarlattina, colore rosso ciliegia in corso di acidosi e avvelenamento da monossido di carbonio, pigmentazione nerastra in corso di sindrome di Peutz –Jeghers (poliposi multiple – amartomi a carico di stomaco tenue colon).

- **SIMMETRIA:** orizzontale e verticale ed eventuali deformazioni: labbro leporino.

- **GRADO DI UMIDITÀ:** edema in corso di reazioni allergiche; mixedema.
  Si presentano turgide e dure; disidratazione soprattutto in corso di malattie tossinfettive, le labbra sono aride, screpolate e a volte ricoperte di croste nerastre: "**labbra fuligginose**".

- **ALTERAZIONI SUPERFICIALI:**
  - cheiliti dovute a prolungate esposizioni a sole, vento, raggi UV, labbra arrossate,lucide, leggermente tumefatte, screpolate;
  - cheilosi o "perlage" dovuta ad avitaminosi (da terapie antibiotiche, pellagra, scorbuto, ariboflavinosi, anemie ipocromiche da carenza di ferro) si presentano come labbra arrossate, lisce con profonde fessurazioni agli angoli della bocca; cheiliti ulcerative si accompagnano ad analoghe alterazioni ulcerose delle mucose orali.

APERTURA DELLA BOCCA:

Il paziente può avere difficoltà ad aprire la bocca: **trisma** (anomala contrattura del muscolo massetere) è dovuta a:

– **CAUSA NERVOSA CENTRALE:** infezione tetanica o avvelenamento da stricnina
– **CAUSA IRRITATIVA LOCALE:** disodontiasi del VIII dente inferiore, osteomieliti, artrite temporo mandibolare. Tetania/ spasmo del muscolo orbicolare della bocca con atteggiamento ad "O".Possibile espressione ipocalcemica in corso di ipoparatiroidismo.

GENGIVE

gengive sane | gengivite

Le gengive devono avere aspetto leggermente punteggiato, roseo, con margine chiaramente definito, aderente a ciascun dente.

– **IPERTROFIA GENGIVALE** è osservabile in corso di gravidanza, pubertà, emorragie, terapia con antiepilettici (fenitoina).

– **ASCESSO PARADENTARIO:** tumefazione del tratto di arcata dentaria corrispondente al dente malato, con edema dei tessuti superficiali, dolore, febbre e leucocitosi (in corso di pulpite quando una carie apre il canale pulpare).

– **GRANULOMA APICALE:** flogosi cronica del periodontio apicale

– **EPULIDE:** neoformazione benigna di tipo infiammatorio, vascolare o fibrosa che si sviluppa a livello del bordo alveolare delle gengive.

– **GENGIVITI:** gengive tumefatte, facilmente sanguinanti con aumento dello spazio sottogengivale e formazione di tasche contenenti detriti a livello del margine dentario → piorrea alveolare.
Il quadro può progredire con retrazione della gengiva, mobilizzazione e caduta dei denti.

– **SANGUINAMENTO:** può essere secondario a emopatie con diatesi emorragica, malattia di Werlhof, porpora trombocitopenica idiopatica, leucemie.

– **INTOSSICAZIONE DA PIOMBO:** si manifesta con la presenza di una linea blu scuro ad un millimetro dal margine gengivale (orletto di Burton), minutissime particelle di Pb che si trasformano in solfuro di piombo nero.

– **GENGIVITE ULCEROSA NECROTIZZANTE (GENGIVITE DI PAUL-VINCENT):** ulcerazioni multiple con aspetto a scalino ricoperte da membrana grigiastra sanguinanti.

MUCOSA DEL CAVO ORALE

– **MACCHIE DI FORDYCE,** ghiandole sebacee ectopiche osservabili sulla mucosa orale e sulle labbra sotto forma di numerose, piccole lesioni rilevate di colore giallo biancastro, rappresentano una variante normale.

– **ULCERE AFTOSE:** piccole lesioni ulcerative delle mucose, biancastre, rotondeggianti od ovali, con alone eritematosi, presenti in forma idiopatica o associate a patologie sistemiche.
Sindrome di Steven-Jonson (ectodermosi erosive pluriorifisiale), sindorme di Beliget.

– **INFIAMMAZIONE DEL DOTTO DI STENONE:** in corso di parotite epidemica.

– **STOMATITI CRONICHE:** in soggetti immunodepressi.

– **ESANTEMI:** manifestazioni maculose o maculovescicolari che si manifestano in anticipo o in concomitanza ad alcune malattie infettive.
Macchie di Koplik, vescicole bianche che spiccano sul fondo delle guance, tipiche del morbillo.

LINGUA

DIMENSIONI

MACROGLOSSIA: congenita: sindrome di Down, mixedema neonatale.
acquisita: mixedema nell'adulto, acromegalia, amiloidosi.

MICROGLOSSIA: in caso di paralisi bulbare cronica dovuta a denervazione e riassorbimento cellulare.

MOTILITÀ
- **Paralisi dell'ipoglosso:** la lingua protrude, viene deviata verso il lato paralitico.
- **Ipercinesie:** anormale ed incontrollata mobilità, in genere in caso di disturbi della sfera psichica.

ASPETTO DELLA LINGUA

– **LINGUA SCROTALE:** grossolane plicature della mucosa linguale senza significato patologico

– **LINGUA SABORRALE:** riempita uniformemente di una patina bianco grigiastra, espressione di turbe gastroenteriche e dispepsie

– **GLOSSITE AREATA ESFOLIATIVA O LINGUA GEOGRAFICA:** alternarsi di aree di atrofia ed ipertrofia delle papille, a zone irregolari, che danno alla lingua un aspetto di mappa geografica

– **GLOSSITE PELLAGROSA:** in corso di deficit di niacina, lingua iperemica con papille prominenti color rosso scarlatto, edematosa, prima di patina e improntata dai denti ai margini

– **LINGUA MAGENTA:** in corso di carenza vit B2 (riboflavina) , con papille fungiformi e filiformi allungate e iperemiche, che mantengono la forma e l'epitelio di rivestimento. L'epitelio è ispessito ed edematoso, con aspetto della lingua ad "acciottolato".

– **GLOSSITE ATROFICA DI HUNTER:** dovuta a deficit di vit B12 e folati, papille atrofiche, superficie liscia, lucida, pallida.

– **GLOSSITE DI PLUMMER-VILSON:** da deficit di ferro con aspetto simile a quello della glossite atrofica.

– **LINGUA A LAMPONE:** In corso di scarlattina (tonsillite streptococcica), papille fungiformi arrossate, edematose, che risaltano sulla patina grigiastra che riveste le papille filiformi.

– **LINGUA A FRAGOLA:** evoluzione della lingua a lampone, desquamazione della patina e le papille appaiono come piccole protuberanze edematose e arrossate.

– **MELANOGLOSSIA O LINGUA NERA PELOSA:** superficie di colore nero con papille ipertrofiche dovute ad infezione da funghi (Aspergillus nigrus o altri) talvolta dopo uso prolungato di antibiotici.

– **LEUCOPLASIA:** placche biancastre od opaline dovute a trasformazione cornea della parte superficiale dell'epitelio, può degenerare in cancro.

– **GLOSSITE ULCERATIVA:** presenza di piccole lesioni ulcerative dolorose su un fondo edematoso.

– **TELEANGECTASIE MULTIPLE:** si presentano come piccole lesioni rilevate, rosse o violette. Quando presenti su lingua, labbra, mucosa orale e nasale e punta delle dita configurano la malattia di Rendu-Osler (teleangectasia emorragica ereditaria)

PALATO MOLLE

Alterazioni motorie del palato molle sono da ricondurre ad alterazioni della trasmissione neuromuscolare del IX (n. glossofaringeo), X (n.vago)e XI (n.accessorio)nervo cranico.

MUGHETTO: panno biancastro o zone biancastre insulari facilmente rimovibili con l'abbassalingua, dovuto alla colonizzazione da parte di miceti (in genere Candida Albicans).

Candida in bocca

TONSILLE

Sono piccole masse di tessuto linfatico presenti nell'orofaringe.
Hanno il compito di proteggere le vie aeree superiori da eventuali microrganismi contenuti nell'aria inspirata.

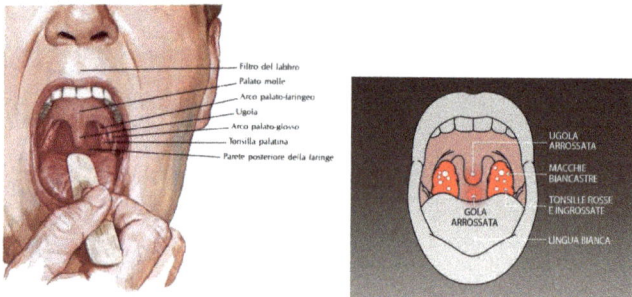

- **Ipertrofia tonsillare:** aumento di volume di entrambe le tonsille.
- **Tonsillite acuta catarrale:** eritema tonsillare senza modificazione del loro volume.
- **Tonsillite acuta purulenta o lacunare:** la superficie delle tonsille si presenta costellata di punti giallo biancastri, localizzati allo sbocco delle cripte tonsillari.
- **Tonsillite cronica:** si apprezza la presenza di pus alla spremitura.
- **Angina difterica:** presenza di pseudomembrane bianco-grigiastre di estensione variabile, a margine irregolare ,impiantate su una mucosa intensamente iperemica. Non è facile staccarle con l'abbassalingua ed il distacco avviene con sanguinamenti. Tappezzano la mucosa tonsillare e l'orofaringe ma la sede elettiva è il velo palatino.

DENTI

Chiedere al paziente di serrare i denti e sorridere per osservare:

- **l'occlusione:** normalmente i molari superiori appoggiano sui molari inferiori e gli incisivi superiori sopravanzano leggermente gli incisivi inferiori.
- valutare la presenza di carie, erosioni, incisure semilunari.

ALITO

ALITOSI: odore particolarmente cattivo dell'alito. Riconosce molteplici cause:

- **ORALI**
  - Gengiviti/parodontiti/periimplantiti
  - Patina lingueale
  - Carie/pulpiti
  - Xerostomia
  - Cattiva igiene orale
  - Alterazioni della mucosa

- **NON ORALI**
  - Patologie ORL
  - Patologie GI (ernia iatale, infezione da H.Pylori)
  - Diabete mellito
  - Malattie metaboliche e sistemiche
  - Malattie polmonari
  - Fumo e alcool

COLLO

MUSCOLI DEL CAPO E DEL COLLO

FORMA:
- Cilindrica
- Corta
- Con pterigio
- Con gibbo dorsale

MOBILITÀ:
- Conservata ai movimenti di flessione estensione e rotazione
- Ridotta per dolore
- Ridotta per limitazione funzionale

PULSAZIONI
- Assenti
- Presenza di pulsazione cricoidea (segno di Oliver)
- Presenza di pulsazione laringo tracheale (segno di Cardarelli)

TURGORE DELLE GIUGULARI
- Assente
- Presente e riducibile in ispirazione profonda
- Presente e non riducibile

EVENTUALI TUMEFAZIONI

Posterior auricular
Occipital
Superficial cervical
Lower ear and parotid
Deep cervical
Other nodes of head and neck,
occipital scalp, ear, back of neck,
tongue, trachea, nasopharynx,
nasal cavities, palate, esophagus
Posterior cervical
Supraclavicular
Thorax and abdomen
Preauricular
Parotid
Tonsillar
(Jugulodigastric)
Submental
Lower lip, floor of
mouth, apex of tongue
Submandibular
Cheek, side of nose, lower
lip, gums, anterior tongue

Linfonodi cervicali:

- Preauricolari e Retroauricolari:
  - drenano viso, canale uditivo, cuoio capelluto
- Occipitali:
  - drenano cuoio capelluto posteriormente
- Sottomadibolari:
  - drenano viso ed cavo orale
- Sottomentonieri:
  - drenano labbro inferiore, punta della lingua, pavimento bocca
- Cervicali anteriori:
  - drenano cavo orale, tonsille, lingua, faringe e laringe
- Cervicali posteriori:
  - drenano cuoio capelluto, orecchio, collo posteriormente
- Sopraclaveari:
  - drenano torace (polmoni, mediastino) mammella, braccio, addome (stomaco, colecisti, rene, ovaie), testicolo

PRINCIPALI ALTERAZIONI PATOLOGICHE A CARICO DEL COLLO

• **ALTERAZIONI DELLA CONFORMAZIONE**

- **COLLO DI MADELUNG**: accumulo adiposo in sede nucale e laterale (causato da deficienza ipofisaria)

- **COLLO PROCONSOLARE:** aumento uniforme del collo per linfoadenomegalie laterocervicali; **Sindrome Di Klippel -Feil:** riduzione numerica delle vertebre cervicali)

• **DIFETTI DI POSTURA E DI MOVIMENTO** (torcicollo congenito o acquisito, danza e stenosi delle carotidi, danza delle giugulari)

• **TUMEFAZIONI** (a livello di linfonodi, vasi, ghiandole salivari, tiroide, timo, cute, esofago e muscoli del collo causate prevalentemente da infiammazioni o tumori)

• **SOLUZIONI DI CONTINUO (**fistole più frequentemente nella regione anteriore o laterale, tracheostomia)

TIROIDE

Ghiandola formata da due lobi destro e sinistro, uniti da un istmo.
In un 15% dei casi si può avere un 3 ° lobo il piramidale.

POSIZIONE : collo esteso
PUNTO DI REPERE : cartilagine cricoidea

ISPEZIONE:
- Cute sovrastante (normale/arrossata)
- Tumefazioni simmetriche (gozzo diffuso) asimmetriche (gozzi nodulari benigni/maligni)
- Segno di Pemberton (cianosi in volto, congestione giugulare sollevando le braccia: gozzi retrosternali)

PALPAZIONE:
- Dolente e/o dolorabile
- Dimensioni (lobi e istmo)
- Consistenza
    struttura omogenea/non omogenea
    consistenza parenchimatosa/aumentata
    superficie regolare/disomogenea
- Presenza di noduli singoli/multipli
- Dolente e/o dolorabile

AUSCULTAZIONE
- Presenza di fremiti/soffi

ISPEZIONE

• Porsi di fronte e di lato al paziente, che può stare in piedi oppure seduto, con le braccia lungo il corpo e la testa leggermente eretta.

• Valutazione di eventuali asimmetrie, pulsazioni o tumefazioni a carico del collo

• Riscontro di arrossamento cutaneo con vivace dermografismo rosso (segno di Marañon).

• Per stabilire se una tumefazione è a carico del collo far deglutire il paziente: una tumefazione tiroidea si muove verso l'alto con la deglutizione

PALPAZIONE

• Posizionarsi dietro il paziente.
Con entrambe le mani, una per ciascun lato, appoggiando i pollici sulla nuca, posteriormente al paziente.

• Individuare dall'alto verso il basso l'osso ioide e la cartilagine cricoide sotto la quale c'è la tiroide (maggiormente apprezzabile se si fa deglutire il paziente).

• Se è presente una tumefazione valutarne:
- dimensioni
- consistenza
- omogeneità della superficie
- mobilità sui piani superficiali e profondi
- dolore
- fremito parenchimale

PERCUSSIONE

• (Utilizzata solo in caso di massa tiroidea retrosternale (gozzo) per delimitare l'estensione)

AUSCULTAZIONE:

• Nel gozzo tossico è possibile reperire un soffio parenchimale (thrill) a livello della ghiandola dovuto all'aumento della velocità del circolo ematico e all'ipervascolarizzazione tipici del gozzo iperfunzionante.

Facies ipertiroidea: • Cute sottile sudata • Capelli sottili • Occhi sporgenti • Retrazione delle labbra • Espressione spaventata	**Facies ipotiroidea Mixedema del volto:** • Cute spenta, • edematosa giallastra • Capelli radi e secchi • Edema periorbitale • Lingua sporgente

GOZZO

GOZZO	TIROIDITI	ALTRE	NEOPLASIE
Gozzo semplice diffuso	Tiroidite acuta	Ipertiroidismo centrale	Carcinoma papillare
Gozzo uninodulare non tossico	Tiroidite subacuta di De Quervain	Tireotossicosi fattizia	Carcinoma follicolare
Adenoma tossico della tiroide	Tiroidite subacuta linfocitica	Sindrome da resistenza agli ormoni tiroidei	Carcinoma midollare
Gozzo multinodulare non tossico	Tiroidite post-partum		Carcinoma anaplastico
Gozzo multinodulare tossico	Tiroidite cronica di Hashimoto		Linfoma maligno non Hodgkin
Gozzo multinodulare basedowificato	Morbo di Basedow-Graves		
	Tiroidite cronica di Riedel		

Aumento di volume della tiroide, in rapporto ad ipertrofia, iperplasia e neoplasia della ghiandola

CLASSIFICAZIONE ANATOMICA
- **diffuso** quando interessa globalmente la ghiandola
- **circoscritto** quando ne interessa solo una parte

CLASSIFICAZIONE EZIOPATOGENETICA

• <u>**GOZZI IPERTROFICI / IPERPLASTICI:**</u>
- GOZZO ENDEMICO (carenza di Iodio)
- GOZZO SPORADICO
- GOZZO BASEDOWIANO (esoftalmico)
- GOZZO LINFOMATOSO (Hashimoto)

• <u>**GOZZI NEOPLASTICI BENIGNI: ADENOMI**</u>

- **GOZZI MALIGNI: CARCINOMI**

- **GOZZI DISTOPICI:**
  - GOZZO PTOSICO (ENDOTORACICO)
  - GOZZO ABERRANTE (DA TIROIDE ECTOPICA)

CLASSIFICAZIONE FUNZIONALE
- SEMPLICE O EUTIROIDEO
- IPERTIROIDEO
- IPOTIROIDEO

ANALISI DI LABORATORIO

T4	TSH	T3	Interpretazione
Nella norma	Elevato	Nella norma	Ipotiroidismo moderato (subclinico)
Basso	Elevato	Basso o nella norma	Ipotiroidismo)
Nella norma	Basso	Nella norma	Ipertiroidismo moderato (subclinico)
Elevato o nella norma	Basso	Elevato o nella norma	Ipertiroidismo
Basso o nella norma	Basso	Basso o nella norma	Raro ipotiroidismo ipofisario (secondario)

NODULO TIROIDEO

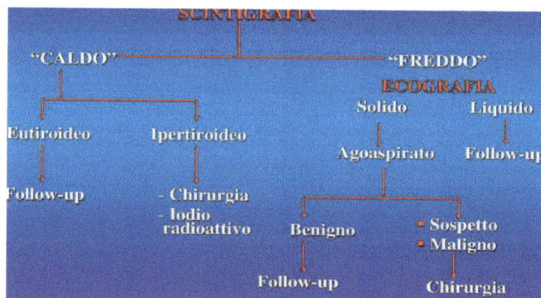

PARATIROIDI

4 ghiandole (2 superiori - 2 inferiori) situate nella regione cervicale dietro la tiroide ma possono essere presenti anche in sede ectopica: intratimiche, mediastiniche o intratiroidee.

TORACE

Linee e Regioni del torace anteriore

1= linea mediosternale
2= linea marginosternale
3= linea parasternale
4= linea emiclaveare
5= linea ascellare anteriore

6= linea angolo-sternale
7= linea mamillare
8= linea cervico-toracica
9= linea toraco-lombare

a= regione sovraclaveare
b= regione sotto-claveare
c= regione mammaria
d= regione ipocondriaca

TodosLogos ®

Linee e Regioni del torace posteriore

1= Linea spondiloidea
2= Linea paravertebrale
3= Linea angolo-scapolare
8= Linea ascellare posteriore

4= Linea sopra-scapolare
5= Linea bispino-scapolare
6= Linea dell'angolo inferiore della scapolare
7= linea della 12esima costa

a= Regione sovrascapolare
b= Regione interscapolovertebrale
c1= Regione scapolare sovraspinosa
c2= Regione scapolare sottospinosa
d= Regione sottoscapolare

TodosLogos ®

Quarta costa
Fessura orizzontale
5ª costa linea ascellare media
Fessura obliqua destra
6ª costa linea clavicolare media
RUL
LUL
RML
RLL
LLL
Fessura obliqua sinistra
Anteriore

T3
Fessura obliqua
T10
T12
LUL
RUL
LLL
RLL
Posteriore

VISTA LATERALE

Linea ascellare posteriore
Linea ascellare media
Linea ascellare anteriore

APPARATO RESPIRATORIO

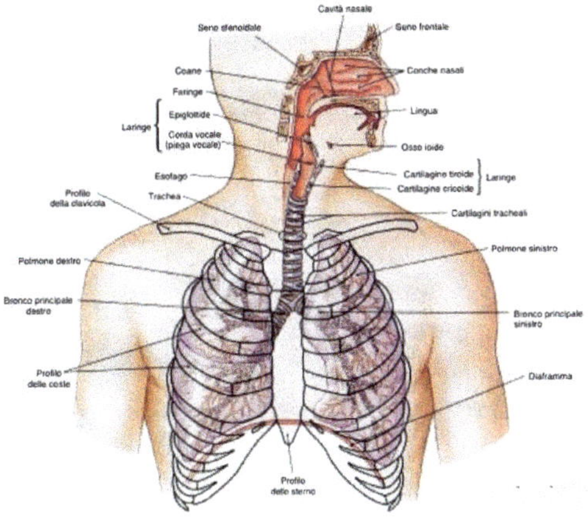

Left diagram labels:
- Cavità nasale
- Seno sfenoidale
- Seno frontale
- Coane
- Conche nasali
- Faringe
- Lingua
- Epiglottide
- Laringe
- Corda vocale (piega vocale)
- Osso ioide
- Esofago
- Cartilagine tiroide
- Cartilagine cricoide — Laringe
- Profilo della clavicola
- Trachea
- Cartilagini tracheali
- Polmone destro
- Polmone sinistro
- Bronco principale destro
- Bronco principale sinistro
- Profilo delle coste
- Diaframma
- Profilo dello sterno

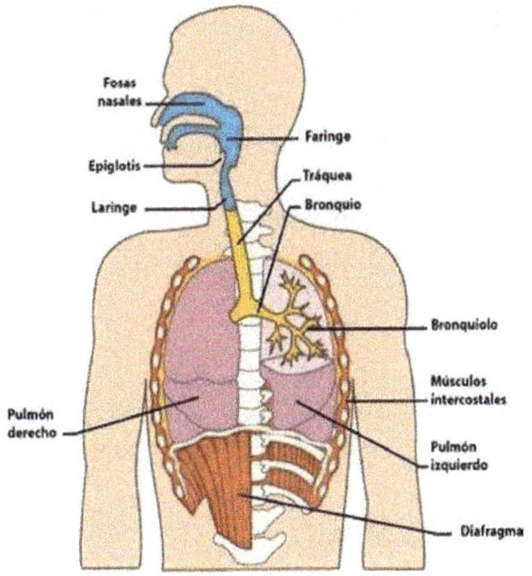

Right diagram labels:
- Fosas nasales
- Faringe
- Epiglotis
- Tráquea
- Laringe
- Bronquio
- Bronquiolo
- Músculos intercostales
- Pulmón derecho
- Pulmón izquierdo
- Diafragma

ESAME OBIETTIVO APPARATO RESPIRATORIO

ISPEZIONE

<u>FORMA</u>:   troncoconica
- allungata
- cilindrica
- quadrata
- atletica
- ad imbuto
- carenato
- a botte
- deformata per cifosi/scoliosi/retrazione emitorace dx/sx
- deformata per dilatazione emitorace dx/sx

<u>ESPANISIBILITA'</u>:

- Simmetricamente normoespansibile
- Espansibilità ridotta dx/sx

<u>MOVIMENTI RESPIRATORI</u>
- Eupnoici (prevalentemente diaframmatici/prevalentemente costali)
- Alterati per
    dispnea (inspiratoria/espiratoria)
    ortopnea
    presenza di respiro patologico (di cheyne stokes/di
    biot/di kussmaul)

<u>ESCREATO</u>:
- assente /presente (schiumoso, mucoso, purulento, ematico)

PALPAZIONE

- Dolorabilità assente/presente a livello di costola/vertebre/muscoli intercostali (pleurodinia)
- **Fremito vocale tattile**
  Normotrasmesso
  Ipotrasmesso/ipertrasmesso a livello di (descrivere il campo polmonare)

FREMITI
- Assenti/presenti(di tipo pleurico/bronchiale)

PERCUSSIONE

- Apici di ampiezza
  Normale
  Ridotta
  Aumentata

- Basi normomobili con gli atti del respiro
  Ipomobili a dx/sx/bilateralmente

- Suono plessico
  Chiaro polmonare su tutto l'ambito polmonare
  Iperfonetico/ipofonetico a livello di (descrivere il campo polmonare)

AUSCULTAZIONE

- murmure vescicolare
  normale
  aumentato/diminuito
  aspro
  assente

- **RUMORI BRONCHIALI**
  Assenti

  Rumori umidi
  Rantoli a grosse/medie/piccole bolle a livello di (descrivere il campo polmonare)

Rumori secchi
Ronchi a livello di (descrivere il campo polmonare)
Sibili a livello di (descrivere il campo polmonare)
Gemiti a livello di (descrivere il campo polmonare)
Fischi a livello di (descrivere il campo polmonare)

- **RUMORI POLMONARI**
Assenti
Crepitii inspiratori a livello di (descrivere il campo polmonare)

- **RUMORI PLEURICI**
Assenti
Sfregamenti a livello di (descrivere il campo polmonare)

MAMMELLE
ISPEZIONE

- In sede
- Ectopiche
- Simmetriche/asimmetriche
- Cute sovrastante
    - Assenza di alterazioni
    - Neoformazione visibile
    - Cute " a buccia d'arancia"
    - Infiammazione (mastite)(cute calda, rossa, dolente)

- **PTOSI**
    - Assenza di ptosi
    - Ptosi di 1°/2°/3° grado
    - Pseudoptosi

- **COMPLESSO AREOLA – CAPEZZOLO (NAC)**
    - Normaoconformato /i e normopigmentati bilateralmente
    - Capezzolo/i introflesso/i estroflesso/i
    - Presenza di secrezioni dal capezzolo (secrezioni mono o bilaterali)
    - ematiche/sierose/purulente/lattescenti

PALPAZIONE

CONSISTENZA
    Omogenea/disomogenea

PRESENZA DI TUMEFAZIONE PALPABILE
    - A carico del QSE/QSI/QIE/QII porzione ascellare
    - Dolente/non dolente
    - Dolorabile/non dolorabile
    - Di consistenza molle/duroelastica/durolignea
    - Con limiti (ben definiti/mal definiti)
    - Mobile/poco mobile/immobile sui piani suoerficiali e profondi
    - Ricoperta da cute (indenne/eritematosa/ulcerata)

MANOVRA DI SPREMITURA DEL CAPEZZOLO

    Assenza di secrezioni
    Presenza di secrezioni (ematiche/sierose/purulente/lattescenti)

ISPEZIONE DEL TORACE

Durante l'ispezione del torace si deve valutare:

- **LA PRESENZA DI DEVIAZIONI DELLA NORMALE SIMMETRIA E/O DELLE CURVATURE FISIOLOGICHE DELLA COLONNA VERTEBRALE.**

  - **CIFOSCOLIOSI**: curvatura della colonna vertebrale in direzione frontale (cifosi) e laterale (scoliosi, con rotazione delle vertebre).

  - **ENFISEMA**: si caratterizza per la presenza di un **torace a botte**.
  - **PECTUS EXCAVATUM**: viene definito come un'introflessione circoscritta della parete inferiore dello sterno (sia congenita che acquisita), a volte accompagnata da un rumore cardiaco sistolico piuttosto marcato (**soffio di Austin-Flint**).

  - **PECTUS CARINATUM**: viene definito come **uno sterno a forma di carena** nei pazienti che hanno sofferto di rachitismo.
  - **SOLCO DI HARRISON**: si definisce come una deformazione a campana del torace per una retrazione toracica lungo l'inserzione costale del diaframma, con allargamento dell'apertura toracica inferiore; generalmente rappresenta un segno di pregresso rachitismo/osteomalacia.

A riposo un paziente esegue **15-25 atti/min**

- Va valutato lo spostamento di torace/addome durante l'attività respiratoria del paziente, generalmente in ortostasi:

Per l'**uomo** la respirazione é soprattutto costale inferiore, con una lieve estensione addominale.
Per la **donna** la respirazione é soprattutto costale superiore, con un addome quasi immobile.
Nel **bambino** la respirazione é soprattutto addominale, con una dilatazione importante della parte inferiore del torace.

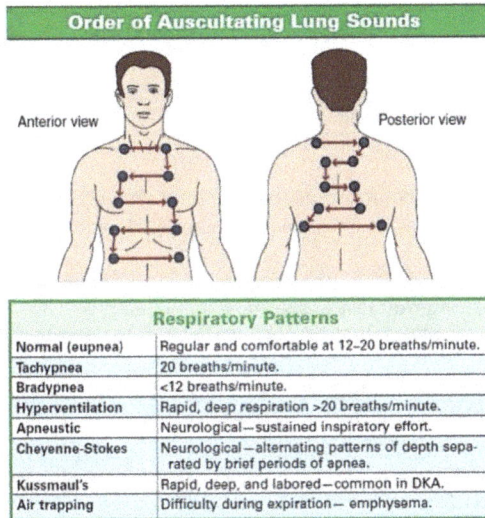

Order of Auscultating Lung Sounds

Anterior view   Posterior view

Respiratory Patterns

Normal (eupnea)	Regular and comfortable at 12–20 breaths/minute.
Tachypnea	20 breaths/minute.
Bradypnea	<12 breaths/minute.
Hyperventilation	Rapid, deep respiration >20 breaths/minute.
Apneustic	Neurological—sustained inspiratory effort.
Cheyenne-Stokes	Neurological—alternating patterns of depth separated by brief periods of apnea.
Kussmaul's	Rapid, deep, and labored—common in DKA.
Air trapping	Difficulty during expiration— emphysema.

Possono esistere alterazioni patologiche nella modalità di respirazione:

- **EUPNEA** per la respirazione normale
- **BRADIPNEA/TACHIPNEA** respirazione rallentata/accelerata
- **APNEA** assenza di respirazione
- **DISPNEA** respirazione difficoltosa (tipicamente in caso di cardiopatie, pneumopatie o disturbi neurologici)
- **ORTOPNEA** quando si ha una dispnea che scompare in ortostasi

RESPIRATORY PATTERNS

Kussmaul - Fruity Acetone Breath

Cheyne-Stokes - STOP STOP STOP Near Death Breathing Pattern

Tachypnea - Fast

Bradypnea - Slow

Biots - Irregular

IL RESPIRO DI BIOT : si hanno atti respiratori di profondità regolare e variabile: dopo 4-5 atti compare un periodo di apnea di durata variabile, per cui la respirazione appare irregolare.

IL RESPIRO DI CHEYNE-STOKES è caratterizzato da incrementi/decrementi periodici della profondità respiratoria, interrotta da lunghe pause apnoiche.
È necessario ricordarsi che é parafisiologico nel sonno dei bambini o degli anziani.

IL RESPIRO DI KUSSMAUL é caratterizzato da un ritmo respiratorio regolare, con atti respiratori profondi, indicativo di un coma diabetico e di acidosi metaboliche.

DISPNEA INGRAVESCENTE tipica dei pazienti cardiopatici (di grado moderato-severo) che può evolvere in dispnea da sforzo, poi dispnea a riposo ed ortopnea.

IL RESPIRO SUPERFICIALE é determinato da una diminuzione dell'ampiezza delle escursioni respiratorie, uso della muscolatura accessoria sia inspiratoria (muscoli scaleni, sternocleidomastoideo) e/o espiratori (come i muscoli addominali).

TIRAGE incavamento inspiratorio sovra-sternale/epigastrico ed asimmetria nell' espansione di un emitorace tipicamente indicativo di una patologia parenchimatosa/pleurica.

PALPAZIONE TORACE

Tramite la palpazione é possibile valutare differenti parametri a seconda della rilevazione che sia immediata oppure mediata (dalla voce parlata).

Per la palpazione immediata si possono percepire pulsazioni aortiche a livello del giugulo, si possono valutare le espansioni toraciche in inspirazione dove si valuta l'asimmetria nell'espansione toracica a livello del:

- **LOBO SUPERIORE** mettendo le dita delle mani attorno ai due trapezi, la cute stirata verso il basso fino ai palmi in regione sottoclaveare (con i pollici diretti verso lo sterno)

- **DEL LOBO MEDIO** con le dita delle mani sotto le ascelle ed i pollici sulla linea mediana

- **DEL LOBO INFERIORE** con le mani aperte a piatto alla base del torace e con i pollici distanti

PALPAZIONE MEDIATA

- La superficie palmare della mano viene posta sulla parete toracica

- mentre il paziente dice "33" si valuta se la trasmissione del suono appare aumentata (tipicamente per la presenza di un addensamento polmonare) oppure se si riduce fino a scomparire (come nel caso di un versamento pleurico, pneumotorace) →**FREMITO VOCALE TATTILE o FVM**

↑FVT = ADDENSAMENTO PARENCHIMALE POLMONARE
↓ O SCOMPARSA DEL FVT= VERSAMENTO PLEURICO E PNEUMOTORACE

PERCUSSIONE TORACE

La tecnica percussoria prevede:

-   l'uso del dito medio sinistro come **dito plessimetro** (si esegue una lieve pressione sul torace della falange distale sollevando la porzione restante del dito e della mano), mentre il dito medio destro viene usato come **dito plessore**, con funzione di percuotere, piegato a martello a 90° e facendo fulcro sul polso in maniera rapida.

-   Il dito plessimetro deve essere parallelo agli spazi intercostali.

-   Il paziente è lievemente ricurvo in avanti, con i gomiti poggiati sulle cosce (per permettere una maggiore espansione toracica).

PERCUSSIONE PARETE POSTERIORE
PARTENDO DALLA SPINA
SCAPOLARE FINO ALLA XI COSTA

PERCUSSIONE PARETE ANTERIORE
(II-VI) E LATERALE (IV-IX)

LIVELLO LIMITI DI MOBILITÀ DEL DIAFRAMMA

- si prosegue nella percussione a partire dalla scapola alle basi polmonari fino a trovare il livello di ottusità; tale livello viene segnato.

- Si invita il paziente ad inspirare profondamente e a fermarsi in apnea post inspiratoria.

- Si prosegue la percussione per altri 4-6cm verso il basso fino ad incontrare un nuovo livello di ottusità.

- LA DISTANZA TRA I DUE LIVELLI DI OTTUSITÀ ESPRIME LA DISCESA DEL DIAFRAMMA.

- ESCURSIONE DIAFRAMMATICA NORMALE TRA I 3-5cm

SUONI POLMONARI ALLA PERCUSSIONE

SUONO CHIARO- NON TIMPANICO → CAMPO POLMONARE NORMALE

SUONO CHIARO-TIMPANICO → PNEUMOTORACE
$\qquad\qquad\qquad\qquad$ → CAVITA'
$\qquad\qquad\qquad\qquad$ → SUONO DI SKODA SOTTOCLAVEARE(SKODISMO)

SUONO OTTUSO-NON TIMPANCO → VERSAMENTO PLEURICO
$\qquad\qquad\qquad\qquad\qquad$ → ADDENSAMENTO POLMONARE CON BRONCHI
$\qquad\qquad\qquad\qquad\qquad\quad$ OCCLUSI

SUONO OTTUSO –TIMPANICO → VERSAMENTO PLEURICO
$\qquad\qquad\qquad\qquad\qquad$ → ADDENSAMENTO POLMONARE CON PERVIETA' DEI
$\qquad\qquad\qquad\qquad\qquad\quad$ BRONCHI

AUSCULTAZIONE TORACE

- **MURMURE VESCICOLARE:**
  - È costituito dai suoni uditi sul parenchima polmonare normale.
    Si ascolta su tutte le aree, tranne nell'apice polmonare destro dove il suono è soprattutto broncovescicolare.

  - E' legato alle vibrazioni create dal moto turbolento/vorticoso dell'aria che passa dai bronchioli agli alveoli

- **RUMORI SECCHI:** Sono i ronchi, gemiti, soffi, sibili e fischi;

- **RUMORI UMIDI:** Sono i rantoli dovuti ad essudato nei bronchi/trachea (rantoli gorgoglianti fra aria/liquido) e/o apertura improvvisa di aree atelettasiche.

- **SFREGAMENTO PLEURICO:** È una situazione legata alla produzione di fibrina sulla superficie pleurica

Quadri Patologici

Ispezione: asimmetria, ipomobilità
Palpazione: FVT scomparso, ipoespanso
Percussione: ottusità mobile e declive
Auscultazione: sfregamenti, riduzione del MV.

Quadri Patologici
Addensamento polmonare

Ispezione: asimmetria
Palpazione: FVT aumentato
Percussione: ottuso
Auscultazione: soffi

ASMA bronchiale

Ispezione: ambascia respiratoria, dispnea, arrossamento delle del naso, apprensione, uso dei muscoli accessori, cianosi

Palpazione: iperespansione forzata,

Percussione: iperisonanza

Auscultazione: rantoli, sibili e fischi.

Versamento

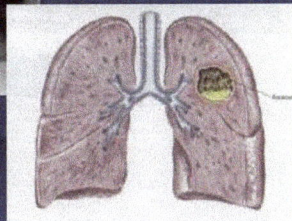

Ispezione: asimmetria
Palpazione: FVT ridotto
Percussione: ottusità
Auscultazione: assenza suoni

Ascesso

Ispezione: asimmetria
Palpazione: FVT ridotto
Percussione: ottusità
Auscultazione: assenza suoni

Atelettasia

Ispezione: ridotti movimenti respiratori

Palpazione: FVT ridotto

Percussione: ottusità

Auscultazione: sibili, ronchi e crepitii

Polmonite lobare

Ispezione: riduzione movimenti lato affetto

Palpazione: aumento o diminuzione

Percussione: ottusità

Auscultazione: crepitii

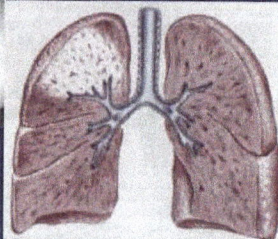

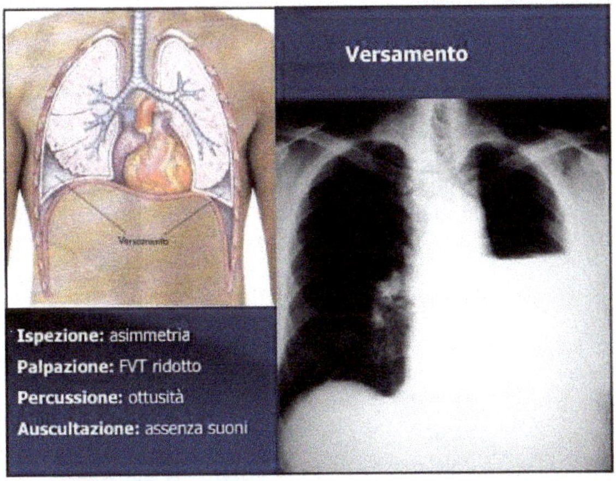

Versamento

Ispezione: asimmetria
Palpazione: FVT ridotto
Percussione: ottusità
Auscultazione: assenza suoni

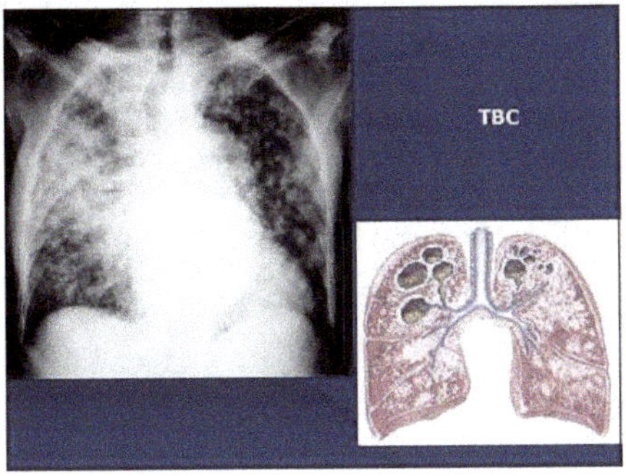

TBC

CUORE

Brachiocephalic trunk Aortic arch Left common carotid artery
Cranial vena cava Left subclavian artery
Right pulmonary arteries Ligamentum arteriosum
Ascending aorta Pulmonary trunk
Pulmonary valve
Left pulmonary arteries
Left pulmonary veins
LEFT ATRIUM
Opening of coronary sinus Interatrial septum
RIGHT ATRIUM Aortic valve
Pecnitate muscles Bicuspid valve
LEFT VENTRICLE
Tricuspid valve
Chordae tendineae Interventricular septum
Papillary muscle Trabeculae carneae
RIGHT VENTRICLE
Cuadal vena cava Moderator band
Descending aorta

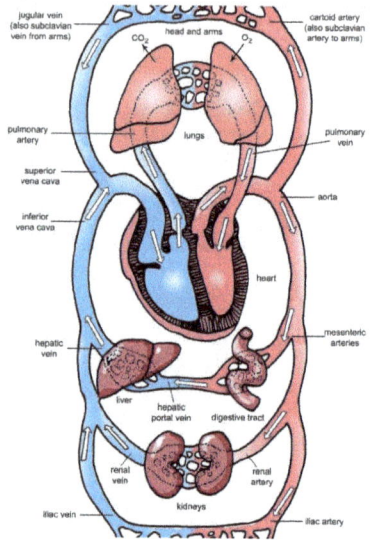

jugular vein (also subclavian vein from arms) head and arms cartoid artery (also subclavian artery to arms)
CO_2 O_2
pulmonary artery lungs pulmonary vein
superior vena cava aorta
inferior vena cava
heart
hepatic vein mesenteric arteries
liver hepatic portal vein digestive tract
renal vein renal artery
kidneys
iliac vein iliac artery

ESAME OBIETTIVO CUORE

ISPEZIONE

ITTO DELLA PUNTA

- Non visibile
- Visibile in sede fisiologica (5° spazio intercostale sull' emiclaveare)
- spostato a dx/sx

PALPAZIONE

ITTO DELLA PUNTA
- Non palpabile
- Palpabile in sede(5° spazio intercostale sull' emiclaveare)
- spostato a dx/sx

FREMITI

- Assenti
- Presenti alla punta/al centrum cordis/alla base

SFREGAMENTI

- Assenti
- Presenti

PERCUSSIONE

AIA CARDIACA

- Nei limiti
- Aumentata/diminuita

AUSCULTAZIONE

TONI CARDIACI:
- Netti
- Rinforzo/diminuizione/sdoppiamento del 1°/2° tono sul focolaio aortico/polmonare/mitrale/tricuspidale

SOFFI E RUMORI
- Assenti

- Presenti (soffio distolico/sistolico/continuo)
  1/6 -6/6
  sul focolaio aortico/polmonare/mitrale/tricuspidale

SFREGAMENTI
- Presenti/assenti

RITMO DI GALOPPO
- Presente/assente

ISPEZIONE

- Morfologia e deformità del torace
- Pulsazioni abnormi (pulsazione epigastrica per ipertrofia ventricolare dx)
- Itto della punta → Ritmico sollevamento della cute (può essere visibile e palpabile)
  Si osserva al 5° spazio intercostale sx sull'emiclaveare

PALPAZIONE

La palpazione cardiaca appare poco utile e viene pertanto poco eseguita.
Solitamente si effettua usando la mano con 2 dita a piatto (di solito l'indice ed il medio) sulla normale sede dell'itto puntale, mentre il palmo della mano si localizza sulla linea parasternale sinistra.

Tramite analisi della palpazione vengono valutate la sede/dimensioni dell'itto puntale.

- **ITTO DELLA PUNTA** → Ritmico sollevamento della cute (può essere visibile e palpabile)
  Si osserva al 5° spazio intercostale sx sull'emiclaveare.

- **FREMITI** : vibrazioni palpabili sulla parete toracica corrispondenti al reperto auscultatorio di soffi cardiaci.
  Un fremito sistolico si può apprezzare nella stenosi aortica, nella stenosi polmonare e nei difetti interventricolari.
  Un fremito diastolico si può osservare nella stenosi mitralica.

PERCUSSIONE

Consente di delimitare l'aia di ottusità relativa e assoluta del cuor

AUSCULTAZIONE

Primo tono: contrazione ventricolo sinistro
chiusura valvola mitralica
Secondo tono: chiusura semilunari aortiche e polmonari
Terzo tono: riempimento ventricolare
Quarto tono: sistole atriale

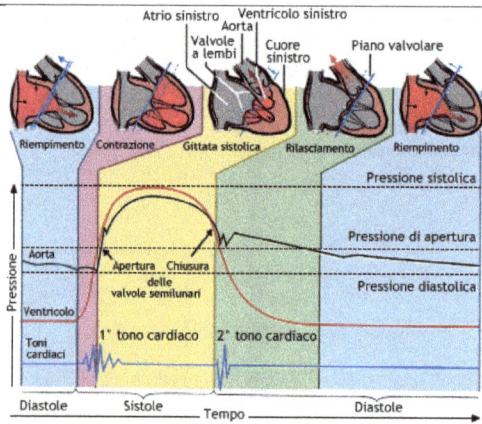

- **M - FOCOLAIO MITRALICO**: 5° spazio intercostale sull' emiclaveare sinistra (punta del cuore)
- **T - FOCOLAIO TRICUSPIDALE**: 4° spazio intercostale, lungo la marginosternale sinistra (ai lati dello sterno)
- **A - FOCOLAIO AORTICO**: 2° spazio intercostale, a destra dello sterno(sulla parasternale destra)
- **P - FOCOLAIO POLMONARE**: 2°-3°spazio intercostale sinistro (sulla parasternale sinistra)

FENOMENI AUSCULTATORI: TONI , SOFFI E I RUMORI AGGIUNTI

TONI CARDIACI: sono dovuti a vibrazioni dovute a vari eventi (contrazione muscolare, chiusura valvolare, accelerazione e decelerazione flusso ematico)

SOFFI CARDIACI

Rumori patologici generati dal flusso di sangue attraverso le valvole cardiache.
Sono causati da fenomeni di turbolenza del flusso cardiaco.

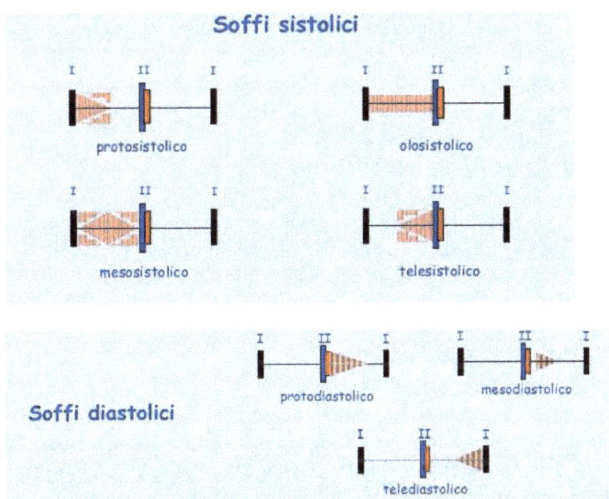

CARATTERISTICHE DEI SOFFI

SEDE: appare fondamentale descrivere **l'*area di partenza* del soffio** (Mitralico, Tricuspidalico, Aortico, Polmonare) e la sua **irradiazione** (verso l'ascella, verso il collo).

- **Timing:** fase del ciclo cardiaco in cui si presenta **(sistolico/diastolico/continuo)**.
  Oltre a questo, si possono stratificare in base alla sotto-fase del ciclo cardiaco in cui si manifestano:

- **"proto"** quando si tratta di una fase iniziale,
- **"meso"** quando si tratta di una fase intermedia,
- **"tele"** quando si tratta di una fase tardiva e
- **"pan"** quando si tratta di tutta la fase.

INTENSITÀ: classicamente l'intensità dei soffi si categorizza in una scala da 0 a 6, dove il soffio di

- **1/6** appare *molto lieve*, generalmente è apprezzabile solo con adeguata concentrazione e silenzio
- **2/6** appare *lieve* (piano), ma subito apprezzabile all'auscultazione
- **3/6** sono definiti come *moderatamente lievi*, di media intensità e ben udibili
- **4/6** sono definiti come *intensi* (forti) con un fremito che appare apprezzabile quando si appoggia in maniera completa il fonendoscopio
- **5/6** sono *intensi* (fortissimi) con un fremito apprezzabile anche con un fonendoscopio parzialmente distaccato
- **6/6** sono *molto intensi* con un fremito apprezzabile anche con il fonendoscopio totalmente staccato

FORMA: i soffi possono essere definiti anche in base al loro **andamento temporale**

FREQUENZA: i soffi vengono classificati in base alla frequenza sonora cui sono percepiti
- **forme a bassa frequenza** (attorno agli 80 Hz),
- **a media frequenza** (attorno ai 80-150 Hz)
- **forme ad alta frequenza** (oltre i 150 Hz)

QUALITÀ: dipende dalla tipologia di valvola coinvolta e dalla tipologia di danno che si genera, Si può avere un **soffio rude** (con qualità aspra), **sibilante, pigolante, dolce** (a carattere più musicale), oppure con altre caratteristiche peculiari (a grido di gabbiano)

SOFFI SISTOLICI:

DA EIEZIONE: il soffio si presenta in sistole (prima o dopo l'apertura delle valvole semilunari), con una forma "a diamante", generata dalla differenza pressoria trans-valvolare (fra ventricolo ed arteria). La gravità della valvulopatia correla con il ritardo del picco d'intensità del soffio: più tarda è l'intensità, maggiore è l'ostruzione. Tipicamente da stenosi valvolare aortica: (sia in sede valvolare che sottovalvolare), da cardiomiopatia ipertrofica (si pone in diagnosi differenziale con la stenosi valvolare, ma solitamente non ha il secondo tono perché coperto dal soffio che inizia prima dell'apertura della valvola stessa), da condizioni di flusso elevato (maggiore é la gittata sistolica, maggiore è il "soffio da flusso") ed in caso di ectasia post-valvolare.

DA RIGURGITO: in questi casi il soffio si presenta in sistole, durante la contrazione isovolumetrica (per questo comprende il I tono) e l'intensità/durata sono parallele al gradiente pressorio attraverso l'orifizio in cui origina.
Tipicamente è dovuta a del flusso retrogrado di sangue dai ventricoli all'atrio tramite l'ostio AV che risulta incontinente e/o per la presenza di un difetto interventricolare; la forma pan-sistolica

è legata alla differenza pressoria pressoché costante, la qualità generalmente è "soffiante", data l'elevata pressione e l'orifizio ristretto.

L'intensità del soffio correla con la gravità della valvulopatia.

Tipicamente da insufficienza mitralica, difetto interventricolare, iinsufficienza tricuspidalica.

SOFFI DIASTOLICI:

DA EIEZIONE: il soffio si presenta al termine della diastole, telediastolico (a volte meso/telediastolico)

E' dovuto ad una *stenosi degli osti valvolari* (più frequentemente valvolare mitralico) anche per fusione parziale dei due lembi e/o delle corde tendinee. La forma del soffio è legata alla differenza pressoria trans-valvolare, con un'accentuazione pre-sistolica dovuta ad un aumento della pressione intra-atriale.

DA RIGURGITO: il soffio si presenta all'inizio della diastole, in decrescendo, di durata variabile; tipicamente è dovuto ad *insufficienza aortica* o *insufficienza polmonare* con un gradiente pressorio transvalvolare che si genera per incontinenza delle valvole semilunari.

La gravità correla con la durata del soffio

ALTRI RUMORI

OPENING SNAP: è lo schiocco d'apertura della valvola mitrale, che spesso è più frequente del relativo soffio; è un suono ad alta frequenza che compare dopo 0,07-0,12 sec dal secondo tono.

CLICK PROTOSISTOLICO: è un click da eiezione, equivalente dell'apertura delle valvole semilunari aortiche e/o polmonari (in caso di stenosi valvolare)

CLICK MESO-TELESISTOLICO: è un click che si presenta in fase meso-telesistolica (molto più tardivo rispetto ai click protosistolici), spesso confuso per uno sdoppiamento del II tono. Generalmente è dovuto a diverse situazioni quali discinesia/contrazione miocardia asincrona, disfunzione dei muscoli papillari, prolasso mitralico (da degenerazione mixomatosa con protrusione cuspidi nell'atrio).

SFREGAMENTO PERICARDICO: Generalmente ha un timbro aspro e stridente, che a volte viene percepito come vibrazione, a carattere transitorio e che scompare per eccessivo versamento pericardico.

SUONO DA PACEMAKER: viene considerato un "extra-suono" prodotto dal ritmatore elettrico, dovuto alla diffusione della corrente elettrica nei nervi intercostali vicini, con produzione di contrazioni della muscolatura intercostale

Di solito è un rumore ben distinguibile dai toni cardiaci.

RITMI DI GALOPPO: vengono definite come tali le **sequenze a 3 tempi** in cui è presente un tono aggiunto di origine sistolica/diastolica (che sono rispettivamente il III o il IV tono), che generalmente si presentano con rapida frequenza. Sono suoni deboli ed a bassa frequenza (valutabili pertanto con la campana del fonendoscopio).

- **Galoppo sistolico:** è rumore aggiunto sistolico (che può essere sia protosistolico che mesosistolico che telesistolico), dove il suono aggiunto viene chiamato ***click-sistolico.***

- **Galoppo diastolico:** è un rumore aggiunto diastolico di differente origine; può essere di origine <u>atriale</u>(presistolico) dove il tono aggiunto è il IV tono, di origine <u>ventricolare</u> (protodiastolico) dove il tono aggiunto è il III tono oppure <u>di sommazione</u> (solitamente mesodiastolico).

ADDOME

Ipocondrio destro	Ipocondrio destro
Epigastrio	
Fianco destro	Mesogastrio	Fianco sinistro
Fossa iliaca destra	Fossa iliaca sinistra
Ipogastrio	

- Fegato
- Stomaco
- Cistifellea
- Intestino crasso
- Pancreas
- Intestino tenue
- Appendice

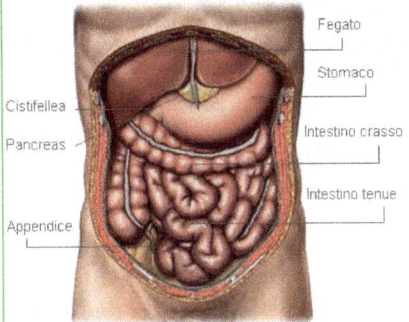

Possibili patologie che causano i dolori localizzati nel quadrante superiore destro dell'addome

Fegato.
1. Epatiti
2. Angioma epatico
3. Carcinoma epatico

Cistifellea:
1. Calcoli biliari
1. Cancro della colecisti
2. Colangite

Rene:
1. Calcoli al rene destro
2. Infezione

Stomaco:
1. Gastrite
2. Ernia iatale
3. Cancro allo stomaco

Pancreas:
1. Pancreatite
2. Tumore al pancreas

Intestino:
1. Diverticolite
2. Occlusione
3. Ulcere duodenali
4. Cancro
   iFecalomi
5. Accumulo di gas

ESAME OBIETTIVO ADDOME

ISPEZIONE

STATO DEI TEGUMENTI

- Distribuzione pilifera
- Eruzioni cutanee, porpore/pigmentazioni
- Smagliature (sede, distribuzione e colore)
- Presenza di cicatrici
- Ernie (sede, numero e manovre peggiorative)

FORMA
- Piano
- Globoso
- Avallato
- Batraciano

CICATRICE OMBELICALE

- Normointroflessa
- Piana
- Estroflessa
- Erniata

CICATRICI CHIRURGICHE
- Assenti
- Presenti nel quadrante
        normoepitelializzate/scarsamente cicatrizzate/cheloidee/aperte

RETICOLO VENOSO

- Assente
- Presente
- Caput Medusae

SMAGLIATURE
- Assenti
- Presenti

MOVIMENTI
- Consensuali alla respirazione
- Non consensuali alla respirazione

PALPAZIONE

TRATTABILITA'

- Trattabile
- Scarsamente trattabile per adiposita'/tensione muscolare/tensione da aumento della pressione endoaluminale

REAZIONE DI DIFESA

Assente
Presente (nel quadrante/in tutto l'addome)

MASSE ADDOMINALI
Assenti
Presenti nel quadrante (descrivere le caratteristiche della massa)

SEGNO DI BLUMBERG positivo/negativo
SEGNO SI MURPHY positivo/negativo

PERCUSSIONE

TIMPANISMO ENTEROCOLICO (TEC)
fisiologico su tutto l'ambito addominale
aumentato (nel quadrante/in tutto l'addome)
alterato per ottusita' (nel quadrante/nelle zone declivi)

AIA EPATICA
fisiologica
assente

AUSCULTAZIONE

Peristalsi presente e valida
Peristalsi assente
Borborigmi/sfregamenti/soffi

PALPAZIONE FEGATO

margine superiore al......spazio sull'emiclaveare
non valutabile

margine inferiore
    non palpabile
    palpabile in inspirazione profonda a.... cm dall'arcata costale

SUPERFICIE
    liscia
    irregolare

MARGINE
tagliente
arrotondato

CONSISTENZA
    normale
    aumentata

DOLORABILITA'
    assente
    presente

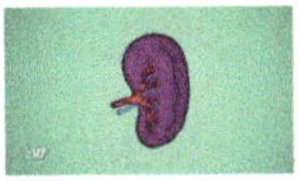

PALPAZIONE MILZA

non palpabile
palpabile in inspirazione profonda a.... cm dall'arcata costale

SUPERFICIE
    liscia
    irregolare

CONSISTENZA
    normale
    aumentata

DOLORABILITA'
    assente
    presente

ISPEZIONE

- **POSIZIONE DEL PAZIENTE:**

  - **posizione supina**: entrambe le braccia lungo il corpo
    il capo leggermente inclinato in avanti che poggia su un cuscino, in
    modo da distendere meglio la parete addominale.

Se la muscolatura addominale del paziente non si distende, qualora sia possibile in base alla
situazione clinica, è opportuno far sollevare le gambe flettendole sul piano del letto.

- **STATO DEI TEGUMENTI**

  - distribuzione pilifera
  - eruzioni cutanee, porpore/pigmentazioni
  - smagliature (sede, distribuzione e colore)
  - presenza di cicatrici
  - ernie (sede, numero e manovre peggiorative)

- **SIMMETRIA DELL'ADDOME**
  - prominenze localizzate, se è globoso, svasato ai lati.

  - **INCAVATO AI LATI** soprattutto durante la gioventù (é un fenomeno fisiologico), in
    caso di magrezza spiccata o in caso di perdita importante di liquidi (come nel caso di
    una diarrea importante).

    Più raramente ci sono casi legati alla meningite con il cosiddetto "**addome a barca**".

  - **SVASATO AI LATI** per la presenza di ascite (con le anse intestinali che galleggiano sul
    fluido ascitico) cui si associano i circoli vascolari collaterali superficiali.

  - **GLOBOSO** in caso di obesità (diffusa o localizzata), in caso di meteorismo, in caso di
    anse intestinali molto dilatate, in gravidanza (dall'VIII mese ci può essere inoltre
    un'estroflessione ombelicale).

La globalità dell'addome se

- localizzata in sede periombelicale → un'occlusione intestinale a livello ileale;
- di forma ovale-eccentrica →un'occlusione colica distale
- ovale-trasversa →dilatazione colica molto severa

In caso di prominenza asimmetrica si deve pensare alla presenza di neoplasie e cisti ovariche.

- **CICATRICE OMBELICALE**: sita sulla linea mediana oppure lateralizzata (come in caso di cisti, sarcoma)

  - introflessa (situazione normale)
  - piana
  - estroflessa (soprattutto in caso di versamento ascitico, ernia)

Con l'esecuzione della manovra di Valsalva bisogna valutare se l'aumento della pressione addominale provoca dolore (patologico) e/o la comparsa di prominenze (generalmente ernie).

NORMALE   OSTRUZIONE CAVA SUP.   OSTRUZ. CAVA INF.

- **PRESENZA DI CIRCOLI COLLATERALI**, intesa come visualizzazione della rete vascolare superficiale della parete addominale, costituita da diversi tipi di anastomosi.

  - **CAPUT MEDUSAE (CIRCOLO PORTO-CAVALE)** se la distribuzione venosa é a

    raggiera, a partenza ombelicale, dovuta all'anastomosi fra le vene paraombelicali/vene epigastriche/vene ipogastriche. Tipicamente indica un'ipertensione portale.

- **CIRCOLO CAVA-CAVA** quando si ha una distribuzione longitudinale infero-superiore dovuta alla presenza di anastomosi fra la vena cava inferiore/superiore tramite le vene ipogastriche/epigastriche/ mammarie interne.
  Tipicamente indica un'ostruzione della Vena Cava Inferiore.

- **CIRCOLO SOVRA-OMBELICALE** se si ha una dilatazione venosa delle vene sovra/peri-ombelicali, tipicamente da ostacolo al circolo portale, oppure più raramente anche da ascite severa.

- **STRIAE DISTENSAE** sono strisce inizialmente di colore rosso-bluastro, che successivamente divengono bianco-lucenti a livello della parete addominale laterale e delle cosce, per eccessiva dilatazione cutanea
  (tipicamente in caso di gravidanza, adiposità importante e/o morbo di Cushing).

- **DISTRIBUZIONE PILIFERA** I peli pubici del maschio risalgono fino all'ombelico, mentre nelle
  donne si interrompono nettamente al di sopra della sinfisi (in maniera orizzontale).

L'addome calvo maschile si presenta nella cirrosi epatica, nel caos di disordini ormonali, mentre una distribuzione pilifera maschile in una donna suggerisce una virilizzazione.

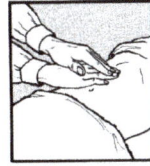

PALPAZIONE ADDOME

TRATTABILITA' : si definisce "trattabile" un addome che reagisce alla palpazione.
L'addome può essere:
-Trattabile o non trattabile alla palpazione superficiale e/o profonda

MODALITA' DI PALPAZIONE:

SUPERFICIALE: (va eseguita con la mano piatta)
Ha lo scopo di rilevare
-gradi minori di dolorabilità spontanea /provocata
(dolente/dolorabile)
-masse a contatto con la parete addominale

PROFONDA: (viene eseguita con una sola mano a piatto con la punta delle
dita o con due mani con la mano sinistra sopra la mano destra)
con maggiore pressione rispetto a quella della palpazione
superficiale)
Ha lo scopo di rilevare
-zone di dolorabilità circoscritta spontanea /provocata
(dolente/dolorabile)
-caratteristiche degli organi addominali

BIMANUALE: può essere utilizzata nella palpazione profonda del fegato,
milza e rene

REMEMBER
La presenza di un dolore nell'esame obiettivo già noto al paziente, oppure
la paura di avere male possono rendere non trattabile un addome, per cui la
palpazione **VA SEMPRE INIZIATA DALLE AREE NON DOLENTI**, procedendo
delicatamente verso le aree a maggior dolore (in questo modo si genera una minore
stimolazione algogena nella fase iniziale, che altrimenti porterebbe ad una cattiva
localizzazione del dolore)

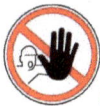

LA PALPAZIONE VA INIZIATA DALLE AREE NON DOLENTI

PERCUSSIONE

Generalmente il **SUONO E' TIMPANICO (aria/gas addominale)**
L'ipocondrio destro mostra la presenza di un suono ipofonetico quando in inspirazione il fegato scende sotto l'arcata costale.

- **SE COMPARE UN SUONO OTTUSO** → masse solide, fegato ,raccolte liquide in addome

-

L'area di Traube corrisponde alla proiezione del timpanismo gastrico sulla parete anteriore dell'emitorace sinistro. I limiti sono compresi:

-medialmente fra il margine epigastrico epatico/apice cardiaco,
-superiormente con il margine inferiore del polmone sinistro,
-inferiormente con l'arcata costale sinistra,
-lateralmente con l'ottusità splenica.

L'area di Traube scompare o si riduce in caso di
- splenomegalia,
- versamento pleurico sinistro
- cardiomegalia/versamento pericardico
- neoplasie del fundus gastrico e neoplasie retrogastriche o retroperitoneali.

La **milza** é percepibile con la percussione debole lungo le tre linee ascellari (anteriore, media, posteriore) lungo la linea angolo-scapolare.

Tipicamente è compresa fra il margine superiore della IX costa ed il margine inferiore dell'XI costa.
La proiezione dell'asse splenico segue il decorso della X costa.
Presenta un diametro longitudinale di 7-8 cm, un diametro trasverso di 5-6 cm.

All'apice della X costa si situa un punto che permane sempre timpanico (anche in inspirazione in decubito laterale sinistro), la cui ottusità indica in maniera precoce una modesta splenomegalia.

Il liquido addominale si deve porre sempre in diagnosi differenziale fra l'ascite (liquido libero peritoneale) e la presenza di fluido intraintestinale.

Se è ascite→ in clinostasi, il livello idroaereo è ben delimitato, simmetrico e si modifica con un lieve decubito laterale (si chiama anche **"segno dell'ottusità mobile"**)

Se è fluido→ é intraintestinale

AUSCULTAZIONE

BORBORIGMI: suoni intestinali a carattere gorgogliante, dovuti alla peristalsi attiva.
Scompaiono in corso di ileo (soprattutto nella forma paralitica, mentre nella forma meccanica tipicamente nella fase iniziale sono più accentuali a monte dell'ostruzio ne).

SFREGAMENTI: in corso di infarto splenico/periepatite

SOFFI : indicano la presenza di un aneurisma dell'aorta addominale, una stenosi dell'arteria renale-
mesenterica superiore (di solito con un soffio peri/paraombelicale) e/o processi steno-santi
dei grossi tronchi arteriosi locali.

Dopo aver eseguito un esame obiettivo generale a livello addominale, è importante concentrarsi specificamente sui differenti organi addominali:

ESAME OBIETTIVO DEL FEGATO:

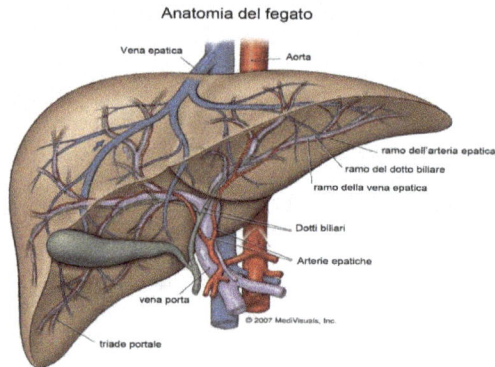

Anatomia del fegato

ISPEZIONE

Se la parete addominale è molto sottile, si possono osservare

- dei sollevamenti diffusi o delle tumefazioni parziali nell'ipocondrio destro
- pulsazioni epatiche.

Per il **sollevamento diffuso nella regione epatica**, ogni situazione di epatomegalia, con eventuale interessamento della regione epigastrica, può generare tale condizione.

Le tumefazioni limitate sono spesso dovute a neoplasie, ascessi, cisti e seguono le escursioni respiratorie del diaframma.

PALPAZIONE

E' bimanuale ma viene effettuata anche con una sola mano, procedendo dalla linea mediana verso destra e dal basso verso l'arcata costale, mentre il paziente giace in decubito supino, in inspirazione profonda.

- la valutazione viene effettuata mentre il paziente inspira profondamente
- la mano anteriore si trova parallela al muscolo retto (NON al margine costale), la mano posteriore va collocata fra la XII costa e la cresta iliaca
- se la mano si pone scorrettamente il margine epatico diviene meno accessibile alla palpazione.

E' anche possibile **LA MANOVRA "AD UNCINAMENTO"**, con l'esaminatore posto a destra del paziente, che uncina con entrambe le mani il margine costale destro del paziente.

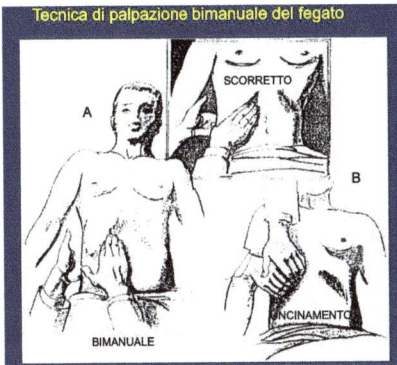

Del fegato si devono valutare
- **le dimensioni** con un margine epatico che si trova sotto l'arcata costale destra
- **la consistenza** che solitamente è parenchimatosa/soffice
- **La superficie** é
    - **liscia** (condizione anche presente nel fegato da stasi, nella steatosi epatica, nelle malattie ematologiche e/o nell'amiloidosi),
    - **gibbosa** (come in caso di metastasi)

con tumefazione singola (come nel caso di gomme luetiche e/o cisti da echinococco).
- **i margini,** solitamente scivolano sotto le dita (smussi/arrotondati, regolari/irregolari)
- **La dolorabilità** appare positiva in caso di lesioni infiammatorie e/o nell'epatomegalia con tensione capsulare superficiale, condizione che si pone in diagnosi differenziale con il segno di Murphy.

NELLA SCLEROSI CRONICA → duro/indolente,
NEI PROCESSI RECENTI E CONGESTIZI (FEGATO DA STASI)→ molle/indolente
NEI PROCESSI ACUTI/INFETTIVI → molle/dolente/dolorabile.

IN CORSO DI ASCITE sono necessarie manovre aggiuntive, come

- **LA PERCUSSIONE ASSOCIATA AD ALTERAZIONI NELLA POSIZIONE** (decubito laterale sinistro, posizione genupettorale)

- **LA MANOVRA DEL FIOTTO** per valutare il liquido addominale.

   Con un paziente supino, la mano del medico con il lato ulnare parallelo alla linea mediana dell'addome altezza dell'ombelico.

   Un secondo esaminatore pone la mano a piatto sul fianco sinistro del paziente, imprimendo alcune scosse che vengono rilevate controlateralmente all'altezza dell'ipocondrio destro).

(L'ascite è un accumulo di liquido in cavità peritoneale. Può essere causata da peritonite, ipotiroidismo, cirrosi epatica, pancreatite cronica, sindr. di Budd – Chiari, insufficienza cardiaca, carcinomi, pericardite, malnutrizione)

PERCUSSIONE

Il suono plessimetrico del fegato è **ottuso**; si ha un'area di

- **OTTUSITÀ ASSOLUTA** che rappresenta l'area epatica non coperta dal polmone, fino alla VI costa

- **OTTUSITÀ RELATIVA** che rappresenta l'area rivestita da polmone, superiormente 3-4 cm sopra alla V costa).

Verso sinistra l'ottusità si prolunga con l'ottusità cardiaca.

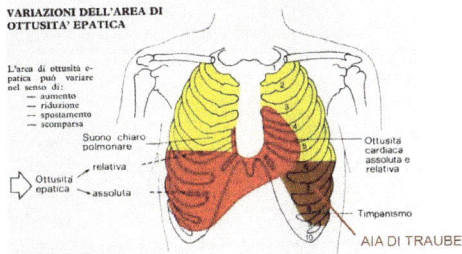

Esistono condizioni che alterano l'area di ottusità epatica:

- **Un aumento ottusità reale** si ha in caso di epatomegalia,

- **Un aumento ottusità apparente** in caso di ottusità patologiche circostanti si continuano direttamente con quella epatica (come per il versamento pleurico, l'epatizzazione del lobo polmonare inferiore destro, neoplasie del colon o dello stomaco) o <u>discontinuo</u> in caso di emangioma/cavernoma.

- **Una riduzione dell'ottusità reale** si ha in caso di cirrosi epatica.

- **Una riduzione dell'ottusità apparente** in caso in cui il polmone o il cavo pleurico ricoprono il fegato per un tratto maggiore (come in caso di enfisema polmonare, pneumotorace).

- **Spostamento dell'ottusità**

- **Scomparsa dell'ottusità** si ha quando ci si trova di fronte ad un timpanismo

- addominale completo con pneumoperitoneo.

ESAME OBIETTIVO DELLA COLECISTI

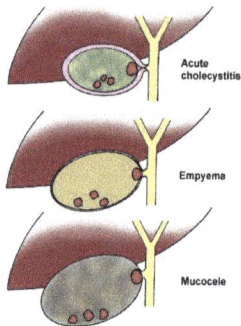

PALPAZIONE

Si effettua sotto il margine costale destro, nel punto paracentrale destro a metà fra il processo xifoideo ed il margine epatico destro), con il paziente che effettua un inspirazione profonda.

- **<u>SOLITAMENTE NON È PALPABILE</u>**.

- Se diviene una massa palpabile, di consistenza duro-elastica che si sposta col respiro, mobile alla compressione, in assenza di altri sintomi/segni indica un'idrope o un empiema.

- La colecisti apprezzabile alla palpazione è più indicativa di un'ostruzione del dotto cistico, mentre la contemporanea presenza di un ittero depone soprattutto per un'ostruzione del coledoco

La presenza di febbre/brividi indicano soprattutto una componente infiammatoria.

Sempre a livello colecistico si associano altri segni quali:

- il **segno di Murphy** dove, durante l'inspirazione, la respirazione si arresta bruscamente per un'improvvisa accentuazione del dolore locale al punto di compressione colecistico (condizione sospetta per una colecistite).

Il **segno di Courvoisier** si manifesta quando in inspirazione si apprezza una tumefazione palpabile in ipocondrio destro che non é dolente, che si sposta col respiro e che indica un aumento di dimensioni della colecisti.

PALPAZIONE MILZA

La milza si riesce a palpare nell'adulto generalmente quando si ha splenomegalia

- Il paziente giace sul lato destro, con le cosce flesse, mentre l'esaminatore si trova alla destra del paziente (quindi di fronte).
- La mano sinistra spinge anteriormente la parte postero-inferiore dell'emitorace sinistro, mentre la superficie palmare delle dita della mano destra esercita una lieve pressione sul quadrante addominale superiore sinistro, percependo la discesa della milza durante inspirazione profonda.

- E' possibile una manovra di uncinamento sul margine costale sinistro, con il paziente in posizione supina.

Palpazione bimanuale della milza

La consistenza può essere aumentata in caso di LLC, Hodgkin's lymphoma, anemia perniciosa/emolitica, policitemia rubra vera, cirrosi epatica, mentre risulta di consistenza ridotta in caso di malattie infettive, tifo/sepsi e/o tubercolosi miliare.

SPLENOMEGALIE:

- **SPLENOMEGALIE LIEVI** tipicamente sono dovute a infezioni acute/croniche, anemie emolitiche, leucemie acute o cirrosi epatica
- **SPLENOMEGALIE MODERATE** sono generate da infezioni acute/croniche (similmente alle forme lievi), linfoma di Hodgkin, venostasi portale, cirrosi epatica (più avanzata nel tempo rispetto alle forme lievi di splenomegalie), anemie emolitiche più severe rispetto a prima e forme di Leucemia
  Linfoide Cronica (LLC).
- **LE SPLENOMEGALIE NOTEVOLI** sono generate da malattie come la Leucoemia Mieloide Cronica (LMC), metaplasie mieloidi, la policitemia, i sarcomi e forme severe e croniche di anemie emolitiche.
- **LE SPLENOMEGALIE ENORMI** si hanno in caso di LMC, leishmaniosi (forma Kala-Azar), cisti spleniche massive e nel morbo di Gaucher (tesaurismosi).

DISTENSIONE ADDOMINALE

DISTENSIONE ADDOMINALE

Le cause più comuni di distensione addominale sono:

- l'obesità e la gravidanza
- presenza di ascite
- tutte le situazioni che provocano timpanismo
- neoplasie e cisti costituiscono cause infrequenti di distensione addominale.

In caso di **ascite concomitante** bisogna pensare a :

- distensioni addominali per <u>cause cardiache</u> in caso di scompenso cardiaco congestizio (si ha ascite preceduta da edemi declivi, con cardiomegalia, ingorgo giugulare, epatomegalia dolente, reflusso epato-giugulare)
- pericardite costrittiva con l'ascite che precede gli edemi declivi, (la cardiomegalia in genere è assente)
- cause <u>renali</u> in caso di sindrome nefrosica (edema, ipoproteinemia, ipercolesterolemia, proteinuria, corpi ovali grassi e cilindri adiposi urinari)

- cause epatiche come in caso di cirrosi portale o cirrosi post-necrotica (con epatomegalia, splenomegalia, ittero/subittero ed alterazioni di laboratorio della funzione epatica)
- cause infettive come in caso di peritonite tubercolare, post-laparotomia, tubercolosi polmonare
- neoplasie con metastasi peritoneali o la sindrome di Meig (*fibroma ovarico*) con ascite e versamento pleurico
- altre cause l'occlusione portale (cirrosi), occlusione delle vene epatiche (policitemia rubra vera, neoplasie) e linfomi/leucosi.

Nel caso di distensione addominale **con timpanismo**, la distensione addominale é prodotta dalla presenza di gas o aria nell'intestino o nella cavità peritoneale.
Si può avere aerofagia per abituale ingestione d'aria, spesso post-prandiale, alleviata dall'eruttazione/flatulenza.

Anche **l'occlusione intestinale** provoca distensione e timpanismo con ileo meccanico.
Si ha un dolore colico addominale (come per ernia incarcerata, aderenze post-operatorie del tenue, carcinoma/volvolo) oppure ileo paralitico (su base tossica, neurogena, o dismetabolica come nella sindrome di Ogilvie).

Possono esserci forme di **pneumoperitoneo** associato a perforazione intestinale, con dolore addominale acuto, silenzio all'auscultazione addominale ed un paziente che solitamente giace in decubito laterale sinistro, dato che tale posizione allevia la sua sintomatologia.

Non bisogna dimenticare alcune forme di **dilatazione tossica colica** come complicanza della colite ulcerosa legata all'uso di oppiacei, anticolinergici o clisma opaco.

Si associa ad insufficienza vascolare relativa e maggior rischio di perforazione/peritonite, fino ad arrivare al **megacolon tossico** in caso di stipsi, accumulo di feci o di gas colico, condizione dotata di grande mortalità se non viene prontamente trattata mediante chirurgia enucleativa.

MASSA ADDOMINALE:

Nel caso si riscontri una massa addominale, si devono prendere in considerazione alcuni parametri per ogni massa che viene riscontrata:

- il **volume** (approssimativo, in cm),
- la **forma** (rotonda, allungata, reniforme, regolare/irregolare, liscia/micro/macronodulare)
- la **consistenza** (compatta, dura, lignea, parenchimatosa, molle, fluttuante)
- la **localizzazione** (superficiale, profonda, aderente e/o connessa ad altre strutture)
- la **mobilità** con gli atti respiro
- la **dolenzia** spontanea e/o alla palpazione e/o alla respirazione,
- il **colorito cutaneo** con pigmentazioni, arrossamento, pallore,

- la **temperatura** per aumento o diminuzione della temperatura sia locale che a livello sistemico
- la **pulsatilità** con pulsazione unidirezionale (contatto vascolare) o pluridirezionale (origine arteriosa).

TUMEFAZIONI INTRAPERITONEALI

Le cause principali di masse addominali inferiori intraperitoneali sono soprattutto di pertinenza intestinale e sono:

- **Carcinoma del colon:** soprattutto del sigma-cieco possono essere normalmente palpabili (il volume e la consistenza dipendono dal contenuto fecale e dal tono intestinale); una massa colica persistente durante diversi esami eseguiti in 3-4 giorni ha un'elevata probabilità di essere di natura carcinomatosa.

Circa i 3/4 dei carcinomi del colon destro presentano una tumefazione palpabile, a volte anche precocemente, mentre solo 1/4 dei carcinomi del colon sinistro presentano una tumefazione palpabile, spesso associato ad altri sintomi (come alterazioni dell'alvo, dolore colico, emorragie rettali).

- **Ascesso appendicolare:** é una conseguenza di un'appendicolopatia acuta, quando tale processo evolve verso la necrosi o la perforazione in presenza di una buona risposta difensiva locale; si ha una massa palpabile in fossa iliaca destro che spesso occupa il cavo del Douglas, valutabile con esplorazione rettale.

- **Morbo di Chron:** é un'infiammazione locale algica a carico dell'intestino e del peritoneo, con formazione cronica di fistole, stenosi ed occlusioni; si possono associare sindromi da malassorbimento, dita a bacchetta di tamburo, iriti, eritema nodoso ed artriti.

- **Diverticolosi/diverticoliti:** il ripetersi di numerosi episodi diverticoliti, ci può produrre una reazione granulomatosa circoscritta attorno alla sede infiammatoria, così intensa da costituire una tumefazione che può raggiungere proporzioni notevoli (come un mandarino).

- **Echinococcosi addominale:** la presenza di cisti da echinococco (che possono essere presenti in qualsiasi organo addominale) si manifestano quando raggiungono dimensioni superiori a quelle di un mandarino; possono essere singole/multiple e tendono a dislocare la matassa intestinale, inducendo impronte su anse adiacenti.

TUMEFAZIONI EXTRAPERITONEALI:

Una massa addominale inferiore extraperitoneale può essere attribuita nella donna all'utero, agli annessi uterini oppure alla vescica.
Per il carcinoma uterino la palpazione più probabile correla con l'evoluzione per stadi evolutivi della patologia oncologica.

Può essere una cisti ovarica, una gravidanza quando la massa con ottusità plessica aumenta a partire dal bacino verso l'alto, non è delimitabile inferiormente, non é mobile con la respirazione e può essere accompagnata da timpanismo lateralmente ad essa.

ADDOME ACUTO

ISPEZIONE

- La facies é tipica, tale da prendere il nome di **"facies addominale/peritonitica"** con un'espressione di dolore intenso, lineamenti contratti, il colorito cutaneo pallido, con gli occhi incavati/cerchiati, le labbra aride, il naso affilato.

- Il paziente é immobile, a volte con le ginocchia sollevate per facilitare il rilascio dei muscoli addominali, alleviando la tensione intra-addominale (in caso di peritonite generalizzata).
  Oppure é irrequieto ed incapace mantenersi fermo/tranquillo soprattutto in caso di colica biliare/intestinale, mentre appare profondamente quieto nell'emorragie intraperitoneali.

- La frequenza respiratoria é generalmente elevata, con tachipnea (tipico in caso di peritonite generalizzata, occlusione intestinale, emorragia intra-addominale, ansia) ed i **movimenti di parete** mostrano una limitazione dei movimenti addominali col respiro, associati a distensione addominale, rigidità della muscolatura addominale e limitata mobilità diaframmatica.

Si possono poi manifestare **infiltrati emorragici circoscritti** (come il segno di Cullen e di Gray-Turner nella pancreatite emorragica) e/o la **febbre** in caso di reazioni infiammatorie come la peritonite o l'appendicite acuta; può mancare nelle altre patologie.

Cause più frequenti di "addome acuto"

PALPAZIONE

- Il **polso** é rapido, molle, filiforme nella peritonite in fase avanzata.
- **Iperestesia cutanea addominale** che si valuta strisciando lievemente l'addome con la punta di uno spillo o una penna, dall'alto verso il basso, chiedendo al paziente se ha maggior sensibilità in un'area.
  Indica la presenta di irritazione peritoneale (sia viscerale che parietale).
- **Spasmo muscolare di parete** che si ricerca mediante palpazione superficiale.
  Il paziente respira profondamente, eliminando così lo spasmo volontario del muscolo retto: il vero spasmo muscolare non muta con le fasi del respiro e l'addome rimane rigido/teso durante l'espirazione; indica classicamente la presenza di peritonite (se centrale è diffusa, se locale indica un processo peritonitico in fase locale.

- **Ernie esterne** che possono essere incarcerate o strozzate e possono essere la causa di processi endoaddominali acuti.

- il polso dell'**arteria femorale** dato che la presenza di anisosfigmia può indicare la presenza di tromboembolie e/o aneurismi locali.

- Con la **manovra di Bloomberg o della dolenzia del rimbalzo** si ricerca esercitando una pressione profonda addominale, lontano dall'area di flogosi acuta

Se si ha irritazione peritoneale, interrompendo bruscamente la pressione, si ha una sensazione acuta di dolore nella zona compressa/infiammata.
Può essere molto utile soprattutto nei pazienti obesi.

- La manovra del **muscolo ileopsoas** vede un paziente che flette la coscia contro la resistenza opposta dal medico che con la mano che mantiene estesa la coscia; la manovra positiva provoca dolore se ci sono flogosi addominali o raccolte emorragiche in corrispondenza di questo fascio muscolare.

- Nella manovra del **muscolo otturatore interno** il paziente flette la coscia a 90° e cerca di ruotarla verso l'esterno e l'interno contro resistenza; la positività suscita dolore per flogosi o raccolte emorragiche prossimali a tale muscolo.

PERCUSSIONE

- scomparsa dell'area di ottusità epatica dovuta al formarsi di una raccolta di aria nel quadrante superiore addominale destro in caso di perforazione intestinale.

AUSCULTAZIONE

- rumori che accompagnano la normale peristalsi intestinale
- l'assenza completa di rumori indica la presenza di <u>ileo paralitico</u>, ma per dire questo l'auscultazione va protratta per almeno **5 minuti** prima di concludere che i borborigmi siano completamente assenti.

A volte, il silenzio è interrotto da accessi di rumori da iperperistalsi (come da occlusione intestinale).

Con la risoluzione dell'ileo paralitico si ascoltano rumori gorgoglianti, prodotti dall'attività peristaltica entro anse intestinali dilatate/ripiene di fluido.

IL PAZIENTE NON DEVE ESSERE TRATTATO CON NARCOTICI/STUPEFACENTI PERCHÉ QUESTI RISOLVONO LO SPASMO MUSCOLARE GENERANDO FALSI NEGATIVI

ESAME OBIETTIVO DEL CANALE INGUINALE

L'esame del canale inguinale permette di rilevare la presenza di eventuali ernie.

Il dito dell'esaminatore viene inserito nell'inguine in modo che scorra,introflettendolo, lungo il canale inguinale, fino alla palpazione dell'anello inguinale esterno e poi interno.

L'esplorazione digitale del canale inguinale consente di apprezzare l'ernia sul dorso della prima falange del dito esploratore.

Durante l'esplorazione digitale si può far tossire il pz (**MANOVRA DI VALSALVA**) al fine di permettere la miglior valutazione della massa erniaria.

L'esame obiettivo del canale inguinale si effettua:

A PAZIENTE IN PIEDI:

Le regioni inguino crurali possono essere :

- simmetriche o asimmetriche per la presenza di un'ernia ricoperta da cute di aspetto e colorito normale
- l'ernia può uscire maggiormente dal canale inguinale con i colpi di tosse e con la manovra di Valsalva.

A PAZIENTE SUPINO: l'ernia

- Si può ridurre spontaneamente o con apposita manovra in cavità addominale (ernia riducibile)
- Non si riduce né spontaneamente né con apposita manovra(ernia non riducibile)

DESCRIZIONE DELL'ERNIA: l'ernia appare

- di consistenza (molle, molle-elastica, dura, duro-elastica, teso-elastica)
- superficie liscia
- dolorabile/non dolorabile
- dolente/non dolente
- riducibile /non riducibile con la pressione manuale

→ SOLITAMENTE L'ERNIA NON E' NE' DOLENTE NE' DOLORABILE A MENO CHE NON
VADA INCONTRO A COMPLICANZE (INFIAMMAZIONE,STROZZAMENTO).

APPARATO UROGENITALE

3. Dolorabilità e reazione a manovre semeiologiche (punti dolorosi)

Punti ureterali
- manovra del Giordano (percussione col margine ulnare della mano sulla loggia renale)
- punto sottocostale anter. (1)
- punto ureterale superiore di Bazin (2)
- punto ureterale medio (3)
- punto uret. sovrapubico (4)
- punto ureterale inferiore (mediante esplor. rettale, a lato vescichette, o vaginale, nel fornice laterale)

Punti renali
- punto costo-muscolare (5)
- punto costo-lombare (6)
- punto costo-vertebrale (7)

Il **dolore vescicale** si evoca in sede sovrapubica a vescica piena

ESAME OBIETTIVO APP. UROGENITALE

RENI
- Non palpabili
- Palpabile il rene dx/sx

MANOVRA DI GIORDANO
- Negativa bilateralmente
- Positiva a dx/sx/bilateralmente

PUNTI URETERALI (superiori, medi e inferiori)
- Non dolenti/non dolorabili
- Dolenti e/o dolorabili

GLOBO VESCICALE
- Assente
- Presente

VESCICA

Un arrotondamento uniforme a cupola nella regione sovrapubica può essere dovuto a distensione della vescica, che viene rilevata all'ispezione, alla palpazione ed alla percussione.

Può scomparire in seguito a cateterismo.

All'**ispezione** si può riscontrare una massa o una protuberanza che occupa la regione inferiore addominale, sopra la sinfisi pubica.

Alla percussione sulla massa rilevata si conferma la presenza di un'ottusità.

Alla palpazione con metodica bimanuale (eventualmente completato con l'esplorazione rettale) si può meglio definire le caratteristiche della vescica.

APPARATO GENITALE MASCHILE

Apparato riproduttore maschile

- ▶ Gonade → testicolo in borsa scrotale
- ▶ Dotti → epididimo, dotto deferente, uretra
- ▶ Ghiandole associate → vescichette seminali, ghiandole di Cowper, prostata (liquido seminale)

Corpo cavernoso
prepuzio
tessuto spugnoso
glande
uretra

vescica urinaria
retto
vescichetta seminale
prostata
ghiandola Cowper
Dotto deferente
epididimo
testicolo
scroto

▶ Organo copulatore → pene (erettile per presenza corpi cavernosi, irrorati di sangue)

PENE

Insieme allo **scroto** e alle strutture in esso contenute, il pene costituisce i genitali esterni maschili.

La struttura del pene può essere distinta in tre parti:

- **RADICE DEL PENE**
- **ASTA DEL PENE** La faccia superiore dell'asta (faccia dorsale) è costituita da due corpi cavernosi, mentre la faccia inferiore (ventrale) è costituita dal corpo spongioso (o corpo cavernoso dell'uretra)

Struttura interna del pene

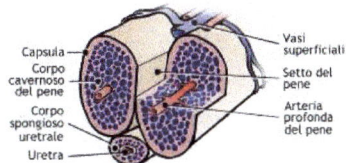

glande del pene
apertura uretra
corpi cavernosi
corpi cavernosi
uretra
corpo spongioso

Capsula
Corpo cavernoso del pene
Corpo spongioso uretrale
Uretra

Vasi superficiali
Setto del pene
Arteria profonda del pene

- **GLANDE**

Detto anche **balano**, il glande è l'estremità distale del pene.

Si presenta di colore roseo-violaceo e ha forma di tronco di cono, utile a favorire la penetrazione in vagina.

Il glande appare ingrossato alla base rispetto all'asta, dalla quale si separa per un breve restringimento detto **solco balanoprepuziale**, che delimita inferiormente il collo del pene.

Alla base, dunque, il glande si espande formando un bordo arrotondando sporgente, detto **corona del pene**. In questa sede possono ritrovarsi delle piccole escrescenze bianco rosate, denominate **papule perlacee peniene**.

La loro eventuale presenza è una caratteristica costituzionale dell'individuo priva di significato patologico.

Nel pene normale allo stato di flaccidità, il glande è ricoperto da una strato di pelle scorrevole chiamato **prepuzio**.

Lo strato cutaneo interno del prepuzio, di colore più chiaro (rosato) si fonde con la corona del glande e si fissa posteriormente ad essa tramite una piega cutanea mediana chiamata **frenulo** (volgarmente **"filetto"**).

Il frenulo, quindi, rappresenta il sottile lembo di pelle che unisce il glande al prepuzio.

Nel pene normale in stato eretto il prepuzio scivola indietro lasciando il glande scoperto.

All'apice del glande è presente l'**orifizio uretrale esterno**, cioè l'apertura con la quale l'uretra comunica all'esterno permettendo la fuoriuscita dell'urina, nella minzione, e dello sperma, nell'eiaculazione.

PATOLOGIE DEL PENE

- **Balanite:**indica una flogosi della parte terminale del pene (glande o balano) che risulta particolarmente arrossata, dolente, pruriginosa e gonfia.
  Il più delle volte, l'infiammazione si estende anche al prepuzio (balanopostite)
  Quando è circoscritta alla sola mucosa prepuziale, si parla di postite.

- **Fìmosi:** la fimosi é finita come un'abnorme aderenza del prepuzio al glande, che impedisce la normale retrazione.
  Quando il prepuzio stenosato passa dietro alla corona del glande e non può essere tirato innanzi a coprire il glande si parla di **parafimosi**.

- **Ipospadia:** il meato uretrale é situato sulla superficie inferiore del glande, in corrispondenza del frenulo (o a differente altezza sulla superficie inferiore del pene).

- **Epispadia:** in caso di epispadia il meato uretrale sbocca sul dorso del pene.

- **Stenosi uretrale:** il meato uretrale appare stenotico per un'anomalia congenita/acquisita
  .
- **Edema penieno:** é un tipico riscontro nello scompenso cardiaco destro, in caso di cirrosi epatica e di sindrome nefrosica.
  Può assumere un aspetto elefantiasico con ipertrofia della cute/sottocute nella linfopatia venerea cronica.

- **Priapismo:** erezione persistente e dolorosa del pene, secondaria a trombosi dei corpi cavernosi.

SCROTO

Lo scroto è una sacca cutanea fibro-muscolare dall'aspetto grinzoso che origina dalla base
del pene, sporgendo tra le cosce dell'uomo.
Al suo interno sono facilmente palpabili i due testicoli e gli epididimi.

TESTICOLI

I testicoli sono le gonadi maschili e sono deputati alla spermatogenesi, cioè alla sintesi degli spermatozoi.

I testicoli sono sospesi nello scroto, al cui interno giacciono in posizione obliqua, con il polo superiore inclinato in avanti e lateralmente, ed il polo inferiore situato medialmente e all'indietro.

POSSIBILI CAUSE DI TESTICOLO GONFIO

- **Criptorchidismo:** mancata discesa di uno/entrambi i testicoli nello scroto. Il testicolo ritenuto può essere situato nella pelvi o nel canale inguinale.

- **Ipogonadismo:** riduzione bilaterale di entrambi i testicoli.

- **Orchite acuta:** infiammazione testicolare.
  Il testicolo colpito diviene più voluminoso e duro, molto dolorabile alla palpazione.
  La cute dello scroto può essere arrossata e calda.

- **Neoplasie:** in caso di tumori testicolari si assiste ad un aumento graduale del volume, della consistenza e del peso, con irregolarità nella superficie che diviene bernoccoluta.

EPIDIDIMO

È un organo pari, allungato, addossato al margine posteriore del rispettivo testicolo, insieme al quale è contenuto nello scroto (o borsa scrotale).
Ciascun epididimo ha la forma di una grossa virgola e presenta un'estremità superiore ingrossata, la *testa*, una porzione intermedia cilindrica, il *corpo*, e un'estremità inferiore, la *coda*, che continua nel canale deferente.

Per la forma e la situazione rispetto al testicolo è stato paragonato a un cimiero sopra un el-

mo.

La coda dell'epididimo riposa sulla parte inferiore del margine posteriore del testicolo giungendo in prossimità del suo polo inferiore al quale è congiunta da tessuto connettivo lasso; è collegata anche al fondo della borsa scrotale da alcune propaggini del legamento scrotale. Inferiormente, s'incurva in alto, continuando insensibilmente nella porzione testicolare del canale deferente.

In caso di **epididimite acuta** alla palpazione si rileva una tumefazione abnorme sulle superficie posteriore del testicolo, estremamente dolorabile.

ALTRO

- **Varicocele:** varice a carico del plesso pampiniforme, dove clinicamente si ha una sensazione palpatoria simile ad una "massa di vermi" in corrispondenza della parte alta dello scroto.

  Nel 98% dei casi si localizza a sinistra per questioni anatomiche (la vena testicolare sinistra drena a 90° nella vena renale, con un aumentato rischio di insufficienza vascolare.

  Idrocele: raccolta di liquido nella tunica vaginale.

APPARATO GENITALE FEMMINILE

VULVA

I genitali esterni femminili - raggruppati sotto l'unico termine vulva - comprendono le seguenti formazioni anatomiche:

- Monte di Venere
- Grandi labbra
- Piccole labbra
- Organi erettili (clitoride e bulbi del vestibolo)
- Ghiandole vestibolari maggiori (o del Bartolini) e minori (o di Skène)

MONTE DI VENERE

Di forma triangolare e con l'apice rivolto verso il basso, il **monte di Venere** è una massa arrotondata di tessuto adiposo, situata in corrispondenza del pube e limitata superiormente dall'ipogastrio e lateralmente dalle pieghe inguinali.

GRANDI LABBRA

Le **grandi labbra** (o **labbra maggiori**) sono due evidenti pieghe cutanee longitudinali, che si estendono verso il basso e all'indietro, a partire dal monte di Venere fino al perineo.

- A livello del monte di Venere, formano la cosiddetta **commessura vulvare anteriore**
- A livello del perineo, esattamente a pochi centimetri dall'ano, formano la cosiddetta **commessura vulvare inferiore** (forchetta vulvare).

Più pigmentate rispetto alle altre parti del corpo, sono sede di ghiandole sudoripare e sebacee, il cui secreto funge da richiamo sessuale.
Con l'inizio della pubertà, le grandi labbra cominciano a ricoprirsi di peli: la zona precisa in cui crescono questi peli è sulla faccia laterale (quindi la faccia mediale è glabra).
Dopo la menopausa, si assottigliano, perdendo molta della componente adiposa e diventando più sottili e flosce.
La funzione delle grandi labbra è offrire protezione alle piccole labbra, al meato vaginale e all'orifizio uretrale esterno.

PICCOLE LABBRA

Le **piccole labbra** (o **labbra minori**) sono le due sottili pieghe cutanee rosate, che risiedono internamente alle due grandi labbra.
Hanno inizio appena sotto la clitoride.
Qui danno origine a due strutture particolari, note come frenulo della clitoride e cappuccio (o prepuzio) della clitoride.
Proseguendo verso il basso, le piccole labbra tendono ad assottigliarsi fino a confluire nelle grandi labbra e così scomparire oppure fino a ricongiungersi, dando origine al cosiddetto frenulo delle piccole labbra.

Con la loro faccia interna, delimitano un'area anatomica chiamata **vestibolo vulvare**.
Oltre ad essere rosate, tendono ad avere un aspetto mucoso e umido.
Sono prive di peli.
Le piccole labbra mancano di ghiandole sudoripare, ma presentano una rete alquanto estesa di

ghiandole sebacee (tra quest'ultime, rientrano i granuli di Fordyce).
Hanno il compito di proteggere l'orifizio uretrale e il meato vaginale.

CLITORIDE

La **clitoride** è un organo erettile che prende posto:

- Nella parte anteriore e superiore della vulva, in corrispondenza del punto di unione delle piccole labbra.
- Appena sopra l'apertura esterna dell'uretra

Sotto il profilo morfologico, la clitoride assomiglia a una Y. Presenta, infatti, due porzioni oblique superiori, denominate radici, e una struttura unica proiettata verso il basso, nota come corpo della clitoride.
Il corpo della clitoride termina con un'estremità libera, rigonfia e dalla forma conica, il **glande**.

GHIANDOLE DI BARTOLINI

Le **ghiandole di Bartolini**, o **ghiandole vestibolari maggiori**, sono due grosse ghiandole situate nella parte inferiore delle grandi labbra, accanto al meato vaginale.
Il dotto escretore di ciascuna ghiandola di Bartolini sfocia tra un piccolo labbro e l'apertura esterna della vagina.
La funzione delle ghiandole di Bartolini è secernere un liquido vischioso, che serve alla lubrificazione vaginale, durante l'eccitazione sessuale.

VAGINA

La vagina è un canale muscolo-membranoso che unisce l'utero con i genitali esterni (vulva).

Ha una lunghezza di 8-10 centimetri e un orientamento leggermente obliquo, che dall'alto si dirige in basso e in avanti. Superiormente si inserisce nel collo dell'utero, mentre inferiormente attraversa il pavimento pelvico e si apre nel vestibolo della vulva.

Il canale vaginale è molto distensibile.
In condizioni normali è, infatti, collassato (appiattito in senso antero-posteriore) mentre si dilata:

- durante i rapporti sessuali
- durante il parto, per consentire il passaggio del feto
- durante il passaggio del sangue mestruale

UTERO

L'utero è formato da due parti:

- una **superiore (corpo)** e ha il compito di accogliere il feto
- una **inferiore** (cervice uterina).

E' dotato di tre importanti **legamenti sospensori**, noti come:

- legamento uterosacrale
- legamento rotondo
- legamento cardinale
-

Il ruolo dei tre legamenti è mantenere in posizione l'utero e limitarne il range di movimento.

CERVICE UTERINA

La **cervice uterina** (nota anche come **collo dell'utero**) ha forma cilindrica o conica.
E' la porzione terminale dell'utero e fa da tramite tra utero e vagina.

TUBE DI FALLOPPIO

In numero di due e simmetriche, le **tube di Falloppio** sono le strutture anatomiche tubulari, che connettono le ovaie all'utero (precisamente al corpo dell'utero).

Di natura prevalentemente muscolare, ospitano e orientano verso l'utero le cellule uovo rilasciate dalle ovaie.

In ciascuna tuba di Falloppio, si riconoscono 4 zone:

- **Infundibolo**. È la regione più vicina alle ovaie e in stretto rapporto con la cosiddetta fimbria. La fimbria è una frangia di tessuto, dotata di ciglia, che facilita il movimento delle cellule uovo verso le tube di Falloppio.

- **Ampolla.** Con i suoi 6-7 centimetri di estensione, è la regione più lunga delle tube di Falloppio. Grazie alle ciglia presenti sulla parete interna, facilita il transito delle cellule uovo o delle uova fecondate dalle ovaie all'utero.

- **Istmo**. Rappresenta la porzione più stretta delle tube di Falloppio. Anch'essa è attrezzata di ciglia, per il passaggio delle cellule uovo o delle uova fecondate.

- La **regione intramurale**. Regione terminale delle tube di Falloppio.Prende contatto con l'utero, introducendosi nel miometrio (ossia il muscolo dell'utero).
  A questo livello, prende posto la cosiddetta giunzione utero-tubale, ossia l'apertura delle tube di Falloppio a livello dell'utero.

OVAIE

In numero di due e di forma simile a un fagiolo, le ovaie ricoprono due funzioni di estrema importanza:

- **Producono la cellula uovo** (od **ovocita** od **oocita**), che è il gamete femminile.
  A circa metà del ciclo ovarico,ogni cellula uovo va incontro a un processo di maturazione.
  Alla conclusione della fase di maturazione, ha luogo la cosiddetta ovulazione, ossia il rilascio dell'ovocita nelle tube di Falloppio
- **Secernono gli ormoni sessuali femminili, estrogeni** e **progesterone**

ESPLORAZIONE VAGINALE

Antiflesso - Antiverso   Antiflesso - Retroverso

Retroflesso - Antiverso   Retroflesso - Retroverso (retroversoflesso)

A paziente in posizione ginecologica, valutare:

- Genitali esterni da pluripara/nullipara
- Pigmentazione cutanea e normale distribuzione dell'apparato pilifero
- Mucosa ampia, rivestita da mucosa soffice, fornici laterali liberi
- Punti ureterali inferiori non dolorabili
- Portio di superficie regolare non aumentato di consistenza
- Dimensioni normali utero,
- normoflesso, versoflesso, facilmente uncinabile con la palpazione bimanuale

→ Il dito esploratore fuoriesce pulito/ sporco di sangue

ANO-RETTO

- a paziente in posizione genupettorale (o in decubito laterale)
- ano puntiforme pliche raggiate normoelastiche
- rafe mediano in asse
- sfintere tonico
- canale anale libero
- ampolla rettale vuota, (o parzialmente ripiena di feci)
- descrizione della prostata nell'uomo: di normale volume, di consistenza normale, solco mediano conservato. Mucosa soffice e scorrevole sui piani sottostanti
- Douglas non dolorabile
- Il dito esploratore fuoriesce sporco (non sporco) di feci, sporco (non sporco) di sangue

---

EMORROIDI: presenza di gavoccioli emorroidari (num.) di colorito

ricoperti da cute di colorito bluastro/rosso alle ore

riducibili o no manualmente.

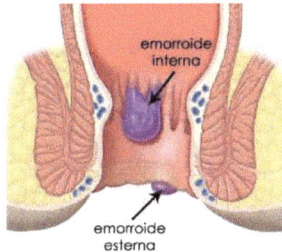

La valutazione può essere digitale o endoscopica.

Nell'indagine digitale, il paziente si trova in posizione supina (si ha un miglior controllo del cavo di Douglas) o in posizione genupettorale.

Il dito esploratore (indice), lubrificato con gel, viene introdotto ruotandolo al fine di esaminare l'intera circonferenza del retto, mentre il paziente a bocca aperta effettua la manovra di torchio addominale.

In caso di estremo dolore rettale (prodotto da alterazioni patologiche anali) si può ridurre il disagio dell'esame mediante una supposta di anestetico locale.

All'ispezione dell'ano e della regione circostante si deve valutare
- la presenza di emorroidi
- eczema
- fistole (definite come **ragadi anali**

Per classificare la localizzazione delle lesioni si fa riferimento alle posizioni di un

quadrante d'orologio.

Segue, poi, la <u>valutazione dello sfintere</u> sia per quello che riguarda la <u>muscolatura ed il tono</u> (generalmente ha una disposizione a forma di laccio), sia per quello che riguarda la <u>valutazione della prostata</u> .

COLONNA VERTEBRALE, ARTI SUPERIORI E INFERIORI

capo
collo
torace
addome
anca

BUSTO / tronco

ARTO SUPERIORE
spalla | braccio | avambraccio | mano

anca
coscia
gamba
piede

ARTO INFERIORE

Osso frontale
Osso temporale
Osso zigomatico
Mascella
Clavicola
Mandibola
Scapola
Costole
Omero
Sterno
Ulna
Costola fluttuante (2)
Radio
Colonna vertebrale
Carpo
Ileo
Metacarpo
Sacro
Femore
Coccige
Rotula
Tibia
Perone
Prima falange
Tarso
Seconda falange
Metatarso
Terza falange

Vista anteriore

Osso occipitale
Osso parietale
Atlante
Epistrofeo
Acromion
Vertebra cervicale (7)
Spina della scapola
Testa dell'omero
Scapola
Vertebra toracica (12)
Epicondilo
Costola falsa (3)
Olecrano
Vertebra lombare (5)
Epitroclea
Sacro
Grande trocantere
Prima falange
Collo del femore
Seconda falange
Testa del femore
Terza falange
Ischio
Còndilo laterale del femore
Astragalo
Còndilo mediale del femore
Calcagno

Vista posteriore

ESAME OBIETTIVO DELLA COLONNA VERTEBRALE

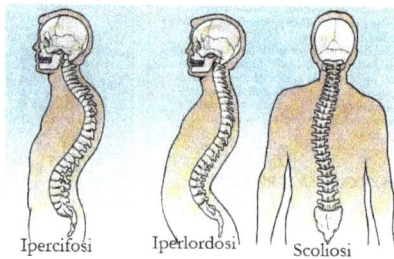

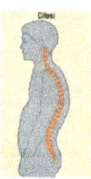
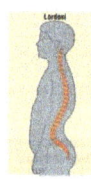

SCOLIOSI CIFOSI LORDOSI

Ipercifosi Iperlordosi Scoliosi

ESAME OBIETTIVO

Profilo
Lordosi cervicale/cifosi dorsale/lordosi lombare
Fisiologica
Accentuata/ridotta
Presenza di scoliosi

Movimenti
Flessione
Estensione
Piegamento laterale (normali/ridotti – limitati/non possibili)

Manovra di Lasegué
Negativa
Positiva

ISPEZIONE

Per l'ispezione del rachide il paziente è svestito e giace in ortostasi.
L'esaminatore si pone posteriormente, poi lateralmente ed osserva alcuni parametri:

- le curvature fisiologiche e patologiche della colonna vertebrale.

- **Posteriormente** la posizione/simmetria del bacino
  eventuali scoliosi della colonna
  presenza di un gibbo costale (quando il paziente flette il tronco in avanti)
  simmetria del triangolo lombare
  protrusione delle apofisi spinose
  posizione e simmetria delle spalle e simmetria fosse sovraclaveari (sindrome di Pancoast)

- **Lateralmente**
  si esegue la valutazione della lordosi/cifosi e la forma globale della schiena
  eventuale presenza di torcicollo.

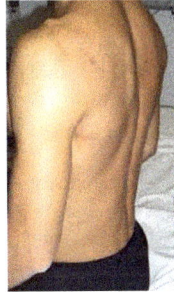

PALPAZIONE

- **Palpazione ed percussione delle apofisi spinose**
  per valutare la **dolorabilità** alla pressione

  si procede dalle regioni cervicali a quelle sacrali (compresa l'articolazione ileo-sacrale)

Durante la palpazione del rachide si devono sempre valutare palpatorialmente le strutture ossee (processi spinosi) ed i tessuti molli.

I **processi spinosi** possono dimostrare una iperestesia focale/puntoria (da frattura) o un segno di scalino (spondilolisi/spondilolistesi).

I **muscoli paraspinali** possono dimostrare una iperestesia diffusa (distorsione o stiramento muscolare) e/o può dimostrare la presenza di un trigger point (da spasmo dolorifico).

MOBILITÀ

COLONNA CERVICALE: si valuta

- la flessione (passiva/attiva) del capo all'indietro
- la flessione anteriore del capo (valutazione distanza mento- sterno)
- la rotazione a 90° latero-laterale (sia passiva che attiva)

COLONNA DORSALE/LOMBARE si valuta
- la flessione anteriore del busto (che misura la distanza dita-pavimento)
- il segno di Shober (con una matita si tracciano due segni alle apofisi di S1 e 10 cm sopra)

Il paziente si china in avanti e si valuta l'allontanamento dei due segni.
L'allontanamento dei due segni deve essere superiore a 15 cm.
Se l'escursione è inferiore a 14 cm è presente una rigidità articolare
Può essere un indice di spondilite anchilosante.

Test di Schöber

PORTAMENTO

Al fine di valutare il portamento, si invita il paziente a gonfiare la muscolatura dorsale, portando le braccia tese in avanti, tenendo poi la posizione per almeno 30 sec.

TEST CERVICALI

Esistono due principali test da eseguire a livello cervicale: **lo spurling e la distrazione**.

TEST DI SPURLING: quando, in caso di brachialgia, si effettua una pressione, poi flessione laterale e rotazione del collo. L'irradiazione del dolore individua la radice nervosa compressa.

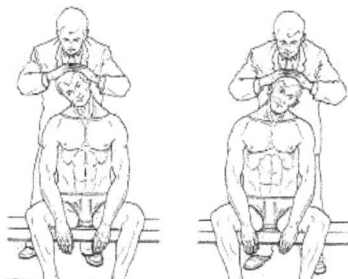

TEST DI DISTRAZIONE: quando, in caso di brachialgia, si effettua una trazione assiale verso l'alto. la scomparsa della sintomatologia indica una compressione del forame della radice.

TEST LOMBARI

- **Test di Lasegue:** é un test dove il paziente giace supino, l'esaminatore solleva la gamba prendendo in mano la caviglia del paziente, mantenendo distesa la gamba, in modo tale da indurre (tramite movimento passivo) un eventuale dolore di origine sciatica.
  Se l'angolo prima del quale compare il dolore è di **30°** il segno viene definito positivo.

QUESTO TEST VALUTA UN'INTERESSAMENTO DEL NERVO SCIATICO E CRURALE.

Nella manovra di **Lasegue 90/90** il paziente giace supino, l'anca ed il ginocchio sono flessi a 90°. Si estende il ginocchio, mantenendo a 90° la flessione dell'anca.

La **modifica secondo Bragard** prevede la dorsiflessione del piede, aumentando la sensibilità della manovra.

- **Test di Bowstring:** in questo test si solleva la gamba, flettendo il ginocchio e comprimendo il poplite.
  Un dolore radicolare alla pressione poplitea indica un interessamento del nervo sciatico.

- **Segno della Frustata:** il paziente è seduto e viene distratto dall'esaminatore, che effettua una estensione passiva del ginocchio.
  Il paziente con un vero dolore sciatico si inarca o scatta all'indietro all'estensione del ginocchio.
- **Test di Kernig:** in questo test il paziente è supino, flette il collo.
  Il dolore nella gamba (od irradiato ad essa) indica una irritazione meningea.
- **Test di Brudzinski:** il paziente è supino, flette il collo e l'anca.
  Una riduzione del dolore con la flessione del ginocchio indica una sospetta irritazione meningea.
- **Test di Hoover:** il paziente è supino, l'esaminatore pone le mani sotto i calcagni ed il paziente alza una gamba.
  Si deve avvertire una pressione sotto il calcagno controlaterale (non sollevato). L'assenza di pressione indica una scarsa collaborazione e/o una finta debolezza.

ESAME OBIETTIVO DEGLI ARTI SUPERIORI

<u>ARTI SUPERIORI E INFERIORI</u> simmetrici, normali per atteggiamento e conformazione

normomobili attivamente e passivamente

cute di aspetto e colorito normale

sottocutaneo normorappresentato

masse muscolari tonico trofiche

apparato pilifero normo-rappresentato e normodistribuito

sensibilità al termotatto e dolorifica conservata

APPARATO OSTEOARTICOLARE CLINICAMENTE INDENNE

Per eseguire adeguatamente una valutazione clinica degli arti superiori si devono valutare:

- il contorno delle articolazioni
- il rilievo muscolare
- il colorito della cute (circolazione sanguigna)
- i segni di alterato drenaggio linfatico

A paziente seduto, si chiede di estendere gli arti superiori anteriormente, portandoli da proni a supini, osservando eventuali tremori.

A) ARTICOLAZIONE DELLA SPALLA:

I movimenti della spalla coinvolgono:

- l'articolazione scapolo-omerale
- l'acromion-claveare
- la sterno-claveare
- la cuffia dei rotatori (formata dai muscoli sottospinoso, sovraspinoso, piccolo rotondo e gran scapolare) che stabilizza l'articolazione scapolo-omerale.

Bisogna ricordarsi che **in 1/3 dei casi il dolore di spalla è riferito** e la sede delle alterazioni non è sempre a livello di strutture in queste sedi (rachide, cervicale, diaframma e torace).
Generalmente la diagnosi differenziale deriva dal fatto che con nel dolore riferito si ha un'assenza della limitazione funzionale dell'articolazione.

ISPEZIONE

Nell'ispezione della spalla si osserva:

- il contorno della articolazione
- il trofismo muscolare del collo e trapezio

PALPAZIONE

Nella palpazione dell'arto superiore il paziente generalmente è seduto o , durante una valutazione per politrauma, supino sul lettino.

L'esaminatore afferra entrambe le spalle sotto la spina della scapola, palpando in sequenza l'acromion, il processo coracoideo, il solco del tendine lungo del bicipite, il tubercolo maggiore.

Un Dolore locale delle diverse strutture indica una patologia a carico di tale articolazione.
In caso di dolore al legamento coraco-clavicolare, un dolore identifica l'impingement syndrome.

Un Dolore alla palpazione del tendine bicipitale (all'inserzione prossimale dell'omero) indica una tendinite del muscolo bicipite.

MOBILITÀ

Il braccio ha un motilità di poco maggiore ad una semisfera, legato alla comprenesza di movimenti combinati (vanno valutati in maniera passiva/attiva):

- si ha una <u>rotazione interna</u> che è valutabile mediante il sollevamento dorsale della mano, dalla nuca fin sopra le scapole
- si ha una <u>rotazione esterna</u> che è valutabile mediante l'abbassamento della mano dalla nuca alle scapole;
- si ha il <u>sollevamento</u> che è valutabile mediante sollevamento della mano al di sopra del capo fino a toccare l'orecchio controlaterale.

- Altri movimenti sono l'abduzione/elevazione che è valutabile fino al piano verticale (abduzione di circa 50°). La flessione dove il paziente viene valutato ponendosi lateralmente ad esso.

Va rilevata la possibilità di portare anteriormente il braccio ed alzarlo sopra alla testa (valori normali: 0-165°).

- Nell'estensione il paziente viene valutato ponendosi lateralmente ad esso e va rilevata la possibilità di estendere posteriormente il braccio (valori normali 0-60°).

MANOVRE

- **Segno di Hench:** quando il malato lentamente abbassa il braccio (precedentemente sollevato sul piano coronale), si raggiunge un punto in cui si ha una riduzione della rotazione di scapola, con movimento soprattutto a carico dell'articolazione scapolo-omerale.
  A questo punto il paziente lascia cadere il braccio, afferrandosi la spalla per ridurre il dolore locale (da minor trazione muscolare).
  Generalmente é un segno di artrite scapolo-omerale.

- **Segno dell'arco doloroso:** il paziente innalza i due arti estesi sopra il capo e viene invitato ad abbassarli lentamente fino all'abduzione a 90°.
  Per la restrizione dello spazio fra la grande tuberosità omerale ed il processo acromiale si ha dolore nei tendini/cuffia dei rotatori fra 70° e 110°.
  Tipicamente é un segno dovuto a patologie quali rottura parziale dei tendini e tendinite calcifica/non calcifica.

- **Segno del sovraspinato:** detto anche "epty can".
  Si effettua bilateralmente, con 30° in adduzione, 90° di flessione anteriore ed intrarotazione, effettuando una resistenza alla spinta verso il basso.
  Una ipotonia indica una lacerazione alla cuffia dei rotatori (sovraspinato) e/o una impingement syndrome.

- **Lit off test:** il paziente pone le mani dietro il dorso, spingendo posteriormente.
  La comparsa di ipotonia/instabilità indica una rottura sottoscapolare.

- **Test di Speed:** il paziente deve effettuare una resistenza alla flessione anteriore del braccio.
  La comparsa di dolore indica una tendinite del bicipite.

- **Test di Yergason:** paziente con il gomito flesso a 90° viene invitato a porre in posizione supina l'avambraccio contro resistenza opposta dal medico.

Un dolore a livello del solco bicipitale è tipico di una <u>tendinite bicipitale</u>.

- **Test di Neer:** o "segno dell'Impingement".
  Il paziente effettua con il braccio una flessione anteriore oltre 90°.
  La comparsa di dolore indica una <u>Sindrome da Impingement</u>.

- **Segno di Hawkins:** il paziente effettua una flessione del braccio di 90°, poi del gomito a 90°, infine intraruota la spalla.
  La comparsa di Dolore indica una <u>Sindrome da Impingement</u>.

- **Segno del solco:** il braccio viene posto a lato e trazionato verso il basso.
  Un incremento del solco acromioclaveare indica un' instabilità inferiore e/o multidirezionale dell'articolazione.

- **Segno di Adson:** si palpa il polso radiale e si ruota il collo del paziente dallo stesso lato.
  Una Esacerbazione dei sintomi che il paziente presenta è indice di una sindrome dello stretto toracico.

- **Test di Spurling:** si effettua una flessione laterale con compressione assiale del collo.
  Una esacerbazione dei sintomi indica una patologia del disco intervertebrale cervicale.

TEST SPALLA

Impingement:
- T. di Neer

Sovraspinato:
- T. di Jobe

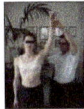

- T. di Hawkins -------->

Sottoscapolare:
- Napoleon test

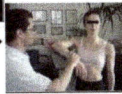

- Lift-off test ---------------->

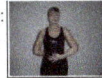

- T. dell'arco doloroso

Cuffia rotatori:
- Manovra della caduta del braccio

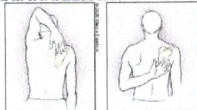

- Manovra di Patte (anche piccolo rotondo)

Bicipite:
- Yergason

Rotazioni ed abd/adduzione:
- Test di Apley

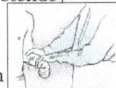

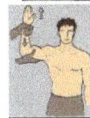

- Speed/palm-test

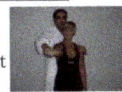

B) ARTICOLAZIONE DEL GOMITO:

Il gomito è costituito:

- dall'articolazione omero-ulnare (permette i movimenti di flesso-estensione) (150°)
- dall'articolazione omero-radiale (rende possibile i movimenti di prono-supinazione) (160°).

Le patologie del gomito solitamente interessano la capacità di flesso-estensione.

Clinicamente va valutata:

- **la cute** per la presenza di chiazze eritemato-squamose che sono tipiche dell'artropatia psoriasica
- **i tessuti molli** per quello che concerne la valutazione articolare per diagnosi di artropatia
  - la presenza di un inspessimento del nervo ulnare può far pensare alla lebbra.
  - la presenza di noduli duri/indolenti sotto cutanei può far sospettare un'artrite reumatoide (ma anche LES, reticoloistiocitosi).
  - una borsite retroolecranica spesso è un indice di gotta.

- **tendini** (le infiammazioni tendinee sugli epicondili possono rilevarsi spontaneamente, alla digitopressione e/o alle manovre di controresistenza.
Spesso sono indicative di epicondilite omerale (**"gomito del tennista"**).

MOBILITÀ

- **L'estensione** completa (0°) è presente se braccio-avambraccio possono essere allineati. La perdita d' estensione completa è spesso dovuta ad artrosi o a pregresse fratture di gomito.

L'eccesso di estensione (estensione del gomito oltre la posizione naturale) viene registrato con la dicitura "x gradi di iperestensione".

Il cut-off è di 15°, oltre a questo valore va ricercata l'eventuale presenza di ipermobilità in altre articolazioni (sindrome di Marfan, sindrome di Ehlers-Danlos).

- Nella **flessione** il paziente prova a toccarsi entrambe le spalle bilateralmente.
  E' un test di screening per evidenziare una differenza di flessione fra i due arti. L'ampiezza del movimento può essere misurata (valore normale 145°).
  Limitazioni funzionali sono spesso conseguenza di fratture o artropatie.

- Nella **pronazione/supinazione** viene chiesto al pz di mantenere i gomiti aderenti ai fianchi.

Vengono ruotati i palmi delle mani verso l'alto (in supinazione) confrontando i due lati.
Le mani vengono successivamente pronate, confrontando bilateralmente la capacità funzionale delle articolazioni.

La pronazione/supinazione possono essere misurate (dando in mano al paziente 1 penna), con un valore normale rispettivamente di 75°/80°.
Limitazioni di tali movimenti possono essere dovuti a esiti di frattura, esiti di lussazione, artrite reumatoide o artrosi.

PALPAZIONE

Per la palpazione dell'arto superiore vanno identificati i diversi punti di repere articolare, partendo dall'epicondilo, dall'epitroclea e dall'olecrano.

In casi dubbi si flette il gomito, osservando il triangolo equilatero che normalmente si forma da queste strutture (alterazioni di tale triangolo sono presente in caso di sublussazione di gomito).

All'**epicondilo** la viva dolorabilità alla palpazione è molto indicativo di gomito del tennista che necessita ulteriori approfondimenti (diagnostico è anche un vivo aumento di dolorabilità dopo infiltrazioni locali di cortisonici).

All'**epitroclea** la viva dolorabilità alla palpazione si verifica in caso di epitrocleite, lacerazioni del legamento collaterale ulnare e lesioni dell'epitroclea.

All'**olecrano** la viva dolorabilità alla palpazione è infrequente, tranne nel caso difratture/borsiti olecraniche infette (entrambe ben evidenti clinicamente).

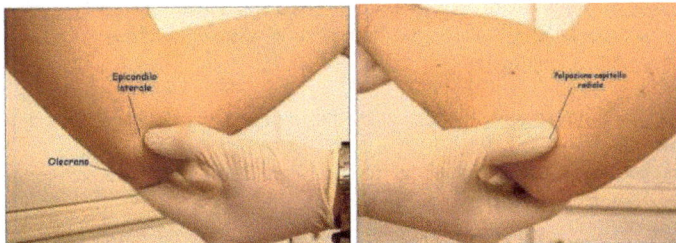

EPICONDILITE

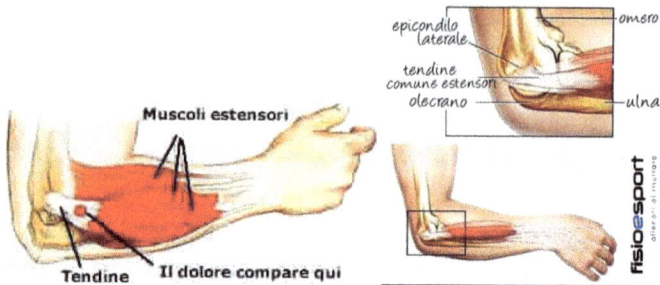

Muscoli estensori

Tendine   Il dolore compare qui

epicondilo laterale
tendine comune estensori
olecrano
omero
ulna

TEST AGGIUNTIVI

- **Gomito del tennista:** alla flessione del gomito si effettua una pronazione completa della mano.
  La viva dolorabilità del gomito all'estensione del gomito è molto indicativo di patologia. Anche la dolorabilità alla pronazione del gomito esteso totalmente è molto indicativa, così come la dolorabilità nel tentativo di flessione palpare del polso contro resistenza a gomito esteso.

- **Epitrocleite:** il paziente flette il gomito, supina la mano e successivamente estende il gomito.
  Un dolore a carico della faccia mediale dell'articolazione induce a pensare ad un'epitrocleite.

- **Instabilità legamentosa:** il gomito è flesso di 25°, si applica uno stress in varo/valgo.
  La comparsa di dolore/lassità indica un danno ai legamenti (del collaterale mediale o del collaterale laterale).

- **Segno di Tinel:** si batte leggermente sul solco ulnare (contenente il nervo ulnare).
  La comparsa di formicolii nel territorio di distribuzione del nervo ulnare indicano un intrappolamento nervoso.

- **Flessione del gomito:** si effettua una flessione massima del gomito, mentendola per 3-5 minuti.
  La comparsa di formicolii nel territorio di distribuzione del nervo ulnare indicano un intrappolamento nervoso.

- **Pinch grip:** il paziente deve premere la punta del pollice contro quella dell'indice. Un' incapacità nella pressione delle punte (non dei polpastrelli) indica una patologia del nervo interosseo anteriore.

C) AVAMBRACCIO:

ISPEZIONE

Alla ispezione si valutano le ossa ed i tessuti molli alla ricerca di deformità (per fratture o lussazioni di avambraccio e polso) e tumefazioni diffuse (per pregressi o attuali traumi, infezioni) o dorso-radiali (come i Ganglion).

PALPAZIONE

- **Alterazione cute:** si valuta la temperatura cutanea, se è calda e arrossata (come in caso di infezione, gotta) o fredda e secca (può essere indicativa di una compromissione neurovascolare).

- **Stiloide ulnare/radiale:** vanno palpati separatamente, dato che la presenza di una iperestesia locale può indicare una frattura.
- **Ossa del carpo:** si palpa la fila prossimale/distale contemporaneamente per valutare il danno osseo locale (fratture, lesioni locali, ecc.).

- **Tessuti molli:** vanno palpati i 6 canali estensori dorsali (una iperestesia del primo canale è indice della patologia di De Quervain), il complesso fibro-cartilagineo triangolare distalmente allo stiloide ulnare e/o la presenza di compartimenti duri/tesi (indice di una sindrome compartimentale).

TEST LOCALI

- **Test di Phalen:** per questo test si effettua la massima flessione di entrambi i polsi per alcuni minuti.
  Se si ha una esacerbazione dei sintomi (anestesia/formicolii) questo è indice di una sindrome del Tunnel Carpale.

- **Test di Tinel:** si batte sulla superficie volare del polso; un dolore/anestesia suggeriscono la compressione del nervo mediano (sindrome del Tunnel Carpale).

- **Test di Finkelstein:** il paziente effettua un pugno (con il pollice all'interno), poi deviando il polso dal lato ulnare.
  La comparsa di dolore sopra al primo canale suggerisce una tenosinovite di de Quervain.

- **Test di Watson:** si spinge lo scafoide con il polso in deviazione ulnare/radiale.
  Se lo scafoide si sublussa/riduce è indice di una lesione del legamento carpale.

C) **MANO**

OSSA DELLA MANO

Falangi
- Distale
- Intermedia
- Prossimale

Ossa metacarpali

Ossa carpali
- Pisiforme
- Uncinato
- Triquetro
- Semilunare

Falange distale del pollice

Falange prossimale del pollice

Trapezoide
Trapezio
Capitato
Scafoide

Ossa carpali

Nervo cutaneo mediale dell'avambraccio

Retinacolo degli estensori

Tendine dell'estensore del mignolo

Muscolo abduttore del mignolo

Tendine del muscolo estensore delle dita

Tendine dell'estensore breve del pollice

Muscoli interossei dorsali

PER RICORDARSI LE OSSA DELLA MANO UTILIZZARE LA FRASE: " SE SEI PETER PAN TROVA TU CAPITAN UNCINO" (SCAFOIDE- SEMILUNARE - PIRAMIDALE- PISIFORME TRAPEZIO - TRAPEZOIDE - CAPITATO - UNCINATO)

ISPEZIONE

Vanno valutate:

- la cute e gli annessi cutanei (possono essere alterati in corso di patologie neurovascolari)
- la posizione delle dita

    - deviazione ulnare della mano
    - possono essere flesse in corso di Duputren palmare o tenosinovite purulenta
    - dita a collo di cigno/dita a bottoniera

- nodi di Bouchard
- presenza di tumefazioni
- ipotonia muscolare

PALPAZIONE

Nella palpazione si valuta:

- Il colorito/la temperatura cutanea

   (Se è fredda e secca può essere indice di compromissione neurovascolare. Se è calda ed arrossata può essere indice di infezione).

- A livello del metacarpo, le ossa metacarpali vanno palpate per tutta la loro lunghezza, sapendo che la presenza di iperestesia può indicare una frattura locale.
- La palpazione delle Falangi prevede che ogni falange ed articolazione delle dita vada palpata singolarmente dato che una iperestesia può essere indice di frattura/artrite, mentre una tumefazione può essere secondaria ad artriti.

TEST LOCALI

- **Flessore profondo:** si pongono le articolazioni interfalangee prossimali (IFP) in estensione, flettendo solamente le interfalangee distali (IFD).
   Una incapacità a flettere le IFD indica una patologia del flessore profondo delle dita.

- **Flessore superficiale:** si effettua una estensione di tutte le dita, flettendo un dito alla volta a livello delle IFP.
   Un' incapacità a flettere le IFP di un singolo dito indica una patologia del flessore superficiale delle dita.

- **Segno di Froment:** il paziente deve tenere un foglio tra pollice ed indice, quindi l'esaminatore tira il foglio.
   La flessione delle IFP indica una Paralisi del nervo ulnare o dell'adduttore del pollice.

- **Segno della Raspa:** si effettua una compressione assiale e rotazione della articolazione carpo-metacarpale.
   La presenza di dolore indica una artrosi delle articolazioni carpo-metacaprale e/o delle articolazioni metacarpofalangeee del primo dito.

- **Instabilità delle dita:** si stabilizza l'articolazione prossimale e si effettua una trazione in varo/valgo. Una lassità indica una lesione del legamento collaterale.

- **Instabilità del pollice:** si stabilizza l'articolazione metacarpo-falangea, applicando una sollecitazione in valgo.
  Una lassità indica una rottura del legamento collaterale ulnare (pollice da guardacaccia).

- **Segno di Murphy:** il paziente effettua un pungo e si osserva l'altezza delle articolazioni metacarpofalangee.
  Se il III metacarpo è alto come il II-IV probabilmente c'è una lussazione del semilunare.

- **Segno di Bunnel-Littler:** il paziente estende l'articolazione metacarpofalangea, con flessione passiva delle IFP.
  Una difficoltà/incapacità di flettere tali articolazioni (incrementata dalla flessione della metacarpofalangea) indica una rigidità dei muscoli intrinseci.

ESAME OBIETTIVO DEGLI ARTI INFERIORI

ISPEZIONE

Si ricercano eventuali alterazioni :

- modificazioni della normale struttura della cute, colore cute, disturbi del trofismo
- forma dell'arto inferiore e deviazioni assiali
- tumefazioni articolari
- ulcere, edemi

L'ARTO IN ESAME VA SEMPRE CONFRONTATO CON L'ARTO OMOLATERALE

Si eseguono, inoltre, delle prove posturali dove si esamina la forza muscolare generata dal paziente che viene posto supino, cui viene domandato di sollevare l'arto inferiore di 45°, mantenendolo in tale posizione per 10-15 sec.

Se il paziente deambula in maniera buona gli si può chiedere di porsi in equinismo (in punta di piedi), mantenendo la posizione per alcuni secondi, prima su un arto e poi sull'altro.

Si domanda al paziente di posizionarsi in ortostatismo partendo da una posizione accucciata (squatting).

A) ARTICOLAZIONE COXO-FEMORALE:

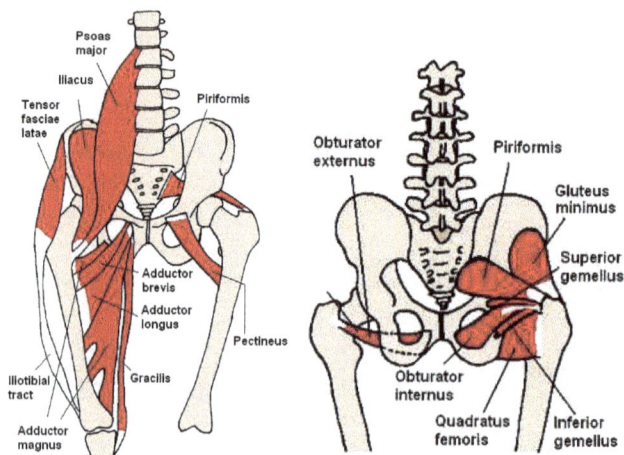

bacino (o pelvi)
acetabolo (o cotile)
collo femorale
testa femorale
femore

L'articolazione coxo-femorale presenta una mobilità (ambito di movimento) che prevede abduzione di 45° e rotazione interna/esterna (il paziente è seduto sul lettino) di 90°.

Il paziente viene valutato in posizione supina, prona ed in ortostasi.

ISPEZIONE

All' ispezione si valuta
- la cute, soprattutto se è pallida e/o presenta ferite (da trauma), oppure se presenta grosse deformità (fratture/lussazioni).

- l'andatura, che solitamente vede un 60% di appoggio ed un 40% di oscillamento (nella deambulazione normale il 20% in doppio appoggio, con entrambi i piedi sul pavimento).

PALPAZIONE

Alla palpazione dell'anca si valutano le **strutture molli** come il grande trocantere e/o le borse (dolore e/o palpazione della borsa indicano una tendinite del medio gluteo) ed i **tessuti molli** come il nervo sciatico (ad anca flessa) ed i gruppi muscolari.

MANOVRE

- **Manovra Di Thomas:** una contrattura in flessione dell'anca può comportare nella coxartrosi un'iperlordosi compensatoria della colonna lombare.
  Il paziente viene posto supino, si afferra l'arto inferiore a livello del cavo popliteo, flettendolo il più possibile sull'articolazione del ginocchio.
  L'altra mano dell'esaminatore giace al di sotto del tratto lombare, che deve restare esteso sul piano sottostante.
  In caso di positività della manovra vanno in diagnostica differenziale con una iperlordosi fissa della colonna vertebrale oppure con una coxartrosi.

- **Test di Anvil:** percuotendo con il pungo il calcagno a ginocchio esteso il paziente avverte dolore nella regione dell'anca; indice di coxopatia e/o lesioni ossee di bacino.

- **Test calcagno-ginocchio:** permette di evidenziare una riduzione della motilità dell'anca.
  Il paziente è supino e colloca il calcagno sopra al ginocchio controlaterale esteso,
  abducendo e ruotando il più possibile l'anca esaminata, in modo da porre la faccia laterale
  del ginocchio flesso sul piano del lettino.

- **Test Trendelemburg:** il paziente è in ortostasi, in appoggio monopodale.
  Si osserva se il bacino dal lato della gamba sollevata si alza come di norma o invece tende ad abbassarsi.
  In tal caso, dal lato della gamba in appoggio si ha un deficit dei muscoli abduttori d'anca, dovuto a differenti situazioni patologiche.

TEST DI TRENDELEMBURG

- **Segno di Lasegue:** il paziente è supino; si flette l'anca al massimo livello, con ginocchio flesso (per evitare l'eccessiva trazione da parte del mm. bicipite, semimembranoso e semitendinoso).
  Alla massima flessione dell'anca l'esaminatore estende il ginocchio ed il paziente avverte vivo dolore nella regione glutea che si irradia nella regione posteriore di coscia.

  Dà infiammazione nervo sciatico ("sciatica") oppure da una borsite, o da un ematoma muscolare (che si pongono in diagnostica differenziale con la sciatalgia dato che il dolore non scompare alla flessione del ginocchio).

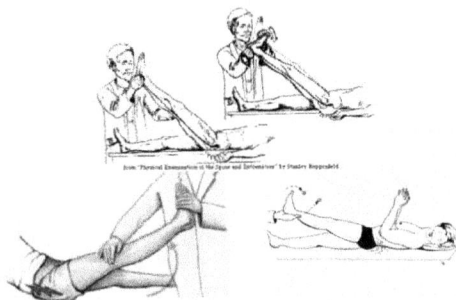

- **Meralgia parestesica:** si effettua una pressione mediale sulla spina iliaca antero-superiore. La comparsa di dolore/bruciore/anestesia è indice di intrappolamento del nervo cutaneo laterale del femore.

- **Test di Ely:** il paziente è prono e si effettua una flessione passiva del ginocchio.
  Se si ha una contemporanea dell'anca, si ha una contrattura del muscolo retto del femore.

B) ARTICOLAZIONE DEL GINOCCHIO

Per valutare adeguatamente il ginocchio é opportuno esaminare il paziente sia in ortostasi che in clinostasi (supino).

La presenza di valgismo/varismo si apprezza solitamente con il ginocchio in flessione, mentre eventuali contratture/anchilosi si percepiscono meglio con il ginocchio in flessione parziale.

ISPEZIONE

Per la valutazione ispettiva si deve prestare attenzione ad atrofie muscolari (quadricipite femorale), deviazioni assiali, tumefazioni, perdita di dettagli nei contorni articolari a ginocchio esteso.

La presenza di versamento determina la scomparsa del contorno articolare.

La tumefazione si localizza soprattutto al di soprabilateralmente alla rotula (è sempre opportuna una valutazione controlaterale).

Vanno valutate anche eventuali discromie (spesso indicative di infiammazione locale) e la presenza di esiti cicatriziali (indice di precedenti traumi/interventi chirurgici e/o fistole cutanee da pregresse infezioni).

MOBILITÀ

L'estensione passiva articolare deve essere completa mentre la flessione passiva deve permettere il contatto fra la natica ed il calcagno.

Non devono essere presenti invece movimenti di rotazione, abduzione/adduzione.

PALPAZIONE

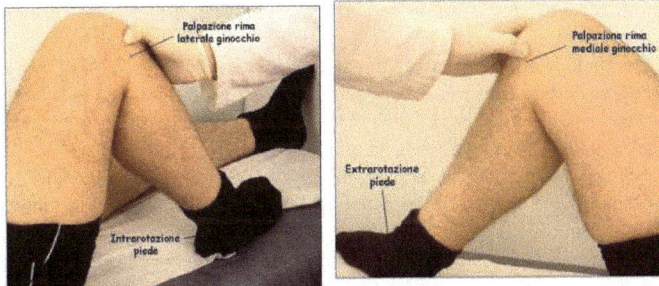

- **Deviazione laterale:** si afferra il piede dell'arto inferiore esteso, spingendo il malleolo verso l'interno, mentre con l'altra mano (posta internamente a livello del ginocchio). si esercita una pressione in direzione esterna di coscia, valutando la funzione del legamento longitudinale interno e del menisco laterale.

- **Deviazione mediale:** si porta l'arto in posizione di varismo esercitando una rotazione sulla gamba verso l'interno e applicando una pressione in direzione della faccia esterna della coscia esaminando così la funzionalità del legamento longitudinale esterno e del menisco mediale.

- **Manovra del cassetto:** il paziente è supino con ginocchio parzialmente flesso. L'esaminatore si pone ai piedi del letto ed afferra la gamba con entrambe le mani, premendo la testa tibiale in avanti (cassetto anteriore) e indietro (cassetto posteriore). Se la gamba si lascia spingere indietro allora si tratta di instabilità o distrazione del legamento crociato posteriore.
  Se la gamba è eccessivamente mobile in direzione anteriore si ha un simile interessamento
  a livello del legamento crociato anteriore.

- **Ballottamento rotuleo:** il paziente è supino con l'arto inferiore esteso. L'esaminatore comprime lo spazio articolare del recesso sovrarotuleo con una mano (esercitando una pressione dall'alto in basso), e dal basso verso l'alto con l'altra mano. Nel contempo esercita con il dito indice una lieve pressione sulla rotula che, in caso di versamento di grado moderato, va ad urtare contro il femore. Si arresta bruscamente il movimento, con un ritorno in posizione originale (quasi come un corpo galleggiante) per la presenza di liquido che imprime una spinta verso la superficie.

- **Palpazione menischi:** il paziente è supino con flessione del ginocchio in modo tale da portare il calcagno prossimalmente alla natica. Si afferra l'articolazione del ginocchio anteriormente con la mano in modo da mettere il pollice in corrispondenza della rima articolare esterna, il dito in corrispondenza della rima articolare interna. Con l'altra mano si afferra la pianta del piede del paziente e si cerca di ruotare la gamba un poco verso l'esterno (avampiede rivolto verso l'esterno, calcagno verso l'interno). Si associano così un movimento di rotazione ed uno in estensione, portando la gamba dalla posizione di massima flessione ad una angolo di flessone di 90°. Se si verificano crepitii udibili o apprezzabili con la palpazione a livello della articolazione del ginocchio e/o la manovra evoca dolore bisogna sospettare una lesione del menisco mediale. La stessa manovra si ripete con la intrarotazione del piede, palpando le strutture esterne del ginocchio, per una valutazione di crepitio/dolorabilità locale che indica una lesione nel menisco laterale. Con tali manovre è anche possibile apprezzare infiammazioni dei legamenti collaterali (laterali/mediali) e dell'inserzione dei muscoli della "zampa d'oca".

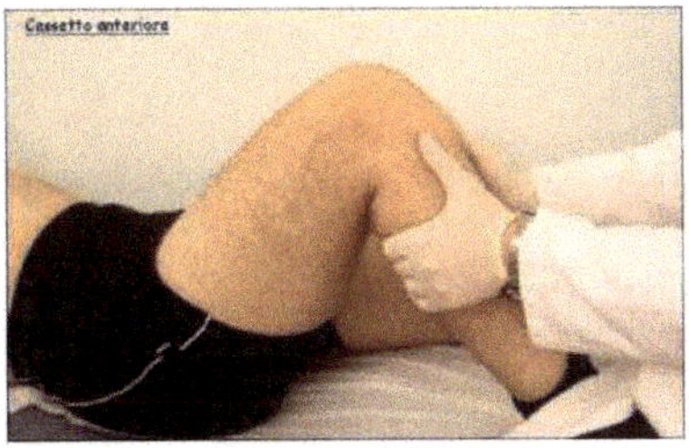

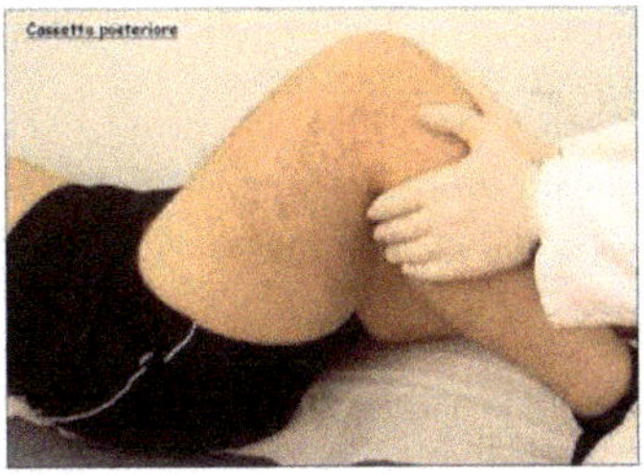

C) ARTICOLAZIONE DELLA CAVIGLIA

Solitamente il piede forma con la gamba un angolo quasi retto, ed il suo asse antero-posteriore (che passa per il secondo dito) si trova posto sullo stesso asse della gamba.

FIGURA 3. VISTA LATERALE DEI LEGAMENTI DELLA CAVIGLIA

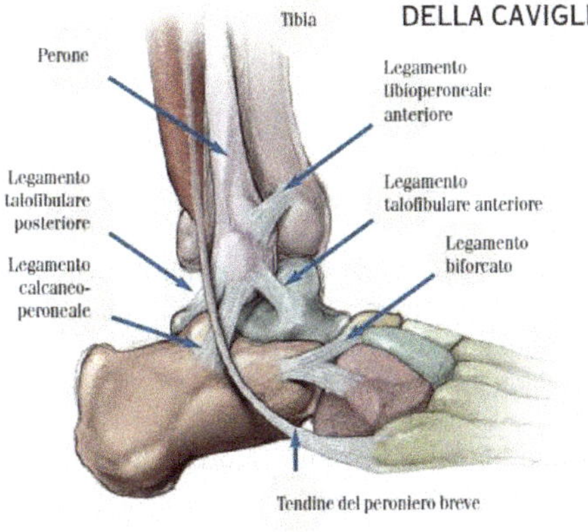

ISPEZIONE

Si valuta il piede in posizione eretta/in carico per un corretto allineamento e valutazione (in laterale) dell'arco plantare (piede piatto/cavo).

Segue una valutazione in posizione seduta/in scarico con una visione infero-plantare, per valutare la presenza di patologie locali (calli, verruche, ulcere).

Si valutano anche tumefazioni locali a piede e caviglia (infezioni, traumi,), dolore dal passaggio carico-scarico (indice di insufficienza arteriosa) e le caratteristiche delle scarpe.

PALPAZIONE

Le **artropatie** sono tumefazioni ben evidenti, palpabili sulla regione anteriore, inferiormente ai malleoli.

Da patologie infiammatorie, raramente artrosi locale (solitamente secondaria a processi traumatici di vecchia data).

Le **sinoviti** sono tumefazioni in sede posteriore al malleolo laterale/mediale (a seconda che siano interessati la guaina dei peronei/tibiale posteriore).

La **borsite superficiale** si presenta a livello del tendine d'Achille.
La **borsite profonda** si presenta a livello del tendine d'Achille.
Molto più frequente in corso di artrite reumatoide, spondilite anchilosante e/o sindrome di Reiter.

La presenza di **nodularità locali** sono spesso noduli da noduli reumatoide, xantomi e/o tofi; soprattutto localizzati a livello tendineo

MOBILITÀ

Movimento di inversione   Movimento di eversione

Nella mobilità va valutata la stabilità articolare, afferrando con forza il piede prossimamente all'articolazione medio-tarsica, flettendo il piede dorsalmente e plantarmente.
Successivamente possono essere effettuate le manovre.
Per la flessione plantare i valori normali sono fra 0-55°, mentre alla flessione dorsale valori normali 0-15°.
Se c'è una limitazione funzionale bisogna flettere il ginocchio per valutare se c'è il recupero della mobilità (retrazione tendine calcaneare) oppure no (osteoartrosi, artrite reumatoide, infezioni locali).
In caso di completa assenza di flessione dorsale (piede cadente) si deve effettuare un esame neurologico completo con una diagnostica differenziale fra lesioni del nervo peroneale e/o sciatico.

TEST LOCALI

- **Cassetto anteriore:** si afferra la tibia, facendo forza anteriore sul calcagno.
  Se si ha una spostamento anteriore si ha una lacerazione/distorsione del legamento fibulo-talare anteriore.

- **Inclinazione Astragalo:** si afferra la tibia, con inversione della caviglia. Permette di dimostrare una aumentata lassità controlaterale (tipico da distrazione del legamento fibulo-talare collaterale/anteriore).

- **Stress in eversione/adbuzione:** si afferra la tibia, con eversione ed abduzione della caviglia. Permette di dimostrare una aumentata lassità controlaterale (distrazione legamento deltoideo).

- **Segno "dita di troppo":** il paziente è in ortostasi, con una visione posteriore del piede.
  Se si ha un piede piatto acquisito si vedono più dita lateralmente che medialmente.

- **Compressione:** si effettua una compressione della tibia/perone distali.
  Un dolore indica una lesione delle sindesmosi.

- **Tinel della caviglia:** si effettua un picchettamento del nervo posteriore del malleolo mediale.
  In caso di parestesia si ha un intrappolamento del nervo tibiale posteriore.

SISTEMA VASCOLARE

Principali arterie del corpo umano — Principali vene del corpo umano

---

ESAME OBIETTIVO VASCOLARE

POLSI PERIFERICI

FREQUENZA : Polsi normosfigmici /frequenti/rari/

RITMICITA': Polso regolare/irregolare

AMPIEZZA: Polso grande/piccolo

RAPIDITÀ : polso celere/tardo

TENSIONE: duro/mol

ARTERIE

ISPEZIONE ARTERIOSA

L'insufficienza arteriosa si manifesta attraverso alterazioni trofiche della cute e degli annessi cutanei, alterazioni che sono evidenti soprattutto nei distretti più distali, dato che sono i più sensibili all'insufficienza circolatoria.

- **colorito cutaneo** che può mostrare :

    pallore (da ischemia)
    rossore (intermittente/stabile)
    cianosi (anche questa intermittente o costante),

- **trofismo** con:

    alterazioni croniche (tipo la desquamazione o la presenza di cute glabra)
    alterazioni acute (quali ulcere, piaghe, gangrena)

- **temperatura**

- **stato di idratazione** con cute secca/umida e cute calda/fredda

Quest'ultima valutazione è di fondamentale importanza durante lo stato di shock/pre-shock perché fornisce informazioni importanti sulle resistenze periferiche (cute calda per basse resistenze, cute fredda per alte resistenze) e sullo stato adrenergico del paziente (cute sudata per iperattivazione del sistema adrenergico).

- **Prova di Ratschow**: per questa prova il paziente giace supino, con entrambi gli arti inferiori che vengono sollevati a 90° (anche aiutati dal personale).

    In caso di stenosi vascolare si ha la comparsa di pallore e dolore molto intenso.

    Se questo non avviene, al termine dell'esercizio, il paziente si prova a mettere seduto (compatibilmente con lo stato clinico), lasciando pendere le proprie gambe liberamente ed osservando i piedi che devono divenire rossi entro 5 sec e le vene che devono riempirsi entro 7 sec.
    Un ritardo in questi tempi indica un disturbo della circolazione arteriosa.

- **Indice di Windsor:** questo indice valuta il rapporto fra la pressione arteriosa omerale e quella della gamba.

- in un paziente <u>sano è superiore a 1</u>,
- in caso di <u>lieve ischemia agli arti inferiori</u> si trova fra 0,8-0,5
- in caso di <u>grave ischemia agli arti inferiori</u> il valore risulta inferiore a 0,5.

- **Test di Burger:** per questo test il paziente è supino e solleva l'arto inferiore di 45° (mantenendo il ginocchio teso).
  Il pallore del piede compare dopo 60 sec, mentre nei pazienti con insufficienza vascolare cronica il tempo è decisamente inferiore (inoltre si assiste ad un collabimento delle vene dorsali del piede).

- **Venous refilling test:** dopo aver eseguito il test di Burger, il piede del paziente viene fatto pendere dal letto.
  Nel paziente sano il riempimento venoso è inferiore ai 15 sec, mentre nel paziente con ostruzione vascolare arteriosa i tempi sono molto più lunghi.

- **Treadmill test:** Solitamente si valuta l'alterazione pressoria a livello della caviglia del paziente dopo un breve esercizio fisico.
  Nei pazienti senza ostruzione si ha un aumento della pressione arteriosa (per aumenti locali del flusso vascolare), mentre nei pazienti con ischemia cronica si ha una riduzione della pressione locale per la presenza di stenosi.

PALPAZIONE ARTERIOSA

Il polso è la manifestazione del riempimento di un vaso sanguigno.
Solitamente si valuta a livello dell'arteria radiale, misurando le pulsazioni per 15-30 sec, e poi moltiplicando per 4 (o per 2).

POLSO CAROTIDEO

ANTERIORMENTE
MUSCOLO
STERNOCLEIDO-
MASTOIDEO -
SOTTO ANGOLO
MANDIBOLA

NON PALPARE ENTRAMBE LE CAROTIDI
CONTEMPORANEAMENTE !!

- **Il polso carotideo** in alcuni stati di shock è l'ultimo polso a scomparire.
- Si trova anteriormente al muscolo sternocleidomastoideo sotto l'angolo mandibolare

Timing della pulsazione
il polso carotideo inizia circa 80 msec dopo la chiusura della valvola mitrale.
Dopo il polso carotideo seguono:
- il polso brachiale (a circa 60 msec)
- il polso femorale (a circa 75 msec)
- il polso radiale (a circa 80 msec)
-

REMEMBER

In situazioni come nella coartazione aortica il polso femorale è molto più ritardato del polso radiale.

SEDE DELLA MISURAZIONE DEL POLSO

Per l'arto superiore:

- si può misurare in diverse sedi
- si utilizza il dito indice e medio e non il pollice (per evitare interferenze nella percezione del polso da parte dell'arteria contenuta nel pollice stesso).

- Il **polso radiale** è il polso classico
- Il **polso cubitale** si apprezza con una lieve flessione del gomito, dove medialmente è possibile eseguire la palpazione dell'arteria
- Il **polso ascellare** si esegue tramite una palpazione bimanuale dell'arteria, comprimendo con le dita il cavo ascellare verso l'esterno.

Per l'arto inferiore :

- il **polso pedidio** si apprezza con le dita dell'esaminatore sulla superficie dorsale del piede
  Il polso si apprezza solitamente lungo la linea diretta dalla base del I-II metatarso al punto medio dell'articolazione tibio-tarsica; qui è possibile posizionare un catetere arterioso periferico in casi di necessità.

- Il **polso tibiale posteriore** si apprezza tramite palpazione con le dita poste posteriormente al malleolo interno (si veda la foto ed il rapporto con il malleolo);

- il **polso popliteo** si palpa nella fossa poplitea, lateralmente alla linea mediana, con il ginocchio flesso lievemente.
  L'esaminatore è posizionato anteriormente e con entrambe le mani cerca di palpare l'arteria (spesso può essere molto difficile per la presenza di importanti strutture tendinee).

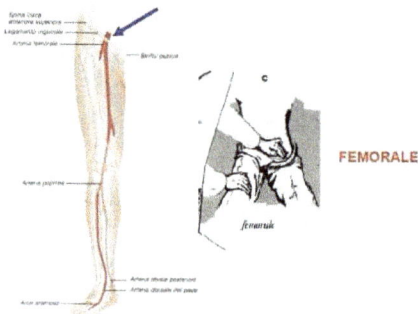

- il **polso femorale** si palpa sotto la linea del legamento ileo-pubico, medialmente.

CARATTERI DEL POLSO ARTERIOSO

Quando si analizza clinicamente il polso arterioso, ci sono caratteri che solitamente si devono valutare durante la palpazione di cui vanno descritti ad alcuni parametri:

- **Frequenza:** è il numero di pulsazioni/minuto che in condizioni normali si trova fra 60-100 bpm.

  Tachicardia→ polso **superiore a 100 bpm** che può essere "fisiologico" in caso di febbre con un aumento di 10 bpm per ogni grado di febbre oltre i 37°C, oppure può accompagnarsi a patologie quali l'ipertiroidismo, l'anemia, l'abuso di sostanze che attivano il sistema ortosimpatico,

Bradicardia →polso **inferiore a 60 bpm** (che può essere fisiologico negli sportivi e nei pazienti vagotonici), ma anche essere presente in patologie come nei cardiopatici, nell'ittero, in caso di ipotiroidismo.

Quando ci si trova di fronte a **tachiaritmie** si valuta il **deficit cuore-polso** abbinando alla palpazione radiale l'auscultazione cardiaca, in modo da valutare simultaneamente la frequenza centrale e periferica.

- **Ritmo:** Il polso è ritmico se gli intervalli fra le singole pulsazioni sono regolari e costanti.
  E' da tenere a mente che esistono aritmie che spesso si accompagnano a polsi ritmici (come il flutter atriale con conduzione regolare, la tachicardia atriale con blocco AV costante, il BAV III grado).

- **Volume:** si valuta l'entità della pressione differenziale, intesa come escursione del polso. Può essere ampio o piccolo.

- **Celerità:** si riferisce alla velocità della salita e della discesa del polso.

- **Simmetria:** la simmetria si riferisce sia al tempo (si parla di polsi sincroni o asincroni) che al volume (si parla di polsi isosfigmici/anisosfigmici).

AUSCULTAZIONE ARTERIOSA

L'auscultazione vascolare (eseguita con il fonendoscopio) permette di valutare la pressione arteriosa mediante il rilievo dei **toni di Korotkoff,** valutando anche eventuali soffi trasmessi dal cuore e/o dovuti al formarsi di vortici connessi con stenosi vascolari locali.
Quando si vuole aumentare la sensibilità diagnostica è possibile utilizzare il Doppler vascolare.

I **soffi vascolari** possono essere trasmessi oppure autoctoni:

- i soffi trasmessi derivano da valvulopatie cardiache (come la stenosi valvolare aortica con il proprio soffio che si irradia partendo dai vasi del collo, ascoltandolo fino alle carotidi)

- i soffi autoctoni sono spesso dovuti ad aneurismi o stenosi vascolari (per la presenza di placche ateromasiche, arteriti), fistole atero-venose (generalmente si percepisce un soffio continuo con accentuazione sistolica), circoli collaterali arteriosi (come nella coartazione aortica).

La sede dei soffi si ha alla biforcazione carotidea, all'arteria vertebrale, all'origine della carotide comune, all'arteria succlavia, paraombelicale (arteria renale), alla biforcazione aortica e all'arteria femorale.

I SOFFI CERVICALI

Sono soffi che coinvolgono tutte e 4 le arterie cervicali.

A livello delle carotidi si effettua un'auscultazione con la campana del fonendoscopio collocata sulla biforcazione carotidea (al margine superiore della cartilagine tiroidea).
Con la testa che si pone in diverse posizioni (neutra, flesso-estensione, ruotata a destra e sinistra) dato che i soffi possono modificarsi con le diverse posizioni.

A livello delle arterie vertebrali si usa la campana del fonendoscopio sul muscolo sterno-cleido-mastoideo, sopra alla sua origine clavicolare, poi in sede mesocervicale, lungo il decorso dello stesso vaso.
Anche in questo caso la posizione della testa può essere posizionata in maniera variabile.

I soffi cervicali vengono distinti nell':

- insufficienza carotidea (come per una placca ateromatosa),
- insufficienza basilare (con il fenomeno *furto della succlavia*),
- da una sindrome dell'arco aortico/tronchi principali dove si ha anisosfigmia, differenze pressorie e non si alterano ruotando il capo,
- ronzio venoso (fenomeno che scompare con una lieve pressione sul collo),
- ipertiroidismo (dove si percepisce un soffio tireo-cervicale per un maggiore flusso locale)
- e/o la sindrome di uscita dal torace dove si ha un soffio legato alla compressione neuro-vascolare delle strutture osteo-muscolari.
  Se è la **sindrome dello scaleno anteriore** si effettua il **test di Adson**: ruotando la testa verso la parte lesa, con estensione del collo, abduzione dell'arto superiore e apnea inspiratoria si ha una scomparsa del polso radiale (con aumento della sintomatologia compressiva sul fascio neuro-vascolare).
  Se è la **sindrome clavicolosternale** la sintomatologia aumenta con il tentativo bilaterale di abbassare le spalle.
  Se è la **sindrome del pettorale minore** la sintomatologia aumenta con l'abduzione di entrambe le braccia a 120°

CLINICA DEI VASI ARTERIOSI

ANEURISMI

Aneurisma fusiforme

Aneurisma sacciforme

Aneurisma navicolare

Aneurisma dissecante

Aneurisma cilindrico

Aorta Sana

Aneurisma aortico sacculare

Aneurisma aortico fusiforme

- **Gli aneurismi dell'aorta toracica** spesso sono asintomatici (soprattutto per lievi ectasie). In situazioni particolari, soprattutto quando sono estremi e/o veloci si caratterizzano per la comparsa di dolore (che può essere lacerante, forte, molto intenso, localizzato al torace, spesso esteso al collo e/o schiena e che si pone in diagnosi differenziale con infarto del miocardio, pericarditi, pleuriti)

- **Gli aneurismi dell'aorta addominale** sono spesso asintomatici (in oltre il 75% dei casi) mentre occasionalmente sono paucisintomatici con senso di peso addominale, massa pulsante.

- **Gli aneurismi viscerali** sono frequentemente asintomatici, soprattutto per lievi ectasie, più raramente danno luogo ad addominalgie coliche oppure a masse pulsanti addominali.

- **Gli aneurismi periferici** invece sono asintomatici e quando danno segno di sé si percepisce una massa pulsante di consistenza duro-elastica, soprattutto all'altezza dell'arteria   poplitea/femorale.

La situazione è completamente differente rispetto ad una **dissezione aortica** dove oltre alla sintomatologia legata all'aneurisma, si ha una sintomatologia secondaria alla dissezione del vaso localmente e distalmente (per ostruzione vascolare).

La dissezione toracica solitamente è accompagnata da un dolore acuto, violento, trafittivo, irradiato alla spalla sinistra e/o al dorso.

A volte è associata ad anisosfigmia (se la dissezione comprende l'arco aortico) e/o ad ischemia cerebrale (dissezione dei tronchi sovra-aortici), cardiaca (dissezione dell'emergenza delle coronarie), renale (dissezione dell'emergenza delle arterie renali).

La dissecazione addominale mostra dolore trafittivo addominale o lombare (nel 90% dei casi), improvviso ed intenso, che può evolvere o manifestarsi primariamente con shock ipovolemico, massa pulsante (nel 26% dei casi) e/o con una fistola acero-venosa (condizione molto rara 1%).

ISCHEMIA CRONICA AGLI ARTI INFERIORI

- **La claudicatio intermittens** è definita con une dolore crampiforme a carico di un distretto muscolare (a valle dell'ostruzione) che insorge durante l'esercizio fisico e si risolve al suo cessare.
  Si sviluppa soprattutto al polpaccio (raramente alla coscia e/o ai glutei) e la sua precocità d'insorgenza correla con la gravità e la sede prossimale dell'ostruzione.

- **Il dolore** può arrivare ad essere a riposo, dovuto sia alla necrosi che più frequentemente alla sofferenza ischemica (soprattutto da ostruzioni acute e/o occlusione multipla a livello femoro-popliteo-tibiale).

- **I segni di insufficienza arteriosa sono particolarmente evidenti/precoci ai piedi**, e si manifestano con atrofia del connettivo sottocutaneo (al polpastrello delle dita o al calcagno inferiore), ritardo di crescita delle unghie/distrofie ungueali, ipotricosi (definita come rarefazione o scomparsa dei peli dell'avampiede o delle dita), micosi interdigitali(che sono spesso frequenti e precoci), cianosi distrettuale (a chiazze/reticolare), dolore cutaneo, polso non palpabile cute fredda.

ISCHEMIA ACUTA AGLI ARTI INFERIORI

In caso di ischemia acuta agli arti inferiori, generalmente ci si trova di fronte alla **sindrome di Pratt** con **le 5 P di Pratt** che sono: pain, paleness, pulselessness, paresthesia e paralysis.

Inizialmente, compare
- l'ipotermia distale e la sintomatologia muscolare
- cui poi fa seguito la contrattura locale (come nel rigor mortis)
- seguito poi da edema ligneo e cianosi periferica

La comparsa di un colorito cadaverico, di una consistenza marmorea, di ipotermia importante e di alterazioni sensori-motorie depongono per un quadro acuto di grado severo.

ISCHEMIA CELIACO-MESENTERICA CRONICA

E' una sintomatologia secondaria ad un'ischemia cronica a carico del distretto mesenterico, da stenosi vascolare o furti di sangue sempre di natura vascolare.

Generalmente si ha <u>dolore</u> mesogastrico di tipo colico (più raramente profondo e continuo) che generalmente compare 30 min post-prandiale, della durata inferiore ad 1 ora, anche se dipende dalla quantità e qualità del cibo.

Al dolore fanno seguito <u>intervalli liberi</u> che si presentano fra un dolore colico ed un altro, in cui il paziente riesce ad alimentarsi; con il passare del tempo tali intervalli divengono sempre più brevi.

Nel tempo poi compare <u>cachessia</u> legata al minor introito volontario di cibo, per evitare i dolori locali ed un <u>alvo</u> che diviene stitico per un minor introito di cibo.

ISPEZIONE VENOSA

La **distensione venosa** può essere un segno di ipertensione venosa.
Solitamente si valuta esaminando le vene del dorso della mano.
Il paziente giace sul letto, con il torace inclinato di 45° ed abbassa la mano al di sotto del livello cardiaco per il tempo necessario a produrre la distensione delle vene della mano.
L'arto viene poi lentamente sollevato e le vene solitamente collabiscono quando il livello del dorso della mano raggiunge il livello dell'angolo sternale del Louis (o dell'incisura sovrasternale).
La differenza in altezza fra il punto di collabimento ed il punto di turgore venoso permette di misurare la pressione venosa.

Le **ectasie venose** <u>non pulsanti</u> sono soprattutto le varici, di cui si valuta l'estensione e la sede, la diffusione in sedi anomale (in zona sovrapubica) e la presenza di complicanze (come le ulcere varicose, le varicoflebiti, l'emorragie).
Le forme <u>pulsanti</u> sono soprattutto il polso giugulare, le pulsazioni presistoliche, le pulsazioni sistoliche, il polso venoso positivo, l'onda cannone e la fistola atero-venosa.

PALPAZIONE VENOSA

La palpazione delle vene permette di seguire il decorso della vena stessa, rilevandone eventuali tortuosità, elasticità di parete, cordoni da trombizzazione del vaso.

Il decorso vascolare è un dato molto importante, per comprendere la direzione del flusso sul vaso: su un tratto di vena sottocutanea si applicano due indici, affiancati l'uno all'altro.
Le due dita si fanno scivolare lungo il decorso della vena, per un tratto di pochi cm, esercitando una lieve pressione allo scopo di svuotare il vaso.
Si solleva un indice che può rimanere vuoto (flusso centrifugo) o riempirsi (flusso centripeto).

La manovra di Schwartz invece prevede che il medico con una mano palpi la grande safena e con l'altra comprima la crosse safeno-femorale omolaterale.
La palpazione contemporanea a livello di safena di un trill (vibrazione) indica la presenza di varici della grande safena.

La manovra della tosse prevede che il medico ponga una mano sulla crosse safeno-femorale, invitando il paziente a tossire.
Se esiste un'insufficienza vascolare locale si ha la percezione di un trill (vibrazione) locale.

La manovra di Trendelemburg valuta la continenza dell'ostio safeno.
Il paziente solleva l'arto inferiore a 45° (con delle vene che divengono collabite) e gli viene applicato un laccio emostatico alla radice della coscia, comprimendo pertanto i vasi superficiali.
Il paziente poi si mette in ortostasi e si toglie successivamente il laccio: se le valvole sono insufficienti le vene tendono a riempirsi rapidamente dall'alto verso il basso.

La manovra di Perthes valuta l'esistenza di un'occlusione venosa profonda, da tromboflebite.
Si applica un laccio emostatico alla coscia del paziente, che viene invitato a camminare. Solitamente le vene superficiali si svuotano (le vie profonde permettono lo scarico venoso) mentre se c'è un'occlusione profonda, il deflusso vascolare viene indirizzato forzosamente nel circolo superficiale, provocando un forte dolore al polpaccio.

Il segno di Homans è uno dei segni più famosi per cercare una trombosi venosa profonda.

Alla dorsiflessione forzata del piede (con il ginocchio esteso), si valuta se c'è dolore al polpaccio omolaterale.

E' indice di sospetta trombosi venosa profonda ed appare legato allo stiramento muscolare locale.

Il segno di Bauer vede se la compressione delle masse surali sulla membrana interossea evoca localmente un dolore molto intenso, indice di sospetta trombosi venosa profonda per una compressione muscolare locale.

AUSCULTAZIONE VENOSA

Ronzio venoso cervicale: è un rumore continuo, che aumenta in inspiazione e scompare in seguito a compressione digitale della giugulare e/o manovra di Valsalva.

Fonovaricogramma: è una tecnica utilizzata per la diagnosi di insufficienza della vena safena, che permette di ascoltare un soffio venoso di reflusso nelle vene varicose.

L'arto viene sollevato (per un corretto svuotamento venoso) e con le dita si comprime la safena al di sopra della dilatazione venosa.
Con il fonendoscopio sull'ectasia in ortostasi se la vena è insufficiente si ausculta il soffio venoso da reflusso, prodotto dal gradiente pressorio esistente fra le due porzioni del sistema venoso.

CLINICA DEI VASI VENOSI

La clinica delle **varici agli arti inferiori** si presenta tipicamente con sintomi riconducibili ad una pesantezza agli arti inferiori:

- facile affaticabilità
- crampi notturni
- restless legs syndrome (sindrome delle gambe senza riposo)
- edema perimalleolare del piede

All'**ispezione** si deve eseguire una valutazione dell'estensione e della sede delle varici, la presenza di sedi anomale (generalmente in zona sovrapubica) e l'identificazione di complicanze (come ulcere varicose, varicoflebiti o emorragie).

Alla **palpazione** si ha una consistenza duro-elastica, facilmente comprimibile, con valutazione dei punti di fuga (all'altezza della crosse safeno-femorale e/o della zona safeno-poplitea e/o delle vene perforanti).

E' fondamentale eseguire una valutazione della direzionalità locale del flusso di sangue.

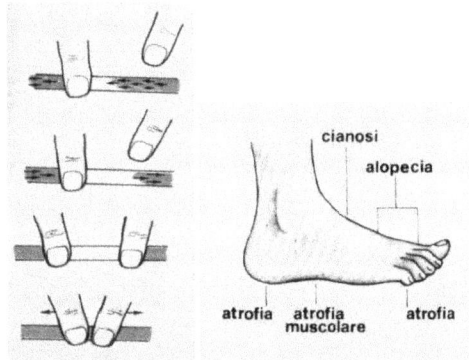

cianosi
alopecia
atrofia   atrofia muscolare   atrofia

La **trombosi venosa profonda** invece per le forme lievi spesso è asintomatica e quando dà segno di sé nelle forme classiche si manifesta con dolore in ortostasi che regredisce in clinostasi e viene esacerbato dal movimento, più raramente con edema/cianosi ed in casi estremi anche con il segnodi Homans/Bauer che risultano positivi (la sensibilità/specificità diagnostica non è estrema se vengono presi singolarmente).

Nelle forme gravi si può avere **il segno di Lourel** che si manifesta come dolore spontaneo alla manovra del Valsalva, **il segno di Pratt** con turgore importante delle vene pretibiali, aumento della temperatura cutanea, eritema e tensione locale, oppure **il segno di Lisker** con dolore alla pressione   tibiale.

Una possibile complicanza appare l'**iperpiressia settica** dove la clinica è analoga alla TVP, ma vi è associata iperpiressia, brividi, tachicardia e compromissione dello stato generale del paziente (è comunque una situazione rara). Un'altra complicanza severa è la **phlegmasia cerulea dolens**, secondaria all'estesa trombizzazione del letto venoso profondo, con lo sviluppo di insufficienza arteriosa acuta.

Si ha edema importante, cianosi marcata, assenza dei polsi arteriosi, ipotermia all'arto inferiore e dolore acuto.

ESAME OBIETTIVO NEUROLOGICO

GLASGOW COMA SCALE (GCS) ....(3-15)

STATO DI COSCIENZA
- pz vigile –ben orientato nel tempo e nello spazio
- non vigile (ipersonnia/stupor/coma) – disorientato nel tempo e/o nello spazio

ATTENZIONE
- conservata
- ridotta

LINGUAGGIO
- Adeguato
- Alterato per afasia motoria/afasia sensoriale/disartria

MEMORIA
- A breve termine conservata/non conservata o ridotta
- A lungo termine conservata/non conservata o ridotta

FORZA MUSCOLARE
- Conservata ai 4 arti

- **Prova di Mingazzini arti superiori**
  - Negativa
  - Positiva (a dx e/o sx)

- **Prova di Mingazzini arti inferiori**
  - Negativa
  - Positiva (a dx e/o sx)
- Flessione controresistenza dell'avambraccio
  - Normale
  - Anormale (a dx e/o sx)

- Sollevamento controresistenza del ginocchio

    Normale

    Anormale (a dx e/o sx)

CORDINAZIONE MOTORIA
- Prova indice naso Negativa/positiva
- Prova calcagno ginocchio negativa /positiva

RIFLESSI
- Riflesso bicipitale normale/ridotto/assente
- Riflesso rotuleo normale/ridotto/assente
- Riflesso achilleo normale/ridotto/assente
- Riflesso cutaneo plantare negativo/positivo (Segno di Babinski)

TREMORE

    Assente

    Presente a riposo/d'azione (cinetico e posturale)/a grandi scosse/a piccole scosse

SENSIBILITÀ SUPERFICIALE

    Presente ai 4 arti

    Assente a livello di....

SENSIBILITÀ PROFONDA

    Presente ai 4 arti

    Assente a livello di....

SEGNI DI MENINGITE

    Rigidità nucale (assente/presente)

    Segno di Kerning (Negativo/positivo)

    Segno di Brudzinsky tipo I (Negativo/positivo)

    Segno di Brudzinsky tipo II (Negativo/positivo)

MOBILITÀ DEL VOLTO

    Conservata

    Ridotta all'emivolto dx/all'emivolto sx

STATO MENTALE

IL MINI MENTAL STATE EXAMINATION (MMSE) è il primo test a cui un soggetto viene sottoposto quando si sospetta un decadimento mentale.

Un metodo può essere quello di far ripetere la parola "carne" al contrario.
Permette di individuare la presenza di deficit, identificabili come una mancanza di mantenere la concentrazione.

La concentrazione viene classificata come: <u>pronta</u>, <u>labile</u>, <u>tarda</u>.

CALCOLO: Un buon esempio può essere quello di far sottrarre 7 dal numero 100 per cinque volte consecutive, assegnando 1 punto per ogni sottrazione corretta (ci si può fermare a 65).

ORIENTAMENTO: per orientamento si intende la valutazione del paziente
- dello spazio/tempo
- la capacità di saper dire il proprio nome e cognome
- La capacità di saper dire la propria data di nascita.

Esempio di alcune possibili domande per valutare l'orientamento del pz:

- *in che anno siamo?*
- *In che stagione siamo?*
- *In che giorno del mese siamo?*
- *In che giorno della settimana siamo?*
- *In quale Stato siamo?*
- *In quale Regione siamo?*
- *In quale città siamo?*
- *Dove ci troviamo?*

MEMORIA: della memoria si deve valutare
- **L'IMMEDIATE RECALL:** il paziente ripete subito dopo l'esaminatore diversi numeri, mantenendo la sequenza con cui vengono citati.

Una variante può essere quella di ripetere il nome di diversi oggetti in una determinata sequenza (cappello, pane, finestra) al ritmo di un oggetto al secondo.

- **LA MEMORIA RECENTE** (vista come capacità di ricordare tre nomi che verranno richiesti successivamente dopo 10-15min)
- **MEMORIA PASSATA**

- **INSIGHT:** capacità critica del paziente nei confronti della propria malattia. Rappresenta un elemento fondamentale abbastanza specifico da valutare in alcune patologie psichiatriche.

FUNZIONI DEL LINGUAGGIO: l'analisi clinica delle funzioni del linguaggio richiede una

valutazione multidimensionale di più parametri, analizzando non quello che il paziente dice, ma come lo dice.

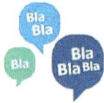

ELOQUIO: l'eloquio di una persona coinvolge sequenze complesse di contrazione muscolare e l'utilizzo di diversi muscoli respiratori, laringei, faringei, linguali e labiali (permette pertanto di valutare il funzionamento dei Nervi faciale, vago, ipoglosso e frenico).

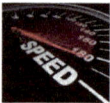

VELOCITÀ: la velocità dell'eloquio può essere legato alla differente tipologia di afasia che il paziente presenta: **una velocità rapida** può essere per intossicazione da sostanze eccitanti e/o in caso di afasia di Wernicke, mentre una **afasia lenta** può essere dovuto ad un parkinsonismo e/o ad una afasia non fluente.

$$\left\{ \frac{3}{5} + \left[\frac{1}{2} \times \frac{4}{3} + \left(\frac{1}{2} - \frac{1}{4} \right) \cdot \frac{1}{5} \right] \right\} : \frac{1}{6}$$ **ESPRESSIONE:** permette la valutazione funzionale della fluenza verbale spontanea durante un colloquio.
Il paziente può avere una espressione:
- **non fluente** (con alterazione nell'articolazione/prosodia, con frasi brevi, con "agrammatismo")
- **fluente** (con una produzione ben articolata e/o frasi ben strutturate).

COMPRENSIONE: la comprensione del linguaggio a volte può essere difficile da valutare, per cui si cerca di osservare concretamente se il paziente esegue un *colloquio logico* (risponde all'interlocutore in maniera coerente con le domande)

DENOMINAZIONE: valuta l'abilità del paziente nel nominare oggetti, parti del corpo, colori, a differente velocità.

Una incapacità di denominare gli oggetti (spesso a seguito di danni cerebrali nella corteccia motoria associativa, si parla di **anomia).**

LETTURA/SCRITTURA: il linguaggio scritto deve essere valutato qualora non ci sia una comunicazione chiara fra esaminatore e paziente. Si deve valutare se il

paziente è in grado di fare e saper comprendere i concetti scritti.

Tra le patologie del linguaggio bisogna saper distinguere **le diverse afasie**, che si caratterizzano per particolari alterazioni qui elencate.

Le afasie si dividono in:
- Afasie fluenti
- Afasie non influenti

Il riscontro di una particolare afasia generalmente porta al sospetto di un danno cerebrale in una determinata area di Brodmann.

- **AFASIA DI BROCA (AFASIA MOTORIA O AFASIA NON FLUENTE):**
  La persona colpita da questa malattia ha difficoltà a parlare nonostante comprenda il linguaggio letto o ascoltato.

  - Eloquio spontaneo lento, faticoso e ridotto
  - Ripetizione lenta, faticosa e ridotta
  - Comprensione buona
  - Lettura talvolta compromessa
  - Anomia (incapacità di dare il nome ad un oggetto)

    ERRORI TIPICI: AGRAMMATISMO,SOSTANTIVI AL SONGOLARE,VERBI ALL'INFINITO,OMISSIONE DI ARTICOLI,AGGETTIVI E AVVERBI

- **AFASIA DI WERNICKE (O AFASIA FLUENTE) :**

L'eloquio è fluente ma la comprensione della comunicazione è scarsa.

- Eloquio spontaneo fluente con errori fonemici
- Comprensione compromessa
- Scrittura e Lettura compromesse

   ERRORI TIPICI: ELOQUIO FLUENTE MA CON PARAFASIE,NEOLOGISMI

   AFASIA GLOBALE:

- Eloquio spontaneo assente o ridotto a frammenti sillabici o stereotipie
- Ripetizione spontanea assente o ridotto a frammenti sillabici o stereotipie
- Comprensione limitata a parole brevi e comuni e ad ordini semplici e prevedibili
- Lettura compromessa
- Scrittura: solo la firma

PRASSIA: con questo termine si valuta la capacità di eseguire (sia a comando che su imitazione) dei movimenti semplici o complessi finalizzati ad uno scopo.

GLASGOW COMA SCALE:

IL GCS è una scala di valutazione clinica che permette di classificare sia a livello diagnostico, che prognostico che terapeutico un paziente, determinando un indice di funzionalità globale del sistema nervoso centrale.

Migliore risposta motoria:
-6: il paziente esegue gli ordini;
-5: il paziente localizza il dolore;
-4: al dolore, il paziente flette e retrae l'arto;
-3: al dolore, il paziente ha una flessione stereotipata;
-2: al dolore, il paziente ha una estensione stereotipata;
-1: al dolore il paziente non ha alcuna risposta;

Migliore risposta verbale:
-5: il paziente parla ed appare orientato;
-4: il paziente emette frasi sconnesse;
-3: il paziente emette parole scollegate fra loro;
-2: il paziente emette suoni incomprensibili;
-1: il paziente non emette alcun suono;

Apertura degli occhi:
-4: il paziente apre gli occhi spontaneamente;
-3: il paziente apre gli occhi se viene chiamato;
-2: il paziente apre gli occhi al dolore;
-1: il paziente non apre gli occhi;

NERVI CRANICI		
paio	*denominazione*	*rami*
I	olfattorio	
II	ottico	
III	oculomotore comune	
IV	trocleare	
V	trigemino	oftalmico mascellare mandibolare
VI	abducente	
VII	facciale	
VIII	acustico	cocleare vestibolare
IX	glossofaringeo	
X	vago	
XI	accessorio del vago	
XII	ipoglosso	

PRINCIPALI PLESSI NERVOSI	
cervicale	formato dai primi quattro nervi spinali, dà origine anche al nervo frenico
brachiale	formato dai rami anteriori del V, VI, VII, VIII nervo cervicale e dal I toracico
lombare	parte del XII toracico e i primi quattro lombari
sacrale	parte del IV, V lombare e primi quattro sacrali; dà origine anche al nervo sciatico

RICORDARE I NERVI CRANICI

CRANIAL NERVES

1. OLFACTORY
2. OPTIC
3. OCULOMOTOR
4. TROCHLEAR
5. TRIGEMINAL
6. ABDUCENS
7. FACIAL
8. ACOUSTIC
9. GLOSSOPHARYNGEAL
10. VAGUS
11. ACCESSORY
12. HYPOGLOSSAL

Nervo olfattivo — olfatto
Nervo ottico — visione
Nervo trigemino — sensazioni facciali e movim. mandibolare
Nervo facciale — espressione facciale e senso del gusto
Nervo vago — respirazione, digestione e circolazione
Nervo ipoglosso — movimenti della lingua
Nervo acustico o vestibolo-cocleare — senso dell'udito e dell'equilibrio
Nervo oculo motore esterno — movimento oculare
Nervo glosso faringeo — senso del gusto e sensaz. della gola
Nervo spinale — movimento del collo e muscoli dorsali

CAPO

L'**atteggiamento** del capo del paziente viene valutato identificando
- presenza di eventuali posizioni obbligate
- deviazioni a riposo
- limitazioni funzionali attive e/o passive
- tutte le possibili anomalie legate all'atteggiamento che il capo assume spontaneamente e durante la visita clinica.

I **movimenti** che si devono identificare sono quelli
- involontari attivi
- movimenti passivi (dolorosi e/o asintomatici)
- la mimica associata (che può essere normale o patologica)

Risulta inoltre fondamentale valutare la presenza due **SEGNI MENINGEI**.

Tali segni vanno sempre indagati e ricercati attivamente, dato che il paziente può essere paucisintomatico o non in grado di indicare la presenza di dolore meningeale.

La valutazione clinica in tal senso si basa sulla presenza di un impastamento nucale, l'eventuale presenza del segno di Kernig, il segno di Brudzinski I e II (con flessione antalgica riflessa degli arti inferiori).
In caso tali segni risultino positivi ci si orienta soprattutto verso una meningite e/o una emorragia subaracnoidea.

I NERVO CRANICO (Nervo Olfattivo):

La valutazione del I nervo cranico viene eseguita raramente, generalmente in ambito post-neurochirurgico, nel sospetto di alcune particolari forme di epilessia (con fantosmia o cacosmia) e/o post-traumi cranici della fossa cranica anteriore/cavità nasali.

La valutazione clinica si esegue tramite occlusione monolaterale della narice, ad occhi chiusi. Vengono utilizzati diversi stimoli odoriferi (come il sapone, il dentifricio, il caffè, ecc.) valutando se il paziente riconosce la presenza dello stimolo e la tipologia dello stimolo.

Dal punto di vista diagnostico é molto più importante se riconosce l'esistenza dello stimolo più che il tipo di stimolo.

II NERVO CRANICO (Nervo Ottico)

Acuità visiva: per la valutazione funzionale dell'acuità visiva generalmente si utilizza un ottotipo da vicino (chiamato Jaeger's test) o da lontano (Sneller chart).
Solitamente sono più di competenza oculistica, ma può essere eseguito in maniera approssimativa per identificare deficit visivi maggiori.

Campo visivo: il campo visivo oculare normale è normalmente di 160° sul piano orizzontale e di 135° su quello verticale; con la visione binoculare la visione orizzontale supera i 180°.
Nel campo visivo esiste un **"punto cieco fisiologico"**, localizzato in ogni campo visivo sul lato temporale a 5°, corrispondente alla papilla ottica (priva di recettori visivi).
Per valutare grossolanamente il campo visivo esiste **la tecnica del confronto**: il paziente è seduto di fronte al medico e lo guarda negli gli occhi e gli dice quando vede qualche cosa.
Il medico (a braccia allargate a 180° e di fronte al paziente) muove un dito o una mano in alto, al centro, in basso, avvicinandosi pian piano al centro del campo visivo.
Generalmente il medico confronta il proprio campo visivo con quello del paziente.
I diversi disordini si classificano in base all'interessamento oculare in monoculari e binoculari.

Disordini monoculari: sono differenti per tipologia ed eziologia; alcuni di essi sono reversibili (amaurosi fugax/neurite ottica), altri sono irreversibili (neuropatia ottica ischemica, arterite di Horton).

Amaurosi fugax: generalmente è espressione di un TIA retinico.
Si sviluppa in pochi secondi (max 1-5 min) e si risolve in 10-20 min.
Si ha un rischio del 14% a 7 anni di sviluppare TIA/stroke, per cui è una sintomatologia che va indagata e trattata come un TIA.
Generalmente è dovuta da arteriosclerosi, ipoperfusione e/o ipertensione arteriosa.

Neurite ottica: è una patologia infiammatoria del nervo ottico relativamente comune che si sviluppa in poche ore/giorni, della durata massima di 7 giorni, associata a cefalea, iperestesia del globo oculare e dolore oculare (nel 90% dei casi).
Tipicamente dovuto da fenomeni di demielinizzazione, infiammazione (parameningea/meningea) e/o infezioni virali/post-virali.
La paziente tipicamente presenta uno scotoma centrale con diminuita acuità visiva, una pupilla di Marcus-Gunn ed una papilla ottica edematosa.
E' una condizione clinica che presenta un rischio di evoluzione verso la sclerosi multipla estremamente alto (74% delle donne, 34% degli uomini).

Neuropatia ottica ischemica anteriore: è una patologia caratterizzata da una riduzione del flusso di sangue nell'arteria ciliare posteriore (che irrora il disco ottico), con un quadro clinico che si sviluppa in pochi secondi, non doloroso, associato ad uno scotoma altitudinale (superiore/inferiore).
Possono associarsi emorragie peripapillari, con un rischio del 40% di comparsa di lesioni controlaterali.

Arterite di Horton:
è una condizione clinica caratterizzata da una perdita improvvisa del visus, in pazienti spesso oltre 50 anni, associato a cefalea pulsante, polimialgia reumatica, calo ponderale.
La papilla ottica appare edematosa e pallida.

Disordini binoculari: le lesioni ottiche a carico dei due occhi si differenziano in base alla sede d'origine del danno in lesioni prechiasmatiche/chiasmatiche/postchiasmatiche.

Alterazioni prechiasmatiche: si caratterizzano per una riduzione del visus associato ad alterazioni nel riflesso pupillare.

Tipicamente si ha un restringimento concentrico con papilla da stasi (tipico della lue terziaria e/o del glaucoma), uno scotoma centrale (come nella nefrite ottica retro-bulbare, nella neuroretinite e/o per sostanze tossiche) fino ad arrivare alla cecità (a diversa eziologia).

Alterazioni chiasmatiche: sono alterazioni variabili nel riflesso pupillare (che dipendono dall'estensione danno).

Possono presentarsi con **emianopsia bitemporale** (tipico di craniofaringiomi, aneurisma del circolo di Willis, neoplasie ipofisarie), **emianopsia temporale con cecità** .

Alterazioni postchiasmatiche: generalmente sono caratterizzate dall'assenza di alterazioni nel riflesso pupillare.

Possono presentarsi con **emianopsia laterale omonima** (in maniera del tutto specifica come eziologia per qualsiasi lesione postchiasmatica), *quadrantopsia omonima superiore* (per un coinvolgimento delle fibre temporali), o inferiore (per un coinvolgimento delle fibre parietali).

Se si associa un risparmio maculare, spesso la lesione è nella corteccia V1.

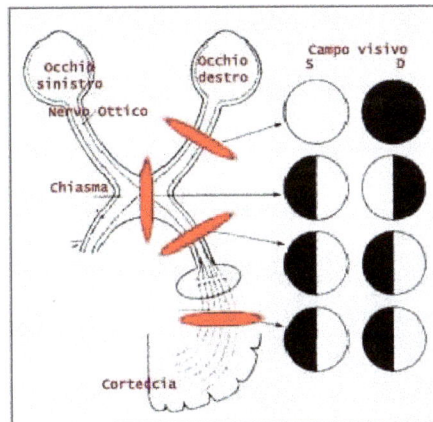

Papilledema: viene definito tale quando si ha un rigonfiamento della papilla ottica legata ad aumento della pressione intra-cranica (ICP).
Generalmente è un danno bilaterale e se si sviluppa lentamente non si ha compromissione visiva e non c'è dolore.
Si pone in diagnosi differenziale con le papilliti e/o con la neuropatia ottica ischemica.
In una fase iniziale le vene retiniche sono congeste (senza pulsazioni venose), la papilla appare iperemia ed i margini sono sfumati, mentre nella fase di stato la papilla ottica appare rilevata sul piano retinico.

Pallore papillare: il pallore papillare associato ad un'alterazione nell'acuità e/o nel campo visivo e/o ad alterazioni nel riflesso pupillare indicano un danno al nervo ottico, tipicamente da patologie infiammatorie, patologie degenerative e/o deficit nutrizionali.

Se la funzione visiva risulta normale, il pallore papillare indica solamente una variante congenita, priva di alcun significato clinico (pertanto va contestualizzato nella clinica del paziente).

III-IV-VI NERVI CRANICI (Nervi Oculomotore, Trocleare e Abducente)

Muscoli oculomotori

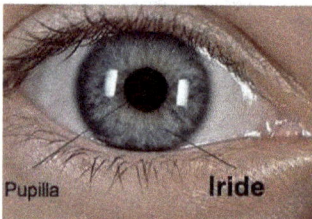

Consentono movimenti laterali, verticali e torsionali del globo oculare

III nervo: Oculomotore muove tutti I muscoli tranne o.s. e r.l.

IV nervo: Trocleare muove l'obliquo superiore

VI nervo: Abducente muove il retto laterale

PUPILLE:

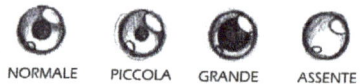

Pupilla   Iride   NORMALE   PICCOLA   GRANDE   ASSENTE

Una pupilla normale mostra una integrità della funzione pupillare e dei riflessi, condizioni che a loro volta indicano l'integrità del sistema nervoso dal nervo ottico al mesencefalo.
L'acronimo PERRLA (Pupils Equal, Round and Reactive to Light and Accomodation) definisce la normalità pupillare.

Nei bambini le pupille tendono ad essere più grandi (5 mm), mentre negli anziani sono più piccole.

Circa il 20% della popolazione presenta una anisocoria fisiologica (che non supera 1 mm fra i due occhi).
Le pupille sane si costringono in risposta alla luce detta, alla luce controlaterale (si parla di **riflesso consensuale**), e all'accomodazione (convergenza dei due occhi).

Pupille non reattive: disturbi monolaterali nella funzione pupillare si hanno in caso di

- **alterazioni dell'iride** (come da trauma, irite o glaucoma)
- **alterazioni del nervo oculomotore** (neoplasie o aneurismi)
- **alterazioni del nervo ottico** (nefrite ottica retrobulare ed altre patologie).

Pupilla di Argyll-Robertson:

- pupille piccole non reattive alla luce d
- di forma irregolare ed anisocorica
- rispondono ancora all'accomodazione

E' una condizione tipica da lue terziaria o lesioni nel nucleo di Edinger-Westphal (di qualsiasi natura).

Pupilla di Adie:
- pupilla tonica, molto più grande della controlaterale
- reagisce lentamente alla luce/accomodazione
- entra nella sindrome di Holmes-Adie (condizione benigna familiare, soprattutto presente nelle donne) che si associa ad iperreflessia, anidrosi segmentale, ipotensione ortostatica ed alterazioni cardiovascolari

La vera origine non é nota, si pensa ad una degenerazione del ganglio ciliare con re-innervazione aberrante.

Pupilla di Marcus-Gunn: la risposta diretta alla luce è minore della risposta consensuale alla luce (mentre di solito è l'opposto).
E' dovuta ad alterazioni del nervo ottico omolaterale che colpiscono il braccio afferente del riflesso oculare.
Proprio per la presenza di tali alterazioni, solitamente si associa un disturbo visivo.

Sindrome di Horner: è una sindrome conseguente ad un'alterazione funzionale del sistema nervoso lungo la via oculosimpatica.
Si caratterizza per:

- miosi pupillare (con anisocoria di circa 0,5 - 1mm)
- ptosi palpebrale superiore
- anidrosi

L'analisi dell'anidrosi permette di determinare con maggiore chiarezza la sede del danno lungo la via nervosa.
Si può avere anidrosi ad un emicorpo (per **alterazioni nel SNC**), al volto, al collo, alle braccia (per **alterazioni cervicali**) oppure può non esserci del tutto (per **alterazioni del sistema nervoso periferico**).

Nistagmo: oscillazione ritmica degli occhi, provocata dalla fissazione sequenziale di diversi oggetti che passano davanti agli occhi del paziente.

Si caratterizza per:
- **una fase lenta (pursuit)** con inseguimento del target ed una
- **una fase rapida (saccade)** con ritorno alla posizione iniziale. P

Per convenzione la direzione del nistagmo è data dalla direzione della fase rapida.

Esiste un **nistagmo da fissazione** (che è fisiologico) che si ottiene quando gli occhi sono mantenuti in posizione estrema (sia a destra che a sinistra oltre i 45°).
Gli occhi tendono a tornare in posizione neutra ed il SNC deve continuamente correggere questa tendenza con una saccade.

Un **nistagmo patologico** si può avere per:
- assunzione di sostanze (sedativi, anticonvulsivanti, alcol)
- paresi muscolari/miastenia gravis
- alterazioni della mielinizzazione e/o lesioni del troncoencefalo/cervelletto.

Palpebre: la fessura interpalpebrale è generalmente di 10 mm, uguale in entrambi gli occhi; la palpebra superiore di solito copre 1-2 mm dell'iride.

In caso di **ptosi** (caduta della palpebra superiore con riduzione della fessura palpebrale) si può avere: paralisi muscolo elevatore della palpebra, danno al nervo oculomotore e/o sindrome Horner.

Più raramente si ha un **lagoftalmo** per caduta della palpebra inferiore (tipicamente da lesione del VII nervo cranico o paralisi facciale).

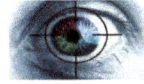

MOVIMENTO OCULARE:

Le paralisi oculari/di sguardo si evidenziano facendo guardare il paziente nelle diverse posizioni cardinali, mantenendo ferma la testa.

- Il movimento oculare viene valutato in tutte le direzioni (seguendo con i soli occhi da parte del paziente una penna che si muove formando una immaginaria *lettera H*), permettendo così di visualizzare le eventuali paralisi oculari.

Paralisi del III nervo cranico: 30% delle paralisi.
Si ha una palpebra ptosica, con un occhio deviato lateralmente ed inferiormente.
Le alterazioni pupillari sono variabili: se vengono colpiti i singoli muscoli oculari vuol dire che si ha un danno in sede nucleare oppure post-sfioccamento.

Paralisi del IV nervo cranico: 10% delle paralisi.
In posizione neutra l'occhio colpito è sopraelevato, mentre in abduzione si sopraeleva ulteriormente ed in adduzione tende a tornare normale.
Nel test di Bielschowsky se si inclina la testa dal lato della lesione si ottiene un'ulteriore sopraelevazione dell'occhio.

Paralisi del VI nervo cranico: 60% delle paralisi.
Rappresenta il nervo cranico più frequentemente colpito perché ha un decorso esterno al tronco encefalo più lungo rispetto agli altri nervi, per cui risulta più vulnerabile.
L'occhio colpito giace addotto e la diplopia si presenta guardando verso la lesione.

Paralisi sovranucleare: è un disordine troncoencefalico.
Si caratterizza per una diminuita capacità di una coppia muscolare (muscoli che operano congiuntamente per muovere gli occhi in una direzione) di funzionare.
Non si ha vera diplopia, ma una paralisi di sguardo con l'incapacità di vergere entrambi gli occhi in una direzione.
In questi casi rimane intatto il riflesso oculo-vestibolare.

Paralisi internucleare: è una patologia nel fascicolo longitudinale mediale;
L'occhio malato può abdurre, ma il controlaterale non lo segue.
La diagnosi differenziale si pone con la paralisi parziale del III nervo cranico, dove comunque è mantenuta la convergenza.

Riflesso consensuale: si illumina con una lampada tascabile una pupilla in maniera diretta (e si osserva miosi).
Con questa manovra si deve ottenere una miosi identica nella pupilla controlaterale (è tollerata una miosi leggermente ritardata nella pupilla controlaterale).
Permette di valutare l'integrità del circuito anche a livello mesencefalico.

Riflesso d'accomodamento: si valutano le modificazioni della pupilla in risposta al movimento di convergenza oculare.
Generalmente si ha un mantenimento di miosi durante tale manovra.

V NERVO CRANICO (Nervo Trigemino)

L'*inflammazione del trigemino*
è una **sintomatologia dolorosa** dovuta ad un **processo infiammatorio** della regione innervata dal *nervo trigemino*

Nervo *oftalmico*
Nervo *mascellare*
Nervo *mandibolare*
Nervo trigemino

La sindrome dolorosa colpisce:

la fronte, l'orbita e l'occhio se interessa il **nervo oftalmico**

labbro superiore, gengiva, guancia e naso se interessa il **nervo mascellare**

orecchio, lingua, denti e mento se interessa il **nervo mandibolare**

MEDICINA360.COM

Funzione sensitiva: il paziente giace ad occhi chiusi.

Si valutano la sensibilità tattile sulla fronte, sulle guance, sulla mandibola, sul palato palato duro e sulla congiuntiva, chiedendo al paziente se la sensazione che percepisce è la stessa in maniera simmetrica.

Lo stesso si effettua con un liquido freddo (in caso di patologia il paziente riferisce una sensazione di maggior calore), con il dolore e la sua tipologia (qualora sia parossistica, fulminea, intensa, associata a trigger point e con ipersensibilità locale si pensa ad una nevralgia del Trigemino.

Mentre associato ad alterazioni della sensibilità con ipo/anestesia ci si indirizza verso una neuropatia del Trigemino).

Funzione motoria: si valutano i movimenti di apertura, lateralizzazione, protrusione della mandibola.

Si valuta anche la forza muscolare (come l'apertura della mandibola contro resistenza)

Riflesso corneale: con un cotone appuntito ci si affianca lateralmente alla cornea.
Al contatto si ha una costruzione dei muscoli orbicolari bilateralmente.
Indica l'integrità della via riflessa a livello pontino.
In caso di degenerazione cerebrale progressiva è l'ultimo riflesso a scomparire.

Nel valutare il nervo Trigemino è importante saper distinguere il tipo di danno (nucleare/nervoso) e la sede:
Per quanto riguarda il tipo di danno nelle forme *nucleari* le componenti somatosensoriali danneggiate sono parziali, mentre nelle forme *nervose* le componenti somatosensoriali danneggiate sono totali.
Per quanto riguarda la sede del danno, invece, si pone una diagnostica differenziale in base alla branca colpita (generalmente un danno completo indica una compromissione pregangliare).

VII NERVO CRANICO (Nervo Facciale)

Nervo facciale

Funzione motoria: l'esaminatore valuta i movimenti delle sopracciglia, il corrugamento della fronte, il sorriso, analizzando l'asimmetria del volto (sia a riposo che in movimento).

Risulta fondamentale porre una diagnostica differenziale fra una **emiparesi parziale** (senza alterazioni ai muscoli della faccia superiore, generalmente per una lesione sovranucleare) ed una **emiparesi totale** (da lesione del nucleo o periferica).

Nell' **emiparesi totale** si ha ammiccamento oculare lento, appianamento dei solchi cutanei (nasolabiale e della fronte), caduta omolaterale della rima orale e **fenomeno di Bell** (alla chiusura degli occhi i bulbi ruotano verso l'alto) che, pur essendo fisiologico, diviene molto più accentuato.

Tipicamente, dovuto a patologie compressive a frigore (HSV), colesteatoma, emangiomi, neuromi, fratture dell'osso temporale, patologie infettive tipicamente da VZV e/o meningiti subacute/croniche e patologie infiammatorie (sarcoidosi e altre granulomatosi).

Gusto: si esegue una valutazione dei 2/3 anteriori della lingua.
Il paziente è a occhi chiusi, con un batuffolo di cotone contenente diverse sostanze (zucchero, sale, limone, ecc.).
In questo caso si valuta se c'è la sensibilità gustativa e la giusta interpretazione dello stimolo.

Il Nervo Facciale anatomicamente presenta una porzione intracranica ed una porzione extracranica; nella sua valutazione è importante saper distinguere la sede del danno in base alla differente associazione dei segni/sintomi clinici:

Lesione centrale: si ha una paralisi facciale parziale (inferiore), senza atonia muscolare e/o fascicolazioni. L'espressione mimica è ancora preservata ed in un danno cronico può svilupparsi iperreflessia; si associa a ipolacrimazione, iperacusia e iposalivazione.

Lesione nucleare: si ha una paralisi facciale con spesso associato un danno del nervo abducente (tipico di alcune "sindromi alterne").
La lesione appare simile come nelle alterazioni da lesione centrale.

Lesione del ginocchio del facciale: si ha una iperacusia, iposalivazione ed una paralisi motoria totale; generalmente viene preservata la lacrimazione.

Lesione del canale del facciale:

-   se la lesione è <u>prossimale</u> si ha iperacusia, iposalivazione ed un danno motorio
-   se la lesione è <u>media</u> si ha iposalivazione con un danno motorio
-   se è <u>distale</u> generalmente si ha solo la lesione motoria.

Lesione periferica: è una lesione motoria totale per danno periferico al nervo; lesioni motorie parziali si possono sviluppare per danni delle differenti branche nervose (tipicamente nella divisione all'interno della ghiandola parotidea).

VERTIGINI

Sensazione che consegue ad un'alterazione nel rapporto fra il proprio schema corporeo e l'ambiente che ci circonda.
Spesso è legata a riflessi che sono scatenati da un'integrazione fra i vestiboli, gli stimoli visivi e la propriocezione.

Si classifica come :

- **OGGETTIVA**
  - si ha una rotazione degli oggetti circostanti attorno a sé
  - causata da patologie labirintiche **(vertigine auricolare),** da alterazioni del sistema nervoso autonomo (pallore, nausea/vomito), alterazioni dell'equilibrio (caduta a terra), alterazioni dell'udito (acufeni/ipoacusia), senza alcuna perdita di coscienza.

- **SOGGETTIVA**
  - si ha rotazione della persona rispetto all'ambiente circostante
  - tipicamente da patologie del sistema nervoso centrale (**vertigine neurologica**).

    In questo caso può essere coinvolto il labirinto (per infiammazioni, traumi, sostanze tossiche, alterazioni vascolari e/o l'idrope endolinfatica), il nervo vestibolare (da infiammazioni, sostanze tossiche, neoplasie) o il sistema nervoso centrale (da infiammazioni, traumi, alterazioni vascolari, neoplasie, danni locali).

Le lesioni periferiche hanno una evoluzione brusca, di qualche ora, scomparendo ed attenuandosi molto più lentamente.
Presentano una direzione precisa, con una notevole sensazione di sbandamento invincibile della propria persona, che si aggrava rivolgendo lo sguardo verso l'area del nistagmo e/o ruotando la testa.
Non si associano alterazioni della coscienza.

Nistagmo oculare: è un movimento tonico-clonico, coordinato, involontario e ritmico dei globi oculari, legato soprattutto ad un riflesso vestibolo-oculare (coinvolgente i canali semicircolari laterali).
Si ha una fase lenta, opposta alla stimolazione labirintica e una fase rapida con un compenso dato dalla sostanza reticolare che ha la funzione di riportare gli occhi nella posizione di partenza.

Si valuta tramite l'uso di **occhiali di Frenzel,** occhiali a lenti biconvesse (a 20 diottrie) che eliminano il rischio di nistagmo da fissazione.

Si analizza anche il **ritmo**, parlando pertanto di nistagmo ritmico (le scosse hanno la stessa ampiezza/durata e si succedono nello stesso intervallo di tempo), aritmico quando ampiezza, durata e ritmo variano nelle singole scosse (aritmia totale) o in gruppi di esse (aritmia a gruppi) e anarchico quando non è possibile tracciare una sistematizzazione delle scosse.

Nistagmo spontaneo: è espressione di un'alterazione nella statica oculare (che si manifesta senza alcuna manovra clinica e/o strumentale).
Generalmente indica uno squilibrio fra i due vestiboli.
Il labirinto più funzionante provoca pursuit controlaterale, con saccade di compenso omolaterale.
A volte non è indice di particolari patologie.

Nistagmo rivelato: è un ristagno che compare e/o si accentua quale conseguenza di una manovra clinica:

- **Head shaking:** il paziente è seduto con occhi chiusi e l'esaminatore di fronte scuote la testa del paziente in senso latero-laterale per 30 secondi.
  Al termine il paziente apre gli occhi e guarda in posizione neutra.
  Se ci sono patologie labirintiche si svela un nistagmo.

- **Head trust:** il paziente è seduto e l'esaminatore di fronte muove di scatto la testa del paziente in senso laterale, mentre il paziente guarda fisso in punto.
  Se ci sono patologie labirintiche si svela un nistagmo.

Nistagmo latente: si ha una soppressione temporanea della vista, con chiusura delle palpebre e/o un paziente posto al buio totale (la diagnosi si esegue mediante registrazione elettro-nistagmografica).

Nistagmo di posizione: è un nistagmo che compare/si accentua con movimenti del capo, ma senza ruotarlo (il paziente è supino, poi in decubito laterale).

Nistagmo cervicale: è un nistagmo provocato da uno stimolo propriocettivo ai muscoli del collo-nuca; si ha un riflesso spino-cerebellare che agisce sui nuclei vestibolari in modalità asimmetrica.

Nistagmo provocato: l'esaminatore valuta il nistagmo provocato dai diversi stimoli, soprattutto tramite la prova calorica, che altera la temperatura timpanica locale, generando una corrente endolinfatica che muove i recettori maculari.
Dopo un **tempo di latenza** di circa 8-15 sec si ha ristagno per 80-110 sec.
Tramite uso di acqua fredda il nistagmo è controlaterale, mentre con l'uso di acqua calda il nistagmo è omolaterale.

IX-X NERVI CRANICI (Nervo Glossofaringeo, Nervo Vago)

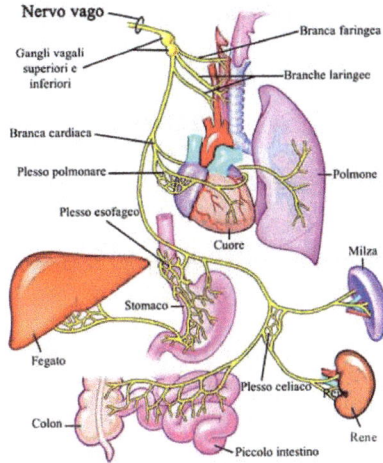

Funzione motoria: si esegue una ispezione della cavità orale, valutando la presenza di alterazioni nella simmetria del palato e/o dell'ugola, sia a riposo che durante l'emissione di un suono.

Funzione sensitiva: si esegue una valutazione della sensibilità tattile delle tonsille, del faringe e della lingua (il terzo posteriore).

Riflesso faringeo: il riflesso faringeo (indice dell'integrità anatomico-funzionale del sistema a livello bulbare) richiede di valutare la presenza di un conato di vomito dopo lo stimolo della parete posteriore del faringe.
Può essere inibito da sedativi e/o oppiacei.

XI NERVO CRANICO (Nervo Accessorio del Vago)

ISPEZIONE

Questo nervo si analizza analizzando il passaggio collo-torace del paziente, valutando il trofismo dei muscoli sternocleidomastoideo e del trapezio, cercando eventuali fascicolazioni e/o la presenza di asimmetrie.

Si devono cercare alterazioni motorie quali rotazione/flessione capo, abbassamento scapola.

MANOVRE

Lo sterno-cleido-mastoideo si valuta tramite una rotazione/flessione del capo (lateralmente ed anteriormente) contro resistenza, valutandone la funzione ed il trofismo.

Il Trapezio si valuta tramite sollevamento della spalla contro resistenza, abduzione del braccio e posteriorizzazione contro resistenza a 120°-90°-30° (valutando funzionalmente così i fascicoli superiori, medi ed inferiori).

XII NERVO CRANICO (Nervo Ipoglosso)

Ispezione: Si può rilevare atrofia linguale (definita come assottigliamento del bordo laterale, con solchi linguali a direzione longitudinale), fascicolazioni (indice di un'irritazione e contrazione di un'unità motoria locale) e/o una deviazione che generalmente è omolaterale alla lesione nervosa.

Palpazione: la palpazione della lingua si effettua con indice-pollice e permette di apprezzare il trofismo muscolare.

Percussione: si effettua solo in caso di sospetto di miotonia; la positività del test è data da una risposta di minimacontrazione alla percussione locale.

SISTEMA MOTORIO

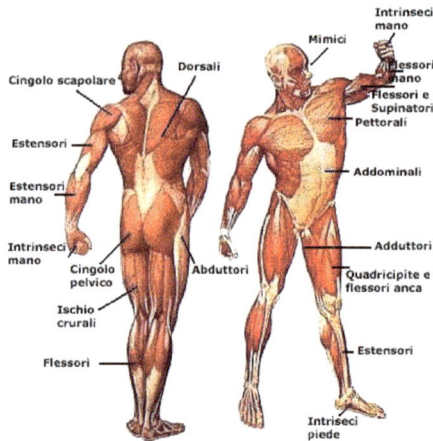

Tipologia di Muscoli in rapporto ai tendini d'inserzione

ISPEZIONE

L'analisi del sistema motorio è il secondo macro-elemento che bisogna valutare, analizzandolo come ispezione, tono e forza muscolare.

- l'atrofia e/o l'ipertrofia,
- l'eventuale presenza di fascicolazioni (sia a riposo che eventualmente dopo breve stimolo)
- e/o movimenti involontari (come i tremori).

Tono muscolare: si definisce "tono muscolare" la resistenza che un muscolo offre ad un movimento passivo.
Durante le manovre per misurare il tono muscolare il paziente deve rilasciare la muscolatura.

Tono muscolare

- Ipotonia muscolare
  (Miopatie, lesione del II motoneurone, fase iniziale delle lesioni piramidali, S. coreica, S. cerebellare)
- Ipertonia muscolare
- Spasticità *(lesione piramidale)* :
    - *Ipertono flessorio arti sup. ;*
    - *Ipertono estensorio arti inf.*
    - *Fenomeno del coltello serramanico*
- Rigidità *(S. parkinsoniana)*
    - *Ipertono di tutti i mm. (agonisti ed antagonisti);*
    - *Fenomeno della troclea dentata*
- Ipertono da decerebrazione *(iperestenzione 4 arti)*
- Ipertono da decorticazione *(aa. sup flex; aa. inf est)*

Si può riscontrare **un' ipotonia muscolare** (o tono muscolare flaccido o molle) in seguito a lesione del secondo motoneurone, al cervelletto e/o in caso di shock spinale (fase acuta).

Si può, invece, riscontrare **un' ipertonia muscolare** (o tono muscolare **spastico**) in seguito ad una lesione corticospinale;

- **Ipertono muscolare rigido** (o plastico, con una resistenza sempre costante durante tutto il movimento, simile ad un tubo di piombo o definito a volte anche "a ruota dentata") in seguito a lesione extrapiramidale;
- **Ipertono muscolare paranoico** (rigidità evocata da ogni contatto, che aumenta con l'aumento della forza esercitata), in seguito a lesione dei lobi frontali.

Forza muscolare: l'esaminatore valuta il movimento di ogni articolazione, sia a riposo che contro la resistenza dell'esaminatore stesso.

La scala di valutazione **MRC** si classifica come segue:

- **0:** nessun movimento
- **1:** debole contrazione, nessun movimento
- **2:** nessun movimento contro gravità
- **3:** movimento contro gravità, non contro resistenza
- **4$^-$:** movimento contro lieve resistenza
- **4:** movimento contro moderata resistenza
- **4$^+$:** movimento contro forte resistenza
- **5:** forza massima;

Miastenia: è un fenomeno clinico caratterizzato da un deficit muscolare che compare con lo sforzo ripetuto e protratto.
- Recede con il riposo.
- Si manifesta in maniera direttamente proporzionale allo sforzo ed il recupero è più graduale.
- Tipico della miastenia gravis, ma va posto in diagnosi differenziale con altre forme di ipostenia (come la sindrome di Eaton-Lambert ed il botulismo).

Ipostenia: fenomeno caratterizzato da una ridotta forza muscolare, solitamente senza interessare la muscolatura oculare.

E' importante valutare se l'insorgenza è acuta e improvvisa (botulismo) piuttosto che cronicamente ingravescente (come nella sindrome di Eaton-Lambert).

Contratture muscolari: contrazioni involontarie, persistenti e dolorose caratterizzate da aumento della forza e spasmo muscolare.

Miotonia: difficoltà al rilasciamento muscolare dopo una contrazione volontaria/passiva del muscolo.

Si valuta e si prova ad evocare tramite percussione dell'eminenza tenar, della lingua e della muscolatura estensoria del polso.

MANOVRE

Manovra di Barrè: il paziente giace a occhi chiusi in ortostasi, a braccia aperte anteriormente (inclinate a 90° davanti a lui), con le mani supine.

Se esiste un braccio più debole, indice di una lesione nell'innervazione muscolare si ha un progressivo abbassamento e pronazione del braccio e della mano.

Tipico per individuare lesioni corticali da stroke cerebri.

Manovra di Mingazzini:

- **TEST DI MINGAZZINI 1**

Il paziente, seduto o in piedi, deve estendere le braccia perpendicolari al tronco (90°) con le dita bene estese e allargate.

Se il pz è allettato, le braccia devono formare col tronco un angolo di 45°.

- La manovra è negativa se il paziente riesce a mantenere la posizione per almeno 30 secondi.

- La manovra è negativa se uno degli arti va giù (velocemente o gradualmente).In questo caso, è presente un deficit del cingolo scapolare monolaterale che può essere dovuto a deficit neurologico centrale (lesione piramidale),a un deficit neurologico periferico del plesso brachiale o ad una lesione muscolare.

Il Mingazzini può essere utile anche per valutare la presenza di tremori fini.

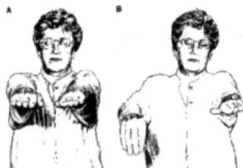

Test di Mingazzini positivo a destra

- **TEST DI MINGAZZINI 2**

Il paziente giace supino ad occhi chiusi, con le articolazioni coxo-femorale e femoro-tibiale flesse a 90° (quasi una posizione ginecologica mantenuta autonomamente).
Se esiste una gamba più debole (indice di lesione nell'innervazione muscolare) si ha l'abbassamento della gamba interessata tramite scatti continui.
Viene valutato il *tempo di caduta* (in secondi), testato sul singolo arto.

PARALISI

PARALISI→ perdita completa della funzione motoria.
PARESI→ perdita incompleta della funzione motoria.

In base alla sede del coinvolgimento clinico si stratifica la riduzione della funzione motoria:

MONOPLEGIA (perdita della motilità in un solo arto)

PARAPLEGIA (perdita della motilità in due arti (superiore ed inferiore) posti allo stesso livello (la paralisi dei due arti superiori - rara - è detta anche diplegia brachiale)

TETRAPLEGIA (perdita della motilità ai quattro arti)

EMIPLEGIA (perdita della motilità in metà corpo)

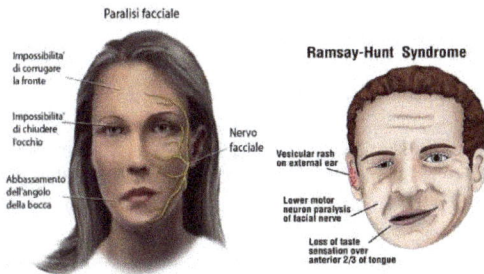

RIFLESSI

I riflessi profondi osteotendinei (comunemente chiamati ROT) sono definiti come la contrazione passiva di un muscolo in seguito alla percussione del tendine, la cui presenza indica l'integrità dei nervi periferici e dei loro controlli centrali inibitori.

Il paziente deve essere rilassato con gli arti che devono essere posti nella stessa posizione, generalmente in posizione neutra.

La scala di valutazione parla di
- grado **0** (assenza di riflessi),
- grado **1** (riflesso debole),
- grado **2** (riflesso normale),
- grado **3** (riflesso esagerato) e
- grado **4**, che viene chiamato "clono" (definita come ripetizione ritmica di una contrazione evocata da uno stiramento improvviso soprattutto a livello del tendine d'Achille).

Le tipologie di ROT che vengono valutate più frequentemente sono:

- a livello dell'<u>arto superiore</u>: il riflesso bicipitale (C5, C6), il riflesso brachioradiale (C6, C5), il riflesso tricipitale (C7) ed il flessore delle dita (C8);
- a livello dell'<u>arto inferiore</u>: il riflesso patellare (L3) ed il riflesso Achilleo (S1).

RIFLESSO CUTANEO

Riflesso cutaneo plantare: con una superficie sottile (generalmente un ago a punta smussa) si tocca la pianta del piede a livello del quinto metatarso; il paziente flette l'alluce.
Qualora ci sia una estensione dell'alluce, allora si parla di Babinsky positivo (generalmente indicativa di una lesione corticale).

Estensione
dell'alluce

Flessione
delle dita

Apertura a
ventaglio
delle dita

Risposta plantare normale   Segno di Babinski positivo

Riflesso cutaneo addominale: con una superficie sottile (generalmente un ago a punta smussa) si sfiorano in orizzontale i diversi quadranti addominali superiori/inferiori, destra/sinistra uno alla volta.

Il paziente può contrarre i singoli muscoli (anche se in maniera differente dal solletico dove contrae tutta la muscolatura addominale).

Sono riflessi che indicano l'integrità delle strutture nervose fra T_9-T_{12}.

SISTEMA SENSITIVO

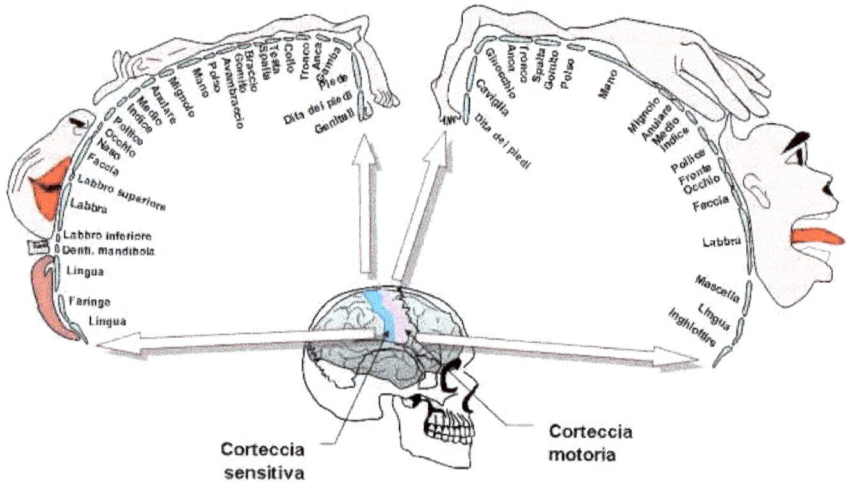

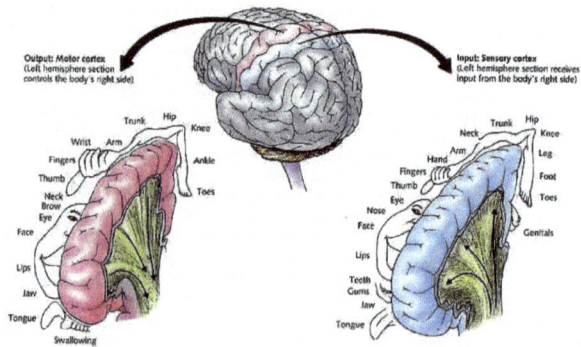

Corteccia sensitiva

Corteccia motoria

Output: Motor cortex
(Left hemisphere section controls the body's right side)

Input: Sensory cortex
(Left hemisphere section receives input from the body's right side)

Il sistema della sensibilità periferica deve essere valutata per ciascuno dei quattro arti, con un paziente che giace ad occhi chiusi, per non venire influenzato dall'esaminatore.

La sensibilità somatosensoriale si stratifica a diversi livelli.
Esiste una **sensibilità profonda** (quale la pallestesia, la stato-chinestesica, la tattile grossolana) ed una **sensibilità superficiale** (la tattile fine, la nocicezione e la termocettiva).

PALLESTESIA:

-   per la sensibilità vibratoria si utilizza un diapason a 125 Hz che viene applicato alle estremità di ogni dito della mano e dei piedi.
    Il diapason possiede una scala graduata "in ottavi" (x/8) che permette di determinare il livello di sensibilità pallestetica del paziente (8/8 è il valore massimo).

-   Si fa vibrare il diapason ponendolo sulla superficie ossea del paziente e si chiede al paziente (sempre ad occhi chiusi) di segnalare quando termina la sensazione tattile.
    Quando il paziente segnala "stop" si valuta a che livello di vibrazione ci si trova.

Tale "livello di pallestesia" si ottiene leggendo una scala graduata che è posta su ogni braccio del diapason: tale scala è a forma triangolare con l'apice rivolto verso l'alto; alla vibrazione, l'effetto ottico dell'oscillazione del triangolo porta alla formazione di un "trinagolo ottico illusorio", la cui punta sale progressivamente lungo la scala graduata.
E' un metodo che permette di valutare la diversa soglia di percezione a ciascuno dei quattro arti e la distribuzione prossimale/distale lungo ciascun arto.

STATO-CHINESTESIA: rappresenta la capacità del paziente di discriminare la posizione in cui vengono posti i propri arti e le proprie dita (sia delle mani che dei piedi) nello spazio, mentre si giace ad occhi chiusi.

Con un paziente supino ed ad occhi chiusi si muove l'alluce in su/giù e si chiede al paziente di discriminare la posizione del dito; lo stesso vale per diverse segmenti corporei.

Si può anche valutare la capacità del paziente di muovere a comando determinati gruppi muscolari.

TATTILITÀ GROSSOLANA: si esegue una valutazione della sensibilità tattile alla stimolazione della cute con un batuffolo di cotone.
In base alle risposte del paziente si classifica come ipostesia (riduzione della sensibilità), anestesia (assenza di sensibilità) o iperestesia (aumento della sensibilità).

TATTILITÀ FINE: é la capacità di discriminare come differenti due stimoli cutanei posti a 1-2 mm didistanza fra loro, generalmente sulle mani e/o sui piedi, dove la distribuzione dei recettori tattili è estremamente fitta.
Il paziente con perdita della tattilità fine non ha la capacità di discriminare fra un ago a punta sottile ed a punta spessa.

NOCICEZIONE: é la capacità del paziente di riconoscere come tale uno stimolo nocicettivo, discriminandone anche la sede precisa.
Spesso viene utilizzato per valutare la tipologia di risposta neurologica che il paziente presenta, soprattutto nella classificazione del danno neurologico (Glasgow Coma Scale, GCS).

TERMOCEZIONE: è la capacità del paziente di discriminare la diversa temperatura cutanea (caldo/freddo) dei diversi oggetti applicati alla cute.
È importante ricordare che la sensibilità termica fredda è dovuta a fibre nervose amieliniche (di tipo C) similmente a quella nocicettiva.
Questo permette di poter valutare, tramite modifiche della termocezione, un'adeguata azione dell'effetto anestetico locale.

COORDINAZIONE MOTORIA

Dopo aver valutato le funzioni cognitive superiori, i singoli nervi cranici, la capacità motoria in senso stretto, la sensibilità ed i riflessi, si passa alla valutazione della funzione cerebellare e dell'integrazione fra le diverse componenti funzionali.

Gli emisferi cerebellari sono responsabili del coordinamento omolaterale e dei piccoli aggiustamenti nei movimenti muscolari, nella velocità e nell'accuratezza del movimento.
Esistono test sensibili per un primo screening atto ad identificare patologie in tal senso:

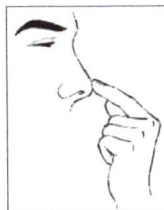

PROVA INDICE-NASO: il paziente giace con gli occhi chiusi, toccando il proprio naso con le dita delle mani, che si trovano abdotte a 90°, come in croce.
Si parla di **"dismetria"** qualora si riscontri un ha tremore oscillatorio (tipicamente definito *"da inseguimento"*) la cui ampiezza di solito aumenta avvicinandosi all'obiettivo prefissato.

- **Finger tapping:** per questo test si fa eseguire al paziente dei movimenti ripetitivi delle dita. Un esempio può essere quello di valutare eventuali alterazioni *nel ritmo* e *nella forza* mentre il paziente si tocca ripetutamente con l'indice il pollice, alla massima ampiezza ed alla velocità possibile.

- **Diadococinesia:** si valuta la capacità die eseguire movimenti rapidi alternati; il paziente è seduto e colpisce velocemente e ritmicamente le proprie cosce con le proprie mani, alternando il movimento con il palmo e con il dorso.
  Si valuta *il ritmo* e *la forza* del movimento. In altri casi si deve fare muovere velocemente la
  lingua a destra e sinistra.
  Se il paziente si dimostra incapace di eseguire tali test, si parla di adiadococinesia.

- **Prova tallone-ginocchio:** il paziente è seduto e gli viene chiesto di portare il tallone contro il ginocchio controlaterale, strisciandolo lentamente sulla cresta tibiale fino alla caviglia.

Si valuta la correttezza e l'eventuale tremore nel movimento.

- **Prova del dietrofront:** il paziente cammina in avanti ed al *"dietrofront"* dell'esaminatore si valuta la qualità della conversione.
  Il paziente sano utilizza 1-2 passi per girarsi, mentre un paziente con parkinsonismo impiega circa venti passi.
  Rappresenta un test abbastanza specifico anche se poco sensibile nella detezione dei disturbi del movimento.

- **Disegno di spirali:** in questo test si chiede al paziente di disegnare con i propri passi delle spirali sul pavimento, partendo dal centro ed allargandosi pian piano.
  Un paziente con parkinsonismo si dimostra incapace di eseguire tale test, tentandoci ma continuando a camminare su se stesso.

A) DEAMBULAZIONE

Esistono diversi tipi di andatura che si possono descrivere:

Andatura atassica: tipicamente da atassia cerebellare.
 E' una deambulazione insicura, disordinata, a zigzag (come un ubriaco), dove il paziente appoggia i piedi a piatto e/o sui talloni; tale condizione non si modifica con la chiusura/apertura degli occhi.

Andatura spastica:

- **Falciante:** generalmente da emiplegia spastica.
  La gamba paralizzata viene portata avanti in circonduzione, disegnando un movimento "a falce", altrimenti le dita non si staccano dal suolo ed il paziente non riesce a deambulare.

- **Da gallinaceo:** tipicamente da paraplegia spastica.
  E' un'andatura saltellante o "a strascinio", con gli arti inferiori entrambi estesi, e le cosce e le ginocchia che si trovano vicine fra loro ed in equinismo.
  La deambulazione è possibile solamente sollevando il bacino.

- **Andatura parkinsoniana:** è una andatura affrettata o accelerata.
  Inizialmente lenta, è una deambulazione che accelera involontariamente e progressivamente, come per "correre dietro" al proprio centro di gravità.

- **Andatura tabetica:** tipicamente da <u>tabe dorsale</u>, definita anche *atassia sensoriale* (da deficit della propriocezione).
  La deambulazione appare disordinata ed incardinata, i piedi si staccano improvvisamente dal suolo, spesso si staccano troppo in alto, ricadendo pesantemente sul tallone.

  Le gambe sono molto divaricate ed il paziente fissa gli occhi a terra per assenza di sensibilità.
  Tale condizione peggiora con la chiusura degli occhi.
  Si può minimamente generare addormentandosi una gamba e provando a camminare.

- **Andatura stappante:** viene definita anche "a piede cascante".
  Mentre cammina, il paziente solleva la coscia ed il tallone monolaterale, con un piede che tende verso terra, in maniera cadente.
  Tipicamente è dovuto ad una<u>lesione del nervo sciatico</u> e/o del <u>nervo popliteo esterno</u> (anche per fratture della testa peroneale).

- **Andatura anserina:** andatura più frequentemente legata a <u>miopatie</u>.
  Ad ogni passo il bacino s'inclina in avanti ed indietro, con il busto che si sposta in maniera opposta per compensare il baricentro.

B) SINDROMI PIRAMIDALI

Le sindromi piramidali sono delle situazioni cliniche legate ad un danno lungo la via piramidale (a qualsiasi livello), in cui si associano diverse alterazioni neurologiche.

1. **FASE DEFICITARIA:** il paziente presenta delle **alterazioni motorie** con una paralisi flaccida (che generalmente persistono per 1-2 mesi dopo l'evento acuto) e che può coinvolgere la <u>faccia</u> con alterazione del III, VI, VII e XII nervo cranico, l'<u>arto superiore</u>, che viene interessato soprattutto nelle emiplegie con prevalenza dei muscoli estensori/supinatori, con un arto che tende a pronare e flettersi (la prova di Barrè risulta positiva) e/o l'<u>arto inferiore</u> che mostra un'eccessiva rotazione esterna del piede, con prevalenza dei muscoli estensori sui flessori (la prova di Mingazzini risulta positiva).

   Per quello che riguarda i **ROT**, durante questa fase, si dimostrano normali o aboliti (soprattutto se il paziente è in coma), mentre quando iniziano ad accentuarsi stanno ad indicare l'inizio della fase irritativa.

   Il **tono muscolare** mostra una ipotonia ed iperestensibilità muscolare (dovuta all'aumento dell'ampiezza delle articolazioni agli arti).

2. **Fase irritativa:** il paziente presenta delle **alterazioni motorie** con paralisi spastica (siamo a 1-2 mesi dall'evento), con contratture muscolari legate all'ipertrofia muscolare locale.

La faccia generalmente è caratterizzata dei muscoli indenni, che difficilmente mostrano il lato paralizzato, l'arto superiore mostra una contrattura della muscolatura flessori, mentre all'arto inferiore si evidenzia una contrattura dei muscoli estensori.

I **ROT** sono esagerati e marcati, mentre i riflessi cutanei sono variabili (possono essere aumentati ma anche ridotti).

A volte un eventuale Babinsky può risultare positivo.
Possono comparire delle **sincinesie involontarie**: contraendo i muscoli del lato sano si associano dei movimenti involontari nel lato patologico.
Si pensa siano generate da quel 10-20% di fibre piramidali che incrociano, innervando il corpo controlaterale.

C) SINDROMI EXTRAPIRAMIDALI

Le sindromi extrapiramidali sono alterazioni patologiche che colpiscono il sistema extrapiramidale (rappresentato dall'assieme dei nuclei grigi motori, sia afferente che efferente in sede subcorticale e subtalamica), al di fuori della via piramidale classica.

SINDROME PARKINSONIANA

TREMORE: è il sintomo principale, estremamente precoce.
La caratteristica di questo tremore è quella di **essere presente a riposo** e ridotto/scomparso con i movimenti volontari.

E' lento e regolare a 4-6 Hz (anche se 10-15% dei pazienti lo presenta più rapido a 7-8 Hz).
E' maggiormente rappresentato alle estremità periferiche, caratterizzato da un ritmo alternato di attivazione dei muscoli antagonisti (soprattutto di flesso-estensione).
Generalmente appare aggravato da stress emotivi.

Rigidità muscolare: chiamato anche **ipertono plastico,** a "tubo di piombo"; è presente un ipertono muscolare che compare con il movimento e scompare quasi totalmente con il riposo, senza alcuna iperreflessia associata.

Spesso si associano segni quali:

- **la ruota dentata** (nella flesso-estensione dell'avambraccio si assiste ad una decontrazione muscolare a scatti successivi)
- **il segno dello scalpitio** (prima di mettersi in marcia, il paziente solleva alternativamente i piedi per qualche secondo, come per "caricare" il movimento)
- una **postura camptocormica** (rannicchiata, con la testa ed il tronco flessi su se stessi, con le braccia flesse sul tronco)
- una **facies amimica** (senza alcuna espressione)

Bradi/acinesia:

Il paziente si caratterizza per movimenti lenti e rari, come se il paziente si muovesse contro resistenza.

Si ha la perdita delle sincinesie pendolari (spesso in maniera asimmetrica), una facies fissa in posizione stereotipata, una voce monotona (a volte inintelligibile), con frasi che a volte appaiono inceppate.

Può anche essere presente la **palilalia** (definita come una ripetizione spontanea/incoercibile di alcune parole), una scrittura insicura ed irregolare.

Durante la marcia, inoltre, il paziente si può arrestare (fenomeno del *freezing*), non riuscendo a portare anteriormente il piede e la gamba, come in una sorta di "esortazione", per poi sbloccarsi e riprendere il cammino.

SINDROMI COREICHE

Corea:
La corea è rappresentata da movimenti muscolari rapidi/irregolari che si verificano in modo involontario ed imprevedibile in diverse aree corporee.

Tale condizione è dovuta alla perdita cellulare nel nucleo caudato e/o nel putamen.
Spesso dovuto a
- patologie ereditarie (sia di tipo benigno che maligno),
- encefalopatia statica (chiamata anche paralisi cerebrale) pre/postnatale,
- la corea di Sydenham
- encefalopatie tossiche
- patologie nucleo subtalamico.

Ballismo: è un movimento coreico di maggior ampiezza che coinvolge la porzione prossimale degli arti, spesso provocato da alterazioni di tipo vascolare del nucleo subtalamico (più raramente provocato da eccesso di dopamina locale).

Atetosi: movimento anomalo lento, sinuoso, a carattere contorsivo che colpisce prevalentemente gli arti (ma anche il tronco, la faccia e/o le gambe).
Generalmente è legata ad alterazioni nei gangli della base.
Qualora capiti che i movimenti atetosici vengano sostenuti in continuo (addirittura fino ad arrivare a posture anomale) si parla di **distonia.**

ALTRI MOVIMENTI ANOMALI

Mioclono: le mioclonie sono definite come contrazioni muscolari rapide ed improvvise, "a scatto" e di brevissima durata.
Il movimento che si ottiene è privo di significato, spesso legato ad uno stato di ipereccitabilità della corteccia, del tronco encefalico o a carico del midollo spinale.

Fascicolazioni: contrazioni spontanee di <u>singole unità motorie</u>, attivate dalla percussione muscolare, da farmaci (neostigmina) e/o dalla denervazione (diagnostiche in tal senso se sono presenti spontaneamente).
Sono espressione di una sofferenza dell'unità motoria da degenerazione (organica/funzionale) del motoneurone.

Miochimie: sono contrazioni brevi, quasi tetaniche e spontanee di <u>gruppi di unità muscolari</u>.
Sono movimenti molto più lenti e duraturi rispetto alle fascicolazioni.

Tic: sono movimenti anomali improvvisi, ricorrenti, rapidi e coordinati, in cui esiste una finalità (è questo che pone la diagnosi differenziale con le miotonie).
Possono essere momentaneamente soppressi dalla volontà, anche se questo genera ansia, provocando una "esplosione di movimenti".

Sono preceduti da una sensazione di "fastidio" che trova sollievo con il movimento.
Va valutata la co-presenza di fenomeni come la <u>coprolalia</u>, l'<u>ecolalia</u>, la <u>palilalia</u> o un disturbo ossessivo-compulsivo, che pongono diagnosi di sindrome di **<u>Gilles de la Tourette</u>**.

Tic nervosi: cosa sono?

Il **tic nervoso** è un movimento **involontario ripetitivo** e **rapido** che il soggetto compie **senza rendersene conto** e che **non riesce a controllare**.

Colpisce sia **bambini** che **adulti**

Come si manifesta la sindrome di Tourrette?

Tic vocali e motori: ammiccamenti, boccacce, parolacce, urli, gestacci.

Deficit di attenzione ed iperattività

Disturbi ossessivi compulsivi

RIASSUNTO ANAMNESI

ANAMNESI FAMILIARE

Padre vivente di anni ....affetto da................................
Padre deceduto all'età di ....per.................................

Madre vivente di anni ....affetta da.............................
Madre deceduta all'età di ....per...............................

Fratelli/sorelle

Numero di fratelli/sorelle
Un fratello /sorella di anni..........affetto/a da.......................

ANAMNESI FISIOLOGICA

- Nato a termine/prematuro al .....mese
- Da parto eutocico
      distocico (da cesareo/rivolgimento/applicazione di forcipe)
      gemellare
- Allattamento materno/baliatico/artificiale
- Menarca a ......anni
- Cicli di ritorno
      Regolari per frequenza, durata e quantità
- Gravidanze
      ......parti di cui
          .....eutocico/i
          .....distocico/i
      ......aborti(spontanei IVG)
- Menopausa a .....anni
      Fisiologica
      Indotta da........
      Con sindrome climaterica
- Alimentazione
      Varia per quantità
      Abbondante/ridotta per (inappetenza/anoressia/difficoltà di digestione/difficoltà
      di deglutizione)

      Varia per qualità
      Ristretta per dieta diabetica/iposodica/ipocalorica vegetariana/vegana/celiaca

- Appetito buono/eccessivo/scarso

- **Digestione**
  Regolare
  Lenta e laboriosa per pasti abbondanti/per tutti i pasti/ solo per alcuni cibi
  Intolleranza/allergia ai seguenti cibi................

- **Alvo**
  Regolare con evacuazioni ogni.........giorni
  Irregolare per stipsi/diarrea/alvo alterno
  Incontinenza
  Eventuali episodi di emorragia/melena

- **Diuresi**
  Fisiologica
  Alterata per nicturia/pollachiuria/stranguria/poliuria/incontinenza urinaria

---

ANAMNESI PATOLOGICA REMOTA

- **Malattie esantematiche**
  Il pz riferisce comuni esantemi infantili (C.E.I)

- **Altre malattie infettive**
  Guarite senza reliquati
  Attualmente in trattamento

- **Traumi pregressi**
  Con sequele/senza sequele

- **Pregressi interventi chirurgici**
  Intervento di ....**eseguito in data**.................
  presso...
  Intervento di ....**eseguito in data**.................
  presso...
  Intervento di ....**eseguito in data**.................
  presso...
  Intervento di ....**eseguito in data**.................
  presso...

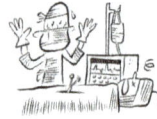

RIASSUNTO ESAME OBIETTIVO

Sesso □M □F
Età ....
Peso (Kg) ....e BMI (Kg/m2).....................
Temperatura.......................°C
Frequenza (bpm)............................ saturazione (SPO2)................................
Pressione arteriosa (Pa): ....mmHg

Condizioni generali
    Buone/discrete/scadenti

PZ   VIGILE/SOPOROSO
       ORIENTATO/NON ORIENTATO
       COLLABORANTE/NON COLLABORANTE
       DEAMBULANTE/NON DEAMBULANTE

REMEMBER

       CHIEDERE AL PZ SE

- Soffre di qualche patologia (G6PD,IPERTENSIONE,DIABETE)
- È allergico a qualche farmaco e/o a m.d.c
- Se assume farmaci (che farmaci, dosaggio, modalità di somministrazione)
- Fuma (se si da quanto tempo e quanti pacchetti al giorno)

Caratteristiche del sintomo per cui il pz si è recato dal medico:
- Sede
- Irradiazione
- Qualità (dolore urente/trafittivo/continuo/intermittente)
- Qualità (intenso/debole)
- Durata (giorni, ore)
- Ricorrenza
- Frequenza (n° episodi stagionali/mensili/settimanali/giornalieri)
- Sintomatologia associata (astenia/anoressia/nausea/vomito/diarrea/cefalea)

Altre caratteristiche dei sintomi
- Insorgono a riposo o dopo sforzo?
- Prima o dopo i pasti?
- Cosa li attenua? (farmaci/riposo/decubiti particolari/eliminazione di alcuni cibi)

FACIES

- Composita
- Orientaloide/Adenoidea/acromegalica/leonina/lunare/emaciata/Cachettica/Ippocratica/
mixedematosa/Sclerodermica/Parkinsoniana/Poliglobulica/Basedowiana/Addisoniana/
Tetanica/Miastenica/Oftalmoplegica

COSTITUZIONE CORPOREA

Rappresenta l'insieme dei fattori di sviluppo dello scheletro, dei muscoli e di distribuzione del grasso sottocutaneo.

Tipo costituzionale
> Normotipo
> Brachitipo/Longitipo

Statura
> Adeguata
> Anormale per eccesso
>> Gigantismo acromegalico
>> Aspetto Marfanoide

> Anormale per difetto
>> Infantilismo
>> Nanismo (armonico – ipofisario / disarmonico)

CUTE ED ANNESSI

- **CUTE**

   Normopigmentata
   Ipopigmentata per albinismo/vitiligine
   Iperpigmentata per ipercromia gravidica/ipercromia varicosa/melanosi
   Pallida/itterica/bluastra per cianosi (cianosi generalizzata/localizzata)

   Trofismo
      Normotrofica per sesso ed età
      Ipertrofica/ipotrofica

   Integrità
      Cute integra
      Presenza di lesioni

- **SOTTOCUTANEO**

   Normorappresentato per sesso ed età
   Assenza di edemi
   Presenza di edema generalizzato /localizzato (al volto/agli arti inferiori/arti superiori/zone declivi/a mantellina)

- **ANNESSI CUTANEI**

      Apparato pilifero
      Normalmente rappresentato per sesso e per età
      Alterato per alopecia/ipertricosi/irsutismo

- **UNGHIE**

      Normoconformate
      A vetrino d'orologio
      Onicolisi/onicomicosi

- **MUCOSE VISIBILI**

  Irrorazione

  -**Normoirrorate**

  -**Pallide/iperemiche/itteriche**

  Idratazione

  -**Normoidratate**

  -**Secche**

  Integrità

  -**Integre**

  -**Con presenza di lesioni**

- **MASSE MUSCOLARI**

  -**Tono**

  -**Normotoniche/ipertoniche/ipotoniche**

- **TROFISMO**

  - **Normotrofiche/ipertrofiche**

TESTA

- Normoconformato, normoatteggiato
- Deformato per microcefalia/macrcefalia/turricefalia/dolicocefalia/brachicefalia/ ipertelorismo
- Globi oculari in asse
- Dolorabili/non dolorabili i punti di emergenza dei rami sensitivi del V paio di nervi cranici.

VISO

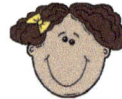

- Esente d alterazioni
- Asimmetrico (es. paralisi di Bell)
- Sopracciglia diradate (es.mixedema)

GLOBI OCULARI

- In asse normomobili
- Non in asse per strabismo (strabismo convergente o divergente)
- Motilità alterata (nistagmo)

ALTRI SEGNI OCULARI

- Esoftalmo (monolaterale/bilaterale)
- Enoftalmo (monolaterale/bilaterale)

PUPILLE

- Isocoriche/anisocoriche (uguale ampiezza delle due pupille in uguali condizioni di

illuminazione)(anisocoria: si hamiosi o midriasi o in occhio dx o in occhio sx)
- Miotiche (pupille entrambe ristrette)/midiatriche (pupille entrambe dilatate)
- Isocicliche (stessa forma)
- Normoreagenti alla luce e all'accomodazione.

ESAME OBIETTIVO DEL CAVO ORALE

LABBRA

- Di colore roseo e umide
- Deformate (labbro leporino)
- Aride
- Screpolate
- Fuligginose
- Cianotiche
- Presenza di chielite (eritematosa, erpetica, ulcerativa)

GENGIVE

- Aspetto roseo
- Margine chiaramente definito, aderente a ciascun dente

LINGUA

- In condizioni normali, la lingua si presenta in asse, rosea, lucida, con disegno papillare evidente.
- Deviata
- Non protrusa
- Arida
- Rossa/bluastra
- Scrotale
- A carta geografica

PALATO MOLLE

- Velopendulo, mobile simmetricamente, ugola mediana, pilastri simmetrici
- Velopendulo immobile/mobile asimetricamente
- Ugola deviata
- Pilastri deformati
- Colorito alterato – colorito alterato per presenza di membrane/ulcere/mughetto

TONSILLE

- Presenti , intraveliche, rosee (le tonsille di solito hanno lo stesso colore rosa del faringe e non devono superare i pilastri tonsillari).
- Assenti
- Ricoperte da essudato/membrane

DENTI

- Presenti e sani
- In parte assenti
- In parte malati
- Presenza di protesi fissa/mobile

ALITO

- Normalmente inodore
- Acetonico
- Urinoso
- Epatico
- Agliaceo

COLLO

FORMA:
- Cilindrica
- Corta
- Con pterigio
- Con gibbo dorsale

MOBILITÀ:
- Conservata ai movimenti di flessione estensione e rotazione
- Ridotta per dolore
- Ridotta per limitazione funzionale

PULSAZIONI
- Assenti
- Presenza di pulsazione cricoidea (segno di Oliver)
- Presenza di pulsazione laringo - tracheale (segno di Cardarelli)

TURGORE DELLE GIUGULARI
- Assente
- Presente e riducibile in ispirazione profonda
- Presente e non riducibile

EVENTUALI TUMEFAZIONI

TIROIDE

<u>POSIZIONE</u>: collo esteso
<u>PUNTO DI REPERE</u> : cartilagine cricoidea

ISPEZIONE

- Cute sovrastante (normale/arrossata)
- Tumefazioni simmetriche (gozzo diffuso) asimmetriche (gozzi nodulari benigni/maligni)
- Segno di Pemberton (cianosi in volto, congestione giugulare sollevando le braccia: gozzi retrosternali)

PALPAZIONE

- Dolente e/o dolorabile
- Dimensioni (lobi e istmo)
- Consistenza
    struttura omogenea/non omogenea
    consistenza parenchimatosa/aumentata
    superficie regolare/disomogenea
- Presenza di noduli singoli/multipli
- Dolente e/o dolorabile

AUSCULTAZIONE

- Presenza di fremiti/soffi

TORACE: APPARATO RESPIRATORIO

ISPEZIONE

FORMA: Troncoconica
- Allungata
- Cilindrica
- Quadrata
- Atletica
- Ad imbuto
- Carenato
- A botte
- Deformata per cifosi/scoliosi/retrazione emitorace dx/sx
- Deformata per dilatazione emitorace dx/sx

ESPANISIBILITA':

- Simmetricamente normoespansibile
- Espansibilità ridotta dx/sx

MOVIMENTI RESPIRATORI
- Eupnoici (prevalentemente diaframmatici/prevalentemente costali)
- Alterati per
    dispnea (inspiratoria/espiratoria)
    ortopnea
    presenza di respiro patologico (di Cheyne Stokes/di Biot/di Kussmaul)
ESCREATO:
- Assente /presente (schiumoso, mucoso, purulento, ematico)

PALPAZIONE

- Dolorabilità assente/presente a livello di costola/vertebre/muscoli intercostali
  (pleurodinia)
- Fremito vocale tattile
    Normotrasmesso
    Ipotrasmesso/ipertrasmesso a livello di (descrivere il campo polmonare)

FREMITI
- Assenti/presenti(di tipo pleurico/bronchiale)

PERCUSSIONE

- Apici di ampiezza
    - Normale
    - Ridotta
    - Aumentata
- Basi normomobili con gli atti del respiro
    - Ipomobili a dx/sx/bilateralmente

- Suono plessico
    - Chiaro polmonare su tutto l'ambito polmonare
    - Iperfonetico/ipofonetico a livello di (descrivere il campo polmonare)

AUSCULTAZIONE

- Murmure vescicolare
    - normale
    - aumentato/diminuito
    - aspro
    - assente

- RUMORI BRONCHIALI
    - Assenti
    - Rantoli a grosse/medie/piccole bolle a livello di (descrivere il campo polmonare)

    - Rumori secchi
        - Ronchi a livello di (descrivere il campo polmonare)
        - Sibili a livello di (descrivere il campo polmonare)
        - Gemiti a livello di (descrivere il campo polmonare)
        - Fischi a livello di (descrivere il campo polmonare)

- RUMORI POLMONARI
    - Assenti
    - Crepitii inspiratori a livello di (descrivere il campo polmonare)

- RUMORI PLEURICI
    - Assenti
    - Sfregamenti a livello di (descrivere il campo polmonare)

MAMMELLE:

ISPEZIONE

- In sede
- Ectopiche
- Simmetriche/asimmetriche
- Cute sovrastante
     Assenza di alterazioni
     Neoformazione visibile
     Cute " a buccia d'arancia"
     Infiammazione (mastite)(cute calda, rossa, dolente)

- PTOSI
     Assenza di ptosi
     Ptosi di 1°/2°/3° grado
     Pseudoptosi

- COMPLESSO AREOLA – CAPEZZOLO (NAC)
     Normaoconformato /i e normopigmentati bilateralmente
     Capezzolo/i introflesso/i estroflesso/i
     Presenza di secrezioni dal capezzolo (secrezioni mono o bilaterali)
     ematiche/sierose/purulente/lattescenti

PALPAZIONE

CONSISTENZA
     Omogenea/disomogenea

PRESENZA DI TUMEFAZIONE PALPABILE
     A carico del QSE/QSI/QIE/QII porzione ascellare
     Dolente/non dolente
     Dolorabile/non dolorabile
     Di consistenza molle/duroelastica/durolignea
     Con limiti (ben definiti/mal definiti)
     Mobile/poco mobile/immobile sui piani suoerficiali e profondi
     Ricoperta da cute (indenne/eritematosa/ulcerata)

MANOVRA DI SPREMITURA DEL CAPEZZOLO
     Assenza di secrezioni
     Presenza di secrezioni (ematiche/sierose/purulente/lattescenti

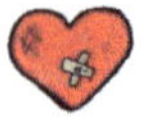

TORACE: CUORE

ISPEZIONE

ITTO DELLA PUNTA

- Non visibile
- Visibile in sede fisiologica (5° spazio intercostale sull' emiclaveare)
- spostato a dx/sx

PALPAZIONE

ITTO DELLA PUNTA
- Non palpabile
- Palpabile in sede(5° spazio intercostale sull' emiclaveare)
- Spostato a dx/sx

FREMITI
- Assenti
- Presenti alla punta/al centrum cordis/alla base

SFREGAMENTI

- Assenti
- Presenti

PERCUSSIONE

AIA CARDIACA

- Nei limiti
- Aumentata/diminuita

AUSCULTAZIONE

TONI CARDIACI:

- Netti
- Rinforzo/diminuizione/sdoppiamento del 1°/2° tono sul focolaio aortico/polmonare/mitrale/tricuspidale

SOFFI E RUMORI
- Assenti
- Presenti (soffio distolico/sistolico/continuo)
            1/6 -6/6
            sul focolaio aortico/polmonare/mitrale/tricuspidale

SFREGAMENTI

- Presenti/assenti

RITMO DI GALOPPO

- Presente/assente

ESAME OBIETTIVO ADDOME

ISPEZIONE

STATO DEI TEGUMENTI

- Distribuzione pilifera
- Eruzioni cutanee, porpore/pigmentazioni
- Smagliature (sede, distribuzione e colore)
- Presenza di cicatrici
- Ernie (sede, numero e manovre peggiorative)

FORMA
- Piano
- Globoso
- Avallato
- Batraciano

CICATRICE OMBELICALE

- Normointroflessa
- Piana
- Estroflessa
- Erniata

CICATRICI CHIRURGICHE

- Assenti
- Presenti nel quadrante
          Normoepitelializzate/scarsamente cicatrizzate/cheloidee/aperte

RETICOLO VENOSO

- Assente
- Presente
- Caput Medusae

SMAGLIATURE
- Assenti
- Presenti

MOVIMENTI
- Consensuali alla respirazione
- Non consensuali alla respirazione

PALPAZIONE

TRATTABILITA'

- Trattabile
- Scarsamente trattabile per adiposita'/tensione muscolare/tensione da aumento della pressione endoluminale

    REAZIONE DI DIFESA
        Assente
        Presente (nel quadrante/in tutto l'addome)

   MASSE ADDOMINALI
        Assenti
        Presenti nel quadrante (descrivere le caratteristiche della massa)

    SEGNO DI BLUMBERG positivo/negativo
    SEGNO SI MURPHY positivo/negativo

PERCUSSIONE

   TIMPANISMO ENTEROCOLICO (TEC)
        Fisiologico su tutto l'ambito addominale
        Aumentato (nel quadrante/in tutto l'addome)
        Alterato per ottusita' (nel quadrante/nelle zone declivi)

    AIA EPATICA
        fisiologica
        assente

AUSCULTAZIONE

Peristalsi presente e valida
Peristalsi assente
Borborigmi/sfregamenti/sof

PALPAZIONE FEGATO

Margine superiore al......spazio sull'emiclaveare
non valutabile

Margine inferiore
Non palpabile
Palpabile in inspirazione profonda a.... cm dall'arcata costale

SUPERFICIE
Liscia
Irregolare

MARGINE
Tagliente
Arrotondato

CONSISTENZA
Normale
Aumentata

DOLORABILITA'
Assente
Presente

PALPAZIONE MILZA

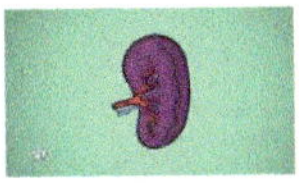

Non palpabile
Palpabile in inspirazione profonda a…. cm dall'arcata costale

SUPERFICIE
    Liscia
    Irregolar

CONSISTENZA
    Normale
    Aumentata

DOLORABILITA'
    Assente
    Presente

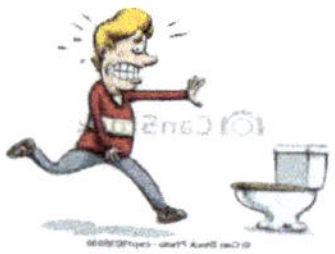

APP. UROGENITALE:

RENI
- Non palpabili
- Palpabile il rene dx/sx

MANOVRA DI GIORDANO
- Negativa bilateralmente
- Positiva a dx/sx/bilateralmente

PUNTI URETERALI (superiori, medi e inferiori)
- Non dolenti/non dolorabili
- Dolenti e/o dolorabili

GLOBO VESCICALE
- Assente
- Presente

ESPLORAZIONE ANORETTALE

A paziente in posizione genupettorale (o in decubito laterale):

ano puntiforme - pliche raggiate normoelastiche,

rafe mediano in asse

sfintere tonico

canale anale libero

ampolla rettale vuota/ ripiena di feci

DESCRIZIONE DELLA PROSTATA NELL'UOMO:

Di normale volume, di consistenza normale, solco mediano conservato.

Mucosa soffice e scorrevole sui piani sottostanti,

Douglas non dolorabile.

Il dito esploratore fuoriesce sporco/non sporco di feci

sporco/non sporco di sangue

ESPLORAZIONE VAGINALE:

A paziente in posizione ginecologica:

Normale pigmentazione cutanea e normale distribuzione dell'apparato pilifero,

mucosa ampia, rivestita da mucosa soffice, fornici laterali liberi.

Punti ureterali inferiori non dolorabili.

Portio di superficie regolare non aumentato di consistenza.

Utero di normali dimensioni, normoflesso/versoflesso, facilmente uncinabile con la palpazione bimanuale.

Il dito esploratore fuoriesce sporco/non sporco di sangue.

COLONNA VERTEBRALE

PROFILO
Lordosi cervicale/cifosi dorsale/lordosi lombare
Fisiologica
Accentuata/ridotta
Presenza di scoliosi

MOVIMENTI
Flessione
Estensione
Piegamento laterale (normali/ridotti – limitati/non possibili)

MANOVRA DI LASEGUÉ
Negativa
Positiva

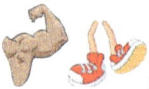 **ARTI SUPERIORI E INFERIORI** Simmetrici, normali per atteggiamento e conformazione

Normomobili attivamente e passivamente

Cute di aspetto e colorito normale

Masse muscolari tonico trofiche

Apparato pilifero normo-rappresentato e normodistribuito

Sensibilità al termotatto e dolorifica conservata

Apparato osteoarticolare clinicamente indenne

POLSI PERIFERICI

FREQUENZA : Polsi normosfigmici /frequenti/rari/

RITMICITA': Polso regolare/irregolare

AMPIEZZA: Polso grande/piccolo

RAPIDITÀ : polso celere/tardo

TENSIONE: duro/molle

GLASGOW COMA SCALE (GCS) ....(3-15)

STATO DI COSCIENZA
- Pz vigile – ben orientato nel tempo e nello spazio
- Non vigile (ipersonnia/stupor/coma) – disorientato nel tempo e/o nello spazio

ATTENZIONE
- Conservata
- Ridotta

LINGUAGGIO
- Adeguato
- Alterato per afasia motoria/afasia sensoriale/disartria

MEMORIA
- A breve termine conservata/non conservata o ridotta
- A lungo termine conservata/non conservata o ridotta

FORZA MUSCOLARE
- Conservata ai 4 arti

- **Prova di Mingazzini arti superiori**
  Negativa
  Positiva (a dx e/o sx)

- **Prova di Mingazzini arti inferiori**
  Negativa
  Positiva (a dx e/o sx)

- Flessione controresistenza dell'avambraccio

    Normale

    Anormale (a dx e/o sx)

- Sollevamento controresistenza del ginocchio

    Normale

    Anormale (a dx e/o sx)

CORDINAZIONE MOTORIA

- Prova indice naso Negativa/positiva
- Prova calcagno ginocchio negativa /positiva

RIFLESSI

- Riflesso bicipitale normale/ridotto/assente
- Riflesso rotuleo normale/ridotto/assente
- Riflesso achilleo normale/ridotto/assente
- Riflesso cutaneo plantare negativo/positivo (Segno di Babinski)

TREMORE

Assente

Presente a riposo/d'azione (cinetico e posturale)/a grandi scosse/a piccole scosse

SENSIBILITÀ SUPERFICIALE

Presente ai 4 arti

Assente a livello di...................

SENSIBILITÀ PROFONDA

Presente ai 4 arti

Assente a livello di................

SEGNI DI MENINGITE

Rigidità nucale (assente/presente)

Segno di Kerning (Negativo/positivo)

Segno di Brudzinsky tipo I (Negativo/positivo)

Segno di Brudzinsky tipo II (Negativo/positivo)

MOBILITÀ DEL VOLTO

Conservata

Ridotta all'emivolto dx/all'emivolto sx

SE PRESENTI TUMEFAZIONI, VALUTARE:

Sede, dimensioni, cute soprastante, consistenza, limiti (netti, sfumati), margini (regolari, irregolari), superficie, mobile o fissa sui piani sopra e sottostanti, pulsante (non pulsante), animata (o no) da una pulsatilità trasmessa.

SISTEMA LINFONODALE

Stazioni linfonodali superficiali esplorate apparentemente indenni
Presenza di tumefazione/i in sede ascellare/sovraclaveare/sottomandibolare/inguinale.
Con linfonodi di consistenza duro-lignea/duro-elastica/parenchimatosa e superficie liscia/irregolare

PATOLOGIE GENERALI E TERAPIA
CEFALEA

La classificazione fatta dalla International Headache Society è al momento considerata il riferimento ufficiale per distinguere i diversi tipi di cefalea ed emicrania, classificati sulla base dei sintomi.

Si distinguono:

1. **Cefalee primarie (**senza specifici fattori, cause o malattie che possano aver provocato il mal di testa)

2. **Cefalee secondarie** (conseguenti ad una causa specifica che, se rimossa, farebbe cessare il dolore; per esempio un dente cariato, un tumore)

Tra le cefalee primarie distinguiamo poi:

1. Emicrania
2. Cefalea muscolo-tensiva
3. Cefalea a Grappolo
4. Altre Cefalee

Sinusite	Cefalea a grappolo	Cefalea a tensiva	Emicrania
dolore dietro osso, ciglia e/o zigomi	il dolore si concentra all'interno e intorno all'occhio	grande pressione nella testa	dolore, nausea e alterazioni della vista

EMICRANIA

L'emicrania è un disturbo ricorrente la cui durata cade di norma nell'intervallo fra le 4 e le 72 ore (3 giorni); è più diffuso nel sesso femminile ed in genere si manifesta nell'età giovane-adulta.

I sintomi dell'emicrania sono:

- Dolore di norma pulsante su un unico lato, che peggiora con la normale attività fisica associata ai movimenti quotidiani
- Nausea
- vomito
- fastidio indotto da suoni o luce

La diagnosi di emicrania viene fatta sulla base di 5 criteri che devono essere tutti soddisfatti:

1. A meno di trattamento il mal di testa dura da 4 a 72 ore,
2. Si presenta con almeno 2 delle seguenti caratteristiche:
   - Presenza su un solo lato della testa
   - dolore pulsante
   - intensità da moderata a severa
   - peggioramento con le normali attività di routine (chinarsi, fare le scale, fare piccoli sforzi)
3. Presenza di nausea/vomito o disturbo dato da luce/rumori
4. I sintomi non possono essere ricondotti ad altre malattie
5. Devono essere stati vissuti almeno 5 attacchi caratterizzati dai criteri 1 e 3

CEFALEA TENSIVA (O MUSCOLO TENSIVA)

La cefalea di tipo tensivo è senza dubbio la forma di mal di testa più comune e diffusa, e può presentarsi in forma episodica o cronica.

Gli attacchi possono durare da pochi minuti a diversi giorni ed il dolore viene descritto come gravativo-costrittivo, di intensità lieve o moderata, localizzata su entrambi i lati della testa distribuendosi come una fascia o come un casco.

E' abbastanza semplice distinguere la cefalea tensiva dall'emicrania perché, in questo caso:

- **L'attività fisica non peggiora i sintomi**
- Raramente sono presenti, e solo eventualmente in forma lieve, nausea e/o vomito

CEFALEA A GRAPPOLO

È una forma di mal di testa che colpisce prevalentemente il sesso maschile (dal 70% al 90% dei casi) e si presenta sia in forma episodica che cronica.

Il nome deriva dall'osservazione che gli attacchi si presentano in periodi attivi (grappoli) alternati a periodi privi di mal di testa.

Sulla base di questi periodi si distingue:

-   La cefalea a grappolo episodica (attacchi concentrati in periodi lunghi tra 7 giorni ed 1 anno, con periodi di pausa di almeno 14 giorni)
-   La cefalea a grappolo cronica (periodi di almeno 1 anno o con sospensioni inferiori ai 14 giorni).

Un attacco è caratterizzato dai seguenti sintomi:

-   Un'elevata severità del dolore che compare molto rapidamente
-   Durata compresa tra i 15 minuti e le 3 ore
-   Più volte al giorno (nei periodi attivi si possono contare da 1 a 3 attacchi al giorno, spesso di notte)
-   Il dolore si concentra su un unico lato della testa, di norma attorno all'occhio,
-   Lacrimazione
-   Ostruzione nasale
-   Rimpicciolimento delle pupille (miosi)
-   Sudorazione in viso
-   Rinorrea

CEFALEE SECONDARIE

Una cefalea secondaria è un mal di testa causato da un'altra malattia preesistente e che quindi scompare con la cura di quest'ultima, per esempio:

-   Trauma cranico o cervicale
-   Disturbi vascolari cranici o cervicali
-   Infezione
-   Disturbo psichiatrico
-   Nevralgie
-   Ictus
-   Emorragie cerebrali
-   Tumore

I sintomi che fungono da campanello d'allarme, spia cioè di problematiche che possono mettere a rischio la vita del paziente, sono:

- Il paziente lamenta "la cefalea più forte della mia vita"
- Cefalea violenta comparsa per la prima volta dopo i 40 anni
- Segni neurologici
- Aura prolungata (sensazioni estremamente spiacevoli che precedono un attacco di emicrania, come disturbi del linguaggio, fastidio dalla luce, difficoltà visive)
- Febbre
- Cefalea persistente o frequente in gravidanza
- Modificazioni del comportamento
- Precedente trauma cranico
- Cefalea in pazienti malati di tumore o HIV
- Peggioramento di un mal di testa preesistente
- Comparsa dopo sforzi fisici come un colpo di tosse od uno starnuto

ALTRE CEFALEE

MAL DI TESTA E STRESS

Lo stress è il fattore scatenante diagnosticato con maggior frequenza, può essere fisico o emotivo, "buono" o "cattivo", ma è ormai è una componente imprescindibile della vita moderna.

Gli eventi che provocano lo stress emotivo sono in grado di scatenare l'emicrania.

Si ritiene che, chi soffre di emicrania abbia reazioni emotive più accentuate e reagisca velocemente alle situazioni di stress.

Nei periodi di stress emotivo vengono rilasciate diverse sostanze chimiche che causano cambiamenti a livello vascolare, provocando l'emicrania.

Gli attacchi sono quindi più frequenti nei periodi di maggiore stress.

TRATTAMENTO

- ASPIRINA® (ACIDO ACETIL SALICILICO)
(SENZA OBBLIGO DI RICETTA MEDICA)
>   325 mg cp
>   400 mg granulato effervescente con vitamina C
>   500 mg cp
>   500 mg granulato acido acetilsalicilico
>   rapida 500 mg cp masticabili

ADULTI→1-2 cp da 500 mg ad intervalli di 4-8 ore fino a 2-3 volte/die
a stomaco pieno, preferibilmente dopo i pasti principali.

- OKI® (KETOPROFENE)(RR ROSSA - CLASSE A)(NOTA AIFA 66)
80mg granulato per sospensione orale 30 bustine

ADULTI→1 bustina da 80mg 2-3volte/die (dopo i pasti)
BAMBINI TRA I 6 E I 14 ANNI→½ bustina 2-3 volte/die (dopo i pasti)

NOTA AIFA 66
Artropatie su base connettivitica
Osteoartrosi in fase algica o infiammatoria
Dolore neoplastico
Attacco acuto di gotta

RAFFREDDORE

Il raffreddore è una rinofaringite acuta infettiva virale causata solitamente da Rhinovirus.

È un'affezione infettiva delle prime vie respiratorie e, in particolare, del naso e della gola, generalmente non grave.

I suoi sintomi comprendono:

- Starnuti

- Produzione abbondante di muco

- Congestione nasale

- Catarro e mal di gola

- Tosse

- Mal di testa

- Sensazione di stanchezza

Il virus del raffreddore comune si trasmette tipicamente attraverso goccioline presenti nell'aria (AEROSOL),tramite il contatto diretto con oggetti o secrezioni nasali infette

IL RAFFREDDORE COMUNE È DISTINTO DALL'INFLUENZA, CHE È UN'INFEZIONE VIRALE

PIÙ SERIA DEL TRATTO RESPIRATORIO, CARATTERIZZATA DALL'INSORGENZA DI

ULTERIORI SINTOMI QUALI UN RAPIDO INNALZAMENTO DELLA TEMPERATURA, BRIVIDI

DI FREDDO, DOLORI ARTICOLARI E MUSCOLARI.

- **ASPIRINA®(ACIDO ACETIL SALICILICO)**
  (SENZA OBBLIGO DI RICETTA MEDICA)
  10 cp 500mg
  10 bustine 500 mg

  ADULTI→1-2cp da 500mg ad intervalli di 4-8 ore fino a 2-3volte/die (a
  stomaco pieno, preferibilmente dopo i pasti principali)

  ASPIRINA C ®(ACIDO ACETIL SALICILICO + ACIDO ASCORBICO)
  (SENZA OBBLIGO DI RICETTA MEDICA)

  10 cp 400mg + 240 mg
  20 cp 400mg + 240 mg
  10 Bustine 400mg + 240 mg

  ADULTI→ 1-2 cp da 400mg 2-3volte/die (a stomaco
  pieno preferibilmente dopo i pasti principali)

NON SOMMINISTRARE IN BAMBINI DI ETA' <16 ANNI
NON SOMMINISTRARE IN PZ FABICI
NON SOMMINISTRARE NELL'ULTIMO TRIMESTRE DI GRAVIDANZA E DURANTE
L'ALLATTAMENTO

- **OKI®(KETOPROFENE)(RR BIANCA - CLASSE C)(RR ROSSA - CLASSE A CON**
  NOTA AIFA 66)
  30 bustine 80mg granulato per sospensione orale

ADULTI→ 1 bustina da 80mg 2-3volte/die (a stomaco pieno)
BAMBINI TRA I 6 E I 14 ANNI →½ bustina 2-3 volte/die (a stomaco pieno)

NOTA AIFA 66
Artropatie su base connettivitica
osteoartrosi in fase algica o infiammatoria
Dolore neoplastico
Attacco acuto di gotta

FEBBRE

La **febbre** o **piressia** è un segno clinico.

Si definisce come uno stato patologico temporaneo che comporta un'alterazione del sistema di termoregolazione ipotalamico e una conseguente elevazione della temperatura corporea al di sopra del valore considerato normale (circa 36.8 °C).

Si distingue dall'ipertermia che invece è uno stato dovuto a fattori esogeni che comporta l'aumento della temperatura corporea senza variazione della attività di termoregolazione.

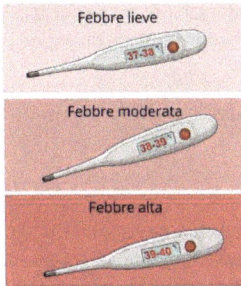

Classificazione	Valore in °C[2]
subfebbrile	37 - 37,3
febbricola	37,4 - 37,6
febbre moderata	37,7 - 38,9
febbre elevata	39 - 39,9
iperpiressia	>40

Febbre lieve

Febbre moderata

Febbre alta

TIPI DI FEBBRE

La fase di fastigio assume andamenti caratteristici a seconda delle cause che producono la febbre. Si distinguono vari tipi di febbre:

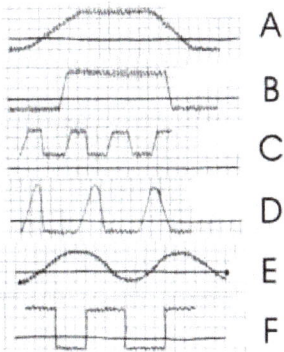

Andamento dei diversi tipi di febbre

a) Febbre continua
b) Febbre continua a insorgenza e remissione brusca
c) Febbre remittente
d) Febbre intermittente
e) Febbre ondulante
f) Febbre ricorrente

- *Febbre continua*: la temperatura corporea raggiunge i 40 °C e si mantiene pressoché costante durante il periodo del fastigio, in quanto le oscillazioni giornaliere della temperatura corporea sono sempre inferiori ad 1°C senza che mai si raggiunga la defervescenza. È frequente nelle polmoniti. Solitamente si ha defervescenza per crisi con sudorazione profusa.

- *Insorgenza e defervescenza graduale (defervescenza per lisi),* si ha un passaggio dallo stato di salute a quello di malattia moderato nel tempo.

- *Insorgenza e defervescenza brusca (defervescenza per crisi),* si ha un passaggio dallo stato di salute a quello di malattia estremamente rapido. Durante la defervescenza per crisi c'è intensa sudorazione.

- *Febbre remittente o discontinua:* il rialzo termico subisce durante il periodo del fastigio oscillazioni giornaliere di 2-3 °C, senza che mai si raggiunga la defervescenza. È frequente nelle setticemie e malattie virali. È frequente nella tubercolosi.

- *Febbre intermittente:* periodi di ipertermia si alternano a periodi di apiressia (senza febbre). Queste oscillazioni si osservano durante una stessa giornata, e questo è il caso di sepsi, neoplasie, malattie da farmaci, oppure nell'arco di più giorni *(Febbre Ricorrente),* come nel caso della malaria (se il picco di ipertermia si osserva ogni quattro giorni si parla di quartana, se si osserva ogni tre giorni di terzana), nel linfoma di Hodgkin e in altri linfomi. Una febbre alta (intorno ai 40 °C, o fra i 37 e 38 in presenza di sudorazione, che asporta calore corporeo), intermittente e associata a brividi è il sintomo di una <u>febbre settica</u>, di origine batterica.

- *Febbre ondulante:* il periodo febbrile oscilla da 10 a 15 giorni

- *Febbre ricorrente e familiare:* Febbre mediterranea familiare (FMF), il periodo febbrile oscilla da 3 a 5 giorni

MISURAZIONE

La misurazione della temperatura corporea si effettua tramite un termometro per uso medico. Il valore riportato dallo strumento non rappresenta necessariamente la cosiddetta *temperatura interna*, e a seconda della modalità di misurazione si distinguono diverse temperature:

- *Temperatura rettale,* ottenuta inserendo l'ampolla del termometro nel retto per via anale. Si considera normale una temperatura tra i 36,8° e i 37,3 °C.

- *Temperatura orale,* ottenuta tenendo l'ampolla in bocca. Si considera normale una temperatura tra i 36,8° e i 37,5 °C.

- *Temperatura timpanica,* ottenuta tramite la rilevazione dei raggi infrarossi.

- *Temperatura ascellare,* ottenuta tenendo l'ampolla nell'incavo dell'ascella. Si considera normale una temperatura tra i 36,5° e i 36,8 °C.

- *Temperatura inguinale,* ottenuta tenendo l'ampolla nell'incavo dell'inguine. Si considera normale una temperatura tra i 37° e i 37,5 °C.

TRATTAMENTO FEBBRE

- **ACETAMOL®** 20cp da 500mg = **EFFERALGAN®** 16cp da 500mg = **TACHIPIRINA®** 20 cp da 500mg(PARACETAMOLO)

  (Le cp da 500mg sono SENZA OBBLIGO DI RICETTA MEDICA)
  (TACHIPIRINA 1000mg RR BIANCA - CLASSE C)

ADULTI→2-3cp da 500mg x3-4gg ogni 4h
BAMBINI
TRA 6-10 ANNI(21-25Kg) ½ cp da 500mgogni 4h
TRA 8 E 13 ANNI(26-40Kg)1cp da 500mg ogni 6 h
senza superare le 4 somministraz /die
TRA 13 E 15 ANNI(41-50Kg)1cp da 500 mg ogni 4 h senza superare le 6 somministraz /die
>15 ANNI (50Kg)1cp da 500 mg ogni 4 h senza superare le 6 somministraz /die

CINETOSI

- **ANTIMUSCARINICI:** SCOPALAMINA (TRANSCOP®)

- **ANTISTAMINICI:**DIMEDRINATO (XAMAMINA®- TRAVELGUM®-VALONTAN®)

- **XAMAMINA®(DIMENIDRINATO)**
(SENZA OBBLIGO DI RICETTA MEDICA)
Gomme da masticare 25 mg
6 cp da 50mg
6 cp da 25mg

ADULTI→1cp da 50mg fino ad un max di 4cp/die (assumere mezz'ora prima del viaggio)
→**Gomme da masticare:**1 gomma fino ad un maxdi 4 gomme/die

BAMBINI→TRA 2 E 6 ANNI : 1cp da 25mg 30min prima del viaggio max 3 volte/die
→**TRA 7 E 12 ANNI**: 1-2cp da 25mg30 min prima del viaggio fino ad un max di
3volte/die

GOMMA DA MASTICARE:
TRA 12 E 14 ANNI1 gomma 30 min prima del viaggio o ai
primi sintomi di nausea o vomito
- Ripetere la dose dopo 6-8 ore
- Fino ad un max di 2 gomme/die

- **TRAVELGUM® (DIMENIDRINATO)**
  (SENZA OBBLIGO DI RICETTA MEDICA)
  10 gomme da masticare 20mg

  ADULTI→1gomma ai primi sintomi di nausea
  (l'effetto si avverte dopo 2-3min x raggiungere
  la massima efficacia.Continuare a masticare x
  altri 5-10min)
  (Possibile ripetere la somministrazione dopo
  3-4 ore fino ad un max di 4volte/die)

BAMBINI→1gomma ai primi sintomi di nausea.
Ripetere la somministrazione non più di 2 volte/die

- **VALONTAN® (DIMENIDRINATO)**
  (SENZA OBBLIGO DI RICETTA MEDICA)

  4cp 100mg **(VALONTAN ADULTI®)**
  4cp 25 mg **(VALONTAN BAMBINI®)**

ADULTI→½ cp (50mg) 30 min prima del viaggio.
La sua azione dura 4 ore (la dose può essere ripetuta
ogni 4 ore. Max 3cp nelle 24h)

BAMBINI→cp da 25mg **(o DIVIDERE LA PASTIGLIA DA 100 mg in 4)**

TRA 2-6 ANNI:1cp da 25mg 30 min prima del viaggio
fino ad un max di 3 volte/die
TRA 7 E 12 ANNI: 1-2cp da 25mg 30 min prima del
viaggio 2-3volte/die

- **LOMARIN® (DIMENIDRINATO)(SENZA OBBLIGO RICETTA MEDICA)**
  10cp 50mg
  4cp 50mg

<u>ADULTI</u>→ 1 cp (50mg) 30 min prima del viaggio.
Se necessario, ripetere la dose dopo 4 ore .
Max 3 cp nelle 24h

<u>BAMBINI</u>→ ½ cp 30min prima del viaggio .
Se necessario ripetere la dose dopo 6-8 ore fino ad un max di 2cp nelle 24h

LOMBALGIA - MAL DI SCHIENA

La Lombalgia è un disturbo tanto comune quanto fastidioso che riconosce numerosissime cause.
Il dolore percepito può essere acuto o cronico, intermittente o continuo, invalidante o
sopportabile, e può accentuarsi od attenuarsi eseguendo determinati movimenti.
Tra i principali agenti eziologici della lombalgia, ricordiamo:

- Abitudini di vita scorrette (obesità, sedentarietà, postura
  scorretta, materasso troppo morbido)
- Ansia e stress (le tensioni si scaricano sulla schiena)
- Sport inadeguati o praticati scorrettamente
- Traumi gravi al rachide (es. ernia discale, colpo di frusta, colpo della strega)
- Patologie della colonna vertebrale (spondilolistesi, scoliosi, sciatica)

- **1Fl DICLOREUM® + 1Fl BENTELAN® PER 1 SETT 1 VOLTA /DIE:**
  x i primi 3gg→ 1 FIDICLOREUM®**(75mg/3ml)** + 1Fl BENTELAN® da 4mg IM
  x gli altri 4 giorni 1Fl DICLOREUM®**(75mg/3ml)** + 1 Fl BENTELAN® 1,5mg IM

SE DIABETICO NON SOMMINISTRARE BENTELAN,SOMMINISTRARE SOLO
DICLOREUM® SE HA ANCHE CONTRATTURA 1 FIALA DICLOREUM®+ 1 FIALA
MUSCORIL® IM.

DICLOREUM® (DICLOFENAC SODICO)
30 cp50mg**(RR ROSSA - CLASSE A) (NOTA AIFA 66)**
20 cp100mg**(RR ROSSA - CLASSE A) (NOTA AIFA 66)**
20 cp rigide a rp150mg**(RR ROSSA - CLASSE A)(NOTA AIFA 66)**
50mg granulato per sospensione orale
6Fl75mg/3ml **(RR ROSSA - CLASSE A)(NESSUNA NOTA AIFA)**
3% 50g schiuma cutanea
10 cerotti medicati 180

DICLOREUM ACTIGEL® 50 g 1% gel **(SENZA OBBLIGO DI RICETTA MEDICA)**
DICLOREUM ACTIGEL® 100g 1% gel **(SENZA OBBLIGO DI RICETTA MEDICA)**

<u>ADULTI</u>→ 1cp da 150 mg/die dopo colazione
1cp da 100mg/die dopo colazione
1fl da 75mg/3ml 1 volta/die x 7gg
cp da 50 mg: **Terapia d'attacco**→ 1 cp3 volte/die
Terapia protratta→ 1 cp 2 volte/die (mattina e sera)

- **DICLOREUM ACTIGEL®(SENZA OBBLIGO DI RICETTA MEDICA)**
50 g 1% gel

  <u>ADULTI</u>→ 3-4 volte/die

- **DICLOREUM ACTIGEL®(SENZA OBBLIGO DI RICETTA MEDICA)**
100g 1% gel

<u>ADULTI</u>→ 3-4 volte/die

- **DICLOREUM®10CEROTTI MEDICATI 180**
<u>ADULTI</u>→ 1-2 cerotti al die per un massimo di 14 gg

È PREFERIBILE LA SOMMINISTRAZIONE DURANTE O DOPO I PASTI (COLAZIONE E CENA).

BENTELAN®(BETAMETASONE FOSFATO)(RR ROSSA - CLASSE A)

10 cp 0,5mg
10 cp effervescenti1 mg
6 Fl 4 mg/2 ml soluzione iniettabile

ADULTI → 2-3 cp /die
1fl da 4mg/2ml IM

CONTROINDICAZIONE RELATIVA IN PZ DIABETICI:
IL BENTELAN® PUO' SCOMPENSARE LA GLICEMIA IN UN PAZIENTE
DIABETICO E DARE GASTRITE O RIACUTIZZARE ULCERE GASTRO-DUODENALI,
quindi, se somministrato per più giorni si dovrebbe proteggere lo stomaco
con **ZANTAC®,MALOOX®** o altri gastroprotettori.

MUSCORIL® (TIOCOLCHICOSIDE)(RR BIANCA - CLASSE C)

6Fl 4mg 2ml
10 cp orodispersibili 8mg
14 cp orodispersibili 8mg
20 cp 4mg
30 cp 4 mg
Crema 30 g 2,5mg/g

DOSE MASSIMA 8mg OGNI 12 h
DURATA DEL TRATTAMENTO 7gg

POMATE

- VOLTAREN EMULGEL® 1% (DICLOFENAC)
  (SENZA OBBLIGO DI RICETTA CLASSE C)

- FASTUM GEL® al2,5% DI KETOPROFENE
  (SENZA OBBLIGO DI RICETTA CLASSE C)

- ENANTYUM®(DEXKETOPROFENE)
  (SENZA OBBLIGO DI RICETTA MEDICA)
  20 cp 25mg

  ADULTI→1cp da 25mg ogni 8h

(Generalmente 50mg/die sono sufficienti a garantire una remissione efficace dei sintomi. Le dosi possono essere aumentate fino a 75mg/die)

NON SOMMINISTRARE A RAGAZZI DI ETA' < 18 ANNI

- AULIN®30cp da 100mg o 30 bustine da 100mg (NIMESULIDE)
  (RR BIANCA - CLASSE C) (RR ROSSA - CLASSE A CON NOTA AIFA 66)

  ADULTI→1cp da 100mg 2volte/die dopo i pasti o 1
  bustina 2 volte/die dopo i past

NOTA AIFA 66
Artropatie su base connettivitica
Osteoartrosi in fase algica o infiammatoria
Dolore neoplastico
Attacco acuto di gotta

DOLORE REUMATICO

Le malattie reumatiche sono patologie che interessano le articolazioni, le ossa, i muscoli, gli organi e i tessuti(cuore, reni, cervello, vasi sanguigni, polmoni).

Le malattie reumatiche sono caratterizzate da una sindrome dolorosa.

Nel linguaggio comune il paziente parlerà di "reumatismi" o "dolori alle ossa"

La classificazione delle malattie reumatiche

Reumatismi infiammatori
1. Artrite reumatoide e varianti. Spondiloartriti e artriti sieronegative
2. Cronici dell'infanzia
3. Transitori o ricorrenti
Connettiviti
1. Lupus eritematoso
2. Sclerodermia
3. Polimiosite/dermatomiosite
4. Sindrome di Sjogren
5. Fascite diffusa
6. Sindromi overlap
7. Vasculiti
8. Polimialgia reumatica
9. Panniculite ricorrente
10. Policondrite ricorrente
Artropatie da alterazioni metaboliche
1. Artriti da microcristalli
2. Artropatie da deposito
Artriti da agenti infettivi
1. Artriti infettive
2. Artriti reattive

Osteoartrosi e altre forme degenerative
1. Osteoartrosi primaria
2. Osteoartrosi secondaria
3. Degenerazione disco intervertebrale
4. Artropatia iperostosante dismetabolica
5. Artropatia acromegalica
6. Condromalacia della rotula
Sindromi neurologiche e neurovascolari
1. Neuropatie da compressione
2. Sindromi algodistrofiche
3. Artropatie neurogene
Malattie dell'osso
1. Osteoporosi
2. Osteomalacia
3. Malattia di Paget
4. Osteite condensante di ileo/ pube
5. Osteonecrosi asettiche
6. Osteiti infettive e tossiche
Neoplasie e sindromi paraneoplastiche
1. Neoplasie delle articolazioni
2. Sinovite villonodulare
3. Sindromi paraneoplastiche

SINTOMI

- Dolore dell'articolazione colpita
- Rigidità articolare
- Arrossamento e tumefazione dell'articolazione colpita
- Febbre

Ogni malattia reumatica poi, ha dei sintomi e segni specifici in base agli organi colpiti.

TRATTAMENTO DOLORE ARTICOLARE DI ORIGINE REUMATICA

EXINEF® O ARCOXIA® 1 cp da 90mg x 10gg + **DELTACORTENE®cp** (i primi 5 gg **DELTACORTENE®** da 25g gli altri 5gg **DELTACORTENE®** da 5mg)

- **EXINEF® = ARCOXIA®(ETORICOXIB)(RR ROSSA - CLASSE A)(NOTA AIFA 66)**
  60 mg 20 cp
  90 mg 20 cp
  120 mg 5 cp

Nota 66

La prescrizione dei farmaci antinfiammatori non steroidei a carico del SSN è limitata alle seguenti condizioni patologiche:
- Artropatie su base connettivitica
- Osteoartrosi in fase algica o infiammatoria
- Dolore neoplastico
- Attacco acuto di gotta.

- **DELTACORTENE® (PREDNISONE) (RR ROSSA - CLASSE A)**
  10 cp 25mg
  10 cp 5 mg

APPARATO CARDIOVASCOLARE

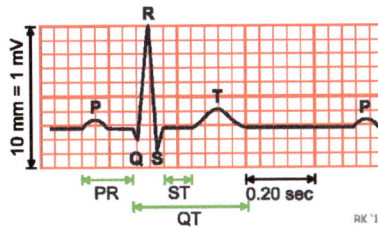

Conduzione normale quando all'ECG:

- l'onda P è <120 msec
- l'intervallo PR non supera i 200 msec
- il complesso QRS è di durata <100 msec

Il pacemaker del cuore è il **NODO DEL SENO** che è situato nella giunzione tra atrio destro e vena cava superiore.

Per arrivare ai ventricoli, l'impulso passa per il nodo atrio-ventricolare, che non ha capacità pacemaker , ma funziona da relais, rallentando la frequenza dell'impulso elettrico (il nodo atrio ventricolare funziona da "buttafuori" degli impulsi del nodo del seno: fa passare solo quegli impulsi che "vanno bene" per la depolarizzazione ventricolare.

Una volta arrivato nei ventricoli la stimolazione fa contrarre il cuore, provocando il battito cardiaco.

L'origine del disturbo aritmico, quindi, può aver sede nella formazione dell'impulso e/o nella sua propagazione attraverso il sistema di conduzione del cuore.

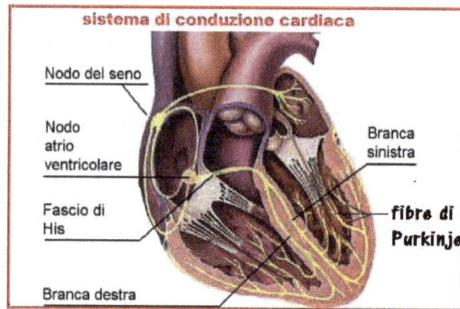

sistema di conduzione cardiaca

Nodo del seno

Nodo atrio ventricolare

Fascio di His

Branca destra

Branca sinistra

fibre di Purkinje

- Frequenza normale nell'adulto a riposo→ con una variazione dai 60 ai 100 battiti/min
- Tachicardia > 100bpm
- Bradicardia <100bpm

DOLORE TORACICO

Sindrome caratterizzata da sensazione dolorose a carico del torace in uno spazio compreso dalla linea della bocca a quella ombelicale, clinicamente drammatica ma del tutto soggettiva e poco espressiva a livello diagnostico differenziale.

La diagnosi è difficoltosa in quanto:

- Non è presente una correlazione tra intensità del dolore e patologia sottostante
- Diversi organi possono dare una sintomatologia dolorosa toracica

CAUSE DOLORE TORACICO

ALGORITMO DIAGNOSTICO DOLORE TORACICO

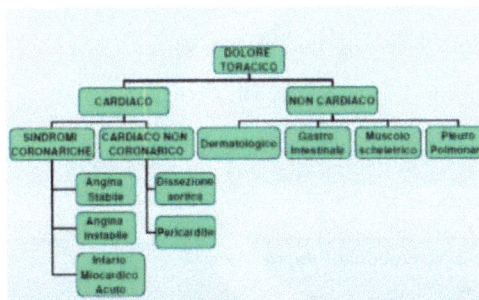

CARDIACHE	VASCOLARI	POLMONARI	GASTRO-INTESTINALI	MUSCOLO-SCHELETRICHE	ALTRE CAUSE
Arteriopatia coronarica	Dissezione aortica	Pleurite	MRGE	Discopatia cervicale	Mastopatia
Stenosi aortica	Embolia polmonare	Polmonite	Ernia iatale	Artrite spalla	Tumori della parete toracica
Miocardiopatia ipertrofica	Ipertensione polmonare	Tracheo-Bronchite	Ulcera peptica	Costocondrite	
Cardiopatia ipertensiva		Pnx	Sindrome di Mallory-Weiss	Fratture	Herpes zoster
Pericardi		BPCO		Crampo intercostale	Neurosi ansiosa
		Tumore	Patologia vie biliari	Sindrome dello scaleno medio	
		Mediastenite	Pancreatite	Borsite sotto acromiale	

Causa di dolore	Tipo Di dolore	Dolore riferito	Risposta a postura/ Movimento	Risposta a cibo/ liquidi	Dolorabilità	Risposta a nitrati
Dol. Card. Ischemico	Viscerale	si	no	no	no	si
Dol. Card.non Isch.	Viscerale	si	no	no	no	no
Malattia Polmonare	Vis/cut	di solito no	no	no	no	no
Pneumotorace	Vis/cut	no	si	no	di solito no	no
Muscolo-Schel.	Cutaneo	no	si	no	si	no
Gastrointestinale	Viscerale	a volte	no	si	no	no
Aneurisma aortico	Viscerale	si	no	no	no	no
Psichiatrico	Viscerale/ Cutaneo variabile	no	no	no	no	no

In presenza di dolore toracico, chiedere al pz le caratteristiche del dolore:

- Tipologia (peso gravativo, bruciore, costrizione, urente, trafittivo)

- Sede (area retrosternale, epigastrio, mandibola)

- Irradiazione (braccio-avambraccio sx, dorso, collo, mandibola)

- Durata (fugace, protratto, costante, intermittente)

- Modalità d'insorgenza (se è la prima volta che compare la sintomatologia, se compare a riposo o dopo sforzo fisico, se compare dopo i pasti o a digiuno, se compare di giorno o di notte, se l' esordio è graduale o improvviso)

- Modalità di regressione (spontanea, dopo attività fisica, nitrati sublinguali)

- Fattori che influiscono sul dolore (cambiamento di posizione, attivita respiratoria, assunzione di farmaci)

- Sintomatologia associata (dispnea, sudorazione algica, sindrome vertiginosa, senso di mancamento, nausea, vomito)

- Precedenti di cardiopatia ischemica (coronaropatia documentata, infarto del miocardio, angioplastica coronarica ,by pass aorto-coronarico)

- Valutazione fattori di rischio (DM, ipertensione arteriosa, ipercolesterolemia, fumo familiarità per patologie CV)

In presenza di dolore toracico è fondamentale escludere innanzitutto le sindromi coronariche acute (INFARTO MIOCARDICO E L'ANGINA INSTABILE) e tutte quelle altre condizioni che, come l'infarto e l'angina, necessitano di un trattamento immediato perché possono mettere in pericolo la vita del paziente (dissecazione aortica, embolia polmonare, tamponamento cardiaco, embolia polmonare, pneumotorace ecc.)

DOLORE TORACICO: CAUSE CARDIACHE – SINDROMI CORONARICHE

(ANGINA PECTORIS – INFARTO ACUTO DEL MIOCARDIO (IMA))

ANGINA PECTORIS

L'angina pectoris è un dolore toracico provocato dall'insufficiente ossigenazione del muscolo cardiaco a causa di una transitoria diminuzione del flusso sanguigno attraverso le arterie coronarie (placca aterosclerotica che riduce il lume arterioso e ostacola il passaggio di sangue, specie durante lo sforzo).

Si hanno sintomi solo quando l'ostruzione è superiore al 70% del lume.

SEDI DEL DOLORE DURANTE UN'ANGINA O UN ATTACCO DI CUORE

DITO O MANO APERTA?

Se alla domanda «dove sente dolore?» la persona che lo avverte indica un punto esatto con un dito, in genere non c'è da preoccuparsi

Se si tocca il petto con la mano aperta è più probabile che ci sia un problema al cuore

Zona superiore del torace

Collo, mascella, petto e zona retrosternale

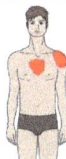

Spalla sinistra, petto e zona retrosternale

Appena sotto allo sterno, fino quasi sotto il braccio sinistro

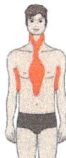

Zona epigastrica con interessamento di braccia, collo e mascella

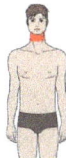

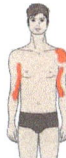

Collo e mascella

Spalla sinistra e zone interne delle braccia

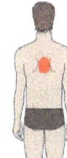

Zona intrascapolare

La classificazione clinico-prognostica dell'angina è principalmente di due tipi:

- **Angina pectoris stabile.** E' una condizione clinica caratterizzata dall'insorgenza dei sintomi sotto sforzo e sempre agli stessi livelli di affaticamento: questo è il motivo per cui è stata definita angina stabile da sforzo.

- **Angina pectoris instabile che comprende:**
  - L'angina di recente insorgenza (< 6 settimane) che si ripete
  - L'angina ingravescente con crisi dolorose che aumentano di frequenza e intensità
  - L'angina a riposo

Viene rinominata anche come "**sindrome pre-infartuale**", poiché il primo episodio potrebbe essere abbastanza prolungato da portare all'infarto del miocardio.

La classificazione fisiopatologica distingue le angine in:

- **Angina primaria** dovuta a riduzione di apporto di ossigeno
- **Angina secondaria** dovuta ad aumentato fabbisogno metabolico

---

Il dolore anginoso:

- inizia lentamente, per giungere all'apice e quindi **SPARIRE NELL'ARCO DI 10-15 MINUTI(L'INFARTO DURA + DI 20MIN)**
- È caratterizzato da un <u>senso di profonda oppressione o costrizione</u> retrosternale

(viene descritto come un pugno, una morsa che stringe, come una pietra che opprime)

- Si può accompagnare a nausea, sudorazione, difficoltà di respirazione
- Si può irradiare al braccio sinistro, alle scapole, alla mandibola, alla bocca dello stomaco, o verso il collo con senso di chiusura delle vie respiratorie e soffocamento
- **REGREDISCE CON LA SOMMINISTRAZIONE DI NITROGLICERINA L'INFARTO NO**
- Peggiora con lo sforzo
- **NON** peggiora con la respirazione o premendo sul torace

ESAMI DI LABORATORIO E STRUMENTALI

- ECG a riposo : in oltre 1/3 dei pz è normale. Può evidenziare depressione del tratto ST ed inversione dell'onda T
- ECG holter delle 24 h o eventuale ECG da sforzo
- Coronarografia (o angiografia coronarica) o l' angio TC coronarica possono dare un quadro completo, evidenziando le arterie epicardiche.

INFARTO MIOCARDICO

Per infarto miocardico acuto (IMA) s'intende la necrosi del tessuto cardiaco a causa della mancanza di ossigeno determinata dall'occlusione improvvisa di uno o più rami delle arterie coronarie.

CAUSE

- Trombosi e aterosclerosi
- Embolo
- Spasmo coronarico

SINTOMI

- Senso di profonda oppressione o costrizione retrosternale

(viene descritto come un pugno, una morsa che stringe, come una pietra che opprime)

- Si può accompagnare a nausea, sudorazione, difficoltà di respirazione
- Si può irradiare al **braccio sinistro**, alle scapole, alla mandibola, alla bocca dello stomaco, o verso il collo con senso di chiusura delle vie respiratorie e soffocamento

- **NON REGREDISCE CON IL RIPOSO O LA SOMMINISTRAZIONE DI NITRATI (È IL SINTOMO PIÙ COMUNE DELL'INFARTO MIOCARDICO.NELL'ANGINA I SINTOMI REGREDISCONO CON LA SOMMINISTRAZIONE DI NITRATI).**
- IL DOLORE DURA PIU' DI 15-20 MIN MENTRE NELL'ANGINA IL DOLORE REGREDISCE ENTRO 15-20 MIN

- Difficoltà a respirare, fiato corto
- Sudorazione fredda e cute umida
- Agitazione, ansia, pallore

ESAMI DI LABORATORIO E STRUMENTALI

- **ECG**:
- Onde T alte e slargate
- Sopraslivellamento (a concavità verso l'alto) del tratto ST > o = 1 mV in almeno 2 derivazioni adiacenti periferiche e >o =2 mV in almeno 2 derivazioni adiacenti precordiali
- **MARKERS SIERICI DI DANNO MIOCARDICO**: innalzamento dei marker sierici di danno cardiaco (come la **frazione CK - MB della creatina chinasi (CPK)** e le **troponine I e T cardiospecifiche**

TRATTAMENTO

In caso di dolore anginoso è fondamentale escludere l'angina instabile che prevede iter diagnostico e terapeutico in urgenza.

Nel dubbio, soprattutto nell'angina di nuova insorgenza il paziente va ospedalizzato per essere sottoposto alle necessarie indagini di approfondimento.

NEL PAZIENTE CON STORIA DI ANGINA STABILE NOTA ED EPISODIO ACUTO IN ATTO :

- Misurare la pressione: se PAS >100mmHg

- **TRINITRINA® (NITROGLICERINA)(RR ROSSA - CLASSE A)**

    70 cp da 0,3mg

    <u>ADULTI</u>→ 1cp da rompere con i denti e da far sciogliere sotto la lingua

    RIPETIBILE OGNI 5 MIN

    o

- **CARVASIN®(ISOSORBIDEDINITRATO)(RR ROSSA - CLASSE A)**

    50cp sublinguali5mg

    <u>ADULTI</u>→ 1cp da far sciogliere sotto la lingua.

RIPETIBILE DOPO 1-2h (L'EFFETTO SI HA IN QUALCHE MINUTO MA LA DURATA È PIUTTOSTO BREVE)

- LA DEGLUTIZIONE DELLE CP NON E' DANNOSA MA ANNULLA L'EFFETTO TERAPEUTICO
- <u>NB</u>: Poiché i nitroderivati possono talvolta dare tachicardia e/o ipotensione controllare ripetutamente PA e frequenza cardiaca

SE IL DOLORE PERSISTE PASSATI 15-20 MIN → E' PROBABILE CHE IL SOGGETTO STiA AVENDO UN INFARTO !!!

Al solo sospetto di una sindrome coronarica acuta (angina instabile o IMA)

→ **OSPEDALIZZAZIONE IMMEDIATA!!!**

- E' indicato il ricovero ospedaliero dando la preferenza ai centri dove è presente un unità coronarica
- Rimanere a monitorare il pz finchè non lo si affida ad un altro medico esperto (se non è disponibile un'ambulanza medicalizzata, accompagnare il pz in ospedale)

MENTRE SI ATTENDE L'ARRIVO DELL'AMBULANZA:

- **CARDIOASPIRIN®, ASPIRINETTA®(ACIDO ACETILSALICILICO)(RR ROSSA - CLASSE A)**

  30 cp 100 mg

  Riducendo la coagulazione ematica, contribuisce a mantenere fluido il sangue in un'arteria ristretta.

AL SOLO SOSPETTO DI INFARTO SOMMINISTRARE 300 mg DI ASPIRINA®

ADULTI→ 3 cp da 100mg

Se il pz è allergico all'aspirina devono essere somministrati 300 mg di:

- **PLAVIX® (CLOPIDOGREL)(RR ROSSA - CLASSE A)**

  28 cp 75 mg

  ADULTI→ 4 cp da 75 mg

- Prendere un accesso venoso
- Se possibile, somministrare ossigeno con cannule nasali
- Considerare la possibilità di dover effettuare una rianimazione cardiopolmonare (tenere a portata di mano pallone AMBU, defibrillatore e farmaci di primo soccorso)

Alleviare il dolore è di primaria importanza perché il dolore si associa ad attivazione simpatica con conseguente vasocostrizione ed aumento del lavoro cardiaco.

- **PER IL DOLORE, SE PA SISTOLICA > 100 mmHg**

    TRINITRINA® (NITROGLICERINA) (RR ROSSA – CLASSE A)

    70 cp da 0,3mg

    ADULTI→ 1cp da rompere con i denti e da far sciogliere sotto la lingua

    OPPURE, SE NON RECEDE

    MORFINA CLORIDRATOFL® 10 mg/ml

    ADULTI→ 2-4 mg EV in 5 min ripetibile ogni 5-10 min fino alla

    cessazione del dolore (massimo 15-20 mg)

- **IN CASO DI BRADICARDIA (FC < 60 BPM) SI PUÒ ASSOCIARE**

    ATROPINA SOLFATO fl 1 mg/ml

    ADULTI→ 0,5- 1 mg EV ripetibile dopo 5-10 min

GLI ANTIACIDI POSSONO FAR SCOMPARIRE IL DOLORE TORACICO E I NITRODERIVATI POSSONO FAR SCOMPARIRE IL DOLORE DA REFLUSSO GASTRICO.

ANCHE SE IL DOLORE RECEDE CON LA TERAPIA INVIARE IL PZ IN PRONTO SOCCORSO PER ULTERIORI ESAMI DEL CASO (ECG E DOSAGGIO ENZIMI CARDIACI) CON RICETTA ROSSA E LA DICITURA "URGENTE".

RIASSUMENDO

Nel caso di dolore toracico retrosternale o precordiale, di tipo oppressivo o costrittivo, irradiato o meno al braccio sx associato eventualmente a nausea, dispnea e sudorazione
(in cui non si può escludere la genesi cardiaca):

- MANDARE IMMEDIATAMENTE IL PZ IN PRONTO SOCCORSO!!!
- IN ATTESA DELL'AMBULANZA:

Dare **CARVASIN®** 1cp da 5mg o **TRINITRINA® SUBLINGUALE** 1cp da 0,3mg **SUBLINGUALE**.

 GLI ANTIACIDI POSSONO FAR SCOMPARIRE IL DOLORE CARDIACO E I NITRODERIVATI POSSONO FAR SCOMPARIRE IL DOLORE DAL REFLUSSO GASTRICO.
FARE MOLTA ATTENZIONE ANCHE SE IL PZ NON RIFERISCE PIU' LA SINTOMATOLOGIA DOLOROSA

 ANCHE SE IL DOLORE RECEDE CON LA TERAPIA, INVIARE IL PZ IN PRONTO SOCCORSO PER ULTERIORI ESAMI DEL CASO (ECG E DOSAGGIO ENZIMI CARDIACI) CON RICETTA ROSSA E LA DICITURA "URGENTE"

DOLORE TORACICO CARDIACO NON ISCHEMICO

PERICARDITE

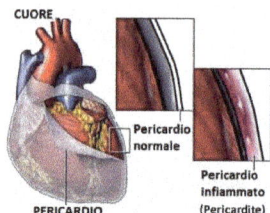

Infiammazione acuta o subacuta del pericardio.
Tipi di pericardite:

- **Pericardite acuta**
  Si definisce acuta quando i sintomi durano meno di tre mesi.

- **Pericardite ricorrente**
  Si definisce ricorrente, quando il paziente è affetto da più pericarditi acute consecutive.

- **Pericardite cronica**
  Si definisce cronica quando i sintomi durano più di tre mesi. È considerata una complicanza della pericardite acuta.

CAUSE

- Infettive: infezioni virali (coxsackie, influenza),batteriche (da piogeni o micobatteri),micotiche, parassitarie (amebiasi, toxoplasmosi)

- Metaboliche: Insufficienza renale cronica (uremia), ipotiroidismo, ipoalbuminemia

- Neoplastiche: neoplasie primitive del pericardio, metastasi di tumori del polmone, della mammella o linfomi.

- Infarto miocardico acuto transmurale

- Malattie autoimmuni : artrite reumatoide, LES, sclerosi sistemica, dermatomiosite, febbre reumatica

- Traumi : emopericardio e tamponamento cardiaco da rottura cardiaca , dissezione aortica, interventi chirurgici e traumi

SINTOMI

- Dolore toracico improvviso, acuto e lancinante

(Il dolore può essere simile al dolore cardiaco ischemico ma varia in rapporto alle modificazioni posturali e con i movimenti respiratori (spesso si riduce in posizione seduta o con gambe e torace flessi))

- Febbre alta

- Fiato corto

- Fatica e senso di debolezza

- Nausea

- Tosse secca

- Gonfiore alle gambe o all'addome

L'inspirazione profonda e la deglutizione, talvolta, possono peggiorare il dolore.

DIAGNOSI

- All'auscultazione si può sentire un rumore aspro, (come una striscia di velcro).

  Tale rumore è frutto dello sfregamento tra i due strati di pericardio e il liquido pericardico

  anomalo.

- Esami di laboratorio: indici di flogosi (VES E PCR) aumentati

- Ecg ed ecocardiogramma

- Rx torace

TRATTAMENTO

- Visita cardiologica urgente
- Nel frattempo, somministrare FANS

- **ASPIRINA® o VIVIN®(ACIDO ACETILSALICILICO)(SENZA OBBLIGO DI RICETTA MEDICA)**

    20 cp effervescenti, cp o bustine 500 mg

    ADULTI→ 750-1000 mg ogni 8 h x 1-2 sett

- **= BRUFEN® (IBUPROFENE) (RR ROSSA - CLASSE A)(NOTA 66)**
    30 cp da 400 o 600 mg
    30 bustine 600 mg

    ADULTI → 1 bustina o 1cp da 600mg x 3 volte/die x 1- 2sett

Nota 66

La prescrizione dei farmaci antinfiammatori non steroidei a carico del SSN è limitata alle seguenti condizioni patologiche:
- Artropatie su base connettivitica
- Osteoartrosi in fase algica o infiammatoria
- Dolore neoplastico
- Attacco acuto di gotta.

DISSECAZIONE AORTICA

Condizione in cui lo strato interno dell'aorta (**tonaca intima**) è lacerato e si forma un falso lume in cui il sangue refluisce.

A causa delle elevate pressioni a cui è sottoposta, si sviluppa progressivamente una separazione o delaminazione tra gli strati della parete aortica (intima e media).

CAUSE

- Ipertensione arteriosa
- Sindrome di Marfan
- Sindrome di Ehlers – Danlos
- Cocaina
- Sindrome di Turner
- Malattie infiammatorie autoimmuni (artrite reumatoide,arterite di Takayasu,malattia di Bechet's)
- Traumi toracici
- Dissezioni iatrogene
- Malattie valvolari ereditarie (aorta bicuspide, coartazione aortica)

SINTOMI

- Dolore toracico improvviso e grave o alla parte superiore della schiena che s'irradia al collo o lungo il dorso.
- Perdita di coscienza (svenimento)
- Dispnea Improvvisa difficoltà di parola, perdita della vista, debolezza o paralisi di un lato del corpo
- Sudorazione
- Asimmetria dei polsi arteriosi

- Soffi cardiaci e/o vascolari: carotideo e/o periombelicale.

DIAGNOSI

- AngioTC con mdc
- Ecografia transesofagea
- Ecg
- Aortografia

TRATTAMENTO

- **In caso di sospetto, INVIARE IL PZ immediatamente IN OSPEDALE!!! Si tratta di un'emergenza!!!**
- Nel frattempo che arrivi l'ambulanza prendere un accesso venoso e effettuare terapia antalgica

MORFINA® (RMR – RICETTA MINISTERIALE A RICALCO o RR ROSSA - CLASSE A)
1fl 1ml 10mg/ml

ADULTI→ 1fl da 10 mg IM o 1-4 mg EV per 70 kg in 4-5 min

OPPURE

TEMGESIC® (BUPRENORFINA CLOROIDRATO)(RMR – RICETTA MINISTERIALE A RICALCO o RR ROSSA - CLASSE A)
10cp sublinguali 0,2mg
5Fl 1ml 0,3mg

ADULTI→ 1 fl IM o EV lenta o 1cp sublinguale

DOLORE TORACICO DI ORIGINE NON CARDIACO :

- **PLEURO POLMONARE** : Pleurite , polmonite, tracheobronchite, pneumotorace, BPCO, tumoripolmonari, mediastinite→ guarda il capitolo delle patologie dell'apparato respiratorio (pag.).

- **GASTROINTESTINALE** : Malattia da reflusso gastro esofageo (MRGE),ernia iatale, ulcera peptica , Sindrome di Mallory Weiss, patologie delle vie biliari, pancreatite→ guarda il capitolo delle patologie dell'apparato gastrointestinale/addome (pag.).

- **PATOLOGIE MUSCOLO SCHELETRICHE** : discopatia cervicale, artrite spalla, costocondrite, fratture ,crampi intercostali, sindrome dello scaleno medio, borsite sottoacromiale → guarda il capitolo delle patologie dell'apparato muscolo scheletrico (pag.).

- **CAUSE DERMATOLOGICHE** : Herpes Zoster→ guarda il capitolo delle patologie della cute (pag.).

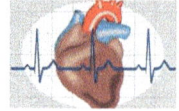

ARITMIE

Le **aritmie cardiache** sono alterazioni del normale ritmo di battito del cuore.
Le alterazioni possibili sono tre ed è sufficiente che se ne presenti una affinché insorga un'aritmia. Esse sono:

1. Modificazioni della frequenza e della regolarità del ritmo sinusale.

2. La variazione della sede del centro segnapassi dominante.

3. Disturbi della propagazione (o conduzione) dell'impulso.

CLASSIFICAZIONE

1.Modificazioni della frequenza e della regolarità del ritmo sinusale.

Possiamo avere:

- **Tachiaritmia o tachicardia** il battito aumenta in modo anomalo al di sopra di 100 al min.
- **Bradiaritmia o bradicardia** il battito rallenta al di sotto dei 60 al min. Solitamente diventa sintomatico sotto i 50bpm.

2. La variazione della sede del centro segnapassi dominante si verifica quando il nodo seno atriale diminuisce o, addirittura, perde la sua automaticità
Ciò ne determina, pertanto, la sostituzione con un centro segnapassi secondario, come ad esempio il nodo atrioventricolare.
- Se il fenomeno si limita a pochi cicli, si parla di **extrasistoli**, cioè battiti prematuri;
- Se il fenomeno si mantiene per una successione di cicli, ci si imbatte in **tachicardie giunzionali** e **ventricolari** e in **fibrillazioni atriali** e **ventricolari**.

3. I disturbi della propagazione (o conduzione) dell'impulso si hanno in conseguenza ad un rallentamento, o arresto, dell'impulso stesso durante il tragitto dal centro segnapassi dominante ai centri secondari.
L'ostacolo può essere causato da un'interruzione anatomica della via di conduzione, oppure da un difficoltoso ripristino della facoltà di risposta ad un impulso (refrattarietà prolungata). La refrattarietà può prolungarsi a causa di:

1. Farmaci.

2. Stimoli neurogeni.

3. Condizioni patologiche.

Chiarite le alterazioni, **le aritmie si possono classificare in almeno due modi:**
- in base ai caratteri fisiopatologici delle alterazioni (1)
- in base alla sede d'origine del disturbo (2).

(1) La fisiopatologia (cioè lo studio delle funzioni mutate a causa di una condizione patologica) delle tre alterazioni descritte in precedenza permette di distinguere le aritmie in due grandi gruppi:

1. Aritmie dovute prevalentemente ad una **modificazione dell'automaticità** (o formazione dell'impulso). Rientrano in questo gruppo le aritmie con:

   o Modificazioni della frequenza e della regolarità del ritmo sinusale.

   o Variazione della sede del centro segnapassi dominante.

2. Aritmie dovute prevalentemente ad una **modificazione della conduzione** (o propagazione) dell'impulso. Rientrano in questo gruppo le aritmie con:

   o Disturbi della propagazione dell'impulso.

Non bisogna dimenticare che questa è una classificazione molto sottile e accademica in quanto un'aritmia dovuta ad una modificazione della conduzione può trasformarsi in un'aritmia dovuta a modificazioni dell'automaticità.

Allo stesso modo, è vero anche il caso contrario, cioè che aritmie dovute a modificazioni dell'automaticità mutino in aritmie causate da una modificazione della conduzione.
E' il caso in cui un elevato aumento di frequenza non lascia alle cellule del miocardio il tempo di ritornare recettive, alterando, di conseguenza, la propagazione dell'impulso.

(2) La classificazione basata sulla **sede d'origine** del disturbo distingue le aritmie in:

1. **Aritmie Sinusali**. Il disturbo riguarda l'impulso proveniente dal nodo seno atriale. In genere, le alterazioni di frequenza sono graduali. Alcuni esempi:

   o tachicardia sinusale

   o bradicardia sinusale

   o blocco senoatriale

2. **Aritmie Ectopiche**. Il disturbo riguarda un segnapassi diverso dal nodo seno atriale. In genere, insorgono in modo brusco. Le zone interessate suddividono le aritmie ectopiche in:

   o Sopraventricolari. Il disturbo riguarda la zona atriale. Alcuni esempi:

      1. flutter atriale

      2. fibrillazione atriale

   o Atrioventricolari, o nodali. La zona interessata riguarda il nodo atrio ventricolare. Alcuni esempi:

      1. tachicardia parossistica sopraventricolare

      2. extrasistole giunzionale

- Ventricolari. Il disturbo è dislocato nella zona ventricolare. Alcuni esempi:
  1. tachicardia ventricolare
  2. flutter ventricolare
  3. fibrillazione ventricolare

È nell'uso comune utilizzare questa seconda classificazione, ma non va dimenticato che essa è strettamente legata alla prima, poiché la variazione della sede d'origine del disturbo è diretta conseguenza di uno dei meccanismi fisiopatologici descritti sopra.

CAUSE

- Cardiopatie congenite, cioè presenti dalla nascita.
- Cardiopatie acquisite, cioè sviluppate nel corso della vita.

Ipertensione arteriosa

Ischemia cardiaca

Infarto del miocardio

- Ipertiroidismo
- Abuso di alcol e droghe
- Fumo

- Intossicazioni da farmaci

SINTOMI

- Tachicardia (o cardiopalmo/palpitazione)

- Bradicardia

- Battito irregolare

- Dispnea

- Dolore al petto

- Ansia

- Capogiri e vertigine

- Senso di debolezza

- Affaticamento dopo minimi sforzi

DIAGNOSI

- Misurazione del polso
- Elettrocardiogramma (ECG)

TRATTAMENTO ARITMIE

NESSUNO,INVIARE IN PZ IN PS DOVE GLI VERRA' EFFETTUATO UN ECG

La terapia da adottare dipende dal tipo di aritmia e da eventuali cardiopatie associate. Pertanto, per stabilire il tipo di aritmia è necessario effettuare un ecg che in guardia medica è raramente presente e sarà eventualmente necessaria una consulenza cardiologica urgente.

Spesso la tachicardia (con polso ritmico) è espressione di uno stato di agitazione per cui come trattamento di prima istanza, in acuto, ed in condizioni cliniche stabili, può essere utile la somministrazione di benzodiazepine a scopo tranquillizzante:

- **VALIUM® (DIAZEPAM) (RR BIANCA-CLASSE C)** a scopo tranquillizzante
  20ml 5mg/ml (1ml=25 gtt= 5 mg)

  <u>ADULTI</u>→ 15-25gtt ripetibili 2-3 volte/die

  o altra benzodiazepina (vedi capitolo trattamento ansia)

TRATTAMENTO EMERGENZA BRADICARDIA

La bradicardia è spesso riscontrata occasionalmente negli sportivi e nei soggetti giovani allenati ed è del tutto asintomatica per cui non va trattata.

Spesso si tratta di una bradicardia farmaco indotta (interrogare sempre il paziente su l'eventuale uso di farmaci bradicardizzanti, in particolare di betabloccanti)

In caso di bradicardia con polso, in paziente clinicamente instabile, può come trattamento di emergenza essere somministrata:

- **ATROPINA SOLFATO® fl 1 mg/ ml**

    ADULTI→ 0,5 mg (1/2 fl) ev in bolo ripetibile eventualmente

    ogni 3- 5min (max 3 mg)

APPARATO RESPIRATORIO NASO E SENI PARANASALI

Legenda:

1: tetto
2: parete laterale
3: dorso
4: ala nasale
5: punta
6: columella

Seno frontale
Cornetto nasale superiore
Sbocco delle cellule etmoidali
Cornetto nasale medio
Cornetto nasale inferiore

Seno sfenoidale
Sbocco del seno mascellare
Sbocco del canale nasolacrimale
Coana
Rinofaringe

EPISTASSI

L'epistassiè un'emorragia causata dalla rottura dei vasi sanguigni della cavità nasale.

Questo accade in quanto il naso è riccamente vascolarizzato. Inoltre, questi vasi che sono avvolti in un sottile strato di tessuto mucoso, sono molto vulnerabili.

- Se la rottura avviene nella parte anteriore del naso→ il sangue fuoriesce dalle narici

- Se la rottura avviene nella parte posteriore del naso→ il sangue fuoriesce dal faringe.

CAUSE

- Introduzione/estrazione di oggetti contundenti dal naso
- Malattie infettive (l'influenza, la scarlattina e la rosolia)
- Dita nel naso
- Traumi
- Pressione elevata
- Indebolimento pareti vascolari
- Pz in terapia anticoagulante
- Frattura traumatica delle ossa nasali (non del setto nasale!)

COSA FARE IN CASO DI EPISTASSI

1. Bisogna raccomandare il pz di **rimanere calmo** seduto con la **testa verso il basso**e di **stringere la metà inferiore del naso** con forza tra il pollice e l'indice di una mano comprimendo da tutte e due le parti contro il setto per circa 10 minuti senza mai lasciare la presa.

2. Misurare sempre la PA→ se alta somministrare diuretico→ **TERAPIA IN ACUTO**
3. Se, dopo che è trascorso questo tempo, il naso continua a sanguinare, probabilmente si è formato un grosso coagulo che impedisce ai vasi di chiudersi e deve perciò essere eliminato soffiando il naso.

4. Dopo di che si ripete la compressione con le dita per circa altri 10 minuti.

OPPURE, APPLICARE UN VASOCOSTRITTORE PER USO TOPICO

Ad esempio

- **NEOSYNEPHRINE®/NASOMIXIN® (FENILEFRINA CLORIDRATO)**
  2.5 mg/ml gocce nasali soluzione flacone 15 ml
  2-3 gtt ripetibili

Non somministrare in caso di malattie cardiache, ipertensione arteriosa o ipertiroidismo gravi.

OPPURE, APPLICARE TAMPONE NASALEANTERIORE

- Con l'ausilio di una pinza a baionetta, inserire garze o appositi materiali espandibili (stecche di Merocel) imbevute di:

- **TRANEX® / UGUROL® (ACIDO TRANEXAMICO) (RR ROSSA - CLASSE A)**
  fl 5ml 500mg

N.B. Dopo tamponamento anteriore controllare che non stia continuando il sanguinamento nel retrobocca

Nei casi gravi si può considerare anche:

- la somministrazione della fiala per os:
  diluire il contenuto di ½- 1 fiala in acqua zuccherata e far assumere la soluzione per via orale

In caso di persistenza del sanguinamento, ospedalizzare il paziente al fine di effettuare il tamponamento nasale posteriore o la legatura dell'arteria nasale.

EMOTTISI

L'emottisi è l'emissione di sangue dalle vie respiratorie, solitamente attraverso un colpo di tosse. Di solito, il sangue si presenta schiumoso e di colore rosso vivo o rosato.

EMOTTISI: emissione di solo sangue dalle vie respiratorie

EMOFTOE: emissione di sangue misto a catarro o saliva o emissione striata di sangue dalle vie
    respiratorie.

CAUSE

- Aspergillosi
- **Bronchiectasie**
- **Bronchite**
- **Broncopneumopatia cronica ostruttiva (BPCO)**
- Cancro della laringe
- **Cancro della tiroide**
- **Edema polmonare**
- Embolia polmonare
- Enfisema polmonare
- **Ebola**
- **Fibrosi cistica**
- Infarto Polmonare
- Insufficienza cardiaca congestizia
- Frattura costale
- **Legionella**
- Lesione arteria polmonare
- Lesione polmonare
- **Lupus eritematoso sistemico**
- Malformazione cardiaca
- Infezione da MRSA

- Polmonite
- Psittacosi
- Sarcoma di Kaposi
- **Tubercolosi (TBC)**
- Trauma
- **Tumore al polmone**

ESAMI DI LABORATORIO E STRUMENTALI

Spesso una semplice radiografia del torace non è sufficiente a formulare la diagnosi, per cui è necessario a volte programmare una broncoscopia, una risonanza magnetica o una TC polmonare.

TRATTAMENTO

Il trattamento dipende dalla patologia sottostante: è necessario quindi a seconda del quadro clinico, sottoporre il paziente ad esami clinico-laboratoristici per capire la causa dell'emottisi. In caso di sanguinamento importante:

- **TRANEX® / UGUROL ® (ACIDO TRANEXANICO)(RR ROSSA - CLASSE A)**
  5fl 5ml da 500mg per uso ev locale o orale

  ADULTI→ 1 o 2 fiale per os al dì da diluire in acqua zuccherata.

RINITE ALLERGICA /RINOCONGIUNTIVITE

La rinite allergica è una reazione infiammatoria che interessa le prime vie aeree (prevalentemente la mucosa del naso), dovuta all'inalazione di allergeni.

Gli allergeni entrano in contatto con l'organismo attraverso l'aria respirata e scatenano l'attivazione di una reazione allergica con la produzione di anticorpi specifici (IgE).
Nel processo infiammatorio, è spesso coinvolta anche la congiuntiva (per questo si parla di rinocongiuntivite allergica).

Si distinguono :

- Forme periodiche (se compaiono solo in alcuni periodi dell'anno)

- Forme perenni (se durano tutto l'anno)

La **rinite allergica stagionale**, detta anche **"raffreddore da fieno"** , è innescata soprattutto dall'inalazione di pollini e si presenta solo in determinati periodi dell'anno, quando avviene la fioritura delle piante (responsabili sono soprattutto graminacee, urticacee, composite e betulacee).

La **rinite allergica cronica** non ha, invece, periodicità fissa ed è scatenata da allergeni permanentemente presenti nell'ambiente, con i quali si può entrare in contatto quotidianamente: acari della polvere , muffe, pelo di animali (es. cani e gatti) e sostanze chimiche.

SINTOMATOLOGIA

- **Sintomi nasali:** triade: rinorrea ,starnuti e ostruzione nasale

- **Sintomi congiuntivali:** lacrimazione, fotofobia, sensazione di corpo estraneo all'interno dell'occhio, bruciore, iperemia congiuntivale.

  Altri sintomi (aspecifici): cefalea frontale, ipoosmia, ipoacusia, astenia

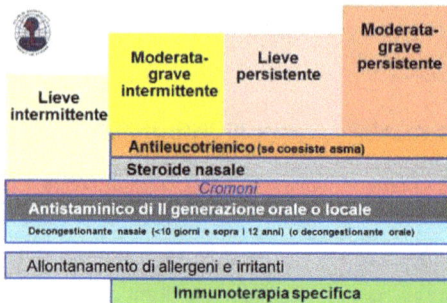

Lieve intermittente | Moderata-grave intermittente | Lieve persistente | Moderata-grave persistente

Antileucotrienico (se coesiste asma)
Steroide nasale
Cromoni
Antistaminico di II generazione orale o locale
Decongestionante nasale (<10 giorni e sopra i 12 anni) (o decongestionante orale)
Allontanamento di allergeni e irritanti
Immunoterapia specifica

TRATTAMENTO

ANTISTAMINICI

- **ROBILAS®/ AYRINAL®(BILASTINA)(RR BIANCA - CLASSE C)**
  20 cpda 20mg

  ADULTI E BAMBINI DAI 12 ANNI IN SU→ 1cp/die

  LA CP VA DEGLUTITA CON ACQUA

  IL FARMACO DEV'ESSERE ASSUNTO A STOMACO VUOTO O 1h PRIMA DEL PASTO (AD.ES AL MATTINO PRIMA DI COLAZIONE) O DOPO 2H DAL PASTO.
  SE SI HA MANGIATO, ASPETTARE 2H PRIMA DI ASSUMERE IL FARMACO

- **XYZAL® (LEVOCETIRIZINA)(RR ROSSA - CLASSE A)(NOTA AIFA 89)**
  20 cp 5 mg
  Os gtt fl 20 ml 5mg/ml

  ADULTI E BAMBINI >6 ANNI→ 1 cp 5 mg o 20 gtt /die
  BAMBINI TRA I 2 E I 6 ANNI→ 5 gtt per 2 volte/die

NB: ridurre il dosaggio in caso di insufficienza renale
Nota 89:
La prescrizione a carico del SSN è limitata alle seguenti condizioni:
- pazienti affetti da patologie su base allergica di grado medio e grave (rinocongiuntivite allergica stagionale, orticaria persistente non vasculitica) per trattamenti prolungati (superiori ai 60 giorni)

- **KESTINE® (EBASTINA)(RR ROSSA - CLASSE A)(NOTA AIFA 89)**
  30 cp 10 mg
  20 cp 20 mg
  30 bustine 10 mg

  ADULTI E BAMBINI >12 ANNI → 10-20 mg/die in unica somministrazione

Nota 89:
La prescrizione a carico del SSN è limitata alle seguenti condizioni:
- pazienti affetti da patologie su base allergica di grado medio e grave (rinocongiuntiviteallergicastagionale, orticaria persistente non vasculitica) per trattamenti prolungati (superiori ai 60 giorni)

- **AERIUS® (DESLORATADINA)(RR ROSSA - CLASSE A)(NOTA AIFA 89)**
  20 cp 5 mg
  30 cp orodispersibili 2,5 mg
  Sciroppo 100 ml 0,5 mg/ml

  ADULTI E BAMBINI >12 ANNI → 1 cp 5 mg o 10 ml di sciroppo 1 volta/die
  BAMBINI TRA 1 E 5 ANNI → 2,5 ml di sciroppo (1,25 mg) 1 volta/die
  BAMBINI TRA 6 E 11 ANNI → 5 ml di sciroppo (2,5 mg) 1 volta/die

Nota 89:
La prescrizione a carico del SSN è limitata alle seguenti condizioni:
- pazienti affetti da patologie su base allergica di grado medio e grave (rinocongiuntivite allergica stagionale, orticaria persistente non vasculitica) per trattamenti prolungati (superiori ai 60 giorni)

- **FORMISTIN®/ZIRTEC® (CETIRIZINA)(RR ROSSA - CLASSE A) (NOTA AIFA 89)**
  20 cp da 10 mg
  Os gtt fl 20 ml 10 mg/ml

  ADULTI E BAMBINI >12 ANNI→1 cp 10 mg o 20 gtt 1volta/die
  BAMBINI TRA 6 E 12 ANNI→ 5 mg 2 volte /die (½ cp da 10 mg o 10 gtt 2 volte/die)
  BAMBINI TRA 2 E 6 ANNI→2,5 mg 2 volte/die (5 gtt 2 volte/die)

Nota 89:
La prescrizione a carico del SSN è limitata alle seguenti condizioni:
- pazienti affetti da patologie su base allergica di grado medio e grave (rinocongiuntiviteallergicastagionale, orticaria persistente non vasculitica) per trattamenti prolungati (superiori ai 60 giorni)

- **CLARITYN®/FRISTAMIN® (LORATADINA)(RR ROSSA - CLASSE A) (NOTA AIFA 89)**
  7 o 20 cpda10 mg

  ADULTI E BAMBINI >6 ANNI e >30 Kg → 1 cp 10 mg 1volta/die

Nota 89:
La prescrizione a carico del SSN è limitata alle seguenti condizioni:
- pazienti affetti da patologie su base allergica di grado medio e grave (rinocongiuntiviteallergicastagionale, orticaria persistente non vasculitica) per trattamenti prolungati (superiori ai 60 giorni)

- **TINSET® (OXOTOMIDE)(RR ROSSA - CLASSE A)(NOTA AIFA 89)**
  30 cp 30 mg
  Os gtt fl 30 ml 2,5%

  ADULTI→ 1 cp30 mg o 30 gtt 2 volte/die
  BAMBINI→ sospensione 2,5%
  0,5 mg/kg/somministrazione- 1 gtt ogni 2kg 2 volte/die

Nota 89:
La prescrizione a carico del SSN è limitata alle seguenti condizioni:
- pazienti affetti da patologie su base allergica di grado medio e grave (rinocongiuntiviteallergicastagionale, orticaria persistente non vasculitica) per trattamenti prolungati (superiori ai 60 giorni)

CORTICOSTEROIDI TOPICI

- **RINOCLENIL® (BECLOMETASONE DIPROPIONATO)**
  (SENZA OBBLIGO DI RICETTA MEDICA)
  100 mcg spray nasale 200 erogazioni

  ADULTI E BAMBINI > 6 ANNI→ 2 erogazioni in ciascuna narice 1 volta/die

- **LUNIS® (FLUNISOLIDE)(RR BIANCA- CLASSE C)**
  Spray nasale per 200 spruzzi

  ADULTI→ 2 spruzzi (50 mcg) per narice 2-3 volte/die
  BAMBINI > 5 ANNI→ 1 spruzzo per narice 3 volte/die

ANTIALLERGICI TOPICI

- **RINAZINA ANTIALLERGICA® (AZELASTINA CLORIDRATO)**
(SENZA OBBLIGO DI RICETTA MEDICA)
Spray nasale 1mg/ml soluz 10 ml

  ADULTI→ 1 spruzzo a narice 1-2 volte/die

DECONGESTIONANTI NASALI

- **ACTIFED NASALE® 0,05% (OXIMETAZOLINA)**
(SENZA OBBLIGO DI RICETTA MEDICA)
Spray nasale soluz 15 ml/

  ADULTI E BAMBINI> 12 ANNI→1 spruzzo a narice ogni 6-12 h

- **VICKS SINEX® (OXIMETAZOLINA)(SENZA OBBLIGO DI RICETTA MEDICA)**
Spray 15 ml

  ADULTI E BAMBINI> 12 ANNI→ 1-2 spruzzi a narice ogni 8-12 h

- **RINAZINA® (NAFAZOLINA)(SENZA OBBLIGO DI RICETTA MEDICA)**
100mg/100 ml spray nasale soluzione 15 ml
1mg/ml gocce nasali soluzione 10 ml

  ADULTI E BAMBINI> 12 ANNI→ 1-2 spruzzi a narice 2-3 volte/die o
2-3 gtt in ciascuna narice 2-3 volte/die

FORME IPERACUTE CON INTERESSAMENTO STATO GENERALE
CORTICOSTEROIDI PER OS

- **DELTACORTENE® (PREDNISONE) (RR ROSSA - CLASSE A)**
  10cp 25mg

  ADULTI→ dose iniziale ½ - 1cp/die
  (riducendo la dose gradualmente x 4-5 gg)

- **BENTELAN® (BETAMETASONE)(RR ROSSA - CLASSE A)**
  10 cp efferv 0,5 mg
  10 cp efferv1 mg

  ADULTI→ dose iniziale 2-3 cp da 1 mg al giorno
  BAMBINI→ dose iniziale 0,1-0,2 mg/Kg/die

  Riducendo gradualmente la dose in base all'evoluzione clinica

- **MEDROL® (METILPREDNISOLONE)(RR ROSSA - CLASSE A)**
  30 cp 4 mg
  30 cp 16 mg
  ADULTI→ dose iniziale12- 20 mgal giorno

NB:il fabbisogno corticosteroideo è MOLTO variabile, quindi la posologia va individualizzata tenendo conto della malattia e della risposta terapeutica del paziente.

PERTANTO,I DOSAGGI SU INDICATI SONO PURAMENTE INDICATIVI

SINUSITE E INFIAMMAZIONE SENI PARANASALI

La sinusite è un processo infiammatorio, acuto o cronico, delle mucose dei seni paranasali, spesso accompagnata da un processo infettivo primario o secondario.

In caso di sinusite, la mucosa infiammata aumenta il proprio volume, determinando un restringimento degli osti di comunicazione tra seni paranasali e cavità nasali.

Questo dà origine ad un ristagno del muco all'interno dei seni, che diviene un sito ideale per la crescita di batteri giunti dalle cavità nasali o dalla cavità orofaringea.

Si determina così una sovrapposizione tra infiammazione ed infezione.

Acuta	• ≤ 4 settimane • Presenza di due criteri maggiori oppure un criterio maggiore e due minori oppure pus all'esame delle cavità nasali • Considerare la possibilità di una rinosinusite batterica se i sintomi peggiorano dopo una settimana, durano più di 10 giorni oppure se la sintomatologia è molto grave.
Subacuta	• 4-12 settimane • Stessi criteri • Si risolve completamente con terapia medica
Acuta Ricorrente	• ≥ 4 episodi all'anno di durata ≥ 7-10 giorni • Stessi criteri
Cronica	• ≥ 12 settimane • Stessi criteri • Il dolore facciale non è significativo in assenza di altri criteri
Riacutizzazione Sinusite cronica	• Improvviso peggioramento della forma cronica con ritorno ai sintomi abituali dopo il trattamento

FATTORI DI RISCHIO

- Allergie come la febbre da fieno: l'infiammazione che consegue alle allergie può ostruire i seni.
- Polipi o tumori nasali: queste proliferazioni tessutali possono ostruire le narici o i seni.
- Deviazione del setto nasale: pieghe del setto nasale (la parete tra le narici) possono restringere o bloccare le vie di comunicazione con i seni.
- Infezioni dei denti: una piccola percentuale di sinusite consegue a infezioni dentali.
- Altre condizioni mediche: la fibrosi cistica, la malattia da reflusso gastroesofageo (MRGE) o disturbi del sistema immunitario possono dare complicanze che bloccano i seni paranasali o aumentano il rischio di infezione.

CAUSE

- Virali, se i sintomi durano circa 10 giorni o meno.
- Batteriche, se i sintomi persistono per più di 10 giorni e la situazione tende a peggiorare.
- Fungine

Adulti:
- *Sterptococcus Pneumoniae*
- *Haemophilus Influentiae*

Bambini:
- *Sterile (35%)*
- *Sterptococcus Pneumoniae*
- *Haemophilus Influentiae*

SINTOMI

- Cefalea
- Rinorrea
- Naso chiuso, ovattamento auricolare
- Dolore/pressione intorno a guance, occhi e/o sulla fronte
- Mal di testa frontale
- Febbre oltre i 38°
- Mal di denti
- Riduzione/perdita del senso dell'olfatto (iposmia/anosmia)
- Alito cattivo (alitosi)

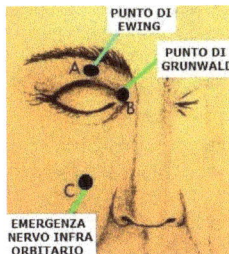

La sinusite può causare sintomi diversi a seconda dell'età:

- **I bambini più piccoli hanno spesso sintomi simili a quelli del raffreddore,** come, ad esempio, il naso chiuso o che cola e una febbre di debole intensità.

- **Nei bambini più grandi e negli adolescenti, i sintomi più frequenti della sinusite sono:** tosse secca durante il giorno (che non migliora dopo i primi sette giorni di sintomi del raffreddore), febbre, congestione che peggiora, mal di denti, mal d'orecchi o dolore al volto. A volte, gli adolescenti colpiti dalla sinusite presentano anche: mal di stomaco, nausea, mal di testa e dolore nella zona posteriore degli occhi.

Soprattutto negli **adulti,** uno dei sintomi più comuni di qualunque tipo di sinusite è il **dolore**, la cui ubicazione dipende da quali sono i seni infiammati.

- Un dolore alla fronte indica che sono affetti i seni frontali.

- Se il dolore interessa la mascella, l'arcata dentale superiore e le guance, possono essere colpiti i seni mascellari.

- Un dolore tra gli occhi, talvolta accompagnato da gonfiore delle palpebre e dei tessuti periorbitali, con dolorabilità alla pressione ai lati del naso può indicare una sinusite dei seni etmoidali.

- Dolore al collo e alle orecchie, con profonda dolorabilità in cima alla testa, può essere segno di infiammazione dei seni sfenoidali (che sono comunque quelli colpiti più raramente).

In aggiunta al dolore, i soggetti con sinusite hanno frequentemente dense secrezioni nasali, che possono essere biancastre, giallastre, verdastre o striate di sangue.

Talvolta, queste secrezioni si accumulano nello spazio retronasale e sono difficili da eliminare. Questo accumulo si chiama **scolo retronasale ("post-nasaldrip" in inglese).**

LE SINUSITI ACUTE E CRONICHE, INOLTRE, SONO TIPICAMENTE ASSOCIATE A CONGESTIONE NASALE E AD UNA GENERALE SENSAZIONE DI PIENEZZA DI TUTTA LA FACCIA.

DIAGNOSI

Diafanoscopia, che consiste nell'inserimento in bocca una piccola fonte luminosa.

Se la luce filtra attraverso le strutture ossee del volto, i seni paranasali sono liberi e non si è in presenza di sinusite.

Se, viceversa, non filtra o filtra solo in parte significa che i seni sono ostruiti da pus.

Radiografia o TC.

In alcuni casi, si rende necessario il prelievo di un campione all'interno del seno colpito, per determinare quali siano i batteri responsabili dell'infezione e scegliere l'antibiotico più indicato.

TRATTAMENTO

Nelle forme non complicate, per ridurre l'edema della mucosa, possono essere utili le terapie topiche con:

Decongestionanti nasali quali:

- **NEOSYNEPHRINE®/NASOMIXIN®(FENILEFRINA)**
  (SENZA OBBLIGO DI RICETTA MEDICA)
  2,5 mg/ml gtt nasali flacone 15 ml

  ADULTI→ 1-2 gtt per narice fino a 3-4 volte/die

Corticosteroidi quali:

- **RINOCLENIL® (BECLOMETASONE DIPROPIONATO)**
  (SENZA OBBLIGO DI RICETTA MEDICA)
  100 mcg spray nasale 200 erogazioni

  ADULTI E BAMBINI > 6 ANNI→ 2 erogazioni in ciascuna narice 1 volta/die

L'antibioticoterapia generalmente non è indicata come terapia iniziale, è da considerarsi qualora ci sia una peggioramento della sintomatologia o una persistenza della malattia (>1 settimana) ed è sempre indicata in caso di complicanze (es. polmoniti, mastoiditi), o nei pz anziani, con comorbilità importanti oppure immunodepressi.

1ª SCELTA

- **AUGMENTIN® (AMOXICILLINA SODICA + ACIDO CLAVULANATO)(=NEODUPLAMOX®, CLAVULIN®,ABBA®)**
(RR ROSSA-CLASSE A)

cp 1g (875mg+125 mg) 12 cp

polvere sospensione orale in bustine 1g (875 mg+125mg) 12 bustine

sospensione orale 400 mg/57 mg/5 ml (Disponibile in flaconi da 35, 70 o 140 ml)

ADULTI o BAMBINI DI PESO PARI o >40 Kg→ 1cp (o 1 bustina)ogni 8-12 ore (2-3volte/die)per 7-10 gg

BAMBINI <40 kg → sospensione orale 400 mg/57 mg, 50-75 mg/Kg al die
Poiché 1 ml=80 mg di AMOXICILLINA   50 mgDI AMOXICILLINA=0,6 ml
0,3 ml/kg ogni 8-12 h per 6-10 gg

-**Flacone sospensione 70ml e 140ml**
2-6anni:5ml ogni 12h
7-9anni:7,5ml ogni 12h
10-12 anni:1ml ogni 12h

-**bustine (400mg+57mg/bustina)**
2-6 anni: 1 bustina ogni 12h
7-12 anni:2 bustine ogni 12h

- **CEFIXORAL®= SUPRAX®= UNIXIME®(CEFEXIMA)(RR ROSSA-CLASSE A)**

  confezione 5 cp da 400mg

  sospensione 100mg/5ml

  ADULTI→1cp da 400mg/die

  BAMBINI→8mg/kg/die in 1-2 somministrazioni

           Sospensione 100mg/5ml: 1ml contiene 20mg

           8mg=0,4mg/kg/die

  Peso e rispettiva dose giornaliera:

10kg:80mg/4ml	20Kg:160mg/8ml
12kg:100mg/5ml	22,5kg:180mg/9ml
15kg: 120mg/6ml	25kg:200mg/10ml
17,5kg: 140mg/7ml	27,5kg: 220mg/11ml
25kg:200mg/10ml	30kg:240ml/12ml

2ª SCELTA (O IN CASO DI ALLERGIA ALLE PENICILLINE)

- **LEVOXACIN®= TAVANIC® (LEVOFLOXACINA)(RR ROSSA - CLASSE A)**

  5 cp 250 mg

  5 cp 500 mg

  ADULTI→ 1 cp 500 mg/die x 7-10 gg

CONTROINDICATA NEI BAMBINI E NEGLI ADOLESCENTI, NEI PZ G6PDH CARENTI E IN GRAVIDANZA

FARINGITE O MAL DI GOLA

Infiammazione acuta o cronica della faringe spesso causata da un'infezione virale(raffreddore e influenza) o batterica o da risalita del succo gastrico dallo stomaco.

Può manifestarsi **tumefazione linfonodale** sia in seguito ad infezione virale che in seguito ad infezione batterica.

SINTOMI

1. **INFEZIONE BATTERICA**: febbre alta, cefalea, artralgia, faringodinia e odinofagia.

Tonsille: ipertrofiche, arrossate, coperte da placche biancastre.

CAUSE

Negli adulti solo il 10-15% ha un'eziologia batterica.

Il patologo più frequentemente responsabile della faringite batterica e delle faringotonsilliti acute batteriche è lo Strept. B emolitico di gruppo A.

Altri microrganismi che portano a faringite batterica sono: il MycoplasmaPneumoniae, Strep.Pneumoniae, HaemophilusInfluenzae, BordetellaPertussis.

TERAPIA FARINGOTONSILLITE (FARINGITE BATTERICA)

- **ZIMOX® = VELAMOX® (AMOXICILLINA)(RR ROSSA - CLASSE A)**
  12cp da 1g (anche in formulazione solubile e masticabile)
  12cp da 500 mg (anche in formulazione solubile e masticabile)
  Sospensione orale 250mg/5ml 100ml

  ADULTI→1 cp da 1g 2-3 volte/dieo 1cp da 500mg 3volte/die x 6 -10gg
  BAMBINI→ Sospensione 50mg/ml
  40-90 mg/kg/die suddivisi in 3 somministrazioni
  <2 anni (fino ai 10 kg):2,5ml (125mg) 3 somministraz 1 ogni 8h
  2-10 anni (10-25 kg):5ml (250mg) 3 somministraz 1 ogni 8h
  >10 anni (oltre i 25 kg):10 ml (500mg) 3 somministraz 1 ogni 8h

- **AUGMENTIN® (AMOXICILLINA SODICA + ACIDO**
  CLAVULANATO)(=NEODUPLAMOX®, CLAVULIN®,ABBA®)
  (RR ROSSA-CLASSE A)
  cp 1g (875mg+125 mg) 12 cp
  polvere sospensione orale in bustine 1g (875 mg+125mg) 12
  bustine
  sospensione orale 400 mg/57 mg/5 ml
  Disponibile in flaconi da 35,70 o 140 ml

  ADULTI o BAMBINI DI PESO PARI o>40 Kg→1cp (o 1 bustina)ogni 8-12 ore (2-
  3volte/die)per 7-10 gg

  BAMBINI <40 kg → sospensione orale 400 mg/57 mg 50-75 mg/Kg al die
  Poichè1 ml=80 mg di AMOXICILLINA50 MG DI AMOXICILLINA=0,6 ML
  0,3 ml/kg ogni 8-12 h per 6-10 gg

Salvo nei casi più gravi, non è necessario interrompere l'allattamento.
(L'AUGMENTIN® SI PUÒ DARE DURANTE L' ALLATTAMENTO)

- **CEFIXORAL®= SUPRAX®= UNIXIME®(CEFEXIMA)(RR ROSSA-CLASSE A)**
  confezione 5 cp da 400mg
  sospensione 100mg/5ml

  ADULTI→1cp da 400mg/die
  BAMBINI→8mg/kg/die in 1-2 somministrazioni
     Sospensione 100mg/5ml: 1ml contiene 20mg
     8mg=0,4mg/kg/die
       Peso e rispettiva dose giornaliera:
     10kg:80mg/4ml   20Kg:160mg/8ml
     12kg:100mg/5ml   22,5kg:180mg/9ml
     15kg: 120mg/6ml   25kg:200mg/10ml
     17,5kg: 140mg/7ml   27,5kg: 220mg/11ml
     25kg:200mg/10ml   30kg:240ml/12ml

NEI PAZIENTI ALLERGICI ALLE PENICILLINE E SE E' DOCUMENTATA L'EZIOLOGIA STREPTOCOCCICA
SOMMINISTRARE:

- **MACLADIN®=KLACID®=VECLAM®(CLARITROMICINA)**
  (RR ROSSA - CLASSE A)
  14cp da 500mg

    ADULTI →1cp/die
    BAMBINI →da 6 mesi a 12 anni:
    MACLADIN®/KLACID®/VECLAM®GRANULATO®

        250 mg/5 ml: peso kg/2 volte/die

8kg:60mg	28kg:210 mg	48kg:360 mg
12kg:90 mg	32kg:240 mg	
16kg:120 mg	36kg:270 mg	
20Kg:150 mg	40kg:300 mg	
24Kg:180 mg	44kg:330 mg	

Il trattamento della faringotonsillite batterica è basato sulla somministrazione di antibiotici. Si possono, però, associare sia antiinfiammatori sistemici che topici.

- **FLOMAX®(FANS - MORNIFLUMATO)(RR BIANCA - CLASSE C)**
    confezione 20 cp da 700mg
    20 bustine da 350mg

    ADULTI → 1cp da 700mg 2volte/die ogni 12h o 2cp o 2
        bustine di FLOMAX® da 350mg 2volte/die

    BAMBINI:
    FINO A 4 ANNI (10-15Kg):½ bustina di FLOMAX® 350mg 1volta/die
    DA 4 A 8 ANNI (15-25Kg):½ bustina di FLOMAX® 350mg 2 volte/die
    DA 8 A 14 ANNI (25-45Kg):1 bustina da 350mg 2volte/die

- **FROBEN®**
  FROBEN GOLA 0,25% COLLUTORIO®(FANS- FLUBIPROFENE)
  (SENZA OBBLIGO DI RICETTA MEDICA)

  ADULTI→2 o 3 risciacqui o gargarismi/die
  (10ml di collutorio in forma pura o diluito con l'acqua)

- **FROBEN GOLA 0,25% SPRAY PER MUCOSA ORALE®**
  (SENZA OBBLIGO DI RICETTA MEDICA)
  ADULTI→2 spruzzi 3volte/die

- **FROBEN SCIROPPO® (FLUBIPROFENE)(RR ROSSA - CLASSE A)**
  5mg/ml 160ml
  (dose raccomandata 150-200mg/die in 2-4somministrazioni)

  ADULTI → 2 misurini da 10ml(100mg) 2-3volte/die
  BAMBINI → 6-12 anni 2 misurini da 10ml
  (10ml=50mg)2-3volte/die

- **BENACTIV GOLA® (FLURBIPROFENE)**
  (SENZA OBBLIGO DI RICETTA MEDICA)
  Spray per mucosa orale 15 ml
  16 cp 8,75 mg(disponibili vari gusti anche senza zucchero)

  ADULTI e BAMBINI <12 ANNI→ 2 nebulizzazioni nel cavo orofaringeo
  3 volte/die
  Oppure 1 cp ogni 3-6 h

- **GOLA ACTION® (BENZIDAMINA + CETILPIRIDINIO CLORURO)**
  (SENZA OBBLIGO DI RICETTA MEDICA)
  Spray per mucosa orale 150 +500mg/100 ml 15 ml
  20 cp orosolubili 3 + 1 mg (senza zucchero)

  ADULTI e BAMBINI <12 ANNI→ 1-2 nebulizzazioni nel cavo orofaringeo 3-5
  volte/die
  Oppure 1 cp 3-4 volte/die

- **PROPOL GEMMA SPRAY®**
  (SENZA OBBLIGO DI RICETTA MEDICA - PARAFARMACO)
  ADULTI→ 4 nebulizzazioni nel cavo orofaringeo fino a 4 volte/die
  BAMBINI→ 2 nebulizzazioni nel cavo orofaringeo fino a 2 volte/die

IN CASO DI TONSILLITE RICORRENTE O RECIDIVANTE

- **DALACIN C® (CLINDAMICINA)(RR ROSSA - CLASSE A)**
  12 cp 150 mg

  ADULTI→ 300 mg (2 cp) 4 volte/die x 10 gg

FARINGOTONSILLITE VIRALE

Infiammazione della mucosa della faringe sostenuta da un'infezione virale.

CAUSE

- Adenovirus
- Virus influenzali e parainfluenzali (Respovirus e Rubulavirus)
- Enterovirus
- Virus di Epstein Barr
- Paramixovirys
- Virus sinciziale umano

SINTOMI

- Febbre
- Ingrossamento e dolore ai linfonodi cervicali
- Difficoltà e dolore nella deglutizione
- Spossatezza e astenia
- Dolore generalizzato alle articolazioni

TRATTAMENTO

USARE SOLO FARMACI ANTIINFIAMMATORI E NON ANTIBIOTICI

- **FLOMAX®(FANS - MORNIFLUMATO)(RR BIANCA - CLASSE C)**
  confezione 20 cp da 700mg
  20 bustine da 350mg

  ADULTI → 1cp da 700mg 2volte/die ogni 12h o 2cp o 2
  bustine di FLOMAX® da 350mg 2volte/die

  BAMBINI:
  FINO A 4 ANNI (10-15Kg):½ bustina di FLOMAX® 350mg 1volta/die
  DA 4 A 8 ANNI (15-25Kg):½ bustina di FLOMAX® 350mg 2 volte/die
  DA 8 A 14 ANNI (25-45Kg):1 bustina da 350mg 2volte/die

- **FROBEN®**
  FROBEN GOLA 0,25% COLLUTORIO®(FANS- FLUBIPROFENE)
  (SENZA OBBLIGO DI RICETTA MEDICA)

  ADULTI→2 o 3 risciacqui o gargarismi/die
  (10ml di collutorio in forma pura o diluito con l'acqua)

- **FROBEN GOLA 0,25% SPRAY PER MUCOSA ORALE®**
  (SENZA OBBLIGO DI RICETTA MEDICA)
  ADULTI→2spruzzi 3volte/die

- **FROBEN SCIROPPO® (FLUBIPROFENE)(RR ROSSA - CLASSE A)**
  5mg/ml 160ml
  (dose raccomandata 150-200mg/die in 2-4somministrazioni)

  ADULTI → 2 misurini da 10ml(100mg) 2-3 volte/die
  BAMBINI → 6-12 anni2 misurini da 10ml
  (10ml=50mg)2-3volte/die

- **BENACTIV GOLA® (FLURBIPROFEN)**
  (SENZA OBBLIGO DI RICETTA MEDICA)
  Spray per mucosa orale 15 ml
  16 cp 8,75 mg(disponibili vari gusti anche senza zucchero)

  ADULTI e BAMBINI <12 ANNI→ 2 nebulizzazioni nel cavo orofaringeo 3 volte/die
  Oppure 1 cp ogni 3-6 h

- **GOLA ACTION® (BENZIDAMINA + CETILPIRIDINIO CLORURO)**
  (SENZA OBBLIGO DI RICETTA MEDICA)
  Spray per mucosa orale 150 +500mg/100 ml 15 ml
  20 cp orosolubili 3 + 1 mg (senza zucchero)

  ADULTI e BAMBINI <12 ANNI→ 1-2 nebulizzazioni nel cavo orofaringeo 3-5
  volte/die
  Oppure 1 cp3-4 volte/die

- **PROPOL GEMMA SPRAY®**
  (SENZA OBBLIGO DI RICETTA MEDICA - PARAFARMACO)
  ADULTI→4 nebulizzazioni nel cavo orofaringeo fino a 4 volte/die
  BAMBINI→2 nebulizzazioni nel cavo orofaringeo fino a 2 volte/die

TOSSE

Atto respiratorio modificato consistente in una breve fase inspiratoria seguita da un'espirazione brusca, violenta e rumorosa accompagnata o meno dall'espulsione di catarro.

TOSSE GRASSA O UMIDA→ accompagnata da espettorato di varia natura (CATARRO)

CATARRO: secrezione fisiologica delle ghiandole mucipare

presenti nelle mucose delle vie respiratorie

CATARRO VISCHIOSO E PERLACEO: infiammazione lieve

CATARRO DENSO GIALLO/VERDASTRO: infezione batterica

CATARRO ROSSASTRO: emorragia

CATARRO SCHIUMOSO SIEROSO TENDENTE AL ROSA: edema

polmonare

CATARRO SCHIUMOSO SIEROSO BIANCASTRO: carcinoma

polmonare

TOSSE SECCA → non accompagnata da espettorato

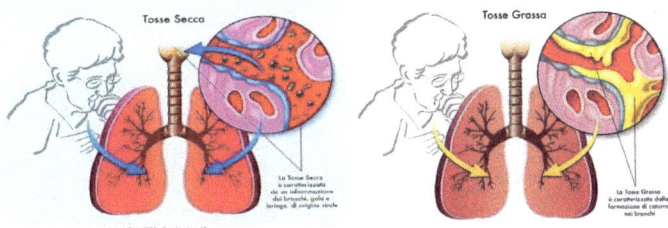

Chiedere al pz:

- Quando e come insorge la tosse (in che momento della giornata,in quale situazione e quali episodi la scatenano)

- Da quanto dura (distinzione tra tosse acuta e cronica)

- Se è grassa o secca

- Se ha altri sintomi associati (febbre, disfonia, mal di gola ecc.)

Sebbene nella maggior parte dei casi sia espressione di affezioni delle vie respiratorie, talvolta può essere un sintomo di altre patologie o un effetto collaterale di alcuni farmaci.

Pertanto, può essere importante sapere:

- Se soffre di reflusso gastroesofageo e se ha sintomi ad esso correlati

- Se soffre di scompenso cardiaco

- Se soffre di allergie

- Se ha iniziato da poco ad assumere farmaci antipertensivi (ACE inibitori)

In questi casi, il trattamento consiste nel trattamento della patologia di base o nella rimozione della causa scatenante (es. sospendere ACE inibitore)

TRATTAMENTO TOSSE (ANTITUSSIVI)

TOSSE SECCA

LEVOTUSS ®(LEVODROPROPIZINA)
(SENZA OBBLIGO DI RICETTA MEDICA)
sciroppo30mg/5ml flacone200 ml
gocce orali 60 mg/ml flacone 30 ml
10 bustine da 10 ml sciroppo monodose 60 mg/10 ml
20 cp 60 mg

ADULTI → 10ml di sciroppo
           o 1 cp da 60 mg
           o 20 gtt
           o 1 bustina di sciroppo monodose da 10 ml
           fino a 3volte/die (ad intervalli di almeno 6 h)

SCIROPPO
BAMBINI 10-20Kg → 3ml 3volte/die
BAMBINI 20-30Kg → 5ml 3 volte/die
BAMBINI 30 Kg→ 10 ml3 volte/die
    (ad intervalli di almeno 6 ore)

GOCCE ORALI (fino a 3 somministrazione/die ad intervalli di almeno 6 h)

7-10Kg 3gtt	29-31 Kg 10 gtt
11-13 Kg 4 gtt	32-34 Kg 11gtt
14-16 Kg 5 gtt	35-37 Kg 12 gtt
17-19 Kg 6 gtt	38-40 Kg 13 gtt
20-22 Kg 7 gtt	41-43 Kg 14 gtt
23-25 Kg 8 gtt	44-46 Kg 15 gtt
26-28 Kg 9 gtt	>46 Kg 20 gtt

CONTIENE LATTOSIO COME ECCIPIENTE

- **SEKI®(CLOPERASTINA) (SENZA OBBLIGO DI RICETTA MEDICA)**

  sciroppo 3,54 mg/ml 200 ml

  20 cp rivestite da 10 mg
  gocce orali 35,4mg/ml 25 ml

ADULTI →SCIROPPO

2 bicchierini tacca adulti (15 ml) la sera +

1 bicchierino (7,5 ml) la mattina +

1 bicchierino (7,5 ml) il pomeriggio

→ OPPURE CP

2 cp la sera + 1 cp la mattina + 1 cp il pomeriggio

→ OPPURE GOCCE ORALI

30 gtt la sera + 15 gtt la mattina + 15 gtt la sera

BAMBINI > 2 ANNI→SCIROPPO

2 bicchierini tacca bambini (7,50 ml) la sera +

1 bicchierino (3,75 ml) la mattina +

1 bicchierino (3,75 ml) il pomeriggio

→OPPURE GOCCE ORALI

14 gtt la sera + 8 gtt la mattina + 8 gtt la sera

CONTIENE SACCAROSIO (ATTENZIONE NEI PZ DIABETICI)
PUÒ DARE SONNOLENZA

- **PRIVITUSS® =CLOFEND® (LEVOCLOPERASTINA FENDIZOATO)**
  (RR BIANCA - CLASSE C)
  Sciroppo 708 mg/100 ml 200 ml

  <u>ADULTI</u> → 5 ml 3 volte/die
  <u>BAMBINI TRA 2-4 ANNI</u> →2 ml 2 volte/die
  <u>TRA 4-7 ANNI</u> → 3 ml 2 volte/die
  <u>TRA 7-15 ANNI</u>→ 5 ml 2 volte/die

- **BISOLVON TOSSE SEDATIVO® (DESTROMETORFANO)**
  (SENZA OBBLIGO DI RICETTA MEDICA)
  sciroppo 2mg/ml 200 ml
  20 pastiglie gommose 10,5 mg

  <u>ADULTI E RAGAZZI >12 ANNI</u> → 1-2 misurini corrispondenti a 5-10ml di
  sciroppo 4 volte/die
  (dose max giornaliera 8 misurini corrispondenti a 40ml)

  <u>BAMBINI</u> → non somministrare al di sotto di 12 anni

  NON USARE PER PIU' DI 5-7GIORNI

- **LISOMUCIL TOSSE SEDATIVO®(DESTROMETORFANO)**
  (SENZA OBBLIGO DI RICETTA MEDICA)
  Sciroppo 0,3% 100 ml
  24 cp 10 mg

  <u>ADULTI E ADOLESCENTI>15ANNI</u> → 5-10 ml 3-4volte/die rispettando un
  intervallo tra 6-8 h tra una somministrazione e
  l'altra.

  Dose max giornaliera 40 ml di sciroppo

  →Oppure 2 cp per 3-5 volte al giorno
  (sciogliere lentamente le pastiglie in bocca)

  <u>BAMBINI DAI 6 AI 15 ANNI</u> → 2,5 -5 ml a 3–4 volte/die
  Rispettando un intervallo minimo di 8 h tra una somministrazione e l'altra

Dose max giornaliera 15 ml di sciroppo

→Oppure 1 cp per 2-5 volte al giorno
(sciogliere lentamente le pastiglie in bocca)

SOMMINISTRARE DOPO I PASTI SENZA DILUIRLO

IL DOSAGGIO DEV'ESSERE DIMEZZATO IN PAZIENTI ANZIANI O CON INSUFFICIENZA RENALE E/O EPATICA

- **SINECOD TOSSESEDATIVO®(BUTAMIRATO CITRATO)**
  (SENZA OBBLIGO DI RICETTA MEDICA)
  Sciroppo30mg/10g 200ml
  Gocce orali 2 mg/ml 20 ml
  18 cp 5 mg senza zucchero

  ADULTI →sciroppo 15ml ogni 6-8h
  Oppure 40 gtt ogni 5-6h (diluite in acqua o latte)
  Oppure 1 cp ogni 4-6h (anche 2 cp insieme durante le ore
  notturne) (succhiate o masticate)

  BAMBINI 6-12 ANNI→sciroppo10ml ogni 6-8h
  Oppure 20 gtt ogni 6h (diluite in acqua o latte)
  >12 ANNI→1 cp ogni 6 h (anche 2 cp insieme durante le ore
  notturne) (succhiate o masticate)

NON SOMMINISTRARE AL DI SOTTO DI 6 ANNI

- **ACTIRIBEX TOSSE ®(DROPIROZINA)(SENZA OBBLIGO DI RICETTA MEDICA)**
  Sciroppo 0,3% 160ml

  ADULTI E RAGAZZI>13 ANNI →2 cucchiaini da thè 3- 4volte/die
  oppure 1 cucchiaino per 6-8 volte/die
  BAMBINI DA 6MESI AD 1 ANNO →¼ di cucchiaino da thè(5ml) 3-4 volte/die
  DA 1 A 3 ANNI: ½ cucchiaino da thè 3-4volte/die
  DA 3 A 13 ANNI: 1 cucchiaino da thè 3-4volte/die

TOSSE GRASSA

I MUCOLITICI non sono indicati nei bambini di età < 2 anni e nei pazienti con difficoltà di espettorazione.

- **FLUIBRON®(AMBROXOLO)(SENZA OBBLIGO DI RICETTA MEDICA)**

  Sciroppo 15mg/5ml 200ml

  ADULTI →10ml 3 volte/die successivamente 5ml 3volte/die

  BAMBINI DA 2 A 5 ANNI →2,5ml di sciroppo 3 volte/die

  OLTRE 5 ANNI→ 5ml 3volte/die

- **= MUCOSOLVAN® (AMBROXOLO)(SENZA OBBLIGO DI RICETTA MEDICA)**
  Sciroppo 15mg/5ml 200 ml

  ADULTI →10ml 3 volte/die

  BAMBINI DA 2 A 5 ANNI →3 ml di sciroppo 3 volte/die

  OLTRE 5 ANNI→ 3ml 4volte/die

- **FLUIFORT®(CARBOCISTEINA-SALI DI LISINA)®**

  (SENZA OBBLIGO DI RICETTA MEDICA - CLASSE C)

  Sciroppo 90mg/ml 200ml

  2,7g/10 ml sciroppo monodose in 6 o 12 bustine

  2,7 g granulato per soluzione orale 10 o 30 bustine

ADULTI→1 bustina di granulato o di sciroppo monodose/die o

1 misurino da 15ml di sciroppo 2-3volte/die con un intervallo tra

un'assunzione e l'altra di almeno 8h

- = **LISOMUCIL TOSSE MUCOLITICO®(CARBOCISTEINA)**
  (SENZA OBBLIGO DI RICETTA MEDICA - CLASSE C)
  Sciroppo 750 mg/15 ml flacone 200 ml disponibile con e senza zucchero

  ADULTI→ 1 misurino da 15 ml 3 volte/die

- **FLUIMICIL®(ACETILCISTEINA)(RR BIANCA - CLASSE C)**

  30 Cp effervescenti 600 mg

  30 bustine da 600 mg

  ADULTI→1 bustina o 1 cp effervescente da 600 mg disciolta in

  acqua 1 volta/die x 5-10gg

- **BISOLVON LINCTUS®(BROMEXINA)**

  (SENZA OBBLIGO DI RICETTA MEDICA- CLASSE C)

  Sciroppo 4mg/5ml 200ml

  ADULTI→5-10ml 3 volte/die

  BAMBINI >2ANNI→2,5- 5ml 3 volte/die

- **SOBREPIN®= SOPULMIN®(SOBREROLO)**

  (SENZA OBBLIGO DI RICETTA MEDICA - CLASSE C)

  Sciroppo 40mg/5ml 200ml

  24 bustine di granulato per soluzione orale 300 mg

  ADULTI→10-20ml di sciroppo 2 volte/die o 2 bustine di granulato/die

  BAMBINI >2ANNI→10 ml di sciroppo 2 volte/die

CONTIENE ETANOLO: MEGLIO NON USARE NEI BAMBINI CON MENO DI 6 ANNI

PER TOSSE SECCA E GRASSA

- **GRINTUSS ® (SENZA OBBLIGO DI RICETTA MEDICA)**

  Sciroppo adulti flacone 180 gr/ 132 ml

  20 Compresse adulti orosolubili monodose

  Pediatric sciroppo 180 gr/ 132 ml

  ADULTI E RAGAZZI >12 ANNI→ sciroppo adulti 10 ml (2 cucchiaini) 2-4 volte/die

  Oppure 1cp 2-4 volte/die

BAMBINI→ pediatric sciroppo

DA 1 A 6 ANNI→5 ml (1cucchiaino) 2-4 volte/die

>6 ANNI→10 ml (2 cucchiaini) 2-4volte/die

CONTIENE SOSTANZE NATURALI E PUÒ ESSERE USATO IN GRAVIDANZA, ALLATTAMENTO E NEI CELIACI PERCHÉ NON CONTIENE GLUTINE.

CONTIENE MIELE: FAR ATTENZIONE NEI PZ DIABETICI

- **PARACODINA (CODEINA)(RR ROSSA - CLASSE A)(NOTA AIFA 31)**

  Gocce orali 10,25 mg/ml flacone 15 g

  ADULTI→ 25-30 gtt 3-4 volte/die

  RAGAZZI→ 10-20 gtt 3-4 volte/die

  BAMBINI OLTRE I 2 ANNI→ 5-10 gtt 1-3 volte/die

Nota AIFA 31:
la prescrizione a carico del SSN è limitata alle seguenti condizioni:
-tosse persistente non produttiva
-nella gravi pneumopatie croniche
-nelle neoplasie polmonari primitive o secondarie

LE GOCCE DEVONO ESSERE ASSUNTE A STOMACO PIENO CON UN PO' D'ACQUA.

PUÒ DARE SEDAZIONE E SONNOLENZA.

PUÒ DARE DIPENDENZA: USARE PER UN BREVE PERIODO

BRONCHITE

Infiammazione delle mucose dei bronchi.

Bronchite

Sezione di un anello cartilagineo
Vie respiratorie infiammate
Superficie interna ciliata del bronco
Dotti ghiandolari
Muco

CAUSE

- **VIRUS** (Virus influenzali, Virus respiratorio sinciziale, Adenovirus) a cui possono sovrapporsi **INFEZIONI BATTERICHE** (Haemophilusinfluenzae, StreptococcusPneumoniae, Moraxellacatarrhalis).

I virus influenzali distruggono le cellule della mucosa respiratoria, favorendo la penetrazione e l'attecchimento dei batteri.

SEGNI ESINTOMI

- Esordio graduale, malessere generale ed astenia
- Febbre di media entità con condizioni generali buone
- Produzione di escreato (chiaro, giallo ,verde o striato di sangue)
- A volte sensazione di bruciore retrosternale
- Raucedine
- Quasi sempre associata a faringite o laringite

- All'EO rantoli più o meno grossolani

DIAGNOSI

- Esame obiettivo (ricerca dei sintomi sopraelencati, auscultazione),
- Accertamenti ematici (leucocitosi neutrofila, ricerca sierologica di anticorpi specifici contro determinati virus),
- Coltura dell'escreato (ricerca dei patogeni nel catarro)
- radiografia del torace(aspecifica in caso di bronchite. Può, però, essere utile per escludere la presenza di una polmonite)

TRATTAMENTO BRONCHITE

- Riposo a lettonelle fasi più acute

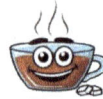

- Idratazione; bevande calde favoriscono l'espettorazione   Tea

- Abolizione del fumo
- Antibiotici se sospettiamo infezione batterica o sovrainfezione
- Sedativi della tosse se tosse notturna insistente
- Analgesici ed antipiretici al bisognobisogno (in caso di dolore toracico, malessere generale o febbre)

ANTIBIOTICI

Di norma, il trattamento antibiotico non è indicato (dato che spesso la bronchite è di origine virale).

E' indicata nel caso di presenza di comorbilità (cardiache, respiratorie, immunodepressione ecc), quando sono presenti complicanze (polmonite, mastoidite ecc), nei pazienti anziani >80 aa.

- **AUGMENTIN® (AMOXICILLINA SODICA + ACIDO CLAVULANATO)(=NEODUPLAMOX®, CLAVULIN®,ABBA®)**

  (RR ROSSA - CLASSE A)

  cp 1g (875mg+125 mg) 12 cp

  polvere sospensione orale in bustine 1g (875 mg+125mg) 12

bustine

sospensione orale 400 mg/57 mg/5 ml

Disponibile in flaconi da 35,70 o 140 ml

ADULTI o BAMBINI DI PESO PARI o >40 Kg→ 1cp (o 1 bustina)ogni 8-12 ore (2-
3 volte/die) per 7-10 gg

BAMBINI <40 kg → sospensione orale 400 mg/57 mg 50-75 mg/Kg al die

Poichè 1 ml=80 mg di AMOXICILLINA 50 MG DI AMOXICILLINA=0,6 ML

0,3 ml/kg ogni 8-12 h per 6-10 gg

 Salvo nei casi più gravi, non è necessario interrompere l'allattamento.

(L'AUGMENTIN® SI PUÒ DARE DURANTE L' ALLATTAMENTO)

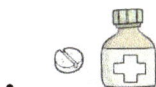

- **MACLADIN®=KLACID®=VECLAM®(CLARITROMICINA)**
  (RR ROSSA - CLASSE A)
  14cp da 500mg

  ADULTI →1cp/die
  BAMBINI →da 6 mesi a 12 anni:
  MACLADIN®/KLACID®/VECLAM®GRANULATO®

  250 mg/5 ml: peso kg/2 volte/die

8kg:60mg	28kg:210 mg	48kg:360 mg
12kg:90 mg	32kg:240 mg	
16kg:120 mg	36kg:270 mg	
20Kg:150 mg	40kg:300 mg	
24Kg:180 mg	44kg:330 mg	

In caso di recidiva di episodi infettivi nell'ultimo anno, nelle forme severe o nei casi di associata
insufficienza respiratoria:

- **LEVOXACIN® (LEVOFLOXACINA)(RR ROSSA - CLASSE A)**

  5 cp 250 mg

  5 cp 500 mg

  ADULTI→500-750 mg/die in un' unica somministrazione x 8 gg

ANALGESICI E ANTIPIRETICI

- **ASPIRINA®=VIVIN® (ACIDO ACETILSALICILICO)**
  (SENZA OBBLIGO DI RICETTA MEDICA - CLASSE C)

  500 mg cp (ACIDO ACETIL SALICILICO):

  ADULTI→1-2cp da 500mg ad intervalli di
  4-8 ore fino a 2-3volte/die (a stomaco pieno, preferibilmente
  dopo i pasti principali)

  ACIDO ACETILSALICILICO CON VITAMINA C (VIVIN C®)
  330 + 200 mg cp:
  ADULTI→1-2 cp 2-3volte/die (a stomaco pieno preferibilmente dopo i pasti
  principali)

- NON SOMMINISTRARE IN BAMBINI DI ETA' <16 ANNI
- NON SOMMINISTRARE IN PZ FABICI
- NON SOMMINISTRARE NELL'ULTIMO TRIMESTRE DI GRAVIDANZA E DURANTE
  L'ALLATTAMENTO

OKI® (KETOPROFENE+ SALI DI LISINA)(RR ROSSA - CLASSE A)
(NOTA AIFA 66)
30bustine 80mg

NOTA AIFA 66 La prescrizione dei farmaci antinfiammatori non steroidei a carico del SSN è limitata alle seguenti condizioni patologiche:
- Artropatie su base connettivitica
- Osteoartrosi in fase algica o infiammatoria
- Dolore neoplastico
- Attacco acuto di gotta.

ADULTI→una bustina intera da 80 mg fino a 3volte/die durante i pasti
(indicativamente ogni 8 ore).
BAMBINI DI ETÀ TRA I 6 ED I 14 ANNI→ ½ bustina fino a 3volte/die durante i pasti.

NON SOMMINISTRARE NEI BAMBINI <6ANNI

**ACETAMOL® 20cp da 500mg = EFFERALGAN® 16cp da 500mg = TACHIPIRINA®
20 cp da 500mg (PARACETAMOLO)(SENZA OBBLIGO DI RICETTA MEDICA
CLASSE C)**

ADULTI→2-3cp da 500mg x 3-4gg ogni 4h
BAMBINI:
TRA 6-10 ANNI(21-25KG) ½ cp da 500mg ogni 4h
TRA 8 E 13 ANNI(26-40KG)1cp ogni 6 h senza superare le 4
somministraz /die
TRA 13 E 15 ANNI(41-50KG)1cp ogni 4 h senza superare le 6
somministraz /die
>15 ANNI (50KG)1cp ogni 4 h senza superare le 6 somministraz /die

BRONCODILATATORI

Se è presente sintomatologia asmatica (dispnea con reperto di broncospasmo)

- **BRONCOVALEAS®= VENTOLIN® (SALBUTAMOLO)**
  Sospensione per inalazione 100 mcg

  ADULTI→1-2 puff fino 4 volte/die

POLMONITE

La **polmonite** è una malattia sistema respiratorio caratterizzata dall'infiammazione degli alveoli polmonari, i quali si riempiono di liquido che ostacola la funzione respiratoria.

CAUSE

BATTERICHE

- Da**Pneumococco** (comunemente precedute da una infezione virale delle prime vie aeree),
- da **Stafilococco aureo** (che generalmente si manifestano come complicanza nel corso delle grandi
epidemie di influenza)
- da **Klebsiellapneumoniae**
- da **Pseudomonasaeruginosa** (in soggetti deboli, in bambini, o in quanti siano stati sottoposti a protratte terapie antibiotiche)

NON BATTERICHE (DA ALTRI AGENTI EZIOLOGICI O ATIPICHE)

- Virus influenzale
- Adenovirus
- Herpes virus
- Virus Respiratorio Sinciziale
- Mycoplasmapneumoniae
- Rickettsia e Chlamydia

SEGNI E SINTOMI

- Esordio brusco
- Febbre elevata preceduta da brivido resistente agli antipiretici
- Frequente il dolore puntorio toracico aggravato dal respiro
- Condizioni generali compromesse
- Espettorato purulento, a volte rugginoso o striato di sangue

- All'EO rantoli a piccole bolle/crepitanti
- MV ridotto o abolito e sostituito da soffio bronchiale, sfregamenti pleurici nella sede del dolore, ottusità alla percussione.

DIAGNOSI

- Esame obiettivo
- Rx torace
- Esame e coltura dell'espettorato
- Broncoscopia

TRATTAMENTO POLMONITE

La terapia consiste nel :

-Riposo a letto

-Idratazione per os
-Drenaggio posturale con frequenti cambi di decubito (per impedire il formarsi di tappi mucosi o atelettasie)
-Terapia dell'insufficienza cardiaca (ricercarla sempre, spesso viene scatenata dall'infezione)

ANTIBIOTICO TERAPIAEMPIRICA

Nei pazienti giovani, in buone condizioni generali, senza terapia antibiotica precedente, con polmonite acquisita in comunità.

- **MACLADIN®=KLACID® =VECLAM®(CLARITROMICINA)**
  (RR ROSSA - CLASSE A)
    14 cp da 500 mg
    12 cp 250 mg
    14 bustine 250 mg
    Granulato per sosp orale 125mg/ 5 ml flacone 100 ml
    Granulato per sosp orale 250 mg/5ml flacone 100 ml

    ADULTI E BAMBINI > 12 ANNI→ 1cp 500 mg ogni 12h x 8-10 gg
    BAMBINI DA 6 MESI A 12 ANNI:
        15mg/Kg/die diviso in 2 somministrazioni per 7-10 gg
        (quindi 7,5 mg/kg ogni 12 h)

- **Granulato per sospensione orale 125mg/5 ml**
        0,3 ml (7,5mg) /kg ogni 12 h
  NB: nella confezione è presente la siringa dosatrice con tacche per peso da 2 a 24 kg

- **Granulato per sospensione orale 250mg/5 ml**
        0,15 ml (7,5mg) /kg ogni 12 h
  NB: nella confezione è presente la siringa dosatrice con tacche per peso da 4 a 48 kg

Nei pz con comorbilità, defedati o che hanno effettuato trattamenti antibiotici negli ultimi 2 mesi:

- **TAVANIC®=LEVOXACIN® (LEVOFLOXACINA)(RR ROSSA - CLASSE A)**
  5 cp 500 mg

  ADULTI→ 1 cp 500 mg x 7-10 gg

NON SI PUÒ SOMMINISTRARE NEI BAMBINI, IN GRAVIDANZA E ALLATTAMENTO
E NEI G6PDH CARENTI.

OPPURE

- **ROCEFIN® (CEFTRIAXONE) (RR ROSSA - CLASSE A)**
  1 fl 1 gr+ fl 3,5 ml IM

  ADULTI E BAMBINI > 12 ANNI→1 fl 1 gr IM1 volta/diex 7-10 gg

NB: può essere utile soprattutto nei pz con difficoltà deglutitorie, vomito, malassorbimento o che rifiutano la somministrazione orale.

OPPURE

Si può considerare l'associazione di AMOXICILLINA/ACIDO CLAVULANICO + CLARITROMICINA

In caso di mancata risposta o di complicanze, è opportuno ospedalizzare il paziente.

PER IL TRATTAMENTO DEL DOLORE E DELLA FEBBRE

FANS E PARACETAMOLO

- **TACHIPIRINA® (PARACETAMOLO)(RR BIANCA-CLASSE C RICHIESTA SOLO PER LA TACHIPIRINA DA 1000mg. PER TUTTE LE ALTRE FORMULAZIONI NON È NECESSARIA)**

GRANULATO EFFERVESCENTE 20 BUSTINE DA 125 MG IN BUSTINE
Sciogliere il granulato effervescente in un bicchiere d'acqua.

- **Bambini di peso compreso tra 7 e 10 kg (approssimativamente tra i 6 ed i 18 mesi):** 1 bustina alla volta, da ripetere se necessario dopo 6 ore, senza superare le 4 somministrazioni al giorno.
- **Bambini di peso compreso tra 11 e 12 kg (approssimativamente tra i 18 ed i 24 mesi):** 1 bustina alla volta, da ripetere se necessario dopo 4 ore, senza superare le 6 somministrazioni al giorno.
- **Bambini di peso compreso tra 13 e 20 kg (approssimativamente tra i 2 ed i 7 anni):** 2 bustine alla volta (corrispondenti a 250 mg di paracetamolo), da ripetere se necessario dopo 6 ore, senza superare le 4 somministrazioni al giorno.
- **Bambini di peso compreso tra 21 e 25 kg (approssimativamente tra i 6 ed i 10 anni):** 2 bustine alla volta (corrispondenti a 250 mg di paracetamolo), da ripetere se necessario dopo 4 ore, senza superare le 6 somministrazioni al giorno.

COMPRESSE DA 10 cp DA 500 mg

- **Bambini di peso compreso tra 21 e 25 kg(approssimativamente tra i 6 ed i 10 anni):** 1/2 compressa alla volta, da ripetere se necessario dopo 4 ore, senza superare le 6 somministrazioni al giorno (3 compresse).
- **Bambini di peso compreso tra 26 e 40 kg (approssimativamente tra gli 8 ed i 13 anni):** 1 compressa alla volta, da ripetere se necessario dopo 6 ore, senza superare le 4 somministrazioni al giorno.
- **Ragazzi di peso compreso tra 41 e 50 kg (approssimativamente tra i 12 ed i 15 anni):** 1 compressa alla volta, da ripetere se necessario dopo 4 ore, senza superare le 6 somministrazioni al giorno.
- **Ragazzi di peso superiore a 50 kg (approssimativamente sopra i 15 anni):**1 compressa alla volta, da ripetere se necessario dopo 4 ore, senza superare le 6 somministrazioni al giorno.
- **Adulti:** 1 compressa alla volta, da ripetere se necessario dopo 4 ore, senza superare le 6 somministrazioni al giorno. Nel caso di forti dolori o febbre alta, 2 compresse da 500 mg da ripetere se necessario dopo non meno di 4 ore

PLEURITE

La pleurite è un'infiammazione acuta o cronica della pleura, il doppio foglietto sieroso che riveste l'interno della cavità toracica e circonda i polmoni.

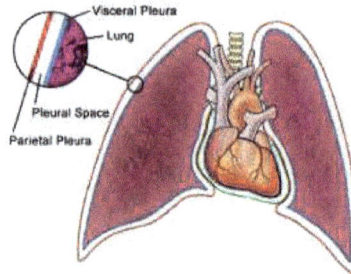

CAUSE

Causa principale di pleurite	Cause frequenti di pleurite	Cause minori di pleurite
Infezione virale	embolia polmonare	Artrite reumatoide
Infezione batterica (specie di tipo tubercolare)	lesioni toraciche	Cancro al polmone
	lupus eritematoso	Cancro pleurico
	malattie legate all'amianto	Fratture costali
	polmonite	Infezioni fungine e
	trauma toracico	parassitarie
		Polmone collassato (pneumotorace)

SEGNI E SINTOMI

- Febbre
- dolore puntorio in una regione toracica aggravato dai movimenti dalla tosse e dal respiro, tosse secca

- All'EO riduzione del MV, del FVT e ottusità percussoria.
- Sfregamenti pleurici.

DIAGNOSI

Esame obiettivo (Il fonendoscopio consente di percepire il caratteristico attrito provocato dallo sfregamento dei polmoni durante la respirazione e permette di dare un'idea sulla gravità dell'affezione).

Dopo queste indagini è possibile procedere con test più specifici:

1. Analisi del sangue: aiutano a comprendere le possibili patologie, come infezioni batteriche, polmonite, embolia polmonare, lupus e febbre reumatica.

2. Controllo di pressione arteriosa, frequenza cardiaca e respiratoria, temperatura basale

3. Radiografia del torace:

4. Toracentesi(in caso di versamento pleurico): esame diagnostico che permette di ottenere un campione di liquido accumulato nella cavità pleurica. Dalle analisi dei campione è possibile risalire alla causa che ha scatenato la pleurite

5. TC (tomografia computerizzata)

6. Risonanza magnetica

7. Analisi dell'espettorato: identifica il patogeno coinvolto nell'eventuale infezione coinvolta nella pleurite

8. Biopsia: esame diagnostico invasivo, utilizzato in caso di neoplasia o tubercolosi sospette. L'esame consiste nel prelievo di un campione di pleura e nell'esame microscopico.

TRATTAMENTO PLEURITE

- **PROCEDERE COL RICOVERO OSPEDALIERO (IL TRATTAMENTO DIPENDE DALLA CAUSA CHE L'HA PROVOCATA)**

ASMA

L'**asma** è una malattia infiammatoria caratterizzata da ostruzione generalmente reversibile delle vie aeree inferiori spesso in seguito a sensibilizzazione da parte di allergeni.

Nei soggetti predisposti questa infiammazione provoca episodi ricorrenti di respiro sibilante e fischiante, difficoltà respiratoria, senso di costrizione toracica e tosse.

Tali episodi si presentano generalmente "a crisi" lasciando periodi di relativo benessere fra una crisi e l'altra.

L'asma è caratterizzata da episodi ricorrenti di respiro sibilante, dispnea, senso di costrizione toracica e tosse.

ATTACCO D'ASMA

Allergeni ambienti interni	Allergeni ambienti esterni	Allergeni alimentari
Acari	Polline di piante	Arachidi
Muffe		Crostacei
Scarafaggi	Polline di erbe	Fragole
		Latte
Pelo di animali	Polline di fiori	Uova

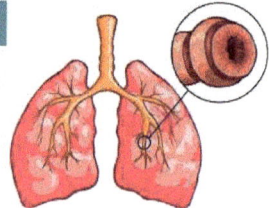

La crisi di asma è piuttosto frequente, va distinta dalla dispnea cardiaca e dalla dispnea psicogena.

ANAMNESI

Il paziente è cardiopatico? è asmatico? ha BPCO (riacutizzazione)? ha assunto aspirina prima dell'attacco di dispnea?

ESAME OBIETTIVO

- Valutare FC e FR
- Paziente agitato che respira a fatica
- L'entità della tosse, della dispnea e dei sibili non correlano in modo preciso con la severità della crisi.

L'USO DEI MUSCOLI ACCESSORI DELLA RESPIRAZIONE E LE RETRAZIONI
RETROSTERNALI SUGGERISCONO UNA CRISI SEVERA.

TRATTAMENTO CRISI D'ASMA

REMEMBER
I FARMACI DA USARE SONO I BRONCODILATATORI

CRISI ASMATICA LIEVE

**B2 AGONISTI A BREVE DURATA D'AZIONE PER VIA INALATORIA
(SPRAY PREDOSATO O NEBULIZZAZIONE)**

Rappresentano i farmaci di prima scelta nella crisi d'asma

(Da utilizzare con cautela nei pz cardiopatici soprattutto con angina)

- **VENTOLIN ®= BRONCOVALEAS®(SALBUTAMOLO)(RR ROSSA - CLASSE A)**
  (sospensione inalatoria -spray predosato 100mcg(200 inalazioni)

  ADULTI E BAMBINI→ 1-2 puff/10 Kg/dose ripetuti, se necessario, ogni

  20-30 min nella prima ora , poi ogni1-4 h secondo necessità

NB: Nei bambini è opportuno l'utilizzo del distanziatore

OPPURE, PER VIA AEROSOLICA (NEBULIZZAZIONE)

- **BRONCOVALEAS®(SALBUTAMOLO)(RR ROSSA - CLASSE A)**
  Soluzione per nebulizzazione 5 mg/ml flacone 15 ml (1 gtt=0,25 mg)

  ADULTI E BAMBINI→ 0,15 mg/kg/dose (6 gtt ogni 10 Kg) dose minima 5 gtt

  (1,25 mg) max 20 gtt (5 mg)

  Da diluire in 3 cc di soluzione fisiologica

DECISIONI OPERATIVE NELLA GESTIONE DELL'ATTACCO ACUTO LIEVE DI ASMA

Capacità di parola	discorsi
Frequenza respiratoria	normale
Colorito	normale
Sensorio	normale
Wheezing	fine espiratorio
Uso muscoli accessori	assente
Frequenza cardiaca	normale
PEF-FEV1	> 80 %
SaO2 (in aria)	> 95%
PaCO2 (mmHg)	< 38

SALBUTAMOLO
con spray con distanziatore o nebulizzazione, ogni 20 min fino ad un massimo di 3 dosi

soddisfacente e stabile per 1 h   **RISPOSTA**   insoddisfacente o ricaduta nella 1°h

RICOVERO NON NECESSARIO	**RIPETERE:**	
Il paziente può continuare il **SALBUTAMOLO** ogni 4-6 h , poi con frequenza minore per 7 giorni.	**SALBUTAMOLO**(ogni 20 min.per 3 dosi) + **STEROIDE per os (CSO)**	
	Migliora	**Non migliora**
Per i pazienti in trattamento con **STEROIDI INALATORI (CSI)** continuare ad utilizzarli alle loro dosi abituali	**CONTINUARE SALBUTAMOLO e CSO**	**TRATTARE COME ATTACCO MODERATO**

CRISI ASMATICA MODERATA

B2 AGONISTI A BREVE DURATA D'AZIONE PER VIA INALATORIA

COME NELLA CRISI ASMATICA LIEVE

+

- O_2 TERAPIA:Somministrare ossigeno supplementare in cannule nasali o maschera di Venturi affinchè venga raggiunta una saturazione > 90%.

+

- **ANTICOLINERGICI**

    ATEM® (IPATROPIO BROMURO)(RR ROSSA - CLASSE A)

    Soluzione da nebulizzare monodose 10 fl 0,5 mg/2ml (1ml=250mcg)

    BAMBINI <4 ANNI→ 125-250 mcg(1/4 - ½ fl)

    >4 ANNI→250-500 mcg(½- 1 fl)

- **CORTICOSTEROIDI SISTEMICI PER OS**

    DELTACORTENE® (PREDNISONE) (RR ROSSA - CLASSE A)
    10 cp 25 mg

    10 cp o 20 cp 5 mg

    ADULTI E BAMBINI→ 1-2 mg/kg/die (max 40 mg a dose) in 2-3 somministrazioni

OPPURE

- ⊘ **BENTELAN®(BETAMETASONE)(RR ROSSA - CLASSE A)**

    10 cp eff 0,5 mg

    10 cp eff 1 mg

    <u>ADULTI E BAMBINI</u>→ 0,1-0,2 mg/kg/die (max 4 mg a dose) in 2-3 somministrazioni

---

DECISIONI OPERATIVE NELLA GESTIONE DELL'ATTACCO ACUTO MODERATO DI ASMA	
Capacità di parola	frasi
Frequenza respiratoria	aumentata
Colorito	pallore
Sensorio	agitazione
Wheezing	espiratorio
Uso muscoli accessori	moderato
Frequenza cardiaca	aumentata
PEF-FEV1	60-80 %
SaO2 (in aria)	92-95 %
PaCO2 (mmHg)	38-42

SALBUTAMOLO + IPRATROPIUM
con distanziatore o nebulizzazione ogni 20 min per 3 dosi
STEROIDE per os

soddisfacente e stabile per 1 h	**RISPOSTA**	insoddisfacente o ricaduta nella 1° h

Ridurre progressivamente la frequenza di somministrazione di **SALBUTAMOLO + IPRATROPIUM** Continuare **CSO** Eventualmente	**RICOVERO:** Ripetere: **SALBUTAMOLO+IPRATROPIUM** (ogni 20 min. per 3 dosi) Continuare **CSO** Somministrare **O2**	
	Migliora	**Non migliora**
CONTINUARE solo SALBUTAMOLO e CSO	Ridurre in base alla risposta clinica	**TRATTARE COME ATTACCO GRAVE**

NELLE CRISI ASMATICHE SEVERE

- B2 agonisti a breve durata d'azione per via inalatoria +

- O$_2$ terapia +   come nelle crisi moderate

- Anticolinergici +

- **CORTICOSTEROIDI EV**

  URBASON® (METILPREDNISOLONE)(RR ROSSA - CLASSE A)

   20 mg/ml sol iniettabile (3fl polvere+ 3 fl solvente)

   40 mg/ml sol iniettabile(1 fl polvere+ 1 fl solvente)

   ADULTI E BAMBINI→1-2 mg/Kg/die ogni 6-8h (max 40 mg/dose)

   OPPURE

   FLEBOCORTID®(IDROCORTISONE)(RR ROSSA - CLASSE A)

   ADULTI E BAMBINI→1 g/10 ml soluzione iniettabile (1 fl polvere + 1 fl

   solvente)

   5-10 mg/Kg/die ogni 6-8 h

In caso di risposta inadeguata nelle forme severe, considerare anche:

- **B2 AGONISTI A BREVE DURATA D'AZIONE PER VIA EV**

    VENTOLIN® (SALBUTAMOLO)(OSP - USO OSPEDALIERO)

    10 fl 100 mcg5 ml

    10 fl 500 mcg 1 ml

    ADULTI E BAMBINI→10 mcg/Kg (dose bolo) in 10 minseguita da

    infusione continua di 0,2 mcg /Kg/min

In caso di mancata risposta, aumentare la dose di 0,1 mcg/Kg ogni 15 min fino ad un max di 2 mcg/Kg/min

- **TEOFFILINA (RR BIANCA - CLASSE C)**

    TEFAMIN® (AMINOFILLINA)

    5 fl 240 mg/10 ml

    Bolo 6-7 mg/Kg in 50 cc di soluzione fisiologica in 20-30 min EV

    Poi 1 mg/Kg/h nei BAMBINI <12 ANNI;

    0,5 mg/Kg/h nei RAGAZZI >12 ANNI

- **MAGNESIO SOLFATO (OSP - USO OSPEDALIERO)**

    10 fl 1 g 10 ml

    10 fl 2 g 10 ml

    25-50 mg/Kg in 15-20 min EV diluiti in 100 cc di soluzione fisiologica

SOLO NEI CASI GRAVISSIMI, CON PERICOLO DI ARRESTO IMMINENTE CONSIDERARE LA SOMMINISTRAZIONE DI:

- **ADRENALINA (RR BIANCA - CLASSE C)**

    5 fl 0,5 mg 1 ml

    5 fl 1 mg 1 ml

    0,001 mg/Kg (max 0,3 mg) IM fino a 3 somministrazioni ogni 5 min

SE IL PAZIENTE NON MIGLIORA NEL GIRO DI UN ORA, RICOVERARE.

NON TROVANO RAGIONE D'USO I SEDATIVI DELLA TOSSE, I MUCOLITICI E IL

SODIO CROMOGLICATO.

DECISIONI OPERATIVE NELLA GESTIONE DELL'ATTACCO ACUTO GRAVE DI ASMA

Capacità di parola	poche parole
Frequenza respiratoria	aumentata
Colorito	pallore/cianosi
Sensorio	agitazione intensa
Wheezing	espiratorio/ inspiratorio
Uso muscoli accessori	marcato
Frequenza cardiaca	aumentata
PEF-FEV1	<60 %
SaO2 (in aria)	<92 %
PaCO2 (mmHg)	>42

SALBUTAMOLO + IPRATROPIUM
con distanziatore o nebulizzazione ogni 20 min per 3 dosi
STEROIDE per os o per via parenterale
O2
RICOVERO

soddisfacente e stabile per 1 h   **RISPOSTA**   insoddisfacente o ricaduta nella 1°h

Ridurre la frequenza di somministrazione del **SALBUTAMOLO + IPRATROPIUM** (inizialmente ogni ora per 3 dosi) Continuare **CSO e O2 se SaO2 <95%**	Ripetere: **SALBUTAMOLO+IPRATROPIUM** (ogni 20 min. per 3 dosi) Continuare **CSO e O2** **Se non migliora considerare:** **SALBUTAMOLO EV** **AMINOFILLINA** **RICOVERO IN UTIP**

EMBOLIA POLMONARE

Blocco occlusivo da parte di un embolo nell'arteria polmonare o in una delle sue diramazioni.
Di conseguenza, si avrà una riduzione degli scambi gassosi che avvengono a livello degli alveoli, tra sangue e aria inspirata.

FATTORI DI RISCHIO

- Gravidanza
- Immobilità prolungata (anche lunghi viaggi in aereo)
- Farmaci (contraccettivi orali)
- Interventi chirurgici recenti
- Alta quota, immersioni
- Neoplasia attiva
- Trombosi venosa profonda in atto
- Pregresse TVP o embolie polmonari
- Fibrillazione atriale
- Obesità e fumo
- Trombofilie

CAUSE

- Trombosi venosa profonda
- Aritmie (fibrillazione atriale)
- Aterosclerosi

A seconda del grado di compromissione emodinamica, l'embolia polmonare può determinare insufficienza respiratoria acuta associata a gradi variabili di insufficienza cardio-circolatoria acuta, sino allo shock ostruttivo o, nei casi più gravi, arresto cardiaco improvviso.

SEGNI E SINTOMI

- **Dispnea.**
- **Dolore al torace.** È particolarmente accentuato dopo un respiro profondo, dopo aver mangiato, dopo un colpo di tosse o dopo una flessione del busto.
- **Tosse.** Può essere accompagnata, talvolta, da sangue (emottisi).
- **Battito cardiaco irregolare e tachicardia**
- **Cianosi**
- **Vertigini, cefalea** e **stordimento**
- **Svenimento**
- **Sudorazione eccessiva**

QUANDO L'EMBOLIA POLMONARE È DOVUTA A UNA TROMBOSI VENOSA PROFONDA, LE GAMBE POSSONO APPARIRE DOLENTI, CALDE, ARROSSATE E GONFIE.

DIAGNOSI

- **ESAMI DEL SANGUE**

  D-dimero (prodotto di degradazione che si forma dopo il processo di coagulazione) altamer

  sensibile ma poco specifico.

- **ANGIOTC DELLE ARTERIE POLMONARI**

  La **TC** è in grado di mostrare eventuali anomalie dei vasi sanguigni polmonari.

  E' il gold standard per la diagnosi di embolia polmonare!

Oggi meno usate:

- **ANALISI DEL RAPPORTO VENTILAZIONE/PERFUSIONE: SCINTIGRAFIA POLMONARE**

- **ANGIOGRAFIA POLMONARE**

- RISONANZA MAGNETICA NUCLEARE (RMN) POLMONARE

Quando non prontamente disponibili o impossibile effettuare mezzo di contrasto possono essere utili:

- **RX TORACE**

    L'**RX-torace** fornisce un'immagine chiara di cuore e polmoni, ma non è sufficiente

    in caso di embolia polmonare.

    Ciononostante, viene ugualmente effettuata, in modo da assicurarsi che i sintomi

    accusati dal paziente non siano dovuti a problemi patologici di altra natura

    (es. polmonite, fibrosi polmonare, pneumotorace).

E' utile solo per escludere altre cause di insufficienza respiratoria ma non permettere di fare diagnosi di EP.

- **ECODOPPLER ARTI INFERIORI**

    Utile in caso di sospetta trombosi venosa profonda, l'**ecodoppler** permette di

    analizzare in tempo reale la situazione anatomica e funzionale dei vasi venosi delle

    gambe.

- **ECOCARDIOGRAMMA**

permette di vedere i segni indiretti di EP quali dilatazione delle sezioni destre

TRATTAMENTO IN URGENZA DELL'EMBOLIA POLMONARE

- **OSPEDALIZZARE IMMEDIATAMENTE IL PZ IN CASO DI SOSPETTO CLINICO!!!**

    Nel frattempo,se presente dispnea e la saturazione fosse bassa (<94%):

- **OSSIGENOTERAPIA AD ALTI FLUSSI** (mediante cannule nasali o la Ventimask)

Non appena fatta diagnosi certa, valutato il rischio emorragico, la funzionalità renale del pz, il trattamento d'elezione sarà l'anticoagulazione con eparina sodica o a basso peso molecolare o in alcuni casi selezionati la trombolisi.

PNEUMOTORACE (PNX)

Pneumotorace

Condizione patologica in cui si registra la presenza di gas all'interno del cavo pleurico.

Il gas o l'aria all'interno del torace può causare gravi alterazioni della respirazione in quanto esercita una marcata pressione sul polmone ed impedisce al polmone stesso di espandersi.

In condizioni fisiologiche, sulle superfici esterne dei polmoni viene esercitata una pressione inferiore rispetto a quella atmosferica.
In questo modo, il polmone è perfettamente in grado di adempiere alla propria funzione.
In caso di pneumotorace, questa differenza di pressione è assente, pertanto viene favorita la retroazione elastica del polmone.
Non riuscendo ad espandersi, il polmone è destinato a collassare su se stesso (come un pallone bucato)

CAUSE

- Asma bronchiale, bronchite, polmonite, pleurite

- Fibrosi cistica

- Sarcoidosi

- Enfisema bolloso

- Tumori

- Procedure mediche

- Trauma toracico

- Immersioni sub

SEGNI E SINTOMI

- Dolore trafittivo a pugnalata, dispnea, tosse secca

- All'EO emitorace espanso e ipomobile, iperfonesi alla percussione, MV assente cosi come il FVT, deviazione dell'asse tracheale e spostamento dell'itto puntale.

TRATTAMENTO PNEUMOTORACE

- **PREDISPORRE IL RICOVERO ANCHE IN CASO DI SOLO SOSPETTO.**

- Se il paziente presenta gravissime difficoltà respiratorie con rischio di morte imminente, decomprimere il torace:

  - Percuotere il cuore fino a trovare una area iperfonetica lontana dal cuore stesso

  - Predisporre un ago da siringa grosso, collegato ad un dito di guanto bucato e legato all'ago in modo da formare un palloncino

  - Disinfettare

  - Infiggere l'ago scivolando dal basso verso l'alto lungo il margine superiore di una costa fino a che non si osserva gonfiarsi il palloncino durante le inspirazioni

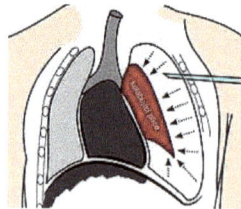

ADDOME

NAUSEA E VOMITO

Valutare le caratteristiche del vomito:

- Acquoso (succhi gastrici e saliva)

- Alimentare

- Biliare

- Emorragico

- Fecaloide (tipico dell'ostruzione intestinale)

Modalità d'insorgenza:

- Preceduto da conati e da senso di pienezza

- A getto/improvviso

Correlazione temporale tra vomito e alimentazione:

- Il vomito che si verifica al mattino è generalmente dovuto a gravidanza,in corso di uremi o alla gastrite alcolica.

- Il vomito che compare durante o subito dopo il pasto può suggerire una causa psicogena o un'ulcera peptica con spasmo del piloro(stenosi pilorica,alterazione della motilità gastrica e/o intestinale).

Eventuali sintomi associati:

- vertigini o acufeni (possibile Sindr. di Meniere)

- lunga storia di vomito con calo ponderale scarso (vomito psicogeno o neoplasia gastrica)

- concomitante presenza di diarrea o febbre(gastroenterite)

- La cefalea si può associare al vomito quando si tratta di emicrania o aumento della pressione intracranica

- Dolore addominale o in altra sede deve far pensare ad un'occlusione intestinale o a vomito riflesso da colica renale, alla colica biliare, alla pancreatite o all'IMA

- La diminuzione del dolore dopo il vomito è tipica dell'ulcera peptica

Eventuali patologie o interventi chirurgici pregressi:

- Precedenti interventi chirurgici (può essere causato da briglie aderenziali)

- Ernie o laparoceli (intasamento o strozzamento)

- Se in passato il pz ha avuto ulcere peptiche (possibile presenza di stenosi pilorica)

- Se il pz è affetto da litiasi biliare

- Se il pz è affetto da patologie dismetaboliche (diabete, uremia)o endocrine (alterazioni ti-roidee o morbo di Addison)

- **Se il pz assume farmaci**

Nel bambino valutare:

- stato d'idratazione

- presenza di febbre (**QUALORA CI FOSSE, RICERCARE SEGNI MENINGEI**)

SE SI SOSPETTA UN'OCCLUSIONE INTESTINALE,UNA GRAVE PATOLOGIA METABOLICA,UN'INTOSSICAZIONE O SEVERA IDRATAZIONE RICOVERARE IL PAZIENTE.

TRATTAMENTO (I FARMACI PER NAUSEA E VOMITO SONO IDENTICI)

- **BIOCHETASI ®(SENZA OBBLIGO DI RICETTA MEDICA)**

  20 bustine 5 g granulato effervescente (sodio citrato+ potassio citrato+ acido citrico anidrico+ complesso multivitaminico)
  6 Supposte 1,750 g (cocarbossilasi+ monofosforiboflavina+ piridossina + sodio citrato + potassio citrato)
  Biochetasi pocket 18 cp masticabili (parafarmaco)

  ADULTI→ 2 bustine 3 volte/die o 1-2 supposte/die
  Biochetasi pocket®2-4 cp masticabili al bisogno

  BAMBINI → <12 ANNI 1 bustina 3volte/die

  LE BUSTINE DEVONO ESSERE SCIOLTE IN ½ BICCHIERE D'ACQUA
  PUO' ESSERE UTILIZZATO ANCHE PER LA NAUSEA GRAVIDICAE IN ALLATTAMENTO

- **PERIDO NATURAL® (PARAFARMACO) (SENZA OBBLIGO DI RICETTA MEDICA)**
  Integratore a base di citrato,vitamine B1, B2, B6 e zenzero utile per un'azione digestiva ed antinausea

  20 bustinepolvere idrosolubile 3,8 gr

  ADULTI E BAMBINI→ 1 bustina al bisogno

  PUO' ESSERE UTILIZZATO ANCHE PER LA NAUSEA GRAVIDICA, IN ALLATTAMENTO E NEI BAMBINI

- **PERIDO NATURAL FORTE® (PARAFARMACO) (SENZA OBBLIGO DI RICETTA MEDICA)**
  (integratore a base di zenzero e vit B6)
  30 perle soft gel

  ADULTI→2 soft gel al die

- **GEFFER® (METOCLOPRAMIDE+ DIMETICONE+ POTASSIO CITRATO+ ACIDO TARTARICO+ ACIDO CITRICO ANIDRO+SODIO BICARBONATO)**
  (SENZA OBBLIGO DI RICETTA MEDICA)
  24 bustine 5g granulato effervescente

  ADULTI →1 bustina in mezzo bicchiere d'acqua prima dei pasti o al momento dell'insorgenza dei disturbi 2-3volte/die

- **PERIDON® =RAXAR®= MOTILIUM® (DOMPERIDONE)**
  (RR BIANCA - CLASSE C)
  30 cp da 10mg(**RAXAR®**esiste in cporodispersibili)
  30 bustine 10mg
  6 supp 30mg
  Sciroppo200ml 1mg/ml

  ADULTI E ADOLESCENTI > 12 ANNI E PESO UGUALE O SUPERIORE A 35 KG
  →1cp o 1 bustina
  da10 mg fino a 3volte/die per una dose massima di 30 mg/die
  →1 supposta da 30 mg 2 volte/die
  →**SCIROPPO**→10 ml fino a 3 volte/die per un dosaggio
  massimo di 30 ml/die

  BAMBINI< 12 anni o ai 35 kg di peso
  →**SCIROPPO**→0,25mg x kg/dose fino a 3 volte/die
  (1mg=1ml) Massimo 0,75 mg /kg/ die

  ASSUMERLO PRIMA DEI PASTI

NB: il Domperidone è un antagonista della dopamina con proprietà antiemetiche.
Sono state segnalate più frequenti reazioni avverse nei bambini che avevano fatto uso della for-mulazione in supposte (disponibile in commercio in Italia solo da 30 mg).
Perciò viene **oggi controindicata la somministrazione in supposte in età pediatrica** e dev'essere sempre valutato accuratamente il rischio-beneficio della somministrazione per os.

PLASIL® (METOCLOPRAMIDEMONOCLORIDRATO MONOIDRATO)
24cp da 10mg **(RR BIANCA - CLASSE C)**
Sciroppo 120 ml 10 mg/10 ml **(RR BIANCA - CLASSE C)**
10 mg/2 ml soluzione iniettabile**(RR ROSSA - CLASSE A)**

ADULTI→1cp o 10 ml di sciroppo (corrispondente a 10 mg)
prima dei pasti x 3volte/die o
1fl IM o EV la somministrazione può essere ripetuta

CONTROINDICATO IN PZ<16 ANNI

- LA DOSE SINGOLA RACCOMANDATA È DI 10 mg, RIPETIBILE PER UN MASSIMO DI 3 VOLTE AL GIORNO .
- LA DOSE GIORNALIERA MASSIMA RACCOMANDATA È DI 30 MG O 0,5 MG/KG DI PESO CORPOREO.
- LA DURATA MASSIMA RACCOMANDATA DEL TRATTAMENTO È DI 5 GIORNI

- LA SOMMINISTRAZIONE PER OS AL PAZIENTE CHE LAMENTA VOMITO NON E' CONSIGLIATA

- **NB** valutare sempre le numerose controindicazioni del farmaco. Può avere numerosi reazioni extrapiramidali!!!

LEVOPRAID® =LEVOBREN® (LEVOSULPIRIDE)
6fl da 50mg/2ml o 25 mg/2ml o 12,5 mg/2ml **(RR ROSSA - CLASSE A)**
(DA 12,5mg/2ml ESISTE SOLO IL LEVOBREN® E NON IL LEVOPRAID®)
20 cp da 25, 50 o 100mg **(RR BIANCA - CLASSE C)**
Gocce orali 20 ml 25mg/ml **(RR BIANCA - CLASSE C)**

ADULTI→ 1 fl da 25 mg 2-3 volte/die IM o EV
1cp da 25 mgo 15 gttper os 3 volte/die prima dei pasti

PER LA GESTIONE DELLA NAUSEA E DEL VOMITO INDOTTO DA CHEMIOTERAPIA CITOTOSSICA E RADIOTERAPIA O NEL POST OPERATORIO:

- **ZOFRAN® (ONDANSETRONE)(RR ROSSA - CLASSE A)**
  6 cp 4 mg rivestite odorodispersibili
  6 cp 8 mg rivestite odorodispersibili
  4 supposte 16 mg
  1 fl 4 mg/2 ml
  1 fl 8 mg/4ml
  Sciroppo 4 mg/5 ml flacone 50 ml

  ADULTI→ 1cp 8mg 1-2h prima del trattamento chemioterapico e radioterapico seguiti da 1 cp da 8mg per os ogni 12hper un max di 5gg
  SCIROPPO:10 ml (8 mg) 2 h prima del trattamento
  SOLUZIONE INIETTABILE:8mg EV lenta in non meno di 30 sec o IM immediatamente prima del trattamento chemioterapico

PER NAUSEA GRAVIDICA

- **NAUSIL GOCCE® (PARAFARMACO)**
  (SENZA OBBLIGO DI RICETTA MEDICA)
  30ml
  ADULTI→15gtt 2volte/die in un cucchiaio con acqua

- **BIOCHETASI GRANULATO EFFERVESCENTE®**
  (SENZA OBBLIGO DI RICETTA MEDICA)
  20 bustine 5mg

  ADULTI→ 2 bustine o cp 3 volte/die

LE COMPRESSE E LE BUSTINE DEVONO ESSERE SCIOLTE IN ½ BICCHIERE D'ACQUA

EMATEMESI

Vomito con sangue o solamente sangue proveniente dal tratto gastrointestinale (esofago, stoma-co e duodeno)

- **EMATEMESI CON SANGUE ROSSO VIVO:** il sangue non è stato digerito

- **EMATEMESI CON SANGUE ROSSO SCURO :** il sangue è stato parzialmente digerito

CAUSE

- Ulcera gastrica/duodenale

- Sindrome di Mallory Weiss

- Traumi

- Tumori (stomaco, esofago e duodeno)

- Varici esofagee

- Angioplastica gastrica

- Malattia emorragica del neonato

COSA FARE IN CASO DI EMATEMESI

- Valutazione parametri
- Prendere accesso venoso e infondere fisiologica

- E' un'emergenza, mandare il pz in pronto soccorso

DOLORE ADDOMINALE

1- Punto delle colecisti (Colica epatica)
2 - Punto dell'appendicite (Appendicite)
3 - Punto dell'appendicite (Appendicite)
4 - Punto ureterale superiore (Colica renale)
5 - Punto ureterale medio (Colica renale)
6 - Area punteggiata zona gastro duodenale (gastrite, ulcera)

INTERROGARE IL PZ SUL TIPO DI DOLORE

- Dov'è localizzato?

- E' irradiato? dove?

- È comparso improvvisamente o in modo progressivo?

- È insorto nello stesso punto dov'è localizzato ora o si è spostato ?

- L'andamento del dolore è caratterizzato dall'alternarsi di acuzie e di risoluzione (dolore colico)(il dolore colico è dovuto allo spasmo di un viscere cavo : colecisti, intestino, uretere) o è continuo?

- Tipo di dolore : trafittivo, gravativo, puntorio, crampiforme

- Intensità del dolore in una scala da 1 a 10

- In passato si sono avuti episodi analoghi?

- Rapporto del dolore con i pasti: il dolore aumenta o diminuisce con l'assunzione di determinati cibi?

- Si hanno alterazioni dell'alvo?(diarrea, stipsi, chiusura alvo a feci e gas, presenza di sangue nelle feci)

- Si hanno alterazioni della minzione? (disuria, ematuria, pollachiuria)

- È presente febbre?

- In una donna in età fertile chiedere: in quale fase del ciclo si trova? alterazioni del ciclo, se è portatrice di spirale, possibilità di gravidanza (per valutare possibilità di aborto o gravidanza extrauterina)

- Soffre di alcune patologie che possano giustificare quel dolore?

- Ha preso farmaci per il dolore? Se si, quali? Ne ha tratto beneficio?

DOLORE IN IPOCONDRIO DX E IRRADIAZIONE IN REGIONE SOTTOSCAPOLARE DX,SPALLA→
colecistite acuta (diagnosi differenziale con appendicite retrocecale)

DOLORE IN IPOCONDRIO DX CON IRRADIAZIONE POSTERIORE E ALLA SPALLA→ colica biliare

DOLORE IN IPOCONDRIO DX – EPIGASTRICO CON IRRADIAZIONE POSTERIORE E " A SBARRA"PERITONISMO AI QUADRANTI SUPERIORI,FEBBRE,VOMITO→pancreatite acuta

DOLORE VAGO PERIOMBELICALE CHE AUMENTA E SI LOCALIZZA IN FOSSA ILIACA DXperitonismo in fossa iliaca dx, febbre, vomito, alvo chiuso , a volte diarrea→ appendicite acuta

DOLORE IN FOSSA ILIACA DX O SX, SCARSO PERITONISMO NELLA STESSA REGIONE→ cisti ovarica, contorsione del peduncolo

DOLORE AI QUADRANTI INFERIORI ,PERITONISMO NEGLI STESSI QUADRANTI,SHOCK → anamnesi mestruale gravidanza extrauterina

DOLORE IMPROVVISO TRAFITTIVO IN EPIGASTRIO – IPOCONDRIO DX, PERITONISMO AI QUADRANTI SUPERIORI→ ulcera gastrica o peritoneale perforata

DOLORE IN MESO – EPIGASTRIO CON IRRADIAZIONE POSTERIORE ADDOME SCARSAMENTE TRATTABILE ,MASSA ADDOMINALE PULSANTE , SCOMPARSA POLSI PERIFERICI, SHOCK→ aneurisma dell'aorta addominale in rottura

DOLORE IN MESOEPIGASTRIO , A VOLTE INTERMITTENTE, SCARSO PERITONISMO , GRAVE SCADIMENTO DELLE CONDIZIONI GENERALI,A VOLTE, VOMITO E DIARREA CON SANGUE→ infarto intestinale

DOLORE CRAMPIFORME INTERMITTENTE IN MESO – IPOGASTRIO O DIFFUSO, IPERPERISTALSI IN FASE INIZIALE, ALVO CHIUSO A FECI E GAS, VOMITO,DISTENSIONE METEORICA ADDOMI-NALE→ occlusione intestinale

DOLORE CRAMPIFORME IN MESO – IPOGASTRIO O DIFFUSO, DIARREA→ enterocolite

DOLORE IN FOSSA ILIACA SX ,PERITONISMO NELLA STESSA REGIONE,FEBBRE,ALVO CHIUSO→ diverticolite

SE IL DOLORE PASSA MANGIANDO→ GASTRITE CRONICA O ULCERA GASTRICA
SE IL DOLORE INSORGE MANGIANDO→ DUODENITE O ULCERA DUODENALE

SINDROME DELL'INTESTINO IRRITABILE

(DOLORE ADDOMINALE O "MAL DI PANCIA" GENERICO)

La **sindrome dell'intestino irritabile** (**SII** o **IBS** dall'inglese "IrritableBowelSyndrome") è un disordine della funzione intestinale caratterizzato da dolore addominale in relazione a cambiamenti dell'alvo (o in senso stitico o in senso diarroico) e con segni di alterata defecazione e meteorismo.

In base a criteri di Roma III, la sindrome dell'intestino irritabile viene definita come dolore o fastidio addominale ricorrente, per almeno 3 giorni al mese negli ultimi 3 mesi, associato a due o più fra le seguenti caratteristiche:

- Miglioramento dei sintomi con l'evacuazione
- Esordio associato ad un'alterazione della frequenza dell'alvo
- Esordio associato ad un'alterazione della consistenza delle feci

Principali malattie, patologie, intolleranze da escludere prima di diagnosticare la sindrome del colon irritabile.

Pseudo-ostruzione intestinale e patologie intestinali motorie

- Alterazioni anatomiche (stenosi, outlet obstruction, dolicocolon, sindrome dell'intestino corto)
- Alterazioni del metabolismo (iper- ipotiroidismo, iperparatiroidismo...)
- Processi infiammatori (colite microscopica, malattia di Crohn, rettocolite ulcerosa...)
- Neoplasie (carcinoidi, cancro del colon-retto)
- Intolleranza al lattosio
- Celiachia

SINDROME DELL' INTESTINO IRRITABILE CON STIPSI PREVALENTE

- Feci dure o caprine in una percentuale superiore al 25% delle defecazioni
- Feci non formate in una percentuale inferiore al 25%.

Questi pazienti riferiscono spesso meno di 3 evacuazioni alla settimana, accompagnate da sforzo durante la defecazione e sensazione di incompleto svuotamento intestinale.

SINDROME DELL' INTESTINO IRRITABILE CON DIARREA PREVALENTE

- Da feci molli, non formate, in una percentuale superiore al 25% delle defecazioni
- Di feci dure o caprine in una percentuale inferiore al 25%.

Questi pazienti riferiscono spesso più di 3 evacuazioni al giorno, accompagnate da stimolo imperioso, incontinenza e presenza di muco nelle feci.

La diarrea, tuttavia, non interrompe il sonno e non provoca né squilibri idroelettrolitici né sindrome da malassorbimento.

SINDROME DELL' INTESTINO IRRITABILE CON ALVO ALTERNO

- Feci non formate, molli, in più del 25% delle evacuazioni
- Dure, caprine, in più del 25% delle evacuazioni. Ad episodi di diarrea intensa si alternano episodi di stipsi più o meno grave.

TRATTAMENTO SINDROME DELL'INTESTINO IRRITABILE O DOLORE ADDOMINALE GENERICO

PER REGOLARE LA MOTILITA' INTESTINALE (ANTISPASTICI)

- **DEBRIDAT® (TRIMEBUTINA MALEATO)(RR BIANCA - CLASSE C)**
  20cp 150mg
  Granulato per sospensione orale 75/mg/15ml (250ml)

  ADULTI→300-400mg/die pari a
  2-3cp da 150 mg/die(1cp x 2-3 volte/die)
  oppure 2-3 cucchiai da minestra di sospensione orale/die

- **SPASMEX® (FLUOROGLUCINOLO + MEGLUCINOLO)**
  (RR BIANCA -CLASSE C)
  20cp 80+80mg
  6 supposte 150+150mg
  10 fl 40mg/4ml IM o EV **(SOLO FLUOROGLUCINOLO)**

LE CP E LE SUPPOSTE SONO FLUOROGLUCINOLO + MEGLUCINOLO LE FIALE SONO SOLO
FLUOROGLUCINOLO

  ADULTI→6cp o 3 supposte/die (si possono assumere anche 2 cp insieme) o
  1-2 fl/die IM o EV

- **ALGINOR® (CIMETROPIO BROMURO) (RR BIANCA – CLASSE C)**
  20cp 50mg
  6fl 5mg/ml
  50mg/ml 30ml gocce os (ADULTI)
  10mg/ml 30 ml gocce os (BAMBINI)
  ADULTI→ 1cp x 2-3 volte/die (nei casi severi 2cp x 3volte/die)
  20 gtt (=50mg di CIMETROPIO BROMURO) 3 volte/die
  fino a 40gtt x 3volte/die nei casi severi

  BAMBINI→3-5gtt/kg x 4-6 volte/die

  NEI BAMBINI >15KGsi può usare **ALGINOR®**cp 50mg ½ cp 2-3 volte/die

- **BUSCOPAN® (SCOPOLAMINA BUTILBROMURO)**

30 cp 10 mg **(SENZA OBBLIGO DI RICETTA MEDICA)**
6 supposte 10 mg**(SENZA OBBLIGO DI RICETTA MEDICA)**
6 fl 20 mg/ml **(RR BIANCA- CLASSE C)**

ADULTI E RAGAZZI > 14 ANNI→1-2 cp x 3 volte/die
oppure 1 supposta x 3 volte/die
oppure 1 fl IM o EV più volte/die

- **SPASMOMEN® (=OBIMAL®) (OTILONIO BROMURO)(RR BIANCA-CLASSE C)**
30 cp 40 mg

ADULTI→1 cp 2-3 volte/die

PER LE MANIFESTAZIONI SPASTICO DOLOROSE CON COMPONENTE ANSIOSA

- **DEBRUM® (TRIMEBUTINA + MEDAZEPAM)(RR BIANCA - CLASSE C)**
30cp 150mg + 4mg

SOLO ADULTI→2-4cp/die

- **SPASMOMEN SOMATICO 40®(= OBISPAX®) (OTILONIO BROMURO + DIAZEPAM) (RR BIANCA –CLASSE C)**
30 cp 40mg +2 mg

ADULTI→1-3 cp /die preferibilmente dopo i pasti

IN CASO DI METEORISMO GASTRO ENTERICO (UTILE ANCHE IN CASO DI AEROFAGIA)

- **SIMECRIN®(SIMETICONE) (SENZA OBBLIGO DI RICETTA MEDICA)**
  50 cp masticabili 40mg =**MYLICONGAS®**
  30 cp masticabili 80 mg
  24 cp masticabili 120 mg
  Emulsione orale 80 mg/ml

  ADULTI→4 cp/die da 40 mg (2 alla fine di ogni pasto principale)
  oppure 2 cp/ die da 80 o 120 mg (una alla fine di ogni pasto
  principale)
  oppure 1-1,5 ml di emulsione dopo i pasti

  BAMBINI >12 ANNI→40-80 mg dopo i pasti principali

  NEL LATTANTE E NEL BAMBINO :

- **MYLICON® (SIMETICONE) (SENZA OBBLIGO DI RICETTA MEDICA)**
  gtt 30 ml
  BAMBINI E LATTANTI→20 gttx 2-4 volte/die (1gtt=2 mg) dopo i pasti
  disperse in poca acqua

- **BIOCARBONE PLUS ®(CARBONE VEGETALE- ARGILLA VERDE E ALTRI
  ESTRATTI NATURALI) (PARAFARMACO)
  (SENZA OBBLIGO DI RICETTA MEDICA)**
  12 cp
  ADULTI→ 2 cp/die preferibilmente lontano dai pasti

- **BIOCARBONE RAPIDO®(CARBONE VEGETALE) (PARAFARMACO)
  (SENZA OBBLIGO DI RICETTA MEDICA)**
  6 flaconcini monodose
  ADULTI→1 flaconcino/die a stomaco vuoto

  O ALTRE FORMULAZIONI DI CARBONE VEGETALE

1) **PUNTO DELLE COLICISTI (COLICA EPATICA – LITIASI BILIARE – COLECISTITE ACUTA- CO-LANGITE – COLICA BILIARE) (VEDERE IMMAGINE PUNTO 1)**

Dolore acuto di tipo spastico o gravativo in epigastrio e ipocondrio dx appena sotto l'arcata costale.

Se si applica la mano ad uncino e si fa inspirare il paziente, questi non conclude l'inspirazione perché sente male o semplicemente sente male alla sola pressione **(PUNTO DI MURPHY)**

- Irradiazione alla spalla dx e al collo

- Anamnesi positiva per recenti assunzioni di pasti ricchi di grassi

- Vomito alimentare, gastrico o biliare

TRATTAMENTO COLICA BILIARE

TRATTAMENTO D'ELEZIONE:

- **EV : ORUDIS®(KETOPROFENE)** 1 fl 100 mg/2ml + **BENTELAN®** **(BETAMETASONE FOSFATO)** 1 fl 4 mg/2ml + **EVENTUALE RANDIL®** **(RANITIDINA)** 1 fl 50mg/5ml in 100 cc di soluzione fisiologica

  OPPURE

- **IM: ORUDIS®(KETOPROFENE)** 1 fl 100 mg/2ml + **BENTELAN®** **(BETAMETASONE FOSFATO)** 1 fl 4 mg/2ml

- **ORUDIS® (KETOPROFENE)(RR ROSSA – CLASSE A)(NOTA AIFA 66)**
  30 cp 50 o 100mg
  28 cp 200 mg a rilascio prolungato

  ADULTI → 1-2 cp da 50 mg 3-4 volte/die oppure 1 cp da 100 mg 1-2 volte/die)
  o 1 cp da 200 mg rp dopo i pasti (max 150-200mg/die)
  1-2fl da 100mg 1-2volte/die IM o EV in 100 ml di fisiologica (max 150 – 200mg/die)

NOTA AIFA 66
(La prescrizione dei farmaci antinfiammatori non steroidei a carico del SSN è limitata alle seguenti condizioni patologiche:
-artropatie su base connettivitica
- osteoartrosi in fase algica infiammatoria
- dolore neoplastico
- attacco acuto di gotta

- **BENTELAN® (BETAMETASONE FOSFATO) (RR ROSSA – CLASSE A)**
  10 cp effervescenti 1mg
  6 fl 4 mg/2 ml soluzione iniettabile

  <u>ADULTI</u> → 2-3 cp /die
  1fl fa 4mg/2ml IM

  CONTROINDICAZIONE RELATIVA IN PZ DIABETICI

- **LIXIDOL®(=TORADOL®=RIKEDOL®)**
  (KETOROLAC SALE DI TROMETAMOLO)
  10 cp 10 mg (**RNR BIANCA - CLASSE C**)
  Os gtt 20mg/ml 10 ml **(RNR BIANCA - CLASSE C)**
  3 fl IM 30 mg/ml **(RR ROSSA - CLASSE A)**
  6 fl IM 10 mg/ml **(RR ROSSA - CLASSE A)**

  <u>ADULTI</u>→1 cp da 10 mg o 10 gtt ogni 4-6 h secondo necessità
  o 1 fl da 30 mg sublinguale
  (x os max 40 mg/die)
  1 fl da 10 o 30 mg/1ml IM ogni 4-6 h secondo necessità
  (<u>IM</u>: max 90 mg/die- 60 mg/die negli anziani)

L'USO DI SPASMEX® E BUSCOPAN® E' MOLTO DISCUSSO IN QUANTO, BLOCCANDO LA PERISTALSI, IMPEDISCONO LA PROGRESSIONE DEL CALCOLO.

UTILIZZARLO PERCIÒ SOLO COME TRATTAMENTO DI 2ᵃ SCELTA!

- **SPASMEX® (FLOROGLUCINOLO + MEGLUCINOLO)**
  20 cp 80mg + 80 mg **(RR BIANCA – CLASSE C)**
  10 fl 40mg/4ml **(RR ROSSA CLASSE A)**

  ADULTI → fino a 6 cp da 80mg /die (anche 2 cp insieme)
  1-2 fl da 40mg /4ml IM o EV

  OPPURE

- **BUSCOPAN® (SCOPOLAMINA BUTILBROMURO)**
  30 cp 10mg **(NON NECESSARIA RICETTA MEDICA)**
  6 fl 20mg/ml IM **(RR ROSSA – CLASSE A)**

  ADULTI → 1-2cp fino a 3 volte/die
  1fl da 20 mg/ml IM o EV più volte/die

VALUTARE LE NUMEROSE CONTROINDICAZIONI DEL FARMACO

2) e 3) IN QUESTA ZONA, DETTA FOSSA ILIACA DESTRA, DI SOLITO FA MALE L'APPENDICE INFIAMMATA.

I sintomi tipici dell'appendicite acuta, sono rappresentati da

- Senso di malessere generale, accompagnato a febbre lieve vomito e anoressia

- Dolore addominale in sede epigastrica che nelle 12-24 ore successive si sposta verso il basso in fossa iliaca destra (tra l'ombelico e l'osso dell'anca) in corrispondenza della sede anatomica propria dell'appendice

Il dolore sarà "sordo" e non avrà le caratteristiche di un dolore di tipo colico.

- <u>Disturbi dell'alvo</u>: può essere presente sia <u>diarrea</u> sia <u>stipsi</u>

Premere delicatamente in questa zona (punto 2 e 3 della figura) con le quattro dita della mano e sollevare di scatto la mano dall'addome. **(MANOVRA DI BLOOMBERG O DEL REBOUND (RIM-BALZO))**

- Se si evoca dolore è possibile che ci sia appendicite.

- Se il dolore è più forte al rilascio che alla pressione è un segno di PERITONITE cioè è possibile che l'infezione si sia diffusa dall'intestino al peritoneo.

TRATTAMENTO APPENDICITE

- Nel sospetto di un'appendicite inviare con urgenza il pz in pronto soccorso

---

3) **e 5) COLICA RENALE:** In questa sede, i dolori sono di tipo colico. Se si preme nei punti 4 e 5 si evoca intenso dolore. Mettersi alle spalle del paziente e con la mano a taglio (col lato ulnare) dare dei colpetti al fianco interessato **(MANOVRA DI GIORDANO).**

COLICA RENALE

Calcoli renali nei grandi e piccoli calici

Il calcolo entra nell'uretere

- Nausea
- Vomito
- Febbre
- Sangue nell'urine

Sede del dolore

Fronte   Retro

SEGNI E SINTOMI

- Il dolore è improvviso con periodi di stasi e di riacutizzazioni

- S'irradia lungo il decorso ureterale (dolorabilità nei punti ureterali) fino alla regione sacrale, faccia anteromediale della coscia e agli organi genitali.

- Segno di Giordano[+]

- **Febbre, ipertensione, cute fredda e sudata specialmente alle estremità.**

- Polso piccolo e frequente

TRATTAMENTO COLICA RENALE

TRATTAMENTO D'ELEZIONE:

- **EV : ORUDIS®(KETOPROFENE) 1 fl 100 mg/2ml + BENTELAN® (BETAMETASONE FOSFATO) 1 fl 4 mg/2ml + EVENTUALE RANDIL® (RANITIDINA) 1 fl 50mg/5ml in 100 cc di soluzione fisiologica**

OPPURE

- **IM: ORUDIS®(KETOPROFENE) 1 fl 100 mg/2ml + BENTELAN® (BETAMETASONE FOSFATO) 1 fl 4 mg/2ml**

- **ORUDIS® (RR ROSSA – CLASSE A)(NOTA AIFA 66)**
  30 cp 50 o 100mg
  28 cp 200 mg a rilascio prolungato

NOTA AIFA 66
La prescrizione dei farmaci antinfiammatori non steroidei a carico del SSN è limitata alle seguenti condizioni patologiche:
- artropatie su base connettivitica
- osteoartrosi in fase algica infiammatoria
- dolore neoplastico
- attacco acuto di gotta

ADULTI → 1-2 cp da 50 mg 3-4 volte/die oppure 1 cp da 100 mg 1-2 volte/die)
o 1 cp da 200 mg rp dopo i pasti (max 150-200mg/die)
1-2fl da 100mg 1-2volte/die IM o E.V in 100 ml di fisiologica (max 150 – 200mg/die)

- **BENTELAN® (BETAMETASONE FOSFATO) (RR ROSSA – CLASSE A)**
  10 cp effervescenti 1mg
  6 fl 4 mg/2 ml soluzione iniettabile

ADULTI → 2-3 cp /die
1fl fa 4mg/2ml IM

CONTROINDICAZIONE RELATIVA IN PZ DIABETICI

LIXIDOL®(=TORADOL®)(KETOROLAC SALE DI TROMETAMOLO)
10 cp 10 mg **(RR BIANCA CLASSE C NON RIPETIBILE)**
Os gtt 20mg/ml 10 ml **(RR BIANCA CLASSE C NON RIPETIBILE)**
3 fl IM 30 mg/ml **(RR ROSSA CLASSE A)**
6 fl IM 10 mg/ml **(RR ROSSA CLASSE A)**

ADULTI→1 cp da 10 mg o 10 gtt ogni 4-6 h secondo necessità
    o 1 fl da 30 mg sublinguale
    (x os max 40 mg/die)
    1 fl da 10 o 30 mg/1ml IM ogni 4-6 h secondo necessità
    (IM: max 90 mg/die- 60 mg/die negli anziani)

L'USO DI SPASMEX® E BUSCOPAN® E' MOLTO DISCUSSO IN QUANTO, BLOCCANDO LA PERISTALSI, IMPEDISCONO LA PROGRESSIONE DEL CALCOLO.

UTILIZZARLO PERCIÒ SOLO COME TRATTAMENTO DI 2ª SCELTA!

- **SPASMEX® (FLOROGLUCINOLO + MEGLUCINOLO)**
  20 cp 80mg + 80 mg **(RR BIANCA – CLASSE C)**
  10 fl 40mg/4ml **(RR ROSSA CLASSE A)**

  ADULTI → fino a 6 cp da 80mg /die (anche 2 cp insieme)
  1-2 fl da 40mg /4ml IM o EV

OPPURE

- **BUSCOPAN® (SCOPOLAMINA BUTILBROMURO)**
  10mg 30 cp **(NON NECESSARIA RICETTA MEDICA)**
  6fl 20mg/ml IM **(RR ROSSA – CLASSE A)**

  ADULTI → 1-2cp fino a 3 volte/die
  1fl da 20 mg/ml IM o EV più volte al die

VALUTARE LE NUMEROSE CONTROINDICAZIONI DEL FARMACO

GASTRITE, ULCERA GASTRICA, PEPTICA E DUODENALE – REFLUSSO GASTRO ESO-FAGEO, IPERACIDITA' , DISPEPSIA

CAUSE

- Farmaci (acido acetilsalicilico)
- Traumi (ustioni)
- Allergie/intolleranze alimentari
- Interventi chirurgici
- H.Pylori
- Stress e ansia

SINTOMI

- Dolore in sede epigastrica
- Difficile digestione,mancanza di appetito
- Nausea,bruciore e gonfiore
- Emorragia
- Febbre

COMPLICANZE

- Anemia perniciosa

- Ulcera

- Fibrosi e stenosi cicatriziale

AREA PUNTEGGIATA IMMAGINE ADDOME: Il paziente accusa un dolore urente (bruciore). Nella zona epigastrica (appena sotto la parte caudale dello sterno) e/o più verso destra.

Il bruciore talvolta sale dietro lo sterno, nel petto, il paziente può emettere dei rutti e avvertire una sensazione di acido in bocca.

Premendo con le quattro dita della mano nel triangolo delimitato si provoca dolore.

MAI SOTTOVALUTARE IL DOLORE EPIGASTRICO: CONSIDERARE SEMPRE LA DIAGNOSI DIFFERENZIALE CON IL DOLORE EPIGASTRICO DI ORIGINE CUTANEA E DI ORIGINE VISCERALE (SOPRATTUTTO L'INFARTO ACUTO DEL MIOCARDIO)

Algoritmo per la diagnosi del dolore toracico acuto

Che paziente ho davanti ?
Età
Sesso
Fattori di rischio
Comorbidità
Etc...

http://hin.nhlbi.nih.gov/atpiii/calculator.asp?usertype=prof

Sintomi dal torace
Intensità ?
Durata ?
Sede ?
Irradiazione ?
Cambiamenti con postura/digitopressione ?
Influenzati dall'assunzione di liquidi ?
Risposta ai nitrati ?

Dolore cutaneo

Dolore viscerale

Cardiaco

Non cardiaco

Ischemico   Non ischemico

Muscolo
Scheletro
Cute

IMA
SCA

Miocardite
Cardiomiopatie
Pericardite

Polmone
Digerente
Aorta
Mediastino
Psichiatrico

IMA: infarto miocardico
SCA: sindrome coronarica acuta

Erhardt L et al Eur Heart J 2002;23:1153-76

Intervistare il paziente. Di solito egli stesso sa di soffrire di malattia da reflusso gastroesofageo o di ulcera peptica.

Se la sera prima ha ecceduto con alcool, fumo, caffè, o se ha bevuto una birra ghiacciata probabilmente ha una gastropatia.

TERAPIA

FARMACI ANTIACIDI

-
  MAALOX®(MAGNESIO IDROSSIDO + ALGEDRATO)
  (SENZA OBBLIGO DI RICETTA MEDICA)
  Sospensione orale 3,65% + 3,25% 250 ml
  Sospensione orale 20 bustine 460 mg + 400 mg 4,3 ml
  40 cp masticabili 400 mg + 400 mg
  30 cp masticabili 400 mg + 400 mg (senza zucchero)

  ADULTI E ADOLESCENTI >18 ANNI → 2- 4 cucchiaini da tè di sospensione orale
  (eventualmente anche disciolti in acqua o latte)
  oppure 1-2 bustine
  oppure 1- 2 cp
  Per 4 volte/die: 20- 60 min dopo i pasti principali e prima di coricarsi

CONTROINDICATO L'UTILIZZO IN BAMBINI E ADOLESCENTI CON MENO DI 18 ANNI

-
  RIOPAN®(MALGALDRATO)(RR ROSSA - CLASSE A)
  40 cp800 mg masticabili

o

RIOPAN GEL®(MALGALDRATO)(RR ROSSA - CLASSE A)

    40 Bustine 80mg/ml 10ml

    Sospensione orale 80 mg/ml 250 ml

    ADULTI→ 1-2cp oppure 1-2 bustine oppure 10-20 ml di sospensione orale per

        4volte/die un'ora dopo i pasti principali e prima di coricarsi

 NON DEV'ESSERE SUPERATA LA DOSE GIORNALIERA DI 6400mg

    CONTINUARE IL TRATTAMENTO X ALMENO 4 SETT ANCHE SE I SINTO -

    MI SONO SCOMPARSI

PER IPERACIDITÀ ASSOCIATA A DISPEPSIA E NAUSEA:

 GEFFER® (METOCLOPRAMIDE+ DIMETICONE+ POTASSIO CITRATO+ ACIDO TAR
TARICO+ ACIDO CITRICO ANIDRO+SODIO BICARBONATO)
(SENZA OBBLIGO DI RICETTA MEDICA)

    24 bustine 5g granulato effervescente

    ADULTI →1 bustina in mezzo bicchiere d'acqua prima dei pasti o al

        momento dell'insorgenza dei disturbi 2-3volte/die

FARMACI ANTIREFLUSSO

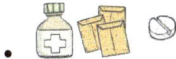

 GAVISCON®(SODIO ALGINATO+ SODIO BICARBONATO)

(SENZA OBBLIGO DI RICETTA MEDICA)

    Sospensione orale 500mg+ 267 mg/10 ml flacone da 200 ml

    24 bustine 500 mg +267mg/10 ml

    24cparoma menta 500mg + 267mg

    16 cp aroma fragola 250mg+133,5 mg

    ADULTI→1-2 bustine o 1-2 cp da 500 mg +267mg o

        2-4 cp da 250 mg+133,5mg o

        10 - 20ml di sospensione orale

        dopo i pasti principali e al momento di coricarsi

-LE COMPRESSE DEVONO ESSER BEN MASTICATE .
-SUCCESSIVAMENTE, SI PUO'BERE UN PO' D'ACQUA

- **GAVISCON ADVANCE® (SODIO ALGINATO + POTASSIO BICARBONATO)
  (RR ROSSA - CLASSE A)**

  Sospensione orale 1000 mg + 10 mg /10 ml flacone 200 o 500 ml
  20 bustine 10 ml gusto menta

  <u>ADULTI E BAMBINI da 12 anni in su</u>→ 5-10 ml dopo i pasti e la sera prima di andare a letto

- **GAVISCON BRUCIORE E INDIGESTIONE®(SODIO ALGINATO +SODIO
  BICARBONATO+ CALCIO CARBONATO)
  (SENZA OBBLIGO DI RICETTA MEDICA)**

  24 bustine da 10 ml aroma menta (500 mg + 213mg + 325mg)

  <u>ADULTI E BAMBINI da 12 anni in su</u>→1-2 bustine (10 - 20 ml) dopo i pasti e la sera prima di
  andare a letto

- **AROE'®(PARAFARMACO)(SENZA OBBLIGO DI RICETTA MEDICA)**

  20 stick monodose 10 ml

  <u>ADULTI</u>→ 1-2 stick dopo i pasti principali e prima di coricarsi

- **ESOXX ONE® (PARAFARMACO)(SENZA OBBLIGO DI RICETTA MEDICA)**

  20 stick monodose 10 ml

  <u>ADULTI</u> →1 stick dopo i pasti principali e prima di coricarsi

Potrebbe essere necessario per ridurre la produzione gastrica di acido cloridrico la somministrazione di un inibitore di pompa protonica(IPP)come **OMEPRAZOLO** (OMEPRAZEN®- ANTRA®), **ESOMEPRAZOLO** (LUCEN®), **PANTOPRAZOLO** (PANTORC®- PEPTAZOL®) , **LANSOPRAZOLO** (LANSOX®- LIMPIDEX®) O **RABEPRAZOLO** (PARIET®) oppure un inibitore dei recettori H2 come **la RANITIDINA** (RANIDIL®- ZANTAC®).

REMEMBER

TUTTI GLI IPP → RR ROSSA - CLASSE A Nota AIFA 1 - 48
LA RANITIDINA→ RR ROSSA CLASSE A Nota AIFA 48

SE NON RIENTRANO NELLA NOTA PRESCRIVERLI IN RICETTA BIANCA

DOSAGGIOADULTI DI TUTTI GLI IPP →1 cp al die30 minprima di colazione

REMEMBER
SE IL DOLORE COMPARE MANGIANDO È PROBABILE CHE SIA DUODENITE O ULCERA DUODENALE

REMEMBER
SE IL DOLORE PASSA MANGIANDO È PROBABILE CHE SIA GASTRITE (CRONICA) E O ULCERA GASTRICA.

NOTA AIFA 01*La prescrizione a carico del SSN è limitata:*
- alla prevenzione delle complicanze gravi del tratto gastrointestinale superiore
  - o   in trattamento cronico con farmaci antinfiammatori non steroidei (FANS)
  - o   in terapia antiaggregante con ASA a basse dosi
- purché sussista una delle seguenti condizioni di rischio
  - o   storia di pregresse emorragie digestive o di ulcera peptica non guarita con terapia eradicante
  - o   concomitante terapia con anticoagulanti o cortisonic
  - o   età avanzata.

NOTA AIFA 48 La prescrizione a carico del SSN è limitata ai seguenti periodi di trattamento e alle seguenti condizioni:

- **durata di trattamento 4 settimane (occasionalmente 6 settimane)**
  - *ulcera duodenale o gastrica positive per Helicobacterpylori (H. pylori)*
  - *per la prima o le prime due settimane in associazione con farmaci eradicanti l'infezione*
  - *ulcera duodenale o gastrica H. pylori-negativa (primo episodio)*
  - *malattia da reflusso gastroesofageo con o senza esofagite(primo episodio)*
- **durata di trattamento prolungata, da rivalutare dopo un anno**
  - *sindrome di Zollinger-Ellison*
  - *ulcera duodenale o gastrica H. pylori-negativa recidivante*
  - *malattia da reflusso gastroesofageo con o senza esofagite(recidivante)*

- **RANIDIL = ZANTAC® (RANITIDINA)(RR ROSSA - CLASSE A) (NOTA AIFA 48)**

  20cp da 150mg

  ADULTI→ 1cp da 150mg 2 volte/die (1 la mattina e 1 la sera)

NOTA AIFA 48 La prescrizione a carico del SSN è limitata ai seguenti periodi di trattamento e alle se-guenti condizioni:

- **durata di trattamento 4 settimane (occasionalmente 6 settimane)**
  - *ulcera duodenale o gastrica positive per Helicobacterpylori (H. pylori)*
  - *per la prima o le prime due settimane in associazione con farmaci eradicanti l'infezione*
  - *ulcera duodenale o gastrica H. pylori-negativa (primo episodio)*
  - *malattia da reflusso gastroesofageo con o senza esofagite(primo episodio)*
- **durata di trattamento prolungata, da rivalutare dopo un anno**
  - *sindrome di Zollinger-Ellison*
  - *ulcera duodenale o gastrica H. pylori-negativa recidivante*
  - *malattia da reflusso gastroesofageo con o senza esofagite(recidivante)*

- **LANSOX® = LIMPIDEX® (LANSOPRAZOLO) (RR ROSSA - CLASSE A)**

  (NOTA AIFA 01 e 48)

  14 cp da 15 mg o 30 mg (esiste anche la formulazione orodispersibile)

  ADULTI→ 1 cp/die 30 min prima di colazione

NOTA AIFA 01_La prescrizione a carico del SSN è limitata:_
- **alla prevenzione delle complicanze gravi del tratto gastrointestinale superiore**
  - in trattamento cronico con farmaci antinfiammatori non steroidei (FANS)
  - in terapia antiaggregante con ASA a basse dosi
- **purché sussista una delle seguenti condizioni di rischio**
  - storia di pregresse emorragie digestive o di ulcera peptica non guarita con terapia eradicante
  - concomitante terapia con anticoagulanti o cortisonic
  - età avanzata.

* La prescrizione dell'associazione MISOPROSTOLO + DICLOFENAC è rimborsata alle condizioni previste dalla Nota 66.

NOTA AIFA 48 La prescrizione a carico del SSN è limitata ai seguenti periodi di trattamento e alle seguenti condizioni:

- **durata di trattamento 4 settimane (occasionalmente 6 settimane)**
  - _ulcera duodenale o gastrica positive per Helicobacterpylori (H. pylori)_
  - _per la prima o le prime due settimane in associazione con farmaci eradicanti l'infezione_
  - _ulcera duodenale o gastrica H. pylori-negativa (primo episodio)_
  - _malattia da reflusso gastroesofageo con o senza esofagite(primo episodio)_
- **durata di trattamento prolungata, da rivalutare dopo un anno**
  - _sindrome di Zollinger-Ellison_
  - _ulcera duodenale o gastrica H. pylori-negativa recidivante_
  - _malattia da reflusso gastroesofageo con o senza esofagite(recidivante)_

- **ANTRA® = OMEPRAZEN® (OMEPRAZOLO)(RR ROSSA - CLASSE A)**

  (NOTA AIFA 01 e 48)

  14 cp da 10 o 20 mg

  ADULTI→ 1 cp/die 30 min prima di colazione

- **durata di trattamento 4 settimane (occasionalmente 6 settimane)**
  - _ulcera duodenale o gastrica positive per Helicobacterpylori (H. pylori)_
  - _per la prima o le prime due settimane in associazione con farmaci eradicanti l'infezione_
  - _ulcera duodenale o gastrica H. pylori-negativa (primo episodio)_
  - _malattia da reflusso gastroesofageo con o senza esofagite(primo episodio)_
- **durata di trattamento prolungata, da rivalutare dopo un anno**
  - _sindrome di Zollinger-Ellison_
  - _ulcera duodenale o gastrica H. pylori-negativa recidivante_
  - _malattia da reflusso gastroesofageo con o senza esofagite(recidivante)_

NOTA AIFA 01_La prescrizione a carico del SSN è limitata:_
- **alla prevenzione delle complicanze gravi del tratto gastrointestinale superiore**
  - in trattamento cronico con farmaci antinfiammatori non steroidei (FANS)
  - in terapia antiaggregante con ASA a basse dosi
- **purché sussista una delle seguenti condizioni di rischio**
  - storia di pregresse emorragie digestive o di ulcera peptica non guarita con terapia eradicante
  - concomitante terapia con anticoagulanti o cortisonic
  - età avanzata.

* La prescrizione dell'associazione misoprostolo + diclofenac è rimborsata alle condizioni previste dalla Nota 66.

NOTA AIFA 48 La prescrizione a carico del SSN è limitata ai seguenti periodi di trattamento e alle seguenti condizioni:
- **durata di trattamento 4 settimane (occasionalmente 6 settimane)**
  - _ulcera duodenale o gastrica positive per Helicobacterpylori (H. pylori)_
  - _per la prima o le prime due settimane in associazione con farmaci eradicanti l'infezione_
  - _ulcera duodenale o gastrica H. pylori-negativa (primo episodio)_
  - _malattia da reflusso gastroesofageo con o senza esofagite(primo episodio)_
- **durata di trattamento prolungata, da rivalutare dopo un anno**
  - _sindrome di Zollinger-Ellison_
  - _ulcera duodenale o gastrica H. pylori-negativa recidivante_
  - _malattia da reflusso gastroesofageo con o senza esofagite(recidivante)_

- **PANTORC®= PEPTAZOL® (PANTOPRAZOLO) (RR ROSSA CLASSE A) (NOTA AIFA 1 e 48)**

  14 cp da 20 o 40 mg

  ADULTI→ 1 cp/die 30 min prima di colazione

- **durata di trattamento 4 settimane (occasionalmente 6 settimane)**
  - _ulcera duodenale o gastrica positive per Helicobacterpylori (H. pylori)_
  - _per la prima o le prime due settimane in associazione con farmaci eradicanti l'infezione_
  - _ulcera duodenale o gastrica H. pylori-negativa (primo episodio)_
  - _malattia da reflusso gastroesofageo con o senza esofagite(primo episodio)_
- **durata di trattamento prolungata, da rivalutare dopo un anno**
  - _sindrome di Zollinger-Ellison_
  - _ulcera duodenale o gastrica H. pylori-negativa recidivante_
  - _malattia da reflusso gastroesofageo con o senza esofagite(recidivante)_

NOTA AIFA 01*La prescrizione a carico del SSN è limitata:*
- **alla prevenzione delle complicanze gravi del tratto gastrointestinale superiore**
  - in trattamento cronico con farmaci antinfiammatori non steroidei (FANS)
  - in terapia antiaggregante con ASA a basse dosi
- **purché sussista una delle seguenti condizioni di rischio**
  - storia di pregresse emorragie digestive o di ulcera peptica non guarita con terapia eradicante
  - concomitante terapia con anticoagulanti o cortisonic
  - età avanzata.

* La prescrizione dell'associazione misoprostolo + diclofenac è rimborsata alle condizioni previste dalla Nota 66.

NOTA AIFA 48 La prescrizione a carico del SSN è limitata ai seguenti periodi di trattamento e alle seguenti condizioni:

- **durata di trattamento 4 settimane (occasionalmente 6 settimane)**
  - *ulcera duodenale o gastrica positive per Helicobacterpylori (H. pylori)*
  - *per la prima o le prime due settimane in associazione con farmaci eradicanti l'infezione*
  - *ulcera duodenale o gastrica H. pylori-negativa (primo episodio)*
  - *malattia da reflusso gastroesofageo con o senza esofagite(primo episodio)*
- **durata di trattamento prolungata, da rivalutare dopo un anno**
  - *sindrome di Zollinger-Ellison*
  - *ulcera duodenale o gastrica H. pylori-negativa recidivante*
  - *malattia da reflusso gastroesofageo con o senza esofagite(recidivante)*

- **PARIET®(RABEPRAZOLO) (RR ROSSA - CLASSE A) (NOTA AIFA 1 e 48)**

  14 cp da 10 o 20 mg

  ADULTI→ 1 cp/die 30 min prima di colazione

- **durata di trattamento 4 settimane (occasionalmente 6 settimane)**
  - *ulcera duodenale o gastrica positive per Helicobacterpylori (H. pylori)*
  - *per la prima o le prime due settimane in associazione con farmaci eradicanti l'infezione*
  - *ulcera duodenale o gastrica H. pylori-negativa (primo episodio)*
  - *malattia da reflusso gastroesofageo con o senza esofagite(primo episodio)*
- **durata di trattamento prolungata, da rivalutare dopo un anno**
  - *sindrome di Zollinger-Ellison*
  - *ulcera duodenale o gastrica H. pylori-negativa recidivante*
  - *malattia da reflusso gastroesofageo con o senza esofagite(recidivante)*

NOTA AIFA 01*La prescrizione a carico del SSN è limitata:*
- **alla prevenzione delle complicanze gravi del tratto gastrointestinale superiore**
  - in trattamento cronico con farmaci antinfiammatori non steroidei (FANS)
  - in terapia antiaggregante con ASA a basse dosi
- **purché sussista una delle seguenti condizioni di rischio**
  - storia di pregresse emorragie digestive o di ulcera peptica non guarita con terapia eradicante

- o concomitante terapia con anticoagulanti o cortisonic
- o età avanzata.

* La prescrizione dell'associazione misoprostolo + diclofenac è rimborsata alle condizioni previste dalla Nota 66.

NOTA AIFA 48 La prescrizione a carico del SSN è limitata ai seguenti periodi di trattamento e alle seguenti condizioni:

- **durata di trattamento 4 settimane (occasionalmente 6 settimane)**
  - o *ulcera duodenale o gastrica positive per Helicobacterpylori (H. pylori)*
  - o *per la prima o le prime due settimane in associazione con farmaci eradicanti l'infezione*
  - o *ulcera duodenale o gastrica H. pylori-negativa (primo episodio)*
  - o *malattia da reflusso gastroesofageo con o senza esofagite(primo episodio)*
- **durata di trattamento prolungata, da rivalutare dopo un anno**
  - o *sindrome di Zollinger-Ellison*
  - o *ulcera duodenale o gastrica H. pylori-negativa recidivante*
  - o *malattia da reflusso gastroesofageo con o senza esofagite(recidivante)*

- **LUCEN® (ESOMEPRAZOLO) (RR ROSSA - CLASSE A) (NOTA AIFA 1 e 48)**

  14 cp da 20 o 40 mg

  ADULTI→ 1 cp/die 30 min prima di colazione

- **durata di trattamento 4 settimane (occasionalmente 6 settimane)**
  - o *ulcera duodenale o gastrica positive per Helicobacterpylori (H. pylori)*
  - o *per la prima o le prime due settimane in associazione con farmaci eradicanti l'infezione*
  - o *ulcera duodenale o gastrica H. pylori-negativa (primo episodio)*
  - o *malattia da reflusso gastroesofageo con o senza esofagite(primo episodio)*
- **durata di trattamento prolungata, da rivalutare dopo un anno**
  - o *sindrome di Zollinger-Ellison*
  - o *ulcera duodenale o gastrica H. pylori-negativa recidivante*
  - o *malattia da reflusso gastroesofageo con o senza esofagite(recidivante)*

NOTA AIFA 01_La prescrizione a carico del SSN è limitata:_
- **alla prevenzione delle complicanze gravi del tratto gastrointestinale superiore**
  - o in trattamento cronico con farmaci antinfiammatori non steroidei (FANS)
  - o in terapia antiaggregante con ASA a basse dosi
- **purché sussista una delle seguenti condizioni di rischio**
  - o storia di pregresse emorragie digestive o di ulcera peptica non guarita con terapia eradicante
  - o concomitante terapia con anticoagulanti o cortisonic
  - o età avanzata.

* La prescrizione dell'associazione misoprostolo + diclofenac è rimborsata alle condizioni previste dalla Nota 66.

NOTA AIFA 48 La prescrizione a carico del SSN è limitata ai seguenti periodi di trattamento e alle seguenti condizioni:

- **durata di trattamento 4 settimane (occasionalmente 6 settimane)**
  - *ulcera duodenale o gastrica positive per Helicobacterpylori (H. pylori)*
  - *per la prima o le prime due settimane in associazione con farmaci eradicanti l'infezione*
  - *ulcera duodenale o gastrica H. pylori-negativa (primo episodio)*
  - *malattia da reflusso gastroesofageo con o senza esofagite(primo episodio)*
- **durata di trattamento prolungata, da rivalutare dopo un anno**
  - *sindrome di Zollinger-Ellison*
  - *ulcera duodenale o gastrica H. pylori-negativa recidivante*
  - *malattia da reflusso gastroesofageo con o senza esofagite(recidivante)*

DIARREA

Evacuazione copiosa e frequente di materie fecali liquide, mucose o sierose.

Tipi di diarrea

Possiamo suddividere la diarrea in:

- **Diarrea acuta**: ha una durata inferiore alle 3 settimane.
- **Diarrea cronica**: ha una durata maggiore alle 3 settimane.

La maggior parte delle diarree acute ha un <u>origine infettiva</u>, oppure è dovuta a tossinfezioni alimentari. Gli altri casi possono essere dovuti ad esempio a reazioni avverse a farmaci, intolleranze alimentari, ecc...

Le **diarree croniche** a loro volta possono essere divise in:

- **Diarree infiammatorie**
- **Diarree non infiammatorie**

La diarrea infiammatoria può essere causata o da celiachia, oppure da malattie infiammatorie croniche intestinali: Morbo di Crohn o Rettocolite ulcerosa.

La diarrea non infiammatoria può avere varie cause, come ad esempio: tumori, uso di lassativi, pancreatici croniche, interventi chirurgici, ecc...

Oltre a queste classificazioni le diarree sono **divise per il meccanismo patofisiologico** che le accompagna. In questi casi parliamo di:

- **Diarrea secretoria**
- **Diarrea osmotica**
- **Diarrea infiammatoria**
- **Diarrea da alterata mobilità intestinale**

Le cause principali di diarrea sono le seguenti:

- Infettive : batteri, virus e parassiti.
- Infiammatorie : morbo di Crohn, colite ulcerosa.
- Endocrine : ipertiroidismo, diabete, ipoparatiroidismo, carcinoide, sindrome di Zollinger-Ellison.
- Vascolari .
- Immunologiche : gastroenterite esosinofila, deficit di immunoglobuline.
- Disfunzione motoria : colon irritabile.
- Farmaci
- Alimentari : intolleranze , allergie.
- Malassorbimento : congeniti (mucoviscidosi) o acquisiti (insufficienza pancreatica).
- Resezioni chirurgiche
- Neoplasie : linfomi e carcinomi intestinali

LE DIARREE DI ORIGINE INFETTIVA SONO SPESSO ACCOMPAGNATE DA FEBBRE, MALESSERE NAUSEA E, TALVOLTA, VOMITO.

SINTOMI ASSOCIATI

DOLORE ADDOMINALE DI TIPO CRAMPIFORME :

- Malattie infiammatorie croniche intestinali

- Diarree ad eziologia infettiva

- Diverticolite

- Colite ischemica

TRATTAMENTO DIARREA

- LA TERAPIA SI BASA SUL DIGIUNO, LA REIDRATAZIONE E SOMMINISTRAZIONE DI FER-MENTI.
- I FERMENTI SONO DA ASSUMERE LONTANO DAI PASTI
- NON DIMENTICARE CHE LA DIARREA È UNA DIFESA DELL'ORGANISMO VOLTA AD ELIMI-NARE LA NOXA LESIVA, PER CUI SI SOMMINISTRERANNO ANTIDIARROICI CON CUATELA E SOLO SE STRETTAMENTE NECESSARIO.

ACCORTEZZE: consigliare al paziente di restare a riposo, senza mangiare per 18-20 ore assumendo liquidi (tiepidi) come thè (contiene potassio) brodo vegetale salato, acqua oligominerale, in piccole e ripetute quantità (altrimenti si provoca il vomito), specie dopo ogni scarica diarroica.

- **FIORILACPS® (PARAFARMACO)(SENZA OBBLIGO DI RICETTA MEDICA)**
  10 bustine 2 g

  ADULTI E BAMBINI SOPRA I 3 ANNI→ 1-2 bustine /die per almeno 1 settimana

  - **ASSUMERE A DIGIUNO E LONTANO DAI PASTI**
  - **SCIOGLIERE LA BUSTINA IN ACQUAO LATTE TIEPIDO**

- **ENTEROGERMINA®(FARMACO DA BANCO)**
  (SENZA OBBLIGO DI RICETTA MEDICA)

- **2 miliardi 10 flaconcini 5 ml – 12 capsule rigide**
  Per i lattanti, 1-2 flaconcini al giorno
  Per i bambini, 1-2 flaconcini o 1-2 capsule al giorno
  Per gli adulti, 2-3 flaconcini o 2-3 capsule al giorno.

- **4 miliardi 10 o 20 flaconcini 5 ml**
  Per lattanti, bambini e adulti 1 flaconcino al giorno.

- **6 miliardi 10 bustine 2 g**
  Solo per adulti. 1 bustina al giorno da somministrare ad intervalli regolari

  - **ASSUMERE IL FLACONCINO DILUITO CON ACQUA O SENZA DILUIRLO**
  - **ASSUMERE A DIGIUNO E LONTANO DAI PASTI**
  - **SOMMINISTRARE AD INTERVALLI REGOLARI**

- **BIOTRAP® (SENZA OBBLIGO DI RICETTA MEDICA)**
  10 bustine 4,5 g

  ADULTI →2 bustine/die

  - A DIGIUNO LONTANO DAI PASTI
  - VERSARE IL CONTENUTO DELLA BUSTINA IN UN BICCHIERE E AGGIUNGERE 120-150 ml D'ACQUA,MESCOLARE E ASSUMERE SUBITO LA SOSPENSIONE OTTENUTA.

NB Esistono in commercio numerosissimi fermenti in formulazioni più svariati.
Altri fermenti molto utilizzati sono: **LACTOFLORENE®**, **CODEX®**, **YOVIS®**, **ENTEROLACTIS®**, **TRIBIF®**

- **DIOSMECTAL®(DIOSMECTITE- CATEGORIA ADSORBENTI INTESTINALI)**
  (RR BIANCA - CLASSE C)
  3 gr Polvere per sospensione orale 30 bustine

  ADULTI→ nella diarrea acuta 2 bustine x 3 volte/die lontano dai pasti

Il contenuto della bustina deve essere disperso in sospensione poco prima dell'uso.
Per ottenere una sospensione omogenea, versare lentamente la polvere in mezzo bicchiere di acqua e mescolare.

ANTIDIARROICI O ANTIPROPULSIVI:

- **DISSENTEN® (LOPERAMIDE CLORIDRATO)(RR BIANCA - CLASSE C)**
  15 cp 2 mg
- = **LOPEMID® (LOPERAMIDE CLORIDRATO)(RR BIANCA - CLASSE C)**
  30cp rigide 2mg

  ADULTI→ 2cp come dose iniziale – in seguito 1cp dopo ogni scarica (fino ad un max di 8cp/die)

  BAMBINI E RAGAZZI TRA I 6 E I 17 ANNI→ 1cp come dose iniziale - in seguito 1cp dopo ogni scarica (fino ad un max di 8cp/die)

- IN SEGUITO, 1CP DOPO OGNI SCARCA (FINO AD UN MAX DI 8CP/DIE)
- DIMINUIRE LE DOSI ALLA NORMALIZZAZIONDE DELLE FECI ED INTERROMPERE IL
  TRATTAMENTO IN CASO DI STIPSI
- NON USARE PER PIU' DI 2 GIORNI

Altre formulazioni di LOPERAMIDE CLORIDRATO disponibili come farmaci da banco **SENZA OBBLIGO DI RICETTA MEDICA**, da assumere allo stesso identico dosaggio del **DISSENTEN®** sono:

- **IMODIUM® (LOPERAMIDE CLORIDRATO) (SENZA OBBLIGO DI RICETTA MEDICA)**
  12 cp orosolubili 2 mg
  12 capsule molli 2 mg
  8 capsule rigide 2 mg

  ADULTI→ 2 cp come dose iniziale – in seguito 1cp dopo ogni scarica (fino ad un max di 8cp/die)

  BAMBINI E RAGAZZI TRA I 6 E I 17 ANNI→ 1cp come dose iniziale in seguito 1cp dopo ogni scarica (fino ad un max di 8cp/die)

  - IN SEGUITO, 1CP DOPO OGNI SCARCA (FINO AD UN MAX DI 8CP/DIE)
  - DIMINUIRE LE DOSI ALLA NORMALIZZAZIONDE DELLE FECI ED INTERROMPERE IL TRATTAMENTO IN CASO DI STIPSI
  - NON USARE PER PIU' DI 2 GIORNI

- **ENTEROGERMINA ANTIDIARROICO®(LOPERAMIDE CLOROIDRATO) (SENZA OBBLIGO DI RICETTA MEDICA)**
  12 cp 2 mg

  ADULTI→ 2 cp come dose iniziale – in seguito 1cp dopo ogni scarica (fino ad un max di 8cp/die)

  BAMBINI E RAGAZZI TRA I 6 E I 17 ANNI→ 1cp come dose iniziale - in seguito 1cp dopo ogni scarica (fino ad un max di 8cp/die)

- IN SEGUITO, 1CP DOPO OGNI SCARCA (FINO AD UN MAX DI 8CP/DIE)
- DIMINUIRE LE DOSI ALLA NORMALIZZAZIONE DELLE FECI ED INTERROMPERE IL TRATTAMENTO IN CASO DI STIPSI
- NON USARE PER PIU' DI 2 GIORNI

DIARREA DEL VIAGGIATORE

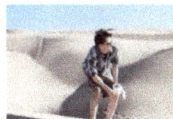

In caso di infezione batterica intestinale acuta o cronica sostenuta da GRAM$^+$ e GRAM$^-$, **nelle sindromi diarroiche, e nella diarrea da alterato equilibrio della flora microbica intestinale (diarree estive, del viaggiatore, enterocoliti)** può essere indicato l'utilizzo di un antibatterico come **la RIFAMIXINA(NORMIX)®**.

- **NORMIX® (RIFAMIXINA) (RR ROSSA- CLASSE A)**
  12 cp 200 mg
  Granulato per sospensione orale 2g/100 ml - 60 ml

  ADULTI E RAGAZZI > 12 ANNI→1 cp o 10 ml di sosp orale (200 mg) ogni 6 h x 7 gg
  oppure 2 cp o 20 ml di sosp orale (400 mg) ogni 12 h x 7 gg

STIPSI

La stitichezza (o stipsi o costipazione) è un disturbo della defecazione consistente nella difficoltà obiettivamente osservabile e/o soggettivamente percepita a svuotare in tutto o in parte l'intestino espellendone le feci.

La stipsi, inoltre, è caratterizzata da

- Durezza e dalla secchezza delle feci (diminuzione del contenuto d'acqua), che ne rende difficile l'espulsione.

- Frequenza evacuazioni: meno di 3 alla settimana o mancanza di evacuazione per almeno 3 giorni consecutivi

---

TIPI DI LASSATIVI

- **SINTETICI** → BISACODILE PICOSOLFATO
  → PICOSOLFATO

- **LASSATIVI DI MASSA O IDROFILI**: aumentano il volume delle feci richiamando acqua
- **LASSATIVI EMOLLIENTI** :mescolandosi al materiale fecale,contribuiscono ad ammorbidirlo e lubrificarlo facilitando il transito intestinale (**GLICERINA E OLIO DI VASELLINA**)

  - PER OS FANNO EFFETTO IN 12-72 h
  - PER VIA RETTALE FANNO EFFETTO IN 15-60min

- **LASSATIVI OSMOTICI ED ELETTROLITICI**: agiscono trattenendo acqua nel colon dando alle feci consistenza solida o liquida(**LATTULOSIO – SALI DI Mg**)
- **LASSATIVI DI CONTATTO O IRRITANTI**:sono principi irritanti o tossici che stimolano la peristalsi intestinale per allontanare le sostanze nocive

  - OLIO DI RICINO
  - ANTRACHINOLONICI O ANTRACENICI (**RABARBARO®**)
  - BISALODILE (**DULCOLAX®**)
  - SODIO PICOSOLFATO(**GUTTALAX®**)

Consigli dietetici:
- Assunzione fibre (40 g/die)
- Bere molta acqua (almeno 2 L/die)
- Yogurt con fermenti lattici
- Olio di oliva crudo (azione lubrificante)

- **GLICERINA S.PELLEGRINO® O CARLO ERBA® (GLICEROLO)**
  (SENZA OBBLIGO DI RICETTA MEDICA)(MEDICINALE DI AUTOMEDICAZIONE)
  18 supposte adulti 2,250 mg
  18 supposte bambini 1,375 mg
  12 supposte prima infanzia S. Pellegrino 908 mg (**CARLO ERBA®** 900mg)

  ADULTI E RAGAZZI > 12 ANNI→1supp/die(supp da 2,250g)
  BAMBINI (2-12ANNI)→ 1supp/die (supp da 1,375 g)
  BAMBINI FINO AI 2 ANNI→ 1supp/die (supp da 0,908 g o 900g)

(ASSUMERE LA SERA CON UNA DIETA RICCA DI FLUIDI CHE FAVORISCE L'EFFETTO DEL MEDICINALE)

- **MOVICOL® (MACROGOL 3350 +SODIO BICARBONATO + SODIO CLORURO+ POTASSIO CLORURO)(RR BIANCA - CLASSE C)**
  20 bustine 13,8 g
  20 bustine 6,9 g bambini (**SENZA OBBLIGO DI RICETTA MEDICA**)
  concentrato os soluzione 13,9 g/25 ml flacone 500 ml
  (disponibili con e senza aroma)

  Per la stipsi cronica:

  ADOLESCENTI ADULTI E ANZIANI→1- 3 bustine/die da 13,7 g (bustine disciolte in 125 ml di acqua)
  BAMBINI DA 2 A 6 ANNI→1 bustina/ die da 6,9 g (bustine disciolte in 62,5 ml di acqua)
  BAMBINI DA 7 A 11 ANNI→ 2 bustine/ die da 6,9 g

La dose dev'essera aumentata o dimunuita in modo da consentire una evacuazione regolare di feci morbide

- **PAXABEL® = CANSELAX MACROGOL 4000®)**
  (SENZA OBBLIGO DI RICETTA MEDICA)
  20 bustine 10 g

  ADULTI→1-2 bustine (10-20 g)/ assunte preferibilmente la mattina in singola somministrazione (sciogliere le bustine in un bicchiere d'acqua appena prima dell'uso)

NB: La dose giornaliera deve essere adattata in base all'effetto clinico ottenuto
L'effetto si manifesta nelle 24-48 h successive alla sua somministrazione

- **PERGIDAL®(MACROGOL 4000)(SENZA OBBLIGO DI RICETTA MEDICA)**
  20 bustine 7,3 g
  20 bustine bambini 3,6 g

  ADULTI E BAMBINI >12 ANNI→ 1 o 3 bustine/die da 7,3g

  BAMBINI 6 MESI -1 ANNO→ 1 bustina da 3,6 g
  1.4 ANNI→ 1-2 bustine da 3,6 g

  4-8 ANNI→ 2-3 bustine da 3,6 g
  8-12 ANNI→ 3-4 bustine da 3,6 g

- ASSUMERE LA MATTINA LONTANO DAI PASTI
- DISCIOGLIERE IN UN BICCHIERE D'ACQUA

- **LAEVOLAC ® (LATTULOSIO)(RR BIANCA- CLASSE C)**
  Bustine disciolte in 125 ml di acqua
  Sciroppo 180 ml 66,7%/100 ml

- **= NORMASE® (LATTULOSIO)(RR BIANCA- CLASSE C)**
  Sciroppo 200 ml 66,7%/100 ml

  ADULTI→da 1 cucchiaio da minestra (15 ml= 10 g di lattulosio) a 3 la notte
  BAMBINI→ **1- 6 anni:** 1-2 cucchiaini da tè/die
          6-14 anni: 1 cucchiaio da minestra/die

- **GUTTALAX® (SODIO PICOSOLFATO)**
  (SENZA OBBLIGO DI RICETTA MEDICA)

  30 capsule molli2,5mg

  Gocce orali 7,5 mg/ml 15 ml

  ADULTI→ 2-3cp da 2,5mg/die
      →7-8 gtt in acqua al die per iniziare per poi diminuire o
      aumentare la dose a seconda dell'effetto.
      15-20 gtt in caso di stipsi ostinata

  BAMBINI> 10 ANNI→ 2-3cp/die
  BAMBINI TRA 4-10 ANNI→ 1cp da 2,5mg/die
  BAMBINI DI ETA' <4 ANNI→ non indicato l'uso di capsule
  BAMBINI > 3 anni→ 2- 3 gtt in acqua

- **TRANSITOL® (LATTULOSIO + PARAFFINA LIQUIDA + VASELINA BIANCA)**
  (SENZA OBBLIGO DI RICETTA MEDICA)
  Os pasta 150 g in vasetto

  SOLO ADULTI→ da 5 a 15ml (da 1 a 3 cucchiaini dosatori) la sera

- Non assumere in posizione supina o prima di andare a letto
- La durata trattamento max 8gg
- La posologia va adattata secondo le esigenze individuali

- **FAVE DI FUCA HYDRAKAX® (PARAFARMACO)**
  (SENZA OBBLIGO DI RICETTA MEDICA)
  12 bustine

  ADULTI E BAMBINI >12 ANNI→ 2 bustine/ fino ad un max di 3 volte/die
  BAMBINI < 12 ANNI → 1 bustina fino ad un massimo di 2 volte/die per i bambini
  dai 2 ai 4 anni e di 3 volte/die per i bambini dai 5 ai 12 anni.

TOSSINFEZIONE ALIMENTARE

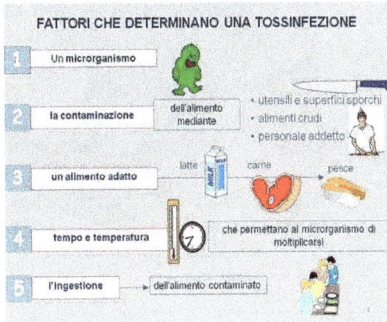

FATTORI CHE DETERMINANO UNA TOSSINFEZIONE

1 Un microrganismo

2 la contaminazione — dell'alimento mediante — • utensili e superfici sporchi • alimenti crudi • personale addetto

3 un alimento adatto — latte — carne — pesce

4 tempo e temperatura — che permettano al microrganismo di moltiplicarsi

5 l'ingestione — dell'alimento contaminato

Tossinfezione alimentare= infezione batterica + tossine

Campylobacter jejuni, Clostridium perfrigens, E. coli O157:H7, Listeria monocytogenes, Salmonella, Shighella, Staphylococcus aureus, Toxoplasma gondii)

Condizione che si manifesta in seguito all'ingestione di alimenti contaminati da microrganismi o dalle loro tossine.

SINTOMI

Se è una tossinfezione la sintomatologia è precoce proveniente più dallo stomaco che dall'intestino, quindi:

- Nausea e vomito
- Diarrea
- Febbre e brividi
- Dolori addominali di tipo colico

La contaminazione dei cibi avviene in vari modi:

- **Alla fonte:** carne infettata (infestata) prima della macellazione; la frutta e la verdura possono essere state contaminate da acqua di irrigazione o di lavaggio contaminata da feci; le uova possono essere contaminate perché provenienti da galline portatrici di **Salmonella**. Le ostriche ed i mitili notoriamente, filtrando l'acqua (inquinata) possono contenere **Vibrioni**.

- **Scarsa igiene** nella preparazione dei cibi può renderli suscettibili all'infestazione da parte di **Shighelle** o dal **virus dell'EpatiteA.**

D'estate, il pericolo aumenta perché il caldo favorisce la sopravvivenza e la moltiplicazione dei microrganismi e perché più spesso si consumano cibi crudi (carne, pesce, frutta, verdure)

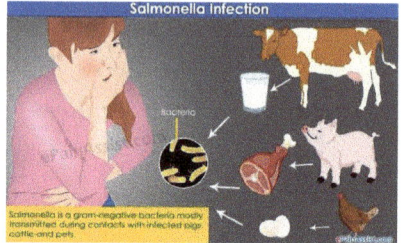

HABITAT : Intestino molti animali

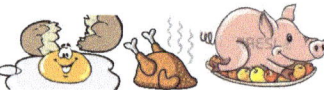

ALIMENTI A RISCHIO

- Uova crude e derivati (maionese,tiramisù)
- Pollame
- Molluschi
- Carne cruda di suino

CAUSE:
- Scarsa igiene personale e della lavorazione
- Cottura insufficiente

SINTOMI:
- Dopo 24-36 ore dall'ingestione
- Dolori addominali,nausea,vomito,febbre con brividi

PREVENZIONE:
- Cottura sopra i 60°C conservazione sotto i 10°C

STAFILOCCOCCUS AUREUS   Staph aureus

HABITAT : Ferite cutanee (anche piccole)
                Naso e gola di portatori sani

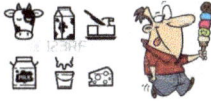

ALIMENTI A RISCHIO

- Carne trite
- Gelati
- Latticini

CAUSE:

- Scarsa igiene personale e della lavorazione
- Cottura insufficiente

SINTOMI:

- Dopo 1-6 ore dall'ingestione
- Dolori addominali,vomito, diarrea

PREVENZIONE:

- Rispetto norme igieniche nella lavorazione
- Uso di mascherina e guanti nella preparazione di alimenti che non subiranno cottura
- Bendaggi impermeabili per le ferite alle mani
- Rispetto delle temperature

MODALITA' DI CONTAMINAZIONE

- Starnuti o tosse sopra il cibo
- Attrezzature non adeguatamente sanificate
- Toccando il cibo dopo aver tossito o starnutito o se le mani hanno ferite o abrasioni

CLOSTRIDIUM PERFRIGENS

SINTOMI:
- Dopo 8-24 ore dall'ingestione
- Dolori addominali, diarrea

PREVENZIONE:
- Rapido raffreddamento carni cotte
- Mantenimento alimenti caldi a temperatura superiore a 60°C

BACILLUS CEREUS

HABITAT : Suolo e alimenti

ALIMENTI A RISCHIO
- Purè di patate
- Creme
- Riso bollito

CAUSE:
- Refrigerazione o riscaldamento inadeguati
- Conservazione a temperatura ambiente
- Cibi preparati con largo anticipo

SINTOMI:
- Dopo 1-6 ore dall'ingestione
- Vomito, diarrea

PREVENZIONE:

- Raffreddare rapidamente i cibi
- Limitare il tempo tra preparazione e consumo

CLOSTRIDIUM BOTULINUM

HABITAT : Ambiente

ALIMENTI A RISCHIO
- Conserve preparate in casa

CAUSE:
- Carenze igieniche nella lavorazione
- Trattamento termico inadeguato delle conserve

SINTOMI:
- Dopo 12 - 48 ore dall'ingestione
- Assenza sintomi gastrointestinali, sintomi del sistema nervoso con morte per paralisi respiratoria

PREVENZIONE:
- Rispetto norme igieniche nella lavorazione
- Sterilizzazione conserve

LISTERIA MONOCYTOGENES

HABITAT : Ubiquitario

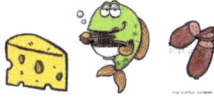

ALIMENTI A RISCHIO
- Formaggi
- Prodotti della pesca
- Salumi, prodotti di gastronomia

SINTOMI:
- Dopo 12 - 48 ore dall'ingestione
- Colpisce soprattutto gli immunodepressi, febbre, meningite, sintomi parainfluenzali

PREVENZIONE:
- Rispetto norme igieniche nella lavorazione
- Cottura, pastorizzazione

VIBRIO PARAHAEMOLYTICUS

HABITAT : Acque costiere

ALIMENTI A RISCHIO

- Pesce crudo e molluschi

SINTOMI:
- Dopo 12 - 24 ore dall'ingestione
- Diarrea profusa, nausea, vomito e febbre

PREVENZIONE:
- Non consumare pesce crudo

TRATTAMENTO

- LA TERAPIA SI BASA SUL DIGIUNO, LA REIDRATAZIONE E SOMMINISTRAZIONE DI FERMENTI.
- I FERMENTI SONO DA ASSUMERE LONTANO DAI PASTI

- NON DIMENTICARE CHE LA DIARREA È UNA DIFESA DELL'ORGANISMO VOLTA AD ELIMINARE LA NOXA LESIVA, PER CUI SI NON SI SOMMINISTRERANNO ANTIDIARROICI.

ACCORTEZZE: consigliare al paziente di restare a riposo, senza mangiare per 18-20 ore assumendo liquidi (tiepidi) come thè (contiene potassio) brodo vegetale salato, acqua oligominerale, in piccole e ripetute quantità (altrimenti si provoca il vomito), specie dopo ogni scarica diarroica.

- **FIORILAC PS® (PARAFARMACO)(SENZA OBBLIGO DI RICETTA MEDICA)**
  10 bustine 2 gr

  ADULTI E BAMBINI SOPRA I 3 ANNI→ 1-2 bustine /die per almeno 1 settimana

    - ASSUMERE A DIGIUNO E LONTANO DAI PASTI
    - SCIOGLIERE LA BUSTINA IN ACQUA O LATTE TIEPIDO

- **ENTEROGERMINA®(FARMACO DA BANCO) (SENZA OBBLIGO DI RICETTA MEDICA)**

  2 miliardi 10 flaconcini 5 ml – 12 capsule rigide
  Per i lattanti, 1-2 flaconcini al giorno
  Per i bambini, 1-2 flaconcini o 1-2 capsule al giorno
  Per gli adulti, 2-3 flaconcini o 2-3 capsule al giorno.

  4 miliardi 10 o 20 flaconcini 5 ml
  Per lattanti, bambini e adulti 1 flaconcino al giorno.

  6 miliardi 10 bustine 2 g
  Solo per adulti. 1 bustina al giorno da somministrare ad intervalli regolari

    - **ASSUMERE IL FLACONCINO DILUITO CON ACQUA O SENZA DILUIRLO**
    - **ASSUMERE A DIGIUNO E LONTANO DAI PASTI**
    - **SOMMINISTRARE AD INTERVALLI REGOLARI**

- **BIOTRAP® (PARAFARMACO) (SENZA OBBLIGO DI RICETTA MEDICA)**
  10 bustine 4,5 g

  ADULTI →2 bustine/die

- A DIGIUNO LONTANO DAI PASTI
- VERSARE IL CONTENUTO DELLA BUSTINA IN UN BICCHIERE E AGGIUNGERE 120- 150 ml D'ACQUA,MESCOLARE E ASSUMERE SUBITO LA SOSPENSIONE OTTENUTA.

NB →ESISTONO IN COMMERCIO NUMEROSISSIMI FERMENTI IN ALTRETTANTE FORMULAZIONI. ALTRI FERMENTI MOLTO UTILIZZATI SONO: **LACTOFLORENE®,CODEX®,YOVIS, ENTEROLACTIS®, TRIBIF®.**

- **DIOSMECTAL®(DIOSMECTITE- CATEGORIA ADSORBENTI INTESTINALI) (RR BIANCA - CLASSE C)**
  3 g polvere per sospensione orale 30 bustine

  ADULTI → nella diarrea acuta 2 bustine x 3 volte /die lontano dai pasti

  - Il contenuto della bustina deve essere disperso in sospensione in mezzo bicchiere di acqua e mescolare.

PER LE VOLTE SUCCESSIVE,RACCOMANDARE AL PAZIENTE DI :

- Evitare alimenti di dubbia preparazione igienica.

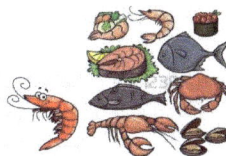

- Far attenzione ai frutti di mare pescati in acque sospette.

- Far attenzione ai cibi deperibili acquistati in luoghi di cui non si è certi della corretta conservazione

- Bere acqua imbottigliata e sigillata

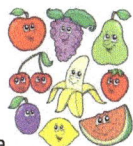

- Sbucciare la frutta

- Far attenzione alle uova "del contadino": cuocerle sempre

- Lavare accuratamente le verdure magari con acqua e limone o acqua e bicarbonato

(elimina le sostanze chimiche)

- Carne solo di provenienza certificata e sempre cotta
(il calore elimina i germi e anche molte tossine tra cui quella mortale del **Botulino**).

- Non mangiare cibi cucinati se non da poche ore (2-3 ore) a meno che non si possano tenere in frigo

- Chi cucina deve avere le mani pulite e lavate specie dopo aver toccato alimenti a rischio (per esempio le uova)

- Ambienti "esotici" comportano di per se il rischio di prendersi la cosiddetta "diarrea del viaggiatore", tra questi: America Latina, Africa, Medio Oriente.

EMORROIDI

Le emorroidi sono strutture vascolari del canale anale che giocano un importante ruolo nel mantenimento della continenza fecale.

Diventano patologiche quando sono gonfie o infiammate, causando una sindrome nota come **"<u>MALATTIA EMORROIDARIA</u>",** alla quale spesso ci si riferisce, nel linguaggio comune e anche nella divulgazione, sempre con il medesimo termine di emorroidi.

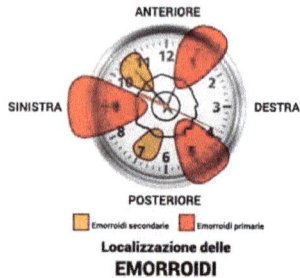

Localizzazione delle
EMORROIDI

TRATTAMENTO EMORROIDI

- **DAFLON® (=ARVENUM®)(DIOSMINA+ ESPERIDINA)(RR BIANCA - CLASSE C)**
  30cp 500mg

  ADULTI →FASE ACUTA→ 2cp ai pasti x 3volte/die x 4gg
  →FASE CRONICA→ 2cp x 2volte/die x 3gg poi 1 cp x 2 volte/die

  > **+ 1 - 2 APPLICAZIONI TOPICHE DI**: RECTOREPARIL CREMA® o RU-SCOROID CREMA® o PROCTOSOLL CREMA RETTALE® o PROCTO-LYN® DOPO OGNI DEFECAZIONE.

- **RECTOREPARIL CREMA® (SENZA OBBLIGO DI RICETTA MEDICA) (TETRACAINA + ESCINA)**
  Crema rettale40 g

- **RUSCOROID CREMA® (TETRACAINA + RUSCOGENINA) (SENZA OBBLIGO DI RICETTA MEDICA)**
  Crema rettale 40g

- **PROCTOSOLL CREMA RETTALE® (IDROCORTISONE + BENZOCAINA + EPARINA SODICA)(SENZA OBBLIGO DI RICETTA MEDICA)**
  Crema rettale 20g

- **PROCTOLYN® (FLUCINOLONE ACETONIDE+ KETOCAINA) (SENZA OBBLIGO DI RICETTA MEDICA)**
  Crema rettale 30g

- **MACROGOL®**
- **LATTULOSIO®**

CONSIGLIARE:
- Astensione dai cibi piccanti e dagli alcolici
- Dieta ricca di fibre vegetali
- Idratazione (in quanto questi pz sono solitamente stitici cronici)

UNA VOLTA SUPERATA LA FASE ACUTA,PUÒ ESSERE,INOLTRE,CONSIGLIATA LA TERAPIA CON FLEBOTONICI

- **VENOPLANT® (MELILOTO+ CENTELLA ASIATICA+ DIOSMINA MICRONIZZATA) (SENZA OBBLIGO DI RICETTA MEDICA)**
  20 cp 920 mg

  ADULTI → In fase acuta 2 cp x 2 volte/die

ASCARIDIASI – OSSIURIASI

I VERMI DEI BAMBINI

La femmina di alcuni tipi idi nematodi, gli ossiuri e gli ascaridi, depone le uova nella parte terminale dell'intestino dei bambini, causando irritazione e prurito. I bambini si possono ulteriormente infestare portandosi le mani in bocca dopo essersi grattati o dopo aver toccato del terreno contenente le uova di questi parassiti.

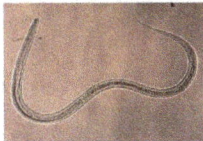

ascaride

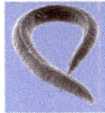

ossiuro

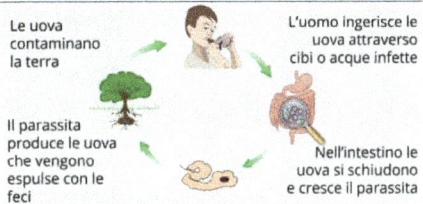

Le uova contaminano la terra

L'uomo ingerisce le uova attraverso cibi o acque infette

Il parassita produce le uova che vengono espulse con le feci

Nell'intestino le uova si schiudono e cresce il parassita

- **VERMOX®(MENENDAZOLO)(ANTIPARASSITARIO)(RR ROSSA - CLASSE A)**
  6cp100 mg o 30 cp da 500mg
  20mg/ml 30ml sospensione per osmisurino 5ml=100mg

<u>OSSIURIASI → **VERMOX®**→ **ADULTI E BAMBINI**→</u> dose unica da 100mg o 5ml di sospensione orale da ripetere dopo 2 sett

IL TRATTAMENTO SI RIPETE DOPO 2 SETT IN QUANTO IL CICLO DELL'ENTEROBIUS è MOLTO BREVE E I RISCHI DI REINFEZIONE SONO MOLTO ELEVATI

<u>ASCARIDIASI →**ADULTI E BAMBINI** →**VERMOX®**</u> 100mg o 5ml di sospensione orale 2 volte/die (mattina e sera) x 3 gg consecutivi indipendentemente dal peso

<u>TENIASI E STRONGILODIASI →**VERMOX®** → **ADULTI**</u> → 2-3cp da 100mg (o 2-3 misurini da 5ml di sospensione)2 volte/die (mattina e sera) x 3gg consecutivi indipendentemente dal peso

COMBANTRIN®(PIRANTEL PAMOATO)(RR ROSSA - CLASSE A)
Sospensione 50/ml (cucchiaino dose 2,5 e 5ml)
8 cp masticabili 250mg

10mg/kg in un'unica dose; ripetere dopo 2 sett

ADULTO→ 3 cp fino a 85 kg, sopra gli 85 kg 4 cp
BAMBINI→1-2 anni: ½ cucchiaino
        3-5 anni:¾ cucchiaino
        6-8 anni: 1 cucchiaino
        9-12 anni: 1 cucchiaino e ½ o 1cp e ½
        >12 anni: 2 cucchiaini o 2 cp

SCONSIGLIATO NEI BAMBINI CON MENO DI UN ANNO

APPARATO GENITO URINARIO

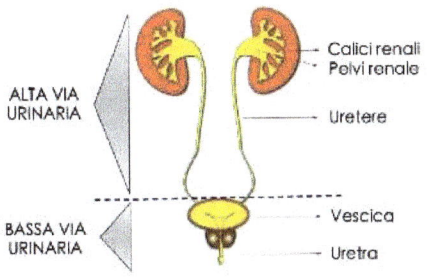

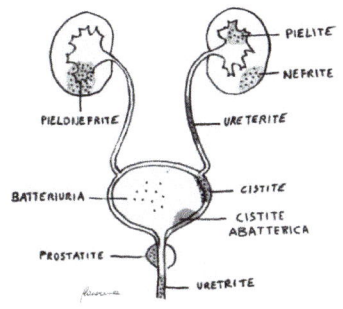

Calici renali
Pelvi renale

ALTA VIA URINARIA

Uretere

BASSA VIA URINARIA

Vescica

Uretra

PIELITE

NEFRITE

PIELONEFRITE

URETERITE

BATTERIURIA

CISTITE

CISTITE ABATTERICA

PROSTATITE

URETRITE

PUNTI URETERALI

Punti ureterali
- manovra del Giordano (percussione col margine ulnare della mano sulla loggia renale)
- punto sottocostale anter. (1)
- punto ureterale superiore di Bazin (2)
- punto ureterale medio (3)
- punto uret. sovrapubico (4)
- punto ureterale inferiore (mediante esplor. rettale, a lato vescichette, o vaginale, nel fornice laterale)

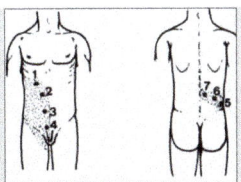

Punti renali
- punto costo-muscolare (5)
- punto costo-lombare (6)
- punto costo-vertebrale (7)

Il **dolore vescicale** si evoca in sede sovrapubica a vescica piena

COLICA RENALE

- Nausea
- Vomito
- Febbre
- Sangue nell'urine

Sede del dolore

Fronte   Retro

COLICA RENALE

Calcoli renali nei grandi e piccoli calici

Il calcolo entra nell'uretere

E' causata dall'impegno del calcolo dalla pelvi all'uretere con conseguente idronefrosi, distensione della capsula renale e dolore.

SEGNI E SINTOMI

- Il dolore è improvviso con periodi di stasi e di riacutizzazioni

- S'irradia lungo il decorso ureterale (dolorabilità nei punti ureterali) fino alla regione sacrale, faccia anteromediale della coscia e agli organi genitali.

- **Segno di Giordano[+]**
- **Febbre, ipertensione, cute fredda e sudata specialmente alle estremità.**

- Polso piccolo e frequente

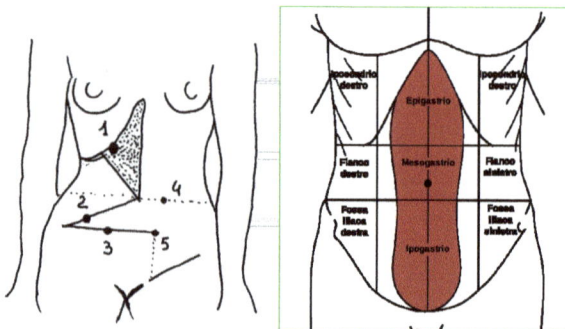

4 - Punto ureterale superiore (Colica renale)
5 - Punto ureterale medio (Colica renale)

4)-5)In questa sede, i dolori sono di tipo colico. Se si preme nei punti 4 e 5 si evoca intenso dolo-re.

ESEGUIRE LA MANOVRA DI GIORDANO→ Mettersi alle spalle del paziente e con la mano a taglio (col lato ulnare) dare dei colpetti al fianco interessato.

TRATTAMENTO COLICA RENALE IN ACUTO

- **ORUDIS®(KETOPROFENE)** 1 fl 100mg/2ml (o altro fans es. DICLOREUM®)

  +

  BENTELAN®(BETAMETASONE FOSFATO) 1 fl 4 mg/2ml IM

OPPURE

ORUDIS®(KETOPROFENE) 1 fl 100mg/2ml (o altro fans es.DICLOREUM®)

+

BENTELAN®(BETAMETASONE FOSFATO)1 fl 4 mg/2ml

+

RANIDIL®1fl 50mg/5ml in 100 ml di fisiologica EV

EVITARE L'USO DEL BENTELAN® NEI PZ DIABETIC

- **LIXIDOL® (=TORADOL®) (KETOROLAC SALE DI TROMETAMOLO)**
ADULTI→1 fl 30 mg/1ml sublinguale

L'USO DI SPASMEX® E BUSCOPAN® E' MOLTO DISCUSSO IN QUANTO, BLOCCANDO LA

PERISTALSI, IMPEDISCONO LA PROGRESSIONE DEL CALCOLO IN VESCICA.

ANDREBBERO, PERTANTO, UTILIZZATI SOLAMENTE QUANDO IL CALCOLO E' IN

PROSSIMITA' DELLA VESCICA.

- **SPASMEX®(FLOROGLUCINOLO+MEGLUCINOLO)**

    ADULTI→ 1fl 40mg/4ml IM

    OPPURE

- **BUSCOPAN® (SCOPOLAMINA BUTILBROMURO)**

    ADULTI→1fl 1ml/20mg IM

CISTITE

La cistite è un'infiammazione acuta o cronica della vescica.

Fattori di rischio	Cause
Rapporti sessuali non protetti	Infezioni da batteri,virus e funghi
Creme spermicide	Farmaci (chemioterapici)
Diaframma	Cateteri urinari
Scarse difese immunitarie	Freddo
Bassi livelli di estrogeni	Radiazioni
	Calcoli
	Stress
	Patologie varie (LES,diabete,tumori)

SINTOMI

- Frequente bisogno di urinare
- Impellenza nello stimolo
- Bruciore mentre si urina
- Urine torbide e maleodoranti
- Tracce di pus e/o sangue nelle urine
- Febbricola
- Perdite vaginali nella donna/incontinenza

TRATTAMENTO

Nelle infezioni complicate recidivanti e ricorrenti o in caso di fallimento della terapia antibiotica è opportuno eseguire urinocoltura e antibiogramma per prescrivere una terapia antibiotica mirata.

- **MONURIL®(FOSFOMICINA SALE DI TROMETAMOLO) (RR ROSSA - CLASSE A)**
  2 bustine granulato per soluzione orale 3g **ADULTI**

  2 bustine granulato per soluzione orale 2g **BAMBINI**

  ADULTI→ la prima bustina il giorno stesso e il giorno dopo, la seconda bustina

  BAMBINI DI ETA' > 6 ANNI→la prima bustina da 2g il giorno stesso eil giorno dopo, la seconda bustina

Disciogliere il contenuto della bustina in mezzo bicchiere d'acqua fredda

- ASSUMERE STOMACO VUOTO (IL CIBO PUO' RITARDARNE L'ASSIMILAZIONE)
- DOPO AVER SVUOTATO LA VESCICA PRIMA DI ANDARE A DORMIRE
- POSSIBILE L 'UTILIZZO SEBBENE CON CAUTELA E LIMITATO AI CASI DI REALE NECESSITÀ IN GRAVIDANZA E ALLATTAMENTO

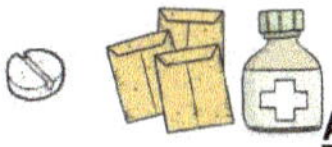

AUGMENTIN® (AMOXICILLINA+ACIDO CLAVULANICO) (RR ROSSA -CLASSE A)

12 cp da 1g

400mg+57mg/bustina

Flacone sospensione 70ml e 140ml

ADULTI→1cp da 1g 1-2 volte/die ogni 12h x 5gg

BAMBINI→50mg/kg/die in 2 somministrazioni

FLACONE SOSPENSIONE 70ml e 140ml

2-6ANNI:5ml ogni 12h

7-9ANNI:7,5ml ogni 12h

10-12 ANNI:1ml ogni 12h

BUSTINE (400mg+57mg/bustina)

2-6 ANNI:1 bustina ogni 12h

7-12 ANNI:2 bustine ogni 12h

- **NEOFURADANTIN® (NITROFURANTOINA) (RR BIANCA - CLASSE C)**
  20 cp da 50mg

  20 cp da 100mg

ADULTI → 1 cp da 50 o da 100mg x 4 volte/die (1 cp ogni 6 h) x 5gg

NON UTILIZZARE IN PZ DI ETA' INFERIORE A 18 ANNI

- **CIPROXIN® (CIPROFLOXACINA)(RR ROSSA - CLASSE A)**

    10 cp da 250mg

    6cp da 500mg

CISTITI NON COMPLICATE: ADULTI → 1 cp da 250mg (o da 500mg) x 2 volte/die x 3 gg

1o 1 cp da 500 mg RM (a rilascio modificato) 1 volta/die x 3 gg

CISTITI COMPLICATE: ADULTI → 1 cp 500 mg x 2 volte/die x 7 gg

I CHINOLONICI NON SI POSSONO USARE:

- Nei pz con G6PD carenza
- In gravidanza e allattamento
- Nei bambini
- Evitare l'esposizione al sole

- **TAVANIC®(= LEVOXACIN®)(LEVOFLOXACINA)(RR ROSSA - CLASSE A)**

    5 cp da 250 mg

    5cp da 500 mg

ADULTI → **CISTITI NON COMPLICATE:** 1 cp250 mg al die x 3 gg

CISTITI COMPLICATE: 1 cp500 mg al die x 7 gg

NON SI PUO' USARE

- Nei pz con G6PD carenza
- In gravidanza e allattamento
- Nei bambini

- Evitare l'esposizione al sole

- **CEFIXORAL®= SUPRAX® = UIXIME®(CEFEXIMA)(RR ROSSA - CLASSE A)**

  5 cp da 400mg

  sospensione 100mg/5ml

  ADULTI→1cp da 400mg/die

  BAMBINI→8mg/kg/die in 1-2 somministrazioni

  Sospensione 100mg/5ml: 1ml contiene 20mg

  8mg=0,4mg/kg/die

  Peso e rispettiva dose giornaliera:

10kg:80mg/4ml	20Kg:160mg/8ml
12kg:100mg/5ml	22,5kg:180mg/9ml
15kg: 120mg/6ml	25kg:200mg/10ml
17,5kg: 140mg/7ml	27,5kg: 220mg/11ml
25kg:200mg/10ml	30kg: 240mg/12ml

PER LA SINTOMATOLOGIA DOLOROSA

- **ENANTYUM® (DEXKETOPROFENE TROMETAMOLO) (RR BIANCA - CLASSE C)**

  10 bustine granulato 25mg

  20 cp da 25 mg

  ADULTI → 1 cp o 1 bustina al bisognomax3 volte/die

  O ALTRO (QUALSIASI FANS)

ALGIE PELVICHE ACUTE

Nella donna, oltre alle altre cause di dolore addominale-pelvico, bisogna considerare:

- Gravidanza ectopica (in genere tubarica).
- Torsione e rottura di cisti ovarica, torsione di tuba, di fibroma uterino peduncolato.
- Infiammazione pelvica acuta.
- Dismenorrea.
- Rottura dolorosa di un follicolo ovarico.
- Emoperitoneo da corpo luteo sanguinante.
- Ematocolpo/ematometrio (ritenzione di sangue mestruale per anomalie genitali congenite od acquisite).

GRAVIDANZA ECTOPICA:innanzitutto, la donna è gravida (test positivo o ritardo mestruale) nel primotrimestre. Comparsa di macchie di sangue prima dell'esordio del dolore che è lancinante ai quadranti inferiori, eventualmente irradiato alla spalla omolaterale. Può evolvere in emoperitoneo e shock. **OSPEDALIZZARE SUBITO.**

MALATTIA INFIAMMATORIA PELVICA:dolore in sede addominale bassa, bilaterale (appena sopra i legamentiinguinali), continuo e non localizzato. Nausea e vomito sono tardivi (indicano diffusione peritonitica). **CONSULENZA GINECOLOGICA URGENTE.**

APPENDICITE:non relata al ciclo mestruale (anche se un esordio contemporaneo può confondere). Il doloreè concentrato sul **punto di Mc Burney**. Nausea e vomito sono precoci.

TORSIONI/EMATOCOLPO/EMATOMETRA:di solito si palpa una massa pelvica dolente. Da non confondere colglobo vescicale. **OSPEDALIZZARE SUBITO.**

ROTTURA DEL FOLLICOLO OVULATORIO:a volte accompagnato da sintomi dolorosi molto intensi. E' trafittivo, insede ovarica, peggiora alla palpazione. **SI RISOLVE DA SOLO.**

CORPO LUTEO EMORRAGICO:evolve in emoperitoneo, non si arresta da solo. Il dolore insorge dopol'ovulazione e dopo un rapporto sessuale o un esercizio fisico intenso. **OSPEDALIZZARE SUBITO.**

URETRITI

L'uretrite è un'infiammazione acuta o cronica dell'uretra.

In genere, è causata da microrganismi patogeni che **colonizzano l'uretra** per **via ascendente**, per esempio, nella donna, a seguito di rapporti sessuali traumatici oppure se dei germi dall'ano sono stati portati in vagina durante il rapporto.

<u>DONNE</u>→ sono più frequenti le uretriti retrograde (come quelle trasmesse sessualmente) in quanto l'uretra è molto più corta dell'uretra maschile.

<u>UOMINI</u>→ sono più frequenti le uretriti anterograde o ascendenti (in quanto l'uretra è il tratto comune sia dell'apparato urinario che di quello genitale) Per questo motivo la patologia è spesso associata a prostatite.

Altre forme si hanno per via ematica, da focolai infettivi a distanza o per via discendente, se esistono infezioni in vescica, per esempio a seguito di calcolosi ed infezione delle vie urinarie nel tratto alto.

Per accertare le cause dell'uretrite occorrono almeno due tamponi uretrali sui quali eseguire specifici esami di laboratorio.

CAUSE

VIRUS	BATTERI
- Virus dell'immunodeficienza umana 1 e 2 - Virus linfotropico a cellule T umano di tipo I (HTLV-I) - Herpes simplex virus di tipo 2 (HSV-2)	La forma più frequente è l'**uretrite non gono-coccica** e **post-gonococcica** -Chlamydiatrachomatis, sierotipi D-K Urea-plasmaurealyticum - Mycoplasmahominis - Trichomonas - Herpesvirus di tipo II (raramente di tipo I) - Gonorrea - Funghi
Cause iatrogene, calcoli, cateterismo Traumi	

URETRITI TRASMESSE SESSUALMENTE

Frequentemente l'uretrite è causata da <u>malattie infettive a trasmissione sessuale</u> (vaginale, orale ed anale) come la <u>gonorrea</u>, conosciuta anche come <u>blenorragia o blenorrea</u>.

URETRITI A TRASMISSIONE SESSUALE

- URETRITI GONOCOCCICHE (UG)
- URETRITI NON GONOCOCCICHE (UNG)

La prevenzione delle forme sessualmente trasmissibili si attua con l'utilizzo del profilattico in tutte le fasi del rapporto sessuale.

URETRITE GONORROICA O GONOCOCCICA

Il microrganismo patogeno responsabile dell'infiammazione è la **Neisseria gonorrhoeae**, che in un primo momento causa uretrite purulenta (urina densa, di colore giallo-verdastro, con pus) sia nel maschio che nella femmina, nella quale il decorso è più frequentemente asintomatico.

FATTORI DI RISCHIO

- promiscuità sessuale,
- uso di contraccettivi non protettivi

TRASMISSIONE

La gonorrea si trasmette con qualsiasi forma di contatto non protetto, dal coito alla fellatio, dai rapporti anali al cunnilingus e, più raramente, col bacio o tramite contatto indiretto (uso promiscuo di biancheria o servizi igienici).

SINTOMI

- Secrezioni purulente dal pene o dalla vagina (perdite giallastre conosciute popolarmente con il temine **"scolo"**)
- Bruciore uretrale e durante la minzione
- Emissione difficoltosa di urine
- Nell'uomo si può avere concomitante infezione della prostata, glande gonfio, arrossato e dolorante
- Nella donna oltre alle perdite purulente si può avere infiammazione dell'utero e dell'ovaio o sanguinamento tra un ciclo e l'altro.

Questi sintomi compaiono generalmente dopo 2-7 giorni dal contagio, più frequentemente nel maschio rispetto alla femmina, dove l'infezione è spesso asintomatica.

L'infezione non trattata può complicare l'uretrite e diffondersi in altri settori dell'apparato genitalemaschile (prostatite, epididimite, infezione cronica delle vescicole seminali) e femminile (per

via ascendente al collo dell'utero e alle tube, causando infiammazioni locali (<u>salpingite</u>) fino a determinare un quadro noto come <u>malattia infiammatoria pelvica</u>).
Si può arrivare alla sterilità.

URETRITI NON GONOCOCCICHE

URETRITE DA CHLAMYDIA TRACHOMATIS

La **Chlamydia** è l'agente eziologico più frequentemente chiamato in causa nell'origine di uretriti non gonoccociche.
Nelle donne le infezioni da Chlamidya sono asintomatiche in circa il 70% dei casi, nell'uomo tale percentuale scende al 50%.
E' quindi possibile che il disturbo insorga dopo anni di quiescenza, magari a causa di un temporaneo abbassamento delle difese immunitarie.
Le complicazioni della patologia sono simili a quelle descritte per l'uretrite gonorroica, anche se insorgono più raramente e sono spesso di modesta entità.
Le gestanti dovrebbero essere sottoposte al test per la Chlamydia durante il terzo semestre di gravidanza e, se positive, trattate prima del parto.

Anche in questo caso la fascia di popolazione più a rischio è quella compresa tra i 14 ed i 29 anni.

ALTRI TIPI DI URETRITI DA AGENTI PATOGENI SESSUALMENTE TRASMESSI

Spesso un'uretrite, causata da un particolare agente patogeno, è associata ad infezione di altri microorganismi minori che hanno però scarso rilievo in termini percentuali, poiché raramente rappresentano i veri agenti causali della malattia. Tra questi ricordiamo il <u>Trichomonas vaginalis,</u> il <u>Mycoplasmahominis e genitalis,</u> gli <u>Herpes virus e l'Ureaplasmaurealiticum</u>

TRATTAMENTO

URETRITI NON GONOCOCCICHE

- **ZITROMAX® (AZITROMICINA) (RR ROSSA - CLASSE A)**

  3 cp 500 mg

  ADULTI →1g (2cp) in singola dose per via orale

  OPPURE

- **BASSADO® (DOXICICLINA)(RR ROSSA - CLASSE A)**

  10 cp 100 mg

  ADULTI →   1 cp 2 volte/die per 7 giorni

URETRITI E CERVICITI GONOCOCCICHE

- **ROCEFIN® (CEFTRIAXONE) (RR ROSSA - CLASSE A)**
  1 fl IM 1g + 1 fl 3,5 ml

  ADULTI → 1 fl IM unica somministrazione o più prudentemente x 2 gg

OPPURE

- **CEFIXORAL®= SUPRAX® =UIXIME®(CEFEXIMA)(RR ROSSA - CLASSE A)**
  5 cp da 400mg

  Sospensione 100mg/5ml

  ADULTI→ 1cp da 400mg/die

  BAMBINI→8mg/kg/die in 1-2 somministrazioni

  Sospensione 100mg/5ml: 1ml contiene 20mg

  8mg=0,4mg/kg/die

  Peso e rispettiva dose giornaliera:

10kg:80mg/4ml	20Kg:160mg/8ml
12kg:100mg/5ml	22,5kg:180mg/9ml
15kg: 120mg/6ml	25kg:200mg/10ml
17,5kg: 140mg/7ml	27,5kg: 220mg/11ml
25kg:200mg/10ml	30kg:240ml/12ml

I PZ AFFETTI DA GONORREA DEVONO ESSERE TRATTATI SEMPRE ANCHE PER

SOSPETTA INFEZIONE DA CHLAMYDIA TRACHOMATIS CON:

- **ZITROMAX® (AZITROMICINA) (RR ROSSA - CLASSE A)**
  3 cp 500 mg

  <u>ADULTI</u> → 1 g (2cp) in singola dose per via orale x 3gg

Per questo motivo, la terapia antibiotica dell'uretrite gonorroica andrebbe estesa anche ai partners sessuali con cui il paziente ha avuto rapporti nei 60 giorni precedenti l'esordio sintomatologico della malattia.

GINECOLOGIA

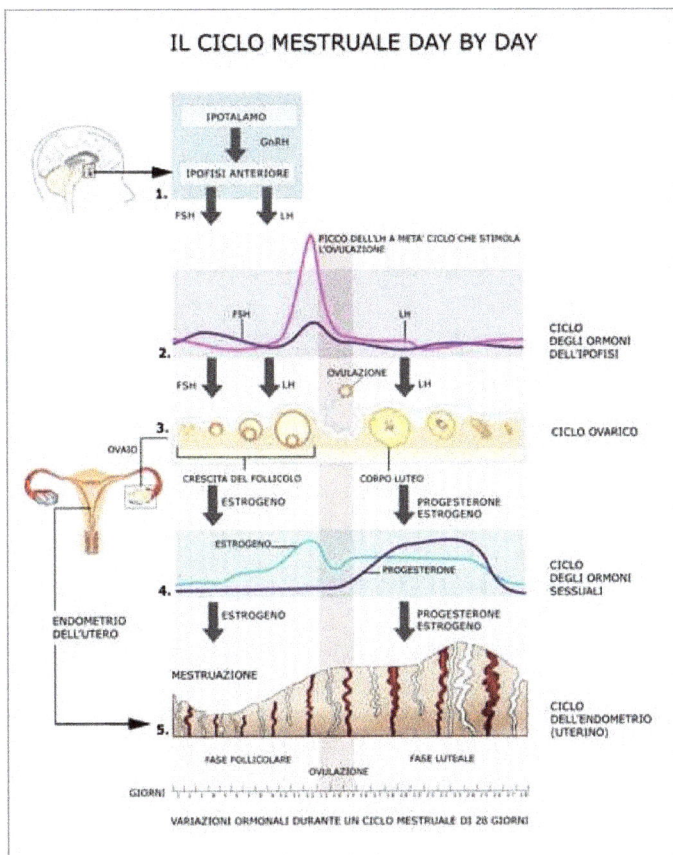

IL CICLO MESTRUALE DAY BY DAY

VARIAZIONI ORMONALI DURANTE UN CICLO MESTRUALE DI 28 GIORNI

Ipermenorrea: se la perdita di sangue supera gli 80 ml/ die

Menorragia: se le mestruazioni sono abbondanti e durano più di 7 giorni

Menometrorragia: se le perdite sono abbondanti e si verificano anche nel periodo intermestruale

Metrorragia: se le perdite si verificano nel peoiodo intermestruale e sono abbondanti

VULVOVAGINITI BATTERICHE

La **vulvovaginite** è un'infiammazione che coinvolge la **vagina** e la **vulva**, cioè il tratto inferiore delle vie genitali femminili.

Vaginite da Trichomonas   Vaginite da Candida

Il tratto inferiore delle vie genitali femminili è costituito da:

- **Vulva**: regione che circonda l'accesso alla vagina; è formata da clitoride, grandi e piccole labbra, imene, orifizio esterno dell'uretra, ghiandole di Bartolini e vestibolo vaginale.
- **Vagina**: condotto muscolo-membranoso, della lunghezza di otto-dieci centimetri circa, che si estende dalla vulva (vestibolo della vagina) alla cervice (collo dell'utero). In altre parole, la vagina collega la porzione più bassa dell'utero agli organi genitali esterni.

Tabella 3. Eziologia delle vulvovaginiti (modificata da [15])

Tipo di vulvovaginite	Cause
Vaginosi batterica	Gardnerella vaginalis, Mycoplasma hominis, specie di Mobiluncus, specie di Bacteroides (a esclusione di Bacteroides fragilis)
Vaginite aerobia	Streptococco beta-emolitico, Escherichia coli
Candidosi vulvovaginale	Candida albicans, Candida glabrata, Candida tropicalis, Candida krusei
Tricomoniasi	Trichomonas vaginalis
Vaginite atrofica	Carenza estrogenica
Irritazione da agenti chimici	Saponi, prodotti per l'igiene intima (tamponi, assorbenti intimi, profilattici in lattice)
Lichen planus (di tipo desquamativo)	Lesioni ipercheratinizzate putte pruriginose o dolenti, associato a lesioni vulvari e orali
Vaginite allergica	Sperma, irrigazioni vaginali, prodotti per l'igiene intima, tamponi, assorbenti intimi, profilattici in lattice o diatramini, coloranti, inalazione di allergeni, esposizioni occupazionali
Corpo estraneo con o senza infezione o trauma	Tamponi, dispositivi per la contraccezione, ovuli vaginali, altro

Tabella 4. Caratteristiche tipiche delle vulvovaginiti causate da microrganismi infettivi (modificata da [3,14])

Infezione	Sintomi e segni	Esame obiettivo	Secrezioni	Odore	pH	Striscio vaginale
Vaginosi batterica	Variabili, nel 50% asintomatica		Omogenee di colore dal bianco al grigio, talvolta schiumose	Presente (amminico)	>4,5	>20% di clue cell. Odore amminico con aggiunta di idrossido di potassio
Vaginite aerobia	Bruciore, dispareunia	Edema, iperemia	Omogenee bianco-grigiastre	Presente (acre)	>4,5	Batteri, polimorfonucleati, cellule basali
Candidosi vulvovaginale	Prurito, disuria, bruciore	Fissurazioni, eritema vaginale	Consistenti, di colore dal bianco al giallo, di aspetto caseoso	Assente	<4,5	Ife o spore
Tricomoniasi	Prurito, disuria, spesso asintomatica	"Cervice a fragola"	Profuse, verdi, schiumose	Presente o assente	>4,5	Tricomonadi mobili e maggior numero di leucociti

CAUSE INFETTIVE

- L'aumento del pH locale (dovuto a sangue mestruale, sperma nel post-coito, riduzione dei lactobacilli e malattie concomitanti) e l'alterazione della flora microbica (secondaria a scarsa igiene personale, uso di antibiotici o corticosteroidi e diete squilibrate) predispongono alla proliferazione dei microrganismi patogeni.

- Miceti (*Candida albicans*),

- Batteri (*Gardnerellavaginalis,* streptococchi e stafilococchi),

- Protozoi (es. *Trichomonas vaginalis*)

- Più raramente, virus, come l'Herpes simplex

Nelle bambine di età compresa tra 2 e i 6 anni, di solito, l'infiammazione risulta da infezioni da parte della flora microbica del tratto gastrointestinale; un fattore che favorisce frequentemente tale condizione, è la **scarsa igiene perineale** (es. abitudine errata di pulirsi dalla parte posteriore a quella anteriore dopo l'evacuazione; non lavarsi le mani dopo aver defecato; grattarsi in risposta al prurito).

CAUSE IRRITATIVE

- Uso eccessivo di **detergenti intimi** e **lavande vaginali**
- Ammorbidenti, coloranti e additivi presenti nei detersivi.
- Occasionalmente, l'irritazione può essere conseguenza dell'uso di lubrificanti o creme vaginali, profilattici in lattice, spermicidi, anelli vaginali anticoncezionali, diaframmi o dispositivi intrauterini.
- In pazienti incontinenti o allettati, la scarsa igiene può causare un'infiammazione vulvare cronica causata da **irritazione chimica da urine o feci.**

CAUSE FISICHE

- abrasioni dovute a un'inadeguata lubrificazione durante i **rapporti sessuali**
- stimoli meccanici prolungati o sfregamenti da **indumenti troppo attillati**, soprattutto se costituiti da un materiale sintetico.
- contatto prolungato con un **corpo estraneo** (profilattico, assorbente interno, residui di carta igienica o granelli di sabbia)

SEGNI E SINTOMI

Prurito, dolorabilità e arrossamento delle piccole e grandi labbra e dell'orifizio vaginale.
Questi sintomi sono spesso accompagnati a secrezioni dalla vulva e dolore urente durante i rapporti sessuali (dispareunia).
L'irritazione locale può comportare anche bruciore o lieve sanguinamento.
Inoltre, possono verificarsi disuria (dolore alla minzione) e secchezza vaginale.

In qualche caso, la vulva può apparire edematosa e si possono riscontrare escoriazioni, vescicole, ulcerazioni e fissurazioni.

SECREZIONI VAGINALI E VULVARI

L'aspetto e la quantità delle perdite vulvovaginali si differenziano in base alla causa dell'infiammazione.

- La **secrezione vaginale normale** è di colore bianco lattescente o mucoide, priva di alcun odore e non irritante; talvolta, può portare a un inumidimento che bagna la biancheria intima.

- Nel caso di **infezioni batteriche**, di solito, compare <u>leucorrea</u> bianca o grigiastra, dall'<u>odore amminico</u>, simile a quello del <u>pesce</u>. Quest'ultimo può diventare molto intenso quando si verifica un'alcalinizzazione delle perdite, dopo il coito e le <u>mestruazioni</u>; sono frequenti anche prurito ed irritazione.

- Le **vulvovaginiti da _Candida_** provocano tipicamente una secrezione vaginale biancastra, di aspetto caseoso; queste perdite si accompagnano a forte prurito e dolore durante il coito.

- <u>Perdite profuse, schiumose e maleodoranti,</u> di colore giallo-verdastro, segnalano tipicamente un'**infezione da Trichomonas.**

- **L'infezione da herpes virus** non altera la normale secrezione vaginale, ma si accompagna alla <u>comparsa di vescicole dolorose.</u>

DIAGNOSI

Tampone vaginale ed esame microscopico del materiale del tampone
Misurazione ph vaginale.

TRATTAMENTO

VAGINITE BATTERICA

- **FLAGYL® o VAGILEN® (METRONIDAZOLO) (RR ROSSA - CLASSE A)**
  20 cp 250 mg

  ADULTI → 500 mg (2 cp) x 2 volte /die x 7 gg

OPPURE

- **DALCIN C® (CLINDAMICINA) (RR ROSSA - CLASSE A)**
  12cp 150 mg

  ADULTI → 300 mg(2 cp) x 2 volte/die x 7 gg

TRICOMONIASI

- **FLAGYL® o VAGILEN® (METRONIDAZOLO) (RR ROSSA - CLASSE A)**
  20 cp 250 mg

  ADULTI →500 mg (2 cp) x 2 volte /die x 7 gg

TRATTARE SEMPRE ANCHE IL PARTNER (INFEZIONI PING PONG)

CANDIDOSI VAGINALE

FATTORI CHE ALTERANO LA FLORA VAGINALE

- Vestiti aderenti
- Scarsa igiene intima
- Alimentazione non corretta
- Saponi non idonei
- Allergeni
- Rapporti sessuali
- Condizioni patologiche (diabete,alterazioni ormonali,disordini epatici o renali)

SINTOMI

- Prurito e bruciore alle parti intime
- Dolore all'entrata della vagina (vulva)
- Lieve gonfiore delle labbra vaginali
- Secrezioni biancastre piuttosto dense (tipo ricotta)

 POSSIBILE TRASMISSIONE SESSUALE

FARMACI AD USO TOPICO

- **GYNOCANESTEN®(CLOTRIMAZOLO)**
  (SENZA OBBLIGO DI RICETTA MEDICA)

  Crema vaginale 2% (30gr con 6 applicatori monouso)

  12 cp (ovuli) vaginali 100mg

  ADULTI→1 applicazione di crema o 1 ovulo vaginale al die x 6 gg (12 gg nelle

  forme croniche recidivanti)

REMEMBER

GLI OVULI E LA CREMA VANNO APPLICATI IL PIÙ PROFONDAMENTE IN

VAGINA LA SERA.

- **DERMOVITAMINA GYNOMICOBLOCK® GEL VAGINALE**
  (SENZA OBBLIGO DI RICETTA MEDICA)

  Tubo 30 ml + 6 cannule monouso

Per applicazioni interne: Utilizzo dell'apposito applicatore (monouso, 6 forniti in dotazione):

• Svitare il tappo del tubetto e girare dalla parte opposta premendo per forare il sigillo di allumi

nio (solo per la prima apertura)

• Avvitare la cannula applicatore sul tubo in alluminio al posto del tappo

• Premere sul tubetto riempiendo la cannula applicatore con la quantità necessaria di prodotto. Il pistone si arresta al completo riempimento

• Svitare la cannula applicatore dal tubetto ed inserirla delicatamente in vagina in profondità e svuotare il contenuto premendo il pistone fino in fondo

• Estrarre la cannula monouso (da gettare dopo l'utilizzo)

Per applicazioni esterne:

•Svitare il tappo e riavvitarlo dalla parte opposta per forare il sigillo di alluminio (solo per la prima apertura).

•Applicare **DERMOVITAMINA GYNOMICOBLOCK®** in quantità sufficiente sulle parti interessate con un lieve massaggio per coprire tutta la zona.

Applicare il prodotto una volta al giorno, preferibilmente la sera prima di coricarsi, dopo una corretta igiene intima, per tre giorni consecutivi

In caso di necessità ripetere il trattamento per ulteriori 3 giorni.

Si consiglia di non interrompere l'applicazione del prodotto subito dopo la scomparsa delle manifestazioni e della sintomatologia soggettiva, ma di prolungare l'applicazione per circa una settimana.

- **MICONAL®(MICONAZOLO) (SENZA OBBLIGO DI RICETTA MEDICA)**

  Crema vaginale al 2%

  15 Ovuli vaginali da 50mg

  2 Capsule vaginali da 1200 mg

  Lavanda vaginale 0,2% (5 flaconi monouso da 150 ml)

  ADULTI→2applicazioni/die Crema vaginale al 2%

  →2 ovuli vaginali da 50 mg/die

  →1capsula vaginale da 1200 mg x 2gg

  →1 lavanda x 5 gg

- **PEVARYL® (ECONAZOLO) (SENZA OBBLIGO DI RICETTA MEDICA)**

  crema vaginale 1%

  15 ovuli vaginali 50 mg

  6 ovuli vaginali 150 mg o 2 ovuli vaginali da 150mg a rp

ADULTI→ 1 applicazione di crema inserita profondamente in

vagina la sera prima di coricarsi x 15 gg

→1 ovulo vaginale da 50mg inserito profondamente in

vagina la sera prima di coricarsi x 15gg

→1 ovulo vaginale da 150 mg inserito profondamente in

vagina la sera prima di coricarsi x 3gg

In caso di sospetta cervicovaginite o vulvovaginite mista (cioè causata da Candida Albicans e altri batteri come GardnerellaVaginalis o altri microrganismi come Trichomonas Vaginalis):

MECLON® (CLOTRIMAZOLO + METRONIDAZOLO)

(SENZA OBBLIGO DI RICETTA MEDICA)

ovuli vaginali (10 ovuli)

crema vaginale 20%+4% (30 gr con 6 applicatori)

soluzione vaginale(5 flaconi da 130 ml + 5 flaconi da 10 ml + 5 cannule)

ADULTI→1 ovulo la sera prima di coricarsi inserito profondamente in

vagina per almeno 6gg

→1 applicazione di crema la sera prima di coricarsi

profondamente in vagina per almeno 6 gg

- **DIFLUCAN® (FLUCONAZOLO) (RR ROSSA - CLASSE A)**

    2 cp150 mg

    ADULTI→ 1 cp da 150 mg dose singola **(CANDIDOSI VAGINALE ACUTA)**

Per il trattamento e profilassi delle ricadute della candidiasi vaginale (4 o più episodi all'anno) 150 mg ogni terzo giorno per un totale di 3 dosi (giorno 1, 4, e 7) seguiti da una dose di mantenimento di 150 mg una volta a settimana per 6 mesi.

- **SPORANOX® (ITRACONAZOLO) (RR ROSSA - CLASSE A)**

    8 cp 100mg

    ADULTI→200mg(2 cp) 1volta/die x 3 gg o

    200mg(2cp) x 2volte/die in un'unica somministrazione

SUSSIDI TERAPEUTICI: l'applicazione topica di creme formulate con anestetici locali può placare il prurito ed infondere un immediato (seppur temporaneo) sollievo:

- **VAGISIL®(LIDOCAINA)(SENZA OBBLIGO DI RICETTA MEDICA)**

    Crema 2% 20g

    ADULTI→ al bisogno fino a 3-4 volte/die

INGORGO MAMMARIO

INGORGO MAMMARIO	MASTITE	RAGADI
INCOMPLETO SVUOTAMENTO DEL SENO CHE IN QUESTO MODO SI BLOCCA	INFEZIONE BATTERICA DELLA MAMMELLA	PICCOLI TAGLIETTI DOLOROSI CHE COMPAIONO SUL CAPEZZOLO E CHE POSSONO INSORGERE GIÀ DOPO 1 O 2 GIORNI DAL PARTO
CAUSE ▸ - Scarso svuotamento del seno - Attacco inadeguato del neonato - Iperproduzione di latte - Abbigliamento stretto SINTOMI ▸ - SENO DURO, DOLENTE, TESO e CALDO - POSSIBILE FEBBRE ANCHE 38° ma solo nelle prime 24h (temperatura inguinale)	CAUSE ▸ - Aggravamento dell'INGORGO se TRASCURATO - RAGADI SINTOMI ▸ - SENO DURO, TESO e CALDO - DOLORE INTENSO - ARROSSAMENTO DEL SENO DIFFUSO o LOCALIZZATO IN UN PUNTO - FEBBRE e BRIVIDI - MALESSERE GENERALE	CAUSA ▸ ATTACCO INADEGUATO DEL NEONATO X PREVENIRE ▸ - Attaccare bene il bambino - Non lavare il capezzolo con saponi ma sciacquare solo con acqua - Evitare coppette e tenere il capezzolo libero i primi giorni

INGORGO = condizione di infiammazione e congestione di una parte o dell'intera mammella.

SINTOMI

- Il seno è duro, gonfio, caldo e dolente
- La pelle può essere lucida
- Il latte non fuoriesce alla suzione o alla spremitura
- Febbre assente o leggera
- malessere ma condizioni generali buone

COSA FARE

Allattare spesso per drenare il seno. Se però il bambino non riesce a succhiare è necessario **svuotare un poco il seno prima della poppata** con la spremitura manuale o con un tiralatte per ammorbidire la zona intorno all'areola.

Per alleviare il disagio e favorire il rilascio di ossitocina, la mamma potrà fare **impacchi caldo-umidi** (facendo attenzione a evitare un calore eccessivo) e massaggiare delicatamente il seno e in particolare la zona dolente, prima e durante la poppata.

Come spremere il latte dai seni ingorgati

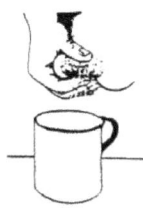

Il seno in primo piano è colmo, pronto per la poppata; quello dietro è ingorgato. Il neonato non riesce ad afferrare l'areola ingorgata e non può succhiare.

Di solito quando i seni sono troppo pieni lasciano colare il latte che non riescono a trattenere. Talvolta si ingorgano di sangue e il gonfiore impedisce la fuoriuscita del latte. I seni ingorgati sono dolenti e non è possibile eseguire la normale tecnica del massaggio. Pertanto immergete i seni in acqua tanto calda quanto riuscite a sopportarla. O meglio ancora, immergetevi nel bagno, o altrimenti fate ripetuti impacchi molto caldi. Dopo alcuni minuti può darsi che il latte esca spontaneamente. In caso contrario alternate una pressione delicata con le dita al di sopra dell'areola con altri impacchi caldi fino a quando il latte fuoriesce.

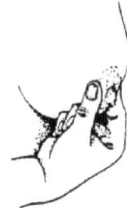

a. Porre indice e pollice ai lati dell'areola e premere verso la parete toracica

b. Premere da dietro il capezzolo e l'areola tra indicee e pollice

c. Premere dai lati per svuotare tutti i segmenti

BOCCA
SPALANCATA

LABBRA
ESTROFLESSE

ATTACCO
ASIMMETRICO
(E' VISIBILE PIU' AREOLA
SOPRA LA BOCCA)

MENTO CHE
TOCCA IL SENO

SEGNI DI CORRETTO ATTACCO E POSIZIONE DURANTE LA POPPATA

Segni di corretto attacco

❑ Bocca molto aperta, angolo tra labbro superiore e inferiore di quasi 180°
❑ Labbro inferiore rivolto in fuori
❑ Lingua che avvolge l'areola
❑ Mento a contatto con il seno
❑ Più areola visibile al di sopra del labbro superiore che a livello del labbro inferiore

Segni di corretta suzione

❑ Le guance sono tonde e non si vedono fossette durante la suzione
❑ Dopo le prime suzioni veloci i movimenti della mandibola diventano ampi, lenti e profondi
❑ Non si sentono schiocchi
❑ Si sente la deglutizione del bambino per buona parte della poppata

MASTITE

MASTITE = infiammazione localizzata, più o meno ampia, della mammella, generalmente unilaterale .
In genere è l'evoluzione di un ingorgo o di un dotto ostruito non risolto.
Può essere anche infezione secondaria da ragadi.
La zona del seno interessata è indurita (ma può essere anche poco palpabile), dolente e lucida.
Il latte può fuoriuscire in parte.

SINTOMI

- Dolore
- Tumefazione
- Arrossamento
- Cute calda
- Febbre intermittente con brivido
- Adenite ascellare reattiva
- Secrezione purulenta del capezzolo

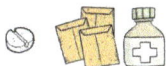

- **AUGMENTIN® (AMOXICILLINA+ACIDO CLAVULANICO)**
(RR ROSSA -CLASSE A)
12 cp da 1g

400mg+57mg/bustina

Flacone sospensione 70ml e 140ml

ADULTI→ 1cp da 1g 1-2 volte/die ogni 12h x 5gg

- Eventuali farmaci sintomatologici antipiretici /antinfiammatori x febbre e dolore
Es.TACHIPIRINA® da 1000 mg**(PARACETAMOLO)(RR BIANCA - CLASSE C** 1 cp per max 3 volte/die **(RR BIANCA - CLASSE C)(NON INTERFERISCE CON L'ALLATTAMENTO)**

La presenza del processo infiammatorio non implica la cessazione dell'allattamento.

E' però consigliabile allattare con una certa frequenza allo scopo di svuotare il seno.

Se il dolore non consente l'allattamento è opportuno ricorrere al tiralatte per svuotare il seno dolorante e poi a allattare il bambino con l'altro seno.

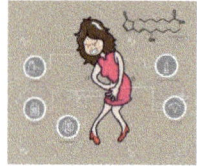

DISMENORREA

La dismenorrea o mestruazione dolorosa è un'alterazione mestruale, accompagnata da disturbi generali o locali e da dolori, che interessano in genere la regione pelvica e l'addome.

- **BUSCOPAN® (BUTILSCOPAMINA) (SENZA OBBLIGO DI RICETTA MEDICA)**

  30 cp da 10mg

  ADULTI→1-2 cp 3volte/die

- **SPASMEX® (FLOROGLUCINOLO + MEGLUCINOLO) (RR BIANCA - CLASSE C)**

  20 cp da 80mg + 80 mg

  ADULTI → 1-2 cp 3volte/die

PERDITE EMATICHE

- FUORI DALLA GRAVIDANZA
- DURANTE LA GRAVIDANZA

CAUSE

- Lesioni traumatiche (coito, IUD, corpi estranei)
- Infezione vaginale (vaginite, annessite)
- Sanguinamento da polipi cervicali, endometriali e fibromi
- Endometrite post abortiva (nella donna che ha subito un raschiamento)
- Carcinoma della vulva, della vagina, della cervice e dell'endometrio
- Coagulopatie
- Menometrorragie disfunzionali (endocrine, frequenti in zona perimenarcale e perimenopausale)

COSA FARE

- Verificare l'entità del sanguinamento (se imponente: polso, PA, ricovero immediato).

- Anamnesi
- Data ultima mestruazione
- uso di metodi contraccettivi
- Quantizzazione dell'emorragia (nr. assorbenti usati per tamponare)
- Flussi precedenti
- IUD Per quanto riguarda l'IUD, esso può perforare l'utero! Chiedere alla donna se sente il filo (la sua assenza consente di sospettare la sua risalita nell'utero, Rx

  addome urgente!).

EO (infezioni, neoplasie, emorroidi sanguinanti, ematuria).

OSPEDALIZZARE NEL CASO DI

- ☐ Emorragia importante.
- ☐ IUD sospetto
- ☐ Sospetto aborto in atto
- ☐ Sospetto di endometrite post abortiva.

Negli altri casi, richiedere consulto ginecologico urgente ed emocromo urgente.

Nel frattempo:

- Riposo assoluto
- Visita ginecologica

NON SOTTOVALUTARE MAI LE PERDITE EMATICHE IN MENOPAUSA

PERDITE EMATICHE IN GRAVIDANZA

☐ <u>Primo trimestre</u>: aborto in atto, minaccia d'aborto, mola vescicolare, gravidanza extrauterina.

☐ <u>Secondo/terzo trimestre</u>: placenta previa, distacco di placenta, rottura d'utero

☐ **OSPEDALIZZARE IL PZ** chiamando un'ambulanza (se è impossibile l'immediato ricovero consigliare riposo assoluto a letto (la pz non deve alzarsi neanche per andare in bagno)

UROANDROLOGIA

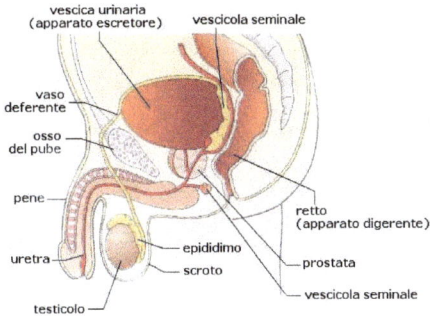

Diagramma anatomico dell'apparato uro-genitale maschile (vista sagittale):
vescica urinaria (apparato escretore), vescicola seminale, vaso deferente, osso del pube, pene, uretra, testicolo, epididimo, scroto, retto (apparato digerente), prostata, vescicola seminale

Diagramma anatomico dell'apparato uro-genitale maschile:
Vescica, Uretra, Glande, Meato urinario, Testicolo, Vescicola seminale, Prostata, Dotto eiaculatore, Uretra, Dotto deferente, Epididimo, Scroto

Torsione testicolare — Epididimite — Orchite — Ematocele
Tumore ai testicoli — Idrocele — Cisti dell'epididimo — Varicocele

POSSIBILI CAUSE DI TESTICOLO GONFIO

PROSTATITE ACUTA

Infiammazione della prostata che porta ad un aumento delle dimensioni della prostata.

È una infiammazione della prostata che comporta ingrossamento dell'organo a causa dell'accumulo di liquido negli spazi intracellulari.

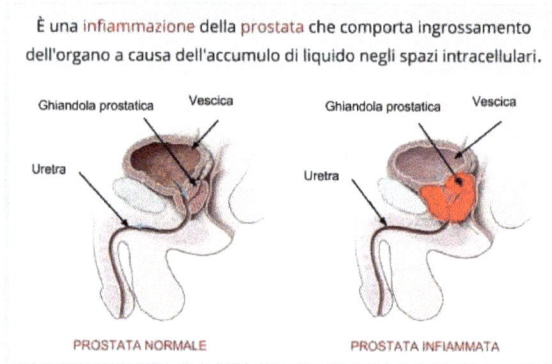

SINTOMI

- Flusso delle urine debole

- Continuo stimolo alla minzione

- Incontinenza

- Diuresi notturna

- Bruciore e dolore

- Incompleto svuotamento della vescica

- Dolore al pene e testicoli

- Problemi di erezione

- Eiaculazione dolorosa

Clinicamente come la cistite ma con l'aggiunta di febbre, dolore perineale e lombare, diminuzione della libido e coito molto doloroso. A volte coesiste epididimite (per diffusione retrograda).

PROSTATITE BATTERICA ACUTA (LIEVE-MODERATA)

- **CIPROXIN® (CIPROFLOXACINA)(RR ROSSA - CLASSE A)**
  6 cp da 500mg

  ADULTI → 1 cp da 500 mg 2 volte/die x 28 gg

  NON SOMMINISTARRE IN PZ FABICI

PROSTATITI NON BATTERICHE(LA STRAGRANDE MAGGIORANZA DEI CASI DI PROSTATITE)

- **MINOCIN® (MINOCICLINA)(RR ROSSA - CLASSE A)**
  16 cp 50 mg

  8 cp 100 mg

  ADULTI → 1cp da100 mg 2 volte/die x 14 gg

  OPPURE

- **BASSADO® (DOXICICLINA) (RR ROSSA- CLASSE A)**
  10 cp 100 mg

  ADULTI → 1cp da 100 mg 2 volte/die x 14 gg

ORCHIEPIDIDIMITE

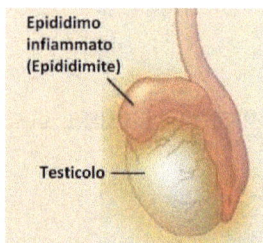

Riposo a letto con elevazione del testicolo

NELLE FORME TRASMESSE PER VIA SESSUALEDA GONOCOCCO O CHLAMYDIA

TRACHOMATIS VA SEMPRE TRATTATO ANCHE IL PARTNER SESSUALE.

IL TRATTAMENTO ANTIBIOTICO DOVREBBE ESSERE GUIDATO DALL'ANTIBIOGRAMMA E

DURA 10-21 GG.

- **BASSADO® (DOXICICLINA) (RR ROSSA - CLASSE A)**
  10 cp 100 mg

  ADULTI → 1 cp 2 volte/die x 10 gg

  ASSOCIATO A

- **ROCEFIN® (CEFTRIAXONE) (RR ROSSA - CLASSE A)**
  1 fl 1g + 1 fl 3,5 ml

ADULTI → 1 fl IM **(UNICA DOSE)**

NELLE FORME NON A TRASMISSIONE SESSUALE per lo più conseguenti ad infezioni urinarie o a prostatiti Il trattamento antibiotico dovrebbe essere guidato dall'antibiogramma e dura 21- 28 gg .

In genere, viene utilizzato come scelta nel trattamento empirico:

- **CIPROXIN® (CIPROFLOXACINA) (RR ROSSA - CLASSE A)**
  6 cp da 500mg

  ADULTI → 1 cp da 500 mg x 2vv/die x almeno 21 gg

TORSIONE DEL TESTICOLO

La torsione testicolare indica una particolare ed evidente rotazione del testicolo attorno al proprio asse.

Frequente tra i 10 e 25 anni.

CAUSE

- Alterata fissità del testicolo
- Traumi
- Rapporti sessuali

Le probabilità di una torsione aumentano enormemente quando:

- Il cordone è anatomicamente troppo lungo
- Il didimo non è ben ancorato alla parte terminale della borsa scrotale

SEGNI E SINTOMI

- Scroto arrossato, dolente e gonfio
- Testicolo risalito e ruotato

·Primi segni di sofferenza dopo 2 ore

·Dopo 6 ore il testicolo non è più funzionante

SI DEVE INTERVENIRE IL PRIMA POSSIBILE, ENTRO 6 ORE !!!!!

- Detorsione manuale (da parte dell'urologo)

- **OSPEDALIZZARE IMMEDIATAMENTE!!!.**

NEUROLOGIA

ANAMNESI

- Patologie preesistenti:
  Diabete: crisi ipo/iperglicemica?
  Patologia cardiaca: ictus? Neo-
  plasie: metastasi?
  Encefalopatia ipercalcemica

- Risposta del paziente: orientata, appropriata, disturbi del linguaggio.
- Quando, come e dove sono iniziati i disturbi? Esordio acuto o graduale?

  (Un esordio acuto suggerisce l'ictus ischemico od emorragico).
  (La cefalea associata a febbre e stato confusionale indirizzano verso la meningite o meningoencefalite).
  (Un esordio lento e graduale invece depone per una origine endocrino-metabolica).

- Cefalea improvvisa, perdita di coscienza dopo uno sforzo (coito, defecazione)
- Anamnesi di crisi epilettiche? Nuova crisi da febbre, modifica o sospensione della terapia.
- Farmaci, alcool, droghe? Abuso, intossicazione, sospensione.
- Trauma cranico e midollare con intervallo libero da malattia? Ematoma.
- Riduzione della capacità deambulatoria o dell'equilibrio o della sensibilità a distanza di 2 settimane da una infezione acuta o vaccinazione? Poliradicolonevrite acuta.

ESAME ISPETTIVO

- Livello di coscienza: paziente vigile, soporoso, risvegliabile o non risvegliabile.
- Deficit motorio o sensitivo di un lato del corpo (ictus ischemico o emorragico).
- Posizione con tronco, gambe e ginocchia flesse, opistotono (cioè iperestensione della schiena) (meningite, tetano).
- Morso della lingua, incontinenza sfinterica (crisi epilettiche).
- Ematoma cutaneo del capo, ferite alla testa (pregresso trauma cranioencefalico, ictus con perdita di coscienza).
- Segni di iniezione venosa (abuso di droghe).
- Alitosi alcoolica o da dismetabolismo (chetoacidosi).

ESAME OBIETTIVO NEUROLOGICO

LEVELS OF SPINAL NERVES

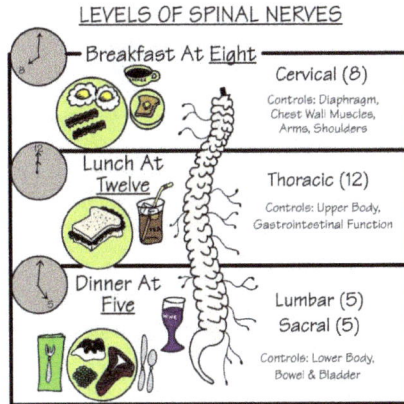

Breakfast At Eight

Cervical (8)
Controls: Diaphragm, Chest Wall Muscles, Arms, Shoulders

Lunch At Twelve

Thoracic (12)
Controls: Upper Body, Gastrointestinal Function

Dinner At Five

Lumbar (5)
Sacral (5)
Controls: Lower Body, Bowel & Bladder

Esame neurologico

Consiste nella valutazione di:
· funzioni nervose superiori
· nervi cranici
· funzioni motorie
· funzioni riflesse
· stazione eretta e deambulazione
· segni meningei

REMEMBER

Per non dimenticare il numero delle vertebre possiamo ricordare gli orari dei pasti in Inghilterra (figura in alto a destra):

- Alle 8: colazione
- A mezzogiorno: pranzo
- Alle 5: cena

- **CRANIO E COLONNA CERVICALE:**
Mobilità passiva della colonna cervicale alla ricerca di eventuale meningismo.
- **SISTEMA MOTORIO:**

  Arti superiori:
  Prove antigravitarie: braccia distese con palmo verso l'alto. Per verificare la caduta di un arto o la sua pronazione.
  Tono muscolare e forza: per cogliere differenze tra i 2 lati.
  ROT: bicipitale, tricipitale, radioflessore, cubitopronatore.
  Arti inferiori:
  Prove antigravitarie: sollevamento delle gambe.
  Tono muscolare e forza.

- **TEST DI LASÈGUE**
  ROT: rotuleo, achilleo.
  Segno di Babinsky (lesione piramidale).
- **SENSIBILITÀ:** tattile, superficiale, senso di posizione, vibratoria.
- **COORDINAZIONE:** prova indice-naso, test di Romberg.
- **NERVI CRANICI:**
  II: acuità visiva.

  III, IV, VI: posizione dei bulbi oculari, nistagmo, mobilità di uno ed entrambi gli occhi, reazione pupillare alla luce.

  V: sensibilità tattile e dolorifica del volto, riflesso corneale.

  VII: motilità del volto, ammiccamento, digrignamento dei denti.

  IX, X, XII: motilità del velo pendulo, simmetria della lingua, deviazione alla estro-flessione della lingua.

SCALA DI GLASGOW

Glasgow Coma Scale	Score
Apertura degli occhi - E(yes):	
- Spontanea	4
- Al richiamo	3
- Al dolore	2
- Assente	1
Risposta Verbale - V(erbal):	
- Orientata	5
- Confusa (Dove sono? Chi sei?)	4
- Parole ripetute (Giovanni! Giovanni!)	3
- Suoni incomprensibili	2
- Assente	1
Risposta motoria - M(otorial):	
- Esegue gli ordini (tiri fuori la lingua)	6
- Localizza il dolore (afferra la mano)	5
- Retrae al dolore	4
- Flette al dolore (contrae gli arti)	3
- Estende al dolore (estende gli arti)	2
- Nessuna risposta al dolore	1
GCS Score = E + V + M	

I fattori indicativi di emiparesi/emiplegia sono:

▫ Caduta flaccida o più rapida di un arto rispetto al controlaterale (Mingazzini).

▫ Angolo labiale spianato con incapacità a fare smorfie o sorridere.

▫ La difficoltà nel parlare.

Il movimento spontaneo ridotto ad un emicorpo.

Osservare sempre i movimenti e la posizione degli occhi alla ricerca di:

Deviazione del capo e degli occhi – lesione focale (ictus)

Divergenza orizzontale o verticale dei bulbi – lesione del tronco

Nistagmo,movimenti ondulatori,coma superficiale,intossicazione alcolica acuta

Diametro, simmetria e reattività pupillare:

▫ Miosi da oppiacei.

▫ Anisocoria da erniazione cerebrale.

▫ Pupille fisse e dilatate in seguito a ipossia/ischemia cattiva prognosi

Postura (più spesso indotta da stimolo doloroso). Le posture in flessione implicano di solito una lesione più alta e una prognosi migliore:

▫ Decorticata: posizione in estensione degli arti inferiori, con arti superiori flessi, addotti ed intraruotati

▫ Decerebrata: le braccia e le gambe si estendono marcatamente in seguito allo stimolo doloroso

▫ Non responsività associata a flaccidità: lesioni del tronco inferiore, trauma midollare cervicale, poliradiculopatia acuta

▫ A cane di fucile (decubito laterale, tronco gambe e ginocchia flesse).

Sindrome meningea:
- Febbre elevata, cefalea e vomito, rigor nucalis
- Postura a cane di fucile, opistotono (atteggiamento in estensione del corpo).
- Segni meningei:

    Brudzinski: flessione arti inferiori tentando di flettere il capo in avanti

    Brudzinski controlaterale: flettendo un arto sul bacino si flette anche l'arto controlaterale

    Binda: la torsione passiva del capo da un lato fa sollevare la spalla controlaterale.

    Lasègue

    Kernig: impossibilità ad estendere la gamba sulla coscia ad arto inferiore flesso ad angolo retto sul bacino (comparsa di intenso dolore)

- Il ricovero si impone sempre. Nell'attesa, rianimare nel caso sia necessario sostenere le funzioni vitali.
- Sono 2 i casi in cui la GM può e deve intervenire nell'immediato: **il coma ipoglicemico e l'overdose da oppiacei o da BDZ**. Importante l'anamnesi, segni sulle braccia, sulle spalle, sui piedi, la miosi, la depressione respiratoria ed, eventualmente, l'edema polmonare.

In caso di overdose di oppiacei (miosi serrata, apnea/bradipnea, segni di punture),somministrare:

- **NARCAN® (NALOXONE)** → 1fl 0,4mg/1ml IM o EV

- Si può ripetere se dopo 4 minuti il respiro non si modifica.
- Se dopo 3 somministrazioni non succede nulla, l'overdose può essere esclusa.

In caso di ipoglicemia (stick cutaneo, storia di diabete in terapia, tremore, tachicardia, sudorazione):

- **SE IL PZ È INCOSCIENTE** prendere immediatamente un accesso periferico e somministrare:

Glucosio 33% fl da 10 ml in bolo (nei casi di grave ipoglicemia: 10-20 gr di glucosio ovvero 5 fl) seguito poi da infusione continua di soluzione glucosata al 10% controllando la glicemia

OPPURE, SE L 'ACCESSO VENOSO È DIFFICOLTOSO:

GLUCAGONE 1 fl PRERIEMPITA 1 mg (0,5- 1 mg IM)

In caso di sospetta intossicazione da BDZ (storia clinica di depressione, uso ed abuso di sostanze):

- **ANEXATE® (FLUMAZENIL)**

    ADULTI → 1fl 1mg/10 ml EV

È UN FARMACO OSPEDALIERO, USARE SOLO SE IL PAZIENTE È IN COMA!

CRISI EPILETTICA

La crisi epilettica è il quadro clinico, indotto da una scarica neuronale eccessiva e improvvisa.
E' caratterizzata da transitoria alterazione della funzione motoria e della sensibilità con possibile perdita di coscienza.
La scarica neuronale può essere primitiva (idiopatica) oppure causata da: tumori cerebrali, cicatrici cortico-meningee, ipossia cerebrale, malformazioni vascolari, ipoglicemia, febbre, uremia, stato di astinenza (alcol, sedativi),

Classificazione delle crisi epilettiche

Crisi parziali	Crisi generalizzate
• Parziali semplici (con sintomi motori, sensoriali o somatosensoriali, vegetativi, psichici) • Parziali complesse • Parziali secondariamente generalizzate	• Assenze • Miocloniche • Cloniche • Toniche • Tonico-cloniche • Atoniche

Raro assistere alla crisi. Di solito si è chiamati e si arriva che il paziente è in fase post critica: coma o sonnolenza, cefalea, mialgie, spossatezza.

Anamnesi accurata (parlare coi testimoni o col paziente se sveglio) circa l'esordio (aura epilettica?), la durata (le crisi di grande male durano 15 minuti con fase clonica max di 4 minuti e fase post critica di 10 minuti).

Le possibili situazioni sono 2:

▪ **Primo episodio in un paziente che non riferisce episodi analoghi in precedenza**.
Può essere l'esordio di una patologia del SNC diffusa o focale, con fattori scatenanti quali deprivazione di sonno, droghe, alcool, luci intermittenti (videogiochi, discoteche..), stress psicofisico, trauma cranico. In ogni caso si impone sempre il ricovero a scopo diagnostico e terapeutico.

▪ **Paziente epilettico** (che va ripetutamente incontro a crisi, assume farmaci anticomiziali). In questi casi basta consigliare l'esecuzione di un EEG ed il TDM dei farmaci antiepilettici. Non usare il Valium® che anzi modifica la fase post critica confondendo il medico del PS.

▪ **Stato di male epilettico (crisi subentranti senza recupero della coscienza con durata > 20 min).** In questo caso è giustificata la somministrazione di **DIAZEPAM**

COSA FARE

1. Prevenire la caduta a terra, anche se di difficile attuazione data l'imprevedibilità della crisi

2. Allentare gli indumenti che potrebbero ostacolare il flusso nelle vie aeree

3. Porre il paziente in posizione laterale di sicurezza ruotando la testa di lato per facilitare l'uscita della saliva schiumosa che viene prodotta durante una crisi.

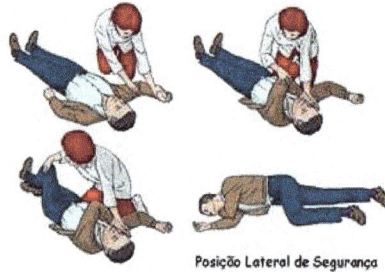

Posição Lateral de Segurança

4. Porre qualcosa di morbido sotto la testa, in modo tale che durante le convulsioni il capo non sbatta su superfici dure.

5. Sostenere, se necessario, le funzioni vitali (BLS): controllo e mantenimento della pervietà delle vie aeree, della ventilazione e della circolazione

6. Somministrare **DIAZEPAM (VALIUM®)**

7.
   VALIUM® (DIAZEPAM)
   ADULTI→ 1fl da 10mg/2ml IM ripetibile se necessario fino a 50mg (5fl)
   BAMBINI→ (crisi epilettica o convulsione febbrile)
   1fl 10mg/2ml→ somministrare 0,5mg/kg **PER VIA RETTALE** con una siringa da insulina **(senza ago)** o siringa da 2,5ml senza ago
   es.bambino da 5kg → ¼ di fiala
   bambino 10 kg →½ di fiala
   bambino 20kg→ 1fiala)

Attualmente, è possibile utilizzare il dispositivo **MICROPAN®** (siringa già caricata con **DIAZE-PAM®** da 10mg e da 5mg)

es. bambino 10 kg→ MICROPAN® 5mg

bambino 20kg→ MICROPAN® 10mg

SE NON SI OTTIENE IL CONTROLLO DELLA CRISI, LA STESSA DOSE DI DIAZEPAM® È RIPETIBILE DOPO 15MIN

COSA NON FARE

- **Mai tentare di fermare i movimenti.** Se si assiste a una crisi generalizzata tonico-clonica, non bisogna cercare di tenere a freno le convulsioni
- **vietato tentare di aprire la bocca dei pazienti**.
- **Non inserire nessun oggetto in bocca**, nemmeno del dita
- **Non somministrare né acqua né farmaci**

QUANDO MANDARE IL PZ IN PS

Se la crisi è breve e non vi sono traumi provocati da una caduta accidentale, non è necessario chiamare l'ambulanza, soprattutto se è già noto che il paziente soffra di tale patologia.

- Crisi più lunga del solito e con manifestazioni diverse dalle precedenti crisi
- Il coma postcritico non si risolve nei tempi abituali.
- Crisi ripetute ed ravvicinate.
- non vi è totale ripresa di coscienza/permane un deficit neurologico post critico
- La crisi fa seguito a sospensione o variazione della terapia.
- Ferite evidenti

LA CRISI È SEGUITA DA MIDRIASI, IPOTONIA DIFFUSA, AREFLESSIA, RILASCIAMENTO SFINTERICO (IL PAZIENTE SEMBRA DECEDUTO!

MALATTIE PSICHIATRICHE

L'intervento farmacologico urgente ha di solito come fine la sedazione del paziente.

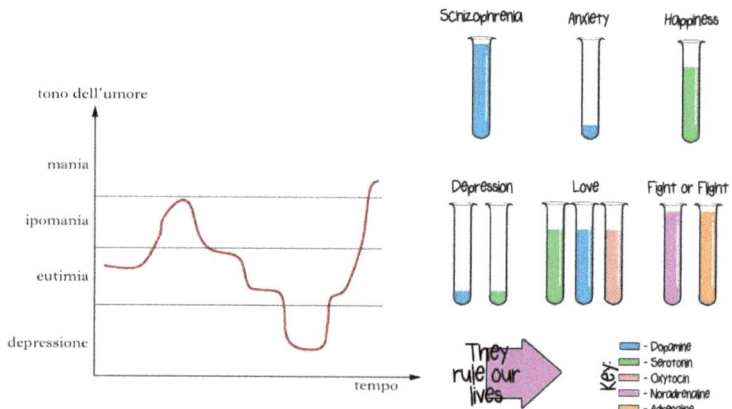

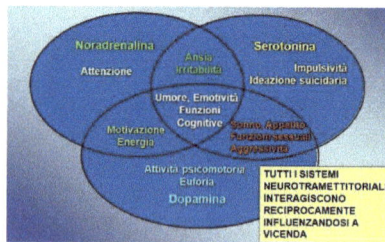

ATTACCO DI PANICO

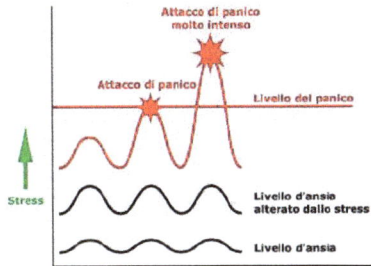

L'attacco di panico è un breve episodio di ansia intollerabile. Dura al massimo 20 min.
E' caratterizzato da sentimenti di apprensione, paura o terrore.
La persona vive un senso di catastrofe imminente e manifesta sintomi fisici e psichici.
Possono esserci anche esperienze di depersonalizzazione e derealizzazione.

I sintomi fisici più comuni dell'attacco di panico sono:

- Palpitazioni, cardiopalmo o tachicardia
- Sudorazione
- Brividi o vampate di calore
- Tremori fini o a grandi scosse
- Parestesie
- Dispnea o sensazione di soffocamento
- Sensazione di asfissia
- Dolore o fastidio al petto
- Nausea o disturbi addominali
- Sensazioni di sbandamento, instabilità, testa leggera o senso di svenimento
- Derealizzazione o depersonalizzazione
- Paura di perdere il controllo o di impazzire
- Paura di morire

TRATTAMENTO ATTACCO DI PANICO

- **VALIUM® (DIAZEPAM)(RR BIANCA - CLASSE C)**
  20 ml 5 mg/ml gocce orali (terapia domiciliare e in acuto)
  3 fl 10mg/2ml (terapia in acuto)

  ADULTI → 1fl 10mg/2ml IM **(terapia in acuto)**
  10gtt (2mg) 2 -3 volte/die
  25gtt (5mg) 1-3 volte/die

- **TRANQUIRIT® (DIAZEPAM)(RR BIANCA - CLASSE C)**
  20 ml 0,5 % gtt (1ml=25gtt=5mg)

  ADULTI → 15-25 gtt 2-3 volte/die

- **LEXOTAN® (BROMAZEPAM)(RR BIANCA - CLASSE C)**
  20 ml 2,5mg/ml gtt

  ADULTI → **IN ACUTO E A DOMICILIO**: 15- 30gtt 2-3 volte/die

- **TAVOR® (LORAZEPAM)**
  20 cp orosolubili da 1mg
  gtt 2mg/ml
  5fl 1ml 4mg/ml IM

  ADULTI → 1 cp da 1mg sublinguale 2-3volte/die (assorbimento 10min) (in acuto)
  1 fl IM (assorbimento 15min)(in acuto)
  20 gtt 2- 3 volte /die (a domicilio)

EN®(DELORAZEPAM) (RR BIANCA - CLASSE C)
gtt 20 ml 1mg/ml
3 fl 0,5mg/ml

ADULTI → 13- 16 gtt 2-3 volte/die (13gtt= 0,5mg) **(terapia in acuto e a domicilio)**
1 fl 0,5mg/ ml IM **(in acuto)**

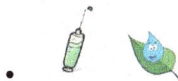

TALOFEN® (PROMAZINA)(RR BIANCA- CLASSE C)
6 fl 2ml 25mg/ml
gtt 4g/100ml(1gtt=2mg)

ADULTI→ 50mg (2fl) IM (massimo 12 fl =300mg) **(in acuto)**

REMEMBER
CONSIGLIARE EVENTUALE VISITA PSICHIATRICA

TRATTAMENTO AGITAZIONE PSICOMOTORIA

- **TAVOR® (LORAZEPAM)**
  20 cp da 1mg
  gtt 2mg/ml
  5 fl 1ml 4mg/ml IM

  <u>ADULTI</u>→ 1 cp da 1mg sublinguale (assorbimento 10min) o
  1fl IM (assorbimento 15min) **(in acuto)**

REMEMBER

ASSORBITO PIU' RAPIDAMENTE PER VIA I.M

- **LARGACTIL® (CLORPROMAZINA)**

  <u>ADULTI</u> → 1fl da 2ml /50 mg IM **(in acuto)**

REMEMBER

CONSIGLIARE EVENTUALE VISITA PSICHIATRICA

Utili in acuto
No tp cronica: dipendenza/tolleranza

EMIVITA	LUNGA	INTERMEDIA	BREVE	BREVISSIMA
ESEMPI	- Diazepam - Delorazepam - Flurazepam	- Bromazepam - Clonazepam	- Alprazolam - Lorazepam - Lormetazepam - Oxazepam	- Midazolam - Triazolam - Zolpidem

Controindicazioni: miastenia gravis, Dist cognitivi, glaucoma ad angolo chiuso, insufficienza respiratoria

CRISI MANIACALE O EPISODIO MANIACALE

Disturbo del tono dell'umore caratterizzato da:

- Un' esagerata fiducia in se stessi, senza limiti e senza critiche al proprio operato
- Progetti nel futuro e perdita il contatto con la realtà presente
- Il pz non sta mai fermo, parla sempre, non bada a cosa pensano gli altri
- Il pz ha tutta una serie di pensieri, che si affacciano alla mente, passano, e poi si perdono. Questi pensieri sono sostituiti da nuovi pensieri e progetti
- Vita sessuale molto intensa
- Il pz non è capace, talvolta, di portare avanti un discorso complesso
- Il pz è continuamente distratto da ciò che avviene intorno a lui
- Il pz tende a sentirsi continuamente spiritoso e vitale, ma, allo stesso tempo, confuso.

TRATTAMENTO CRISI MANIACALE

- **LARGACTIL® (CLORPROMAZINA)**

    <u>ADULTI</u> → 1fl da 50 mg/ 2ml IM **(in acuto)**

o

- **VALIUM®(DIAZEPAM)**

    <u>ADULTI</u>→ 2fl 10mg/2ml IM **(in acuto)**

REMEMBER

LARGACTIL® E VALIUM® POSSONO ESSERE ASSOCIATI

REMEMBER

CONSIGLIARE EVENTUALE VISITA PSICHIATRICA

CRISI PSICOTICA O EPISODIO PSICOTICO ACUTO

Il soggetto che manifesta una crisi psicotica acuta perde il normale rapporto con la realtà e sviluppa allucinazioni, deliri e un comportamento strano, bizzarro e disorganizzato, aggressivo o violento, potenzialmente pericoloso per sé o per gli altri.

TRATTAMENTO CRISI PSICOTICA O EPISODIO PSICOTICO ACUTO

- **LARGACTIL® (CLORPROMAZINA)**
  <u>ADULTI</u> → 1fl da 2ml /50 mg IM **(in acuto)**

REMEMBER

CONSIGLIARE EVENTUALE VISITA PSICHIATRICA

CAUTELA NELLA SOMMINISTRAZIONE DI TUTTI QUESTI FARMACI SOPRATTUTTO NEI PZ ANZIANI (PER EVENTUALE INSORGENZA DI EFFETTO PARADOSSO) E PZ CON INSUFF RENALE ED EPATICA (VALUTARE EVENTUALE RIDUZIONE DOSAGGIO).

OCULISITICA

OCCHIO

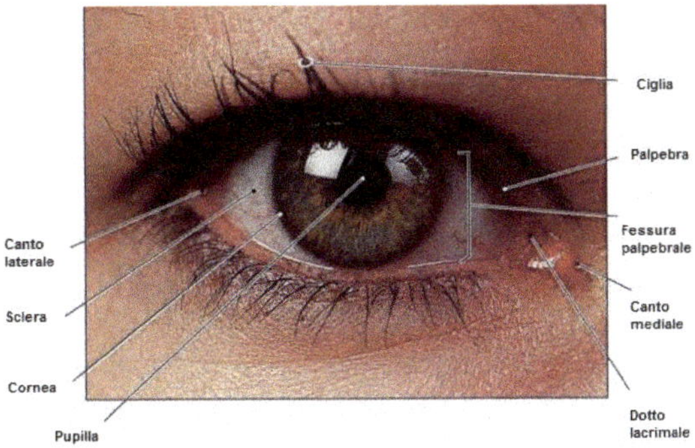

Ciglia
Palpebra
Fessura palpebrale
Canto mediale
Dotto lacrimale
Canto laterale
Sclera
Cornea
Pupilla

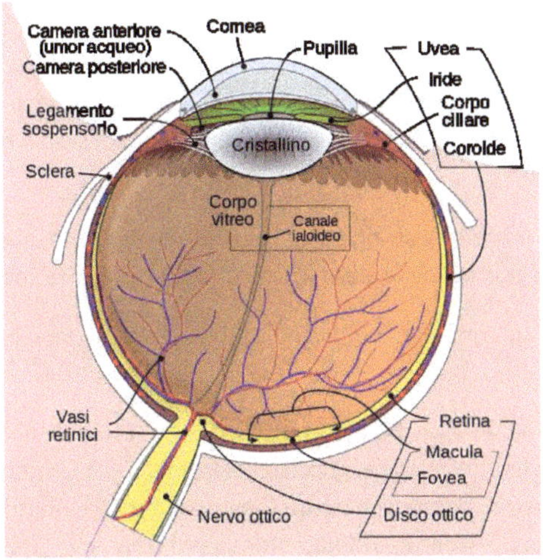

Camera anteriore (umor acqueo)
Camera posteriore
Legamento sospensorio
Sclera
Corpo vitreo
Canale ialoideo
Vasi retinici
Nervo ottico
Cornea
Pupilla
Cristallino
Uvea
Iride
Corpo cillare
Coroide
Retina
Macula
Fovea
Disco ottico

Il **bulbo oculare** è allocato nella **cavità orbitaria**, che lo contiene e lo protegge.
La parete del bulbo è formata di tre tuniche concentriche che, dall'esterno verso l'interno, sono:

1. **Tonaca esterna** (fibrosa): formata dalla **sclera** e dalla **cornea**

2. **Tonaca media** (vascolare) detta anche **uvea**: formata dalla **coroide**, dal **corpo ciliare** e dal **cristallino.**

3. **Tonaca interna** (nervosa): la **retina**.

La tonaca esterna funge da attacco per i muscoli estrinseci del bulbo oculare, quelli cioè che permettono la sua rotazione verso il basso e l'alto, verso destra e sinistra ed obliquamente, verso l'interno e l'esterno.
Nei suoi cinque sesti posteriori è formata dalla **sclera**, che è una membrana resistente ed opaca ai raggi luminosi, e nel suo sesto anteriore dalla **cornea**, che è una struttura trasparente priva di vasi sanguigni, e che viene perciò nutrita da quelli della sclera.

La tonaca media o uvea è una membrana di tessuto connettivo (collagene) ricca di vasi e di pigmento ed è interposta tra sclera e retina. Ha funzione di sostegno e nutrizione per gli strati della retina che sono a contatto con essa. È divisa, dall'avanti all'indietro, in iride, corpo ciliare e coroide.

- L'**iride** è quella struttura che tipicamente porta il colore dei nostri occhi. È a diretto contatto col cristallino ed ha un foro centrale, la **pupilla**, attraverso cu passano i raggi luminosi.

- Il **corpo ciliare** è posteriore all'iride ed è rivestito all'interno da una porzione di retina detta "cieca" perché non contiene alcun fotorecettore e non partecipa perciò alla visione.

- La **coroide** è un supporto per la retina ed è molto vascolarizzata, proprio per nutrire l'epitelio retinico.

- La tonaca interna è formata dalla **retina**. Essa si estende dal punto di emergenza del nervo ottico fino al margine pupillare dell'iride. È una sottile pellicola trasparente formata di dieci strati di cellule nervose (neuroni a tutti gli effetti), tra cui, nella sua porzione non cieca - detta retina ottica - i coni ed i bastoncelli, che sono i fotorecettori deputati alla funzione visiva.

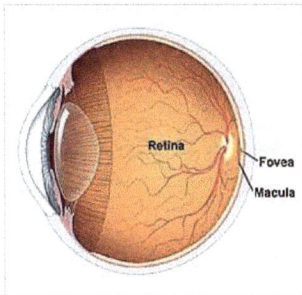

Struttura della retina

Luce

Fibre nervose

Al nervo ottico
Ganglio
Cellula amacrina
Cellula bipolare
Cellula orizzontale
Cono
Bastoncello
Epitelio pigmentato retinico
Coroide
Sclera

Retina
Fovea
Macula

- I **bastoncelli** sono in numero maggiore rispetto ai coni (75 milioni circa) e contengono un unico tipo di pigmento. Per questo sono deputati alla visione crepuscolare, cioè vedono solo in bianco ed in nero.

- I **coni** sono in numero minore (3 milioni circa) e servono per la visione distinta dei colori, contenendo tre tipi diversi di pigmento. Sono concentrati quasi tutti nella **fovea centrale,** che è un'area a forma di ellissi e che coincide con l'estremità posteriore dell'**asse ottico** (la linea che passa per il centro del bulbo oculare).

Essa rappresenta la sede della visione distinta.

I prolungamenti nervosi dei coni e dei bastoncelli si uniscono tutti insieme in un'altra porzione di retina molto importante, che è la **papilla ottica**.

Essa viene definita come il punto di emergenza del **nervo ottico** (che porta l'informazione visiva alla corteccia cerebrale, la quale a sua volta la rielabora e ci permette di vedere le immagini), ma anche dell'arteria e della vena centrale della retina.

La papilla non è ricoperta da retina, è cieca.

Le cose importanti da valutare sono:

• Se c'è edema palpebrale o blefarospasmo.

• Se la cornea è trasparente e perfettamente riflettente la luce.

• Se sulla superficie corneale vi sono corpi estranei.

• Se l'occhio è rosso per iperemia diffusa dei vasi congiuntivali o per iperemia dei vasi episclerali pericheratici.

• Se c'è secrezione.

• Se l'iride è regolare e se esistono aderenze (sinechie) tra cornea e iride, tra iride e cristallino.

   • Se la pupilla è miotica (↓diametro pupilla) o midriatica(↑diametro pupilla) e se reagisce alla luce.

PATOLOGIE PALPEBRALI

EDEMA PALPEBRALE

Le palpebre gonfie rappresentano una condizione piuttosto comune, espressione di un eccessivo accumulo di liquidi nei tessuti connettivi intorno agli occhi.

A livello teorico, qualsiasi processo infiammatorio che interessi la zona oculare può manifestarsi con un edema palpebrale.

Cause principali di gonfiore delle palpebre

Cause	Caratteristiche distintive	Approccio diagnostico
	DISTURBI DELLE PALPEBRE	
Reazione allergica locale (ipersensibilità da contatto)	• Reazioni ad allergeni che entrano a contatto con le palpebre (cosmetici, polveri, pollini ecc.); provocano comunemente gonfiore unilaterale o bilaterale e prurito alle palpebre e/o alla congiuntiva.	Valutazione clinica
Blefarite	• Infiammazione delle palpebre principalmente causata da un'infezione; • I sintomi più comuni includono palpebre gonfie e dolorose, caduta delle ciglia e formazione di croste intorno agli occhi (soprattutto al risveglio), prurito, bruciore, eccessiva lacrimazione, arrossamento degli occhi e sensibilità alla luce; • A volte, può essere concomitante ad una dermatite seborroica; • Unilaterale o bilaterale.	Valutazione clinica
Calazio	• Infiammazione cronica a carico delle ghiandole sebacee di Meibomio a livello palpebrale • Arrossamento e dolore focale unilaterale, con formazione di una piccola cisti solida lungo il margine palpebrale.	Valutazione clinica

Congiuntivite infettiva	• Infezione congiuntivale con palpebre gonfie, prurito, arrossamento e secrezione; • Unilaterale o bilaterale.	La valutazione clinica, di solito con fluoresceina per escludere la cheratocongiuntivite da Herpes simplex
Blefarite da Herpes simplex di tipo I (Herpes oculare)	• Grappoli di vescicole su base eritematosa, associati a dolore severo ed ulcerazioni, che possono apparire sulle palpebre, nella zona intorno agli occhi e sulla fronte. Quando una bolla appare sul naso (segno di Hutchinson) è un'indicazione che il virus dell'Herpes sta infettando anche la superficie anteriore dell'occhio; • Unilaterale.	Valutazione clinica (la condizione richiede un rapido intervento medico)
Herpes zoster (fuoco di Sant'Antonio)	• Grappoli di vescicole su base eritematosa, ulcerazione e dolore severo; • Unilaterale, caratteristica distribuzione sulla branca oftalmica del nervo trigemino.	Valutazione clinica
Orzaiolo	• Infezione acuta delle ghiandole sebacee con arrossamento e dolore focale che coinvolge una sola palpebra; • Eventuale gonfiore localizzato al margine palpebrale, talvolta con secrezione di pus.	Valutazione clinica
Puntura d'insetto	• Prurito, arrossamento e, talvolta, comparsa di una papula.	Valutazione clinica

Cellulite orbitale	• Si presenta spesso con un grave gonfiore delle palpebre e della zona intorno agli occhi, che appare di colore violaceo e dolente • Solitamente, unilaterale; • I sintomi più severi comprendono proptosi, riduzione dell'acuità visiva, dolore con il movimento degli occhi e febbre. • A volte è preceduta da manifestazioni dell'infezione di base (tipicamente una sinusite).	TC o RM (la cellulite orbitale può essere molto grave e merita l'attenzione medica immediata)
Cellulite periorbitale	• Gonfiore unilaterale (senza proptosi), rossore, dolore e febbre; • Visione e motilità oculare normali; • Talvolta, è preceduta da manifestazioni dell'infezione alla base (infezione della pelle tipicamente locale).	TC o RM, per escludere la cellulite orbitale

DISTURBI SISTEMICI*		
Reazione allergica sistemica (angioedema, rinite allergica ecc.)	• Esordio brusco, a seguito dell'esposizione ad un allergene per cui si è già sensibilizzati; • Prurito e gonfiore alle palpebre spesso bilaterale; • Altre manifestazioni sistemiche associate alla reazione da ipersensibilità (quali orticaria, dispnea o rinorrea).	Valutazione clinica
Edema generalizzato (processi sistemici)	• Le palpebre gonfie non rappresentano il sintomo di presentazione della malattia; • L'esordio può avvenire nel corso di settimane o mesi, in presenza di altre manifestazioni cutanee e sistemiche della patologia di base (ad esempio, malattia renale cronica, insufficienza cardiaca, insufficienza epatica, preeclampsia); • Coinvolgimento bilaterale delle palpebre asintomatico e, talvolta, edema facciale e di altre parti del corpo (ad esempio: arti); • A volte, associato all'uso di un ACE-inibitore.	Test per disturbi renali, cardiaci od epatici come clinicamente ipotizzato
Ipertiroidismo (con oftalmopatia di Graves)	• Proptosi ed alterazione dei movimenti extraoculari; • Tachicardia, ansia e perdita di peso.	Test di funzionalità tiroidea (TSH e T4)**
Ipotiroidismo	• Gonfiore del viso diffuso, indolore e bilaterale; • Pelle secca e squamosa; • Intolleranza al freddo.	Test di funzionalità tiroidea (TSH e T4)
Tumori	• Alcuni tumori possono comparire sulle palpebre, tra cui carcinomi a cellule squamose e melanoma).	Biopsia

* L'edema palpebrale provocato da malattie sistemiche è bilaterale e non eritematoso.
** T4 = tiroxina, TSH = ormone stimolante la tiroide.

Principali sintomi associati alle palpebre gonfie:

- Irritazione degli occhi: occhi arrossati, prurito e infiammazione della congiuntiva
- Dolore, in particolare quando le palpebre gonfie sono causate da un'infezione
- Arrossamento della palpebra
- Eccessiva produzione di lacrime
- Bruciore oculare e sensazione della presenza di un corpo estraneo
- Secrezione oculare purulenta e formazione di croste intorno agli occhi
- Visione ridotta (a seconda della misura del gonfiore)
- Secchezza e desquamazione delle palpebre
- Gonfiore del viso
- Febbre
- Perdita della ciglia

Rimuovere le lenti a contatto ed evitare di utilizzarle fino a risoluzione del quadro clinico. Evitare, inoltre, il trucco fino alla risoluzione di tutti i sintomi. Le sostanze che compongono i trucchi possono irritare ulteriormente le palpebre.

Il trattamento dipende dalla causa sottostante:

In caso di **BLEFARITE o BLEFAROCONGIUNTIVITE BATTERICA:**

E' indicato l'utilizzo di colliri e unguenti oftalmici antibiotici (se non ci sono controindicazioni, meglio se in combinazione con cortisonici)

- **TOBRADEX® (TOBRAMICINA + DESAMETASONE) (RR BIANCA - CLASSE C)**
  Coll 5 ml 0,3% + 0,1%
  Unguento oftalmico 3,5 g 0,3% +0,1%

  = **COMBITIMOR®**
  Coll 5 ml 0,3%+ 0,1%
  Coll 20 fl monodose 0,25 ml

  ADULTI E BAMBINI > 2 ANNI→ 1-2 gtt in ogni occhio per 4- 5 volte /die x 7- 10 gg
  Oppure, unguento oftalmico: applicare una piccola quantità nel sacco congiuntivale 3-4 volte/die

N.B l'unguento oftalmico si può applicare anche sulla palpebra.
Spesso è scarsamente tollerato durante il giorno ma rimane all'interno del sacco congiuntivale

per un tempo maggiore rispetto al collirio ed ha, pertanto, una maggiore efficacia.

Si può, quindi, consigliare al pz l'utilizzo del collirio durante il giorno e l'unguento oftalmico la notte prima di andare a dormire.

- **NETILDEX® (NETILMICINA+DESAMETASONE) (RR BIANCA - CLASSE C)**
  Coll 20 fl monodose da 0,3ml (3 mg/ml + 1 mg/ml)
  Coll Fl 5 ml 0,1%+ 0,3%

  ADULTI → 1-2 gtt in ogni occhio per 4 -5 volte /die x 7- 10 gg

NON UTILIZZARE NEI BAMBINI E NEGLI ADOLESCENTI

REMEMBER   CONSIGLIARE VISITA OCULISTICA

CONGIUNTIVITE

Infiammazione della congiuntiva (parte bianca dell'occhio) e della superficie interna della palpebra che si presenta rossa ed edematosa.

Può interessare uno o entrambi gli occhi.

In genere, più che un vero dolore, il paziente descrive una sensazione di fastidio o di corpo estraneo

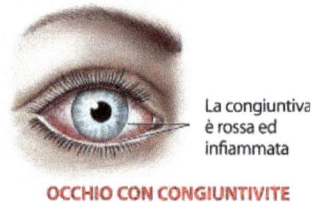

La congiuntiva
è rossa ed
infiammata

OCCHIO CON CONGIUNTIVITE

In relazione all'infiammazione, la congiuntivite si divide in:

- **CONGIUNTIVITE INFETTIVA**: batterica/virale
  da Clamidia, mitotica, protozoaria

Le congiuntivite batteriche sono in genere caratterizzate da secrezioni purulente.

Sono più frequentemente causate da streptococchi, stafilococchi , Haemophilus, e soprattutto nei portatori di lenti a contatto, Pseudomonas.

Tra le congiuntiviti virali, la più frequente è la congiuntivite da Adenovirus che è caratterizzata dall'essere bilaterale, sensazione di corpo estraneo, arrossamento e secrezione acquosa.

Spesso si associa a faringite, febbre , linfoadenopatia preauricolare ed edema palpebrale.

TRATTAMENTO

IN CASO DI CONGIUNTIVITE BATTERICA

TOBRADEX® (TOBRAMICINA + DESAMETASONE)(RR BIANCA - CLASSE C)
Coll 5 ml 0,3% + 0,1%
Unguento oftalmico 3,5 g 0,3% +0,1%

= COMBITIMOR®
Coll 5 ml 0,3%+ 0,1%
Coll 20 fl monodose 0,25 ml

> **ADULTI E BAMBINI >2 ANNI→** 1-2 gtt in ogni occhio 4-5 volte /die x 7- 10 gg

NETILDEX® (NETILMICINA + DESAMETASONE)(RR BIANCA - CLASSE C)
Coll 20 fl monodose da 0,3ml (3 mg/ml + 1 mg/ml)
Coll Fl 5 ml 0,1%+ 0,3%

> **ADULTI** → 1-2 gtt in ogni occhio 4-5 volte /die x 7- 10 gg

NON È INDICATO L'UTILIZZO NEI BAMBINI E NEGLI ADOLESCENTI

CLORADEX COLLIRIO®(DESAMETASONE + CLORAMFENICOLO)(RR BIANCA - CLASSE C)
Fl 5ml 0,2% + 0,5%
20 Fl monodose 0,2%+0,5%

> **ADULTI→** 1-2gt 3-5volte/die x 7-10 gg

BETABIOPTAL® (BETAMETASONE + CLORAMFENICOLO) (RR BIANCA - CLASSE C)
Fl 5 ml 0,2%+0,5%
Gel oftalmico 5 g 1mg/g + 2,5mg/g

> **ADULTI** → 1-2 gtt 3-6 volte/die x 7-10 gg

NB nella maggior parte dei casi, trova maggiore indicazione l'utilizzo di un collirio che preveda l'associazione di un antibiotico con un cortisonico.

Qualora sia controindicato l'utilizzo del cortisonico, (es. glaucoma) considerare il **solo antibiotico.**

- **TOBRAL® (TOBRAMICINA) (RR BIANCA - CLASSE C)**
  Coll Fl 5 ml 0,3%
  Unguento oftalmico 3,5 g 0,3%

  ADULTI E BAMBINI > 2 ANNI→ 1-2 gtt in ogni occhio per 4- 5 volte /die x 7 - 10 gg

  OPPURE

- **NETTACIN® (NETILMICINA)(RR BIANCA - CLASSE C)**
  Coll Fl 5 ml 0,3%
  15 fl monodose 0,3%

- **GENTICOL® (GENTAMICINA)(RR BIANCA - CLASSE C)**
  Coll Fl ml 0,3%
  Unguento oftalmico 5 g 0,3%

- **FUCITHALMIC® (ACIDO FUSIDICO)(RR BIANCA - CLASSE C)**
  Coll fl 5g 1%

- **EXOCIN®(OFLOXACINA)(RR BIANCA - CLASSE C)**
  Coll Fl 5 ml 0,3%
  15 fl monodose 0,3%

- **OFTAQUIX COLLIRIO® (LEVOFLOXACINA) (RR BIANCA - CLASSE C)**
  Coll 1 Fl 5 ml 0,5%
  20 Fl monodose 3ml 5mg/ml

CONGIUNTIVITE VIRALE

Non c'è una terapia specifica. In alcuni casi selezionati, quando c'è il rischio di una sovrainfezione batterica, si possono usare colliri antibiotici per profilassi (vedi TT congiuntiviti batteriche).

CONGIUNTIVITE ALLERGICA (PREDOMINA IL PRURITO)

UTILIZZARE COLLIRI CORTISONICI e ANTISTAMINICI CORTISONICI

- **FLUATON COLLIRIO® (FLUOROMETOLONE)(RR BIANCA - CLASSE C)**
  20 Fl monodose 0,4ml 1 mg/ml
  Coll 5ml 1 mg/ml
  Ung oft 5 g 1mg/g

  ADULTI→ 1-2 gtt da 2 a 4 volte/die

- **VISUMETAZONE® (DESAMETASONE)(RR BIANCA - CLASSE C)**
  Coll 3 ml 0,1%

  ADULTI→ 1- 2 gtt 3-4 volte/die

ANTISTAMINICI

- **LEVOREACT OFTALMICO®(LEVOCABASTINA)**
  (SENZA OBBLIGO DI RICETTA MEDICA)
  > Coll fl 4 ml 0,5 mg/ml
  > **ADULTI E BAMBINI→** 1 gtt x 2 (max 4) volte/die

- **ALLERGODYL® (AZELASTINA) (SENZA OBBLIGO DI RICETTA MEDICA)**
  > Coll fl 6 ml 0,5 mg/ml
  > **ADULTI E BAMBINI >4 ANNI→**1 gtt x 2 (max 4) volte/die

Nelle forme allergiche importanti, soprattutto se associate a rinite e/o altre manifestazioni allergiche, può, talvolta, rendersi utile associare alla terapia topica, terapia antistaminica per os

AD ESEMPIO:

- **FORMISTIN®(CETIRIZINA DICLORIDRATO)(RR ROSSA - CLASSE A)**
  (NOTA AIFA 89)
  > 20cp da 10mg
  > **ADULTI →** 1cp la sera

Nota 89
La prescrizione a carico del SSN è limitata alle seguenti condizioni:

- pazienti affetti da patologie su base allergica di grado medio e grave (rinocongiuntivite allergica stagionale, orticaria persistente non vasculitica) per trattamenti prolungati (superiori ai 60 giorni)

ALTRE CAUSE DI OCCHIO ROSSO (CHE POSSONO SIMULARE UNA CONGIUNTIVITE)

- Congiuntivite da esposizione a raggi UV
- Abrasioni corneali da lenti a contatto, o da altre cause, e corpi estranei (vedi paragrafo "Corpi estranei nell'occhio – Abrasioni corneali")
- Cheratite
- Glaucoma acuto
- Iridociclite
- Uveite
- Episclerite
- Emorragia congiuntivale

Sono tutte condizioni gravi che necessitano di un consulenza specialistica.

Se ricevete la telefonata alle 2 o 3 di notte, sospettare una congiuntivite da esposizione solare (sciatori senza occhiali protettivi) o abrasioni corneali da lenti a contatto (portate per troppo tempo durante il giorno).

CORPI ESTRANEI NELL'OCCHIO - ABRASIONI CORNEALI

La **penetrazione di un corpo estraneo all'interno dell'occhio** si può verificare all'improvviso, manifestandosi con fastidio e dolore oculare, gonfiore e arrossamento della palpebra e riduzione della vista.

L'intervento dipende dal tipo di corpo entrato nell'occhio e dalla lesione che ha provocato.

SEGNI E SINTOMI

- Lacrimazione più o meno intensa
- Fotofobia, dolore, eccessivo battito palpebrale,
- Sensazione di fastidio,
- Arrossamento (manifestazione spesso descritta come "occhi iniettati di sangue")
- Offuscamento visivo

A seconda dei casi, si possono avere manifestazioni quali secrezioni liquide o sanguinamento.

- **MOSCERINI, GRANELLI DI SABBIA E CIGLIA**

Se facilmente accessibili, possono essere rimossi utilizzando delicatamente l'angolo di un fazzoletto pulito, dopo averlo bagnato con acqua ed aver allargato le palpebre con il pollice e l'indice.

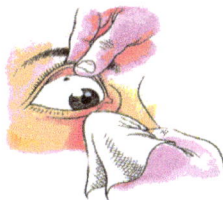

- **SOSTANZE CHIMICHE O IRRITANTI**

Il primo intervento utile consiste nel lavare abbondantemente l'occhio con acqua fredda o soluzione fisiologica, per almeno 10 minuti.

L'unica eccezione è rappresentata dalla calce, che bisogna rimuovere dall'occhio il più rapidamente possibile, senza usare acqua.

PICCOLE SCHEGGE DI LEGNO O DI VETRO che hanno lesionato la cornea o sono penetrate in altri tessuti dell'occhio.

 NON ESTRARRE QUESTI CORPI, SI CORRE IL RISCHIO DI PEGGIORARE LA SITUAZIONE!!!

- L'infortunato deve evitare di muovere l'occhio. A tal scopo, si può posizionare, senza premere, una garza o una benda sull'occhio ferito per mantenere lo sguardo in posizione fissa, con le palpebre chiuse e ferme.
- Inviare il pz in ps

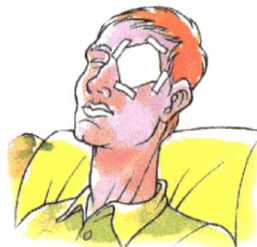

Per **ABRASIONE CORNEALE** si intende una escoriazione di una parte della cornea con la perdita parziale di tessuto superficiale.

E' spesso conseguente ad un trauma (unghiata, graffio con un ramo, o alla penetrazione di un corpo estraneo nell'occhio).

E' comune nei portatori abituali di lenti a contatto.

Dà dolore molto intenso e può coinvolgere solamente gli strati superficiali o, nei casi più gravi, coinvolgere anche gli strati più profondi.

Può essere necessario inviare il paziente ad un pronto soccorso oculistico.

TRATTAMENTO

In caso di dolore particolarmente intenso, si può utilizzare un collirio anestetico:

- **NOVESINA COLLIRIO®(OXIBUPROCAINA CLORIDRATO)(RR BIANCA - CLASSE C)**
  30 Fl monodose 0,5ml 4mg/ml

L'uso dev'essere limitato al momento della visita per alleviare velocemente l'intenso dolore ma è sconsigliato l'utilizzo domestico in quanto l'uso può interferire con il processo di guarigione.
In caso di dolore importante, considerare anche l'eventuale somministrazione di antidolorifici per os.

Dopo l'eventuale asportazione, per favorire la riepitelizzazione corneale:

- **RECUGEL® (SENZA OBBLIGO DI RICETTA MEDICA - PARAFARMACO)**
  Gel oculare 10 g in tubetto
  RECUGEL MONO® 30 fl monodose
  Gel oculare a base di DEXAPANTENOL

  <u>**ADULTI E BAMBINI**</u>→ 1 applicazione 4-5 volte/die

OPPURE

- **KERATOSTILL COLLIRIO®(SENZA OBBLIGO DI RICETTA MEDICA - PARAFARMACO)**
  Coll 10 ml

  ADULTI→ 1gt 3 volte/die

Nel caso in cui sussista un rischio di infezione:

- **XANTERNET GEL®(SENZA OBBLIGO DI RICETTA MEDICA - PARAFARMACO)**
  Gel oftalmico 20 fl monodose 0,4 ml

  ADULTI→ 4 volte/die x 6gg

Contiene due polimeri naturali: l'acido ialuronico e lo xanthan gum.
Applicato nel fornice congiuntivale, Xanternet® si mescola alla lacrima e forma un bendaggio viscoso e trasparente che, riducendo l'attrito causato dai movimenti oculari e dall'ammiccamento, protegge la superficie dell'occhio favorendo i processi di riparazione conseguenti a ferite o ad abrasioni.
Xanternet® contiene, inoltre, la netilmicina, un antibiotico aminoglicosidico ad ampio spettro utile per ridurre il rischio di infezioni batteriche.

In alcuni casi specifici può trovare indicazione l' associazione di :

**UNO DI QUESTI FARMACI SOPRA (RECUGEL® - KERATOSTILL ®- XANTERNET GEL®)
AD UN COLLIRIO ANTIBIOTICO O ANTBIOTICO + CORTISONICO (es TOBRAL® o TOBRADEX®)**

ATTACCO DI GLAUCOMA ACUTO

E' dovuto alla chiusura completa dell'angolo irido-corneale che determina un improvviso aumento della pressione intraoculare.

Nell'attacco di glaucoma acuto il pz si presenta con occhio rosso, forte dolore periorbitario e frontale, nausea, vomito, cefalea, diminuzione della visione o percezione di aloni intorno alla luce.

All'EO oculare si riscontra:

- Eritema oculare
- Cornea appannata, come "alitata"
- Pupilla in media midriasi scarsamente responsiva alla luce

Nel caso di sospetto attacco di glaucoma acuto inviare immediatamente il paziente in un pronto soccorso oculistico perché necessita di un trattamento tempestivo!

Il trattamento iniziale è di tipo medico e prevede la somministrazione di :

Inibitori dell'anidrasi carbonica x os

- **DIAMOX® (ACETAZOLAMIDE) (RR ROSSA - CLASSE A)**
  12cp 250mg

  Dose iniziale 500 mg

  O β-Bloccanti topici

- **TIMOLOLO® COLLIRIO (RR ROSSA - CLASSE A)**
  5ml 0,5%

Se il paziente si presenta con dolore che si accentua alla palpazione, occhio rosso e miosi,
→ si sospetta, invece, una iridociclite

Ulcera corneale infettata da batteri→ c'è dolore, fotofobia, blefarospasmo, secrezione purulenta. Si presenta come area biancastra all'ispezione.

In caso di occhio rosso in assenza di dolore o di disturbi della vista→ sospettare un'emorragia subcongiuntivale. Il paziente descrive solitamente una sensazione di "graffio"

EMORRAGIA SUBCONGIUNTIVALE

Si tratta di un piccolo accumulo di sangue sotto la congiuntiva, causato dalla rottura di piccoli capillari superficiali situati tra la sclera e la congiuntiva.

L'arrossamento può interessare tutto l'occhio o solo una parte.

In genere, causate da un violento conato di vomito, uno stranuto o un forte colpo di tosse, oppure talvolta un sollevamento di un carico pesante.

In rari casi, è attribuibile ad ipertensione arteriosa (pertanto, è bene misurare sempre la PA ai pz con emorragia subcongiuntivale).

I pazienti in terapia anticoagulante sono maggiormente predisposti.

Sebbene possano destare preoccupazione, non necessitano di alcun trattamento e si risolvono spontaneamente nell'arco in genere di 2 settimane.

ORZAIOLO

L'**orzaiolo** è un'infiammazione acuta ad eziologia infettiva, delle ghiandole sebacee alla base delle ciglia. E' un ascesso del bordo palpebrale.

L'orzaiolo può formarsi esteriormente alla palpebra quando colpisce una ghiandola di Zeiss (orzaiolo esterno), e si localizza nell'inserzione delle ciglia o più raramente interiormente alla palpebra quando colpisce una ghiandola di Meibomio (orzaiolo interno).

È generalmente causato da una infezione batterica da stafilococco.

Questa infiammazione può anche verificarsi in presenza di una blefarite.

SEGNI E SINTOMI

- Rigonfiamento nella palpebra (sul bordo palpebrale)(Sul bordo palpebrale è spesso presente un rigonfiamento con un puntino bianco)

- Dolore che spesso si presenta intenso alla pressione o fastidio come se ci fosse un corpo estraneo nell'occhio

- Nei casi più gravi, si può avere un'alterazione della temperatura corporea

---

TRATTAMENTO

Impacchi caldo umidi e applicazione di pomate o colliri antibiotici quali

NELL'ORZAIOLO IL CORTISONE È CONTROINDICATO!

- **RIBOMICIN® (GENTAMICINA)(RR BIANCA - CLASSE C)**
  Unguento oftalmico 5 g 0,3%

o

- **TOBRAL®(TOBRAMICINA)(RR BIANCA - CLASSE C)**
  Unguento oftalmico 3,5 gr 0,3%

  ADULTI E BAMBINI→ 2-4 applicazioni/die

  In alcuni rari casi, può rendersi necessario l'incisione chirurgica ed il drenaggio

CALAZIO

Il **calazio** è una cisti (precisamente un lipogranuloma) localizzata nella palpebra e dovuta all'infiammazione cronica della ghiandola di Meibomio a causa dell'ostruzione del dotto escretore della stessa.

Tale ostruzione può derivare, in soggetti predisposti, proprio dalla secrezione di tale ghiandola sebacea la quale è preposta alla produzione dello strato oleoso delle lacrime.

Il calazio può insorgere come cronicizzazione di un orzaiolo.

Il calazio si presenta come un rigonfiamento (una tumefazione duro elastica) all'interno o sul bordo della palpebra e **generalmente è indolore**. In alcune circostanze si può formare una crosta sul bordo esterno del rigonfiamento provocando dei piccoli fastidi all'occhio causato dallo sfregamento.

TRATTAMENTO

La principale terapia consiste in modificazioni dietetiche, in particolare nell'evitare gli insaccati ed altri cibi ricchi di lipidi.

Nel calazio in fase iniziale, l'applicazione di impacchi caldi per almeno 15 min per 2-4 volte/die e il massaggio della cute sovrastante il calazio aiutano la regressione spontanea, favorendo la liberazione del dotto escretore.

ORZAIOLO VS CALATIO

ORZAIOLO	CALAZIO
Causa: Stafilococco	Causa: infiammazione cronica della ghiandola di Meibomio per ostruzione del del dotto stesso.
Bordo palpebrale inferiore (Gh.Zeiss)	Bordo palpebrale superiore (Gh. Meibomio)
Come si manifesta: Tumefazione palpebrale - Interno (Quando colpisce la ghiando-la di Meibomio) - Esterno (quando colpisce la ghiando-la di Zeiss)	Come si manifesta: Tumefazione palpebrale
Dolore intenso o sensazione di corpo estra-neo	Indolore
Trattamento: **RIBOMICIN®, TOBRAL®**	Trattamento: in fase iniziale, applicazione di im-pacchi caldi per almeno 15 min per 2-4 volte/die

DIMINUIZIONE O PERDITA IMPROVVISA DELLA VISTA

La prima cosa da fare è accertare se sia una riduzione o la perdita.

Mettersi a 5 metri dal paziente e fargli contare le dita: se le vede avrà almeno 1/10 nell'occhio valutato.

Una perdita improvvisa del visus che risulta inferiore a 1/10 richiede l'ospedalizzazione (occlusioni vascolari, distacco retinico, emorragia del vitreo, lesioni alle vie ottiche).

In caso di acuità visiva >1/10 valutare caso per caso considerando tempi e modalità di comparsa, storia clinica e farmacologica.

Annebbiamenti transitori (max 2 min) possono essere causati da spasmo dell'arteria retinica, emboli piastrinici transitori, emicrania oftalmica (scotoma scintillante->emicrania), iniziale glaucoma, neurite ottica, isteria).

SI TRATTA DI UNA EMERGENZA MEDICA: INVIARE IL PZ IN PRONTO SOCCORSO!!!

DACRIOCISTITE

E' un'infiammazione del sacco lacrimale solitamente secondaria ad infezione batterica del condotto naso - lacrimale ed alla sua ostruzione.
In corso di dacriocistite acuta il paziente presenta dolore, iperemia ed edema in corrispondenza del sacco lacrimale.

TRATTAMENTO

Antibiotici locali e per os

Le persone affette da dacriocistite cronica presentano solitamente una tumefazione inferiormente al tendine cantale mediale e una congiuntivite cronica.
Il trattamento risolutivo della dacriocistite acuta o della congiuntivite cronica è generalmente chirurgico e consiste nella creazione di una comunicazione diretta tra il sacco lacrimale e la fossa nasale (dacriocistorinostomia).

OTORINOLARINGOIATRIA (ORECCHIO – NASO – LARINGE)

ORECCHIO

COME USARE L'OTOSCOPIO

OTOLARYNGOLOGY

- Esercitare una trazione verso l'alto e indietro sul padiglione auricolare, in modo tale da "raddrizzare", per quanto possibile, il condotto uditivo, che di per sé tende a essere curvo e a non consentire un'adeguata visuale dell'orecchio esterno e della membrana timpanica.

Il medico può inserire l'otoscopio all'interno dell'orecchio del paziente e procedere con l'esecuzione dell'esame.

- Impugnare l'otoscopio con il 4° e 5° dito (anulare e mignolo) e con il pollice, mentre l'indice guida lo speculum e il dito medio viene appoggiato alla guancia del paziente.

- In modo da essere più stabile e in modo da evitare possibili lesioni accidentali del canale uditivo dovute a un'eventuale instabilità nella presa dello strumento.

In questo modo, si è in grado di ispezionare l'orecchio esterno - quindi il condotto uditivo - e la membrana timpanica dei pazienti.

Più nel dettaglio, si può individuare la presenza di:

- Anomalie e/o malformazioni del condotto uditivo o della membrana timpanica;
- Infiammazioni e/o patologie dell'orecchio esterno e/o dell'orecchio medio (otiti, micosi)
- Tappi di cerume e corpi estranei di vario genere – presenza versamenti endotimpanici
- membrana timpanica (Colore, posizione, mobilità, luminosità, translucidità)

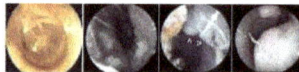

| Timpano normale | Otite batterica | Otite micotica | Esostosi condotto uditivo esterno |

OTODINIA – OTALGIA

Con il termine "**otalgia**" si identifica un sintomo: è un dolore causato da patologie che **non colpiscono direttamente** l'orecchio ma che finisce per irradiarsi anche all'orecchio, come ad esempio:

- Lesioni del cavo orale
- Danni alla laringe ed alla faringe
- Nevralgia del nervo trigemino
- Nevralgia del nervo glossofaringeo
- Patologie dell'ATM (articolazione temporo-mandibolare)

Con il termine "**otodinia**" si identifica sempre un sintomo doloroso, ma provocato da patologie o condizioni che – al contrario dell'otalgia – **interessano direttamente l'orecchio** come:

- Otite
- Presenza di acne o pus nel condotto uditivo esterno

In caso di otite, il dolore auricolare deve essere descritto come otodinia e non come otalgia, anche se spesso, nell'uso comune, i due termini sono ormai usati come sinonimi.

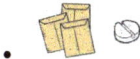

- **TACHIPIRINA® (PARACETAMOLO)(RR BIANCA - CLASSE C RICHIESTA SOLO PER LA TACHIPIRINA DA 1000mg. PER TUTTE LE ALTRE FORMULAZIONI NON È NECESSARIA LA RICETTA MEDICA)**

  GRANULATO EFFERVESCENTE 20 BUSTINE DA 125 mg
  Sciogliere il granulato effervescente in un bicchiere d'acqua.

- **Bambini di peso compreso tra 7 e 10 kg (approssimativamente tra i 6 ed i 18 mesi):** 1 bustina alla volta, da ripetere se necessario dopo 6 ore, senza superare le 4 somministrazioni al giorno.

- **Bambini di peso compreso tra 11 e 12 kg (approssimativamente tra i 18 ed i 24 mesi):** 1 bustina alla volta, da ripetere se necessario dopo 4 ore, senza superare le 6 somministrazioni al giorno.

- **Bambini di peso compreso tra 13 e 20 kg (approssimativamente tra i 2 ed i 7 anni):** 2 bustine alla volta (corrispondenti a 250 mg di paracetamolo), da ripetere se necessario dopo 6 ore, senza superare le 4 somministrazioni al giorno.

- **Bambini di peso compreso tra 21 e 25 kg (approssimativamente tra i 6 ed i 10 anni):** 2 bustine alla volta (corrispondenti a 250 mg di paracetamolo), da ripetere se necessario dopo 4 ore, senza superare le 6 somministrazioni al giorno.

COMPRESSE DA 10 cp DA 500 mg

- **Bambini di peso compreso tra 21 e 25 kg (approssimativamente tra i 6 ed i 10 anni):** 1/2 compressa alla volta, da ripetere se necessario dopo 4 ore, senza superare le 6 somministrazioni al giorno (3 compresse).

- **Bambini di peso compreso tra 26 e 40 kg (approssimativamente tra gli 8 ed i 13 anni):** 1 compressa alla volta, da ripetere se necessario dopo 6 ore, senza superare le 4 somministrazioni al giorno.

- **Ragazzi di peso compreso tra 41 e 50 kg (approssimativamente tra i 12 ed i 15 anni):** 1 compressa alla volta, da ripetere se necessario dopo 4 ore, senza superare le 6 somministrazioni al giorno.

- **Ragazzi di peso superiore a 50 kg (approssimativamente sopra i 15 anni):** 1 compressa alla volta, da ripetere se necessario dopo 4 ore, senza superare le 6 somministrazioni al giorno.

- **Adulti:** 1 compressa alla volta, da ripetere se necessario dopo 4 ore, senza superare le 6 somministrazioni al giorno. Nel caso di forti dolori o febbre alta, 2 compresse da 500 mg da ripetere se necessario dopo non meno di 4 ore

COMPRESSE DA 1000 mg

ADULTI E RAGAZZI OLTRE I 15 ANNI→ 1cp fino a 3 volte/die con un intervallo tra le diverse somministrazioni non inferiori alle 4 ore

- **ASPIRINA®(ACIDO ACETILSALICILICO)(SENZA OBBLIGO RICETTA - CLASSE C)**

500 mg cp (ACIDO ACETIL SALICILICO):
ADULTI: 1-2cp da 500mg ad intervalli di 4-8 ore fino a 2-3volte/die (a stomaco pieno, preferibilmente dopo i pasti principali)

400 mg cp CON VITAMINA C:
ADULTI: 1-2 cp da 400mg 2-3volte/die(a stomaco pieno preferibilmente dopo i pasti principali)

CORPI ESTRANEI NELL'ORECCHIO

Disturbo provocato da qualsiasi corpo estraneo che entra e staziona nell'orecchio.

Il corpo estraneo può causare l'insorgenza di una infezione auricolare.

Sintomatologia:
- Sensazione di pienezza nell'orecchio/rumori fastidiosi nell'orecchio (soprattutto ronzii o rimbombi)
- Riduzione dell'udito
- Secrezioni dall'orecchio (otorrea)
- Possibilità di sanguinamento, specie se l'oggetto è appuntito o qualora si tenti di rimuoverlo inserendo qualcos'altro nell'orecchio.
- Prurito
- Nausea e vomito (per irritazione del condotto uditivo)

Una delle esperienze più sgradevoli correlata a questo problema, è quella di avere un insetto vivo nell'orecchio. Il movimento dell'insetto può causare un ronzio piuttosto spiacevole.

COSE CHE SERVIRANNO

- Pinzette o Clamp
- Colla solubile in acqua (non usare nulla che potrebbe attaccarsi e non venire via con acqua)
- Aspiratore a mano (con aspirazione leggera)
- Siringa o peretta
- Ciotola o catinella con acqua tiepida

- Il ricorso alla sedazione per effettuare tali manovre si rende necessario solo in caso di pazienti scarsamente collaboranti.

COSA FARE IN CASO DI CORPI ESTRANEI NELL'ORECCHIO

- CERCARE DI CAPIRE COSA C'È NELL'ORECCHIO (USARE UNA PILA PER GUARDARVI DENTRO)

1. SE PRESENTE UN INSETTO DENTRO L'ORECCHIO:

- Portare il paziente in una stanza buia e illuminare il CUE in modo che se è presente un' insetto questo possa uscire spontaneamente (gli insetti sono attratti dalla luce).

- Se l'insetto non esce spontaneamente, utilizzare pinzette arrotondate/clamp o il metodo dell'irrigazione.

E' RACCOMANDABILE, PRIMA DELLA RIMOZIONE DELL'INSETTO, L'IMPIEGO DI OLIO

MINERALE,LIDOCAINA O CREMA EMLA®, IN MODO DA BLOCCARNE I MOVIMENTI.

- PINZETTE ARROTONDATE/CLAMP

ATTENZIONE A NON SPINGERE L'OGGETTO PIÙ A FONDO NELL'ORECCHIO

E RIMUOVERE L'OGGETTO SENZA ROMPERLO.

- IRRIGAZIONE (LA MEMBRANA TIMPANICA NON DEV'ESSERE PERFORATA) (Tale metodica, tuttavia, non è raccomandabile nel caso di materia organica, in particolare semi, che possono gonfiarsi, se esposti all'acqua).

- Prendere una ciotola o una catinella per raccogliere l'acqua.
- Far sdraiare il paziente.
  - Posizionare la parte di testa con l'orecchio otturato più vicina al pavimento. La gravità aiuta.
  Se ad entrare è stato un insetto e questo non è fuoriuscito spontaneamente si può "affogarlo" con un liquido oleoso (alcune gocce d'olio) o alcool.
- Riempire una siringa senz'ago con acqua tiepida per lavare l'interno dell'orecchio e per far uscire l'insetto ormai morto.
- Continuare a immettere acqua tiepida nell'orecchio.

- ASPIRAZIONE

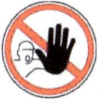

Dopo l'estrazione si raccomanda di controllare la cute del CUE: nel caso in cui si evidenzi un'infezione o un'abrasione sarà utile l'inserimento di una striscia di garza da orecchio impregnata di una pomata **(GENTALYN BETA®).**

2.SE PRESENTE UN OGGETTO

- **PINZETTE ARROTONDATE/CLAMP**

In caso di corpi estranei arrotondati, dapprima tentare di aspirarli, altrimenti cercare di passare dietro al corpo estraneo con un delicato uncino da orecchio inserendolo tra corpo estraneo e cute del condotto uditivo.

Ruotare il gancio dell'uncino di 90 gradi e successivamente ritirarlo insieme al corpo estraneo verso l'esterno.

- **ASPIRAZIONE**

Se entra acqua nell'orecchio, si può avere la fastidiosa sensazione di sentire i rumori come ovattati, si può in alcuni casi farla uscire piegando la testa in modo da favorire il deflusso.

OTITE

L'otite è un processo infiammatorio, solitamente di natura infettiva, che interessa l'orecchio.

Si distinguono:

- **OTITE ESTERNA** quando interessa il condotto uditivo esterno, con o senza coinvolgimento della membrana timpanica

MIRINGITE quando coinvolge soltanto la membrana timpanica

SINTOMATOLOGIA:

- dolore pulsante

  - febbre e pus

- **OTITE MEDIA (causa sempre infettiva)**

SINTOMATOLOGIA:

- materiale purulento che fuoriesce dal CUE

  (La presenza di pus, che in casi estremi può perforare il timpano compromettendo la capacità uditiva, determina sintomi come riduzione dell'udito (ipoacusia), percezione di fastidiosi ronzii (acufeni) e prurito all'orecchio).

- dolore spontaneo all'orecchio (aggravato dalla digitopressione)

- Infiammazione

- Temporanea perdita dell'udito in quanto il timpano si gonfia e si arrossa e non vibra più

- **OTITE INTERNA o LABIRINTITE**

SINTOMATOLOGIA:

      - vertigini e perdita dell'equilibrio

      - nausea e vomito

Un'infiammazione della gola e l'ostruzione del naso, come accade quando siamo raffreddati, può far aumentare la pressione sulla membrana del timpano, anche se non c'è un'infezione, determinando così dolore alle orecchie.

Orecchio medio normale   Otite dell'orecchio medio

Timpano   Ossicini   Tuba di Eustachio   Fluido infetto (pus) nell'orecchio medio

SINTOMI E SEGNI PIÙ COMUNI

• Acufeni	• Ipoacusia
• Ageusia(incapacità di percepire i gusti)	• Linfonodi ingrossati
• Batteriemia	• Mal di gola
• Convulsioni Febbrili	• Ipoacusia, Orecchie tappate, senso di ovattamento
• Dolore alla mandibola, dolore associato alla masticazione	• Otalgia, otorrea
• Febbre	• Perdita di equilibrio, vertigini, nausea e vomito
• Gonfiore intorno all'orecchio	• Raffreddore, rinorrea
	• Sangue dall'orecchio

REMEMBER

OTITE ESTERNA: DOLORE AL TRAGO E DOLORE RETROAURICOLARE→ TRATTAMENTO LOCALE
GOCCE ANTIBIOTICO + CORTISONE

OTITE MEDIA: NESSUN DOLORE AL TRAGO→ ANTIBIOTICO PER OS

TERAPIA OTITE SENZA PERFORAZIONE TIMPANICA

ANTIINFIAMMATORI/ANALGESICI

- **OTALGAN® (FENAZONE + PROCAINA) (SENZA OBBLIGO DI RICETTA MEDICA)**
  (E' SOLO ANTINFIAMMATORIO)
  gocce fl 6g

  ADULTI E BAMBINI→ al bisogno e solo quando i pz hanno dolore

- **DOLOMIR OTO® (A BASE DI MIRRA)(SENZA OBBLIGO DI RICETTA MEDICA)**
  ADULTI E BAMBINI→ 2-3 gtt nel condotto uditivo (testa inclinata)

ANTIBIOTICI

- **ANAURAN® (POLIMIXINA B, NEOMICINA E LIDOCAINA)**
  (SENZA OBBLIGO DI RICETTA MEDICA)
  Gtt oto Flacone da 25ml

  ADULTI→ 4-5gtt 2-4 volte/die
  BAMBINI→ 2-3gtt 3-4volte/die

ANTIBIOTICO + CORTISONE

- **COLDETOM® 0,3% + 0,1% (DESAMETASONE + TOBRAMICINA)**
  (RR BIANCA - CLASSE C)
  5ml Fl gtt
  0,25 ml 20 fl gtt

  ADULTI → 4 gtt 3 volte/die

- **MEDIFLOX OTO® (CIPROFLOXACINA + IDROCORTISONE)(RR BIANCA - CLASSE C)**
  flacone 10ml

  ADULTI E BAMBINI >2ANNI→ 3gtt 2volte/die x 7gg

- **LOCALYN® (FLUOCINOLONE + NEOMICINA)(RR BIANCA - CLASSE C)**
  flacone 20ml
  ADULTI→ 3gtt 2volte/die per 7gg

ANTIBIOTICI PER L'OTITE ACUTA MEDIA (OTITE CON PERFORAZIONE TIMPANICA)

- **EXOCIN®(OFLOXACINA)**
  Fl 10ml/3mg/ml
  OTITE ACUTA ESTERNA: 10 gtt 1 volta/ die x 7 giorni
  OTITE MEDIA: 10 gtt 1 volta/die x 14 giorni

ANTIBIOTICI AD AZIONE SISTEMICA

Da utilizzare generalmente dopo un primo tentativo di cura antibiotica per applicazione topica.

Quando infatti il paziente non risponde positivamente al trattamento con antibiotici ad azione locale, è possibile procedere con l'assunzione di antibiotici per via orale, o intravenosa nei casi più gravi.

- **AUGMENTIN®= NEODUPLAMOX®= CLAVULIN®=ABBA®**

  (AMOXICILLINA SODICA + ACIDO CLAVULANATO)

  (RR ROSSA - CLASSE A)

  12 cp 1g (875mg + 125 mg)

  12 bustine polvere sospensione orale 1g (875 mg + 125mg)

  Sospensione orale 400 mg/57 mg/5 ml

  Flaconi da 35,70 ml o 140 ml

  ADULTI o BAMBINI DI PESO PARI o >40 Kg → 1cp (o 1 bustina) ogni 8 -12 ore (2-3 volte/die) per 6 - 10 gg

  BAMBINI <40 kg → sospensione orale 400 mg/57 mg 50-75 mg/Kg al die

  Poichè 1 ml=80 mg di AMOXICILLINA 50 mg DI AMOXICILLINA=0,6 ml

  0,3 ml/kg ogni 8-12 h per 6-10 gg

  Salvo nei casi più gravi, non è necessario interrompere l'allattamento.

  (L'AUGMENTIN® SI PUÒ DARE DURANTE L' ALLATTAMENTO)

- **ORELOX (CEFPODOXIMA)(RR ROSSA – CLASSE A)**

  200 mg 6 cp

  ADULTI→ 1 cp /die x 6 gg (assumere la cp dopo i pasti)

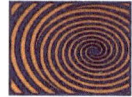

VERTIGINI

Condizione in cui il soggetto che ne è colpito avverte che il suo corpo o gli oggetti che lo circondano sono in continuo movimento oscillatorio.

Bisogna innanzitutto cercare di distinguere la vertigine periferica (labirintica) da quella centrale.

VERTIGINE PERIFERICA (LABIRINTICA)(OGGETTIVA):

- Lesione del recettore labirintico, del VIII nervo, dei nuclei vestibolari.
- **E' di tipo oggettivo (SOGGETTO FERMO E AMBIENTE CIRCOSTANTE CHE RUOTA)**, accompagnata a nausea, vomito e altri segni neurovegetativi.
- E' di solito improvvisa.

VERTIGINE CENTRALE (SOGGETTIVA):

- **E' di tipo soggettivo (SOGGETTO CHE RUOTO E L'AMBIENTE CIRCO-STANTE RIMANE FERMO)**
- E' più sfumata ed insidiosa, gradualmente ingravescente,
- Può conseguire a masse in fossa posteriore o malattie demielinizzanti.
- E' necessario ospedalizzare per le indagini del caso.

CAUSE

Alcolismo	Ebola
Amiloidosi	Emicrania
	Emoglobinuria Parossistica Notturna
Anafilassi	**Encefalopatia di Wernicke**
Anemia	
Anemia Emolitica	Febbre di Lassa
Anemia Emolitica Autoimmune	**Febbre gialla**
Arresto cardiaco	**Feocromocitoma**
Aterosclerosi	
Attacco di Panico	**Herpes zoster oticus**
Attacco ischemico transitorio	
	Ictus
Binge drinking	Insufficienza surrenalica
Botulismo	**Insulinoma**
Bronchiectasie	Intossicazione da monossido di carbonio
Chetoacidosi alcolica	Ipertensione
Cinetosi	Ipertrofia ventricolare
Claudicatio intermittens	Ischemia cerebrale

Colpo di Calore **Colpo di frusta cervicale** Depressione maggiore Depressione post-partum **Drepanocitosi**	**Labirintite** **Malattia di Creutzfeldt-Jakob** Meningioma Miringite Mixoma Morbo di Paget **Neurinoma dell'acustico** **Neurofibromatosi** **Neuronite vestibolare** Otite **Otite barotraumatica** Otosclerosi **Policitemia vera**

DURATA DEL SINTOMO	SINTOMI ASSOCIATI	MALATTIA
pochi secondi	nessun sintomo	Vertigine posizionale parossistica Ipotensione ortostatica Insufficienza vertebro-basilare Cervico-artrosi
da pochi minuti a ore o giorni	sintomi otologici: ipoacusia, acufeni, senso di orecchio pieno	Sindrome di Meniérè Otosclerosi Labirintiti acute e croniche Neurinoma del nervo acustico
da pochi minuti a ore o giorni	cefalea e altri sintomi neurologici	Emicrania Cefalea neuro-vascolare Sclerosi multipla Tumori cerebrali e del cervelletto Incidenti ischemici (ictus-stroke)
da ore a giorni	nausea, vomito, tachicardia	Neuronite vestibolare
da ore a giorni	di vario genere	Vertigini extralabirintiche

VIE VESTIBOLARI E CONTROLLO DEL MOVIMENTO

I segnali vestibolari vanno ai muscoli extraoculari per correggere la direzione degli occhi e ai muscoli del collo per correggere la posizione della testa

C Interaction of ocular muscles, neck muscles, and organ of balance

---

- **ARLEVERTAN® (CINNARIZINA, DIMENIDRINATO)(RR BIANCA - CLASSE C)**
  20cp 20 mg + 40 mg cp

  ADULTI → 1cp 3volte/die dopo i pasti con un bicchiere d'acqua

  La somministrazione non deve durare più di 4 settimane

- **VERTISERC® = MICROSER® (BETAISTINA DICLORIDRATO)(RR BIANCA - CLASSE C)**
  8 mg 50 cp
  16 mg 20 cp
  24 mg 20 cp
  1 Fl 60 ml 8 mg/ml gtt **VERTISERC®**
  12,5 mg/ml **MICROSER®**

  ADULTI → 1 cp da 16 mg x 2 volte/die
  1- 2 cp da 8 mg x 3 volte/die
  1 cp da 24 mg x 2 volte/die
  1-2 ml x 2volte /die o 3 ml x 2 volte/die

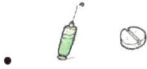

- **PLASIL® (METOCLOPRAMIDE)(ANTIEMETICO)**
  10 g/2 ml soluzione iniettabile **(RR ROSSA - CLASSE A)**
  10 mg 24cp **(RR BIANCA - CLASSE C)**

  ADULTI→ 1fl IM o EV
        1cp da 10mg 1 volta/die max 30mg/die (3cp/die)

  CONTROINDICATO IN PZ<16 ANNI

- LA DOSE SINGOLA RACCOMANDATA È DI 10 mg, RIPETIBILE PER UN MASSIMO DI 3 VOLTE AL GIORNO .
- LA DOSE GIORNALIERA MASSIMA RACCOMANDATA È DI 30 MG o 0,5 MG/KG DI PESO CORPOREO.
- LA DURATA MASSIMA RACCOMANDATA DEL TRATTAMENTO È DI 5 GIORNI

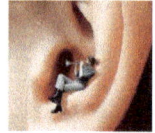

ACUFENI

Percezione soggettiva di un suono in assenza di stimolazione acustica (allucinazione uditiva).

Le patologie atte a provocare gli acufeni possono interessare, oltre all'orecchio interno, l'orecchio esterno(tappo di cerume) e il medio (otiti, otosclerosi).

- **FLUXARTEN® (FLUNARAZINA)(RR BIANCA - CLASSE C)**
  50 cp 10mg
  formulazione mite da 5mg nei pz di età >65 anni

  ADULTI→ 1cp da 10mg/die la sera prima di coricarsi

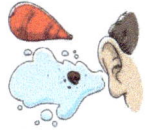

TAPPO DI CERUME

Accumulo di cerume nel CUE. La sintomatologia insorge all'improvviso:

- Ovattamento auricolare fino a marcata ipoacusia

- Acufeni

- Autofonia

- A volte vertigini e senso di stordimento

- Lavaggio auricolare con acqua tiepida o acqua ossigenata (non se il pz è affetto da otite media o ha il timpano perforato)

- **CERULISINA GOCCE® (DIMETILBENZENE + OLIO DI MANDORLE)**
  (SENZA OBBLIGO DI RICETTA MEDICA)
  20ml 5%

  ADULTI → instillazione 2-3volte/die x 3-5gg in rapporto alla quantità di cerume da estrarre

OTORREA

La secrezione dal condotto uditivo esterno. Tale secrezione può essere di diversi tipi:

1. **Sierosa:** si presenta nelle classiche dermatiti del condotto uditivo esterno e nell'otite media cronica;
2. **Mucopurulenta:** si instaura nell'otite media acuta o cronica;
3. **Maleodorante:** si evidenzia nell'otite media cronica con concomitanti gravi fenomeni infiammatori quali il Proteus e l'Escherichia Coli;
4. **Sieroematica:** insorge nell' otite esterna o media acuta virale o streptococcica e nelle lesioni neoplastiche dell'orecchio medio.

L'otorrea si può associare anche a detriti epidermici caratteristici **nell'otite media cronica colesteatomatosa,** in assoluto la forma più grave.

OTORRAGIA

Fuoriuscita di sangue dal condotto uditivo esterno (CUE)

CAUSE

- infezioni o riacutizzazioni a carico dell'orecchio medio o esterno (otite media /otite esterna)
- traumi (perforazione della membrana timpanica/frattura della rocca petrosa)
- colesteatoma
- neoplasia del condotto uditivo esterno o medio
- granulomatosi di Wegener
- fistola liquorale
- presenza di un corpo esterno

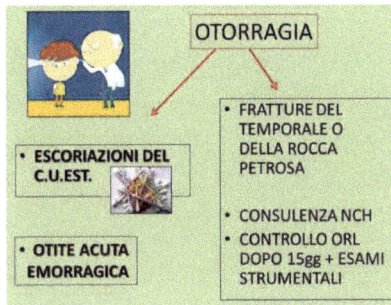

COSA FARE IN CASO DI OTORRAGIA

- Far sdraiare l'infortunato sul lato colpito per agevolare la fuoriuscita del liquido
- Non cercare nè di bloccare l'otorragia né di tamponare l'orecchio inserendovi dentro alcunché
- Applicare all'orecchio una compressa sterile o un fazzoletto pulito la medicazione va fissata con una benda, annodata al lato opposto del capo
- Se la persona ha perso i sensi, sistemarla nella posizione di sicurezza con il capo girato dal lato colpito

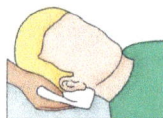

- Chiamare l'ambulanza 118

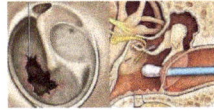

PERFORAZIONE TIMPANO

Il timpano o membrana timpanica è la membrana sottile di forma ovale che si trova alla fine del condotto uditivo.

Ha tre strati:

- Uno strato esterno sottile fatto di pelle,

- Strato fibroso che dà rigidità alla struttura

- Strato interno sottile composto dalla mucosa.

Il timpano separa l'orecchio medio dall'orecchio esterno e protegge le strutture interne.
La funzione principale è la trasmissione delle onde sonore dall'esterno agli ossicini nell'orecchio medio.

CAUSE

Le cause di un timpano rotto o perforato comprendono:

- **Infezione dell'orecchio medio (otite media).** Un'infezione dell'orecchio medio provoca l'infiammazione nell'orecchio medio e l'accumulo di liquido.

La pressione di questi fluidi può causare la rottura del timpano.

- **Barotrauma.** Il barotrauma è la sollecitazione esercitata sul timpano quando la pressione dell'aria nell'orecchio medio e la pressione dell'aria nell'ambiente non sono bilanciate.

Se la differenza di pressione è notevole, il timpano si può rompere.
Spesso il barotrauma è dovuto ai cambiamenti di pressione dell'aria connessi ai viaggi aerei.
Altri eventi che possono causare degli sbalzi di pressione comprendono le immersioni subacquee e un colpo diretto all'orecchio (pugni, traumi, impatto dell'air bag)

- **Suoni forti o scoppi (trauma acustico).** Un suono forte o uno scoppio (essenzialmente un'onda sonora schiacciante derivante da un'esplosione o da uno sparo) possono causare una lacerazione nel timpano.

- **Corpi estranei nell'orecchio** (cotton- fioc o una forcina per capelli)

- **Trauma grave.** Un trauma cranico grave (come la frattura del cranio o un forte schiaffo) può causare lo spostamento o una lesione delle strutture dell'orecchio medio e interno, tra cui il timpano.

SINTOMI

La maggior parte delle volte, il timpano rotto cicatrizza da solo; tuttavia, in certi casi può causare dei problemi seri.

- **Dolore all'orecchio**. L'intensità del dolore è diversa da persona a persona, in base alla gravità della rottura del timpano.
  Alcune persone potrebbero avere solo un fastidio, ma altre possono sentire male nell'orecchio.
- **Liquido che esce dall'orecchio**. Quando il timpano è perforato, è possibile la comparsa di perdite di fluido dalle orecchie.

Questa perdita può essere chiara, ma può contenere anche del sangue e del pus.

- **Acufeni** .Quando si verifica un danno al timpano, si potrebbero sentire dei ronzii, squilli e fischi nell'orecchio.
- **Vertigini o giramenti di testa**. Questo sintomo può essere accompagnato da <u>nausea</u> e <u>vomito</u>. La sensazione di vertigini non rimane a lungo.
- **Perdita dell'udito**. Quando il timpano è perforato, si perde la capacità di inviare le onde sonore al cervello. Di conseguenza, la persona non è in grado di sentire nulla.

In caso di timpano leggermente perforato, la perdita dell'udito è una situazione temporanea che può essere curata.

Tuttavia, se il danno è grave le probabilità di ripristinare la capacità uditiva della persona sono molto inferiori.

- **Febbre**

SINTOMI NEL BAMBINO

- Febbre oltre i 38°
- Assenza di risposta del bambino a suoni/rumori intensi
- Problemi di equilibrio
- Sfregamenti ripetuti dell'orecchio interessato
- Irritabilità e inappetenza
- Sintomi tipici di una sindrome influenzale: mal di gola, naso che cola, muco nelle vie aeree, tosse

COMPLICAZIONI

Le conseguenze possibili comprendono:

- **Perdita dell'udito.** Solitamente la perdita dell'udito è temporanea, dura solo fino a quando la lacerazione o il buco nel timpano non sono guariti.

La dimensione e la posizione della lacerazione possono influenzare il grado della perdita dell'udito.

- **Infezione dell'orecchio medio (otite media).** Un timpano perforato può consentire ai batteri di entrare nell'orecchio.

Se un timpano perforato non guarisce o non si ripara, si può essere vulnerabili a infezioni croniche che possono causare la perdita permanente dell'udito.

- **Ciste dell'orecchio medio (colesteatoma).** Un colesteatoma è una ciste nell'orecchio medio composta da cellule della pelle e altri detriti.
  Di solito i detriti del condotto uditivo si spostano verso l'orecchio esterno con l'aiuto del cerume che protegge le orecchie.

Se il timpano è rotto, i residui della pelle possono passare nell'orecchio medio e formare una ciste. Un colesteatoma provoca un ambiente favorevole per i batteri e contiene delle proteine che possono danneggiare le ossa dell'orecchio medio.

DIAGNOSI

- Esame otoscopico
- Esame audiometrico (valuta l'entità della riduzione dell'udito)

TRATTAMENTO

- Nella maggior parte dei casi, un timpano perforato riesce a rimarginarsi in maniera del tutto spontanea, senza che si debba approntare un trattamento vero e proprio.
- La **guarigione spontanea** ha una durata minima, intorno ai 2 mesi.
- Per alleviare il fastidio, inoltre, è possibile provare ad appoggiare contro l'orecchio una bottiglia d'acqua calda avvolta in un asciugamano.

IBUPROFENE (NUROFEN®,MOMENT®,BRUFEN®) + ANTIBIOTICI

- **NUROFEN® (IBUPROFENE)(RICETTA MEDICA NON RICHIESTA - CLASSE C)**

  da 12cp da 200mg

  da 12 cp da 400mg

  ADULTI E ADOLESCENTI >12 ANNI→ 1-2cp da 200mg 2-3 volte/die oppure

  1cp da 400mg 2-3 volte /die

  BAMBINI→ 20-30 mg/kg/die in 3- 4 somministrazioni/ die

- **NUROFEN® FEBBRE E DOLORE BAMBINI**

  Sospensione 100mg/5ml (1 ml =20 mg quindi 1 ml 0 1,5 ml /kg/ die)

  Sospensione 200 mg/5ml(1 ml= 40 mg quindi 0.5-0.75 ml/kg/die)

Altre formulazioni di IBUPROFENE disponibili in commercio :

- **= SPIDIFEN® (IBUPROFENE - SALI DI ARGININA)**
  10 bustine 600 mg **(RR BIANCA - CLASSE C)**

  30 bustine 600 mg **(RR ROSSA - CLASSE A - NOTA 66)**

ADULTI→ 1 bustina x max 2 volte/die

Nota 66

La prescrizione dei farmaci antinfiammatori non steroidei a carico del SSN è limitata alle seguenti condizioni patologiche:

- Artropatie su base connettivitica
- Osteoartrosi in fase algica o infiammatoria
- Dolore neoplastico
- Attacco acuto di gotta.

- **= BRUFEN®(IBUPROFENE)(RR ROSSA - CLASSE A NOTA 66)**
  30 cp da 400 o 600 mg
  30 bustine 600 mg

- **= BRUFEN ANALGESICO® (IBUPROFENE - SALI DI LISINA)**
  (RICETTA NON RICHIESTA - CLASSE C)

  12 cp da 200 o 400 mg

- **=MOMENT® (IBUPROFENE)(RICETTA NON RICHIESTA - CLASSE C)**
  cp o bustine 200 mg

- **= MOMENT ACT® (IBUPROFENE)(RICETTA NON RICHIESTA - CLASSE C)**
  Cp 400 mg

ADULTI IBUPROFENE→ 400 o 600 mg x 2 volte/die

- NON SOMMINISTRARE AI BAMBINI < 12 ANNI
- L'INTERVALLO TRA LE DOSI NON DEV'ESSERE INFERIORE ALLE 4 ORE
- NON SUPERARE LA DOSE DI 1200 mg /die

- **OKI®(KETOPROFENE + SALI DI LISINA)**
(RR ROSSA - CLASSE A)(NOTA AIFA 66)

30 bustine 80mg

ADULTI→ una bustina intera da 80 mg fino a 3volte/die durante i pasti

(indicativamente ogni 8 ore).

BAMBINI DI ETÀ TRA I 6 ED I 14 ANNI→ ½ bustina fino a 3volte/die durante i pasti.

NON SOMMINISTRARE NEI BAMBINI <6ANNI

NOTA AIFA 66 La prescrizione dei farmaci antinfiammatori non steroidei a carico del SSN è limitata alle seguenti condizioni patologiche:

- Artropatie su base connettivitica
- Osteoartrosi in fase algica o infiammatoria
- Dolore neoplastico
- Attacco acuto di gotta.

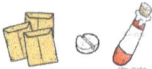

- **IBIFEN ®= ORUDIS (KETOPROFENE)**
(RR ROSSA - CLASSE A)(NOTA AIFA 66)

30 bustine 50 mg granulato effervescente

30 cp da 50 o 100mg

30 cp 200 mg RP

6 fl 100 mg/2,5 ml

ADULTI E RAGAZZI SOPRA I 15 ANNI→ 3 bustine o 3 cp da 50 mg/die
Oppure 2 cp da 100 mg/ die
1 cp da 200 mg RP/ die

LA DOSE MASSIMA GIORNALIERA È 200 mg

NOTA AIFA 66

La prescrizione dei farmaci antinfiammatori non steroidei a carico del SSN è limitata alle seguenti condizioni patologiche:

- Artropatie su base connettivitica
- Osteoartrosi in fase algica o infiammatoria
- Dolore neoplastico
- Attacco acuto di gotta

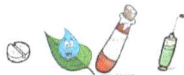

- **LIXIDOL®(=TORADOL®)(KETOROLAC SALE DI TROMETAMOLO)** 10 cp 10 mg (**RR BIANCA - CLASSE C NON RIPETIBILE**)

  Os gtt 20mg/ml 10 ml **(RR BIANCA - CLASSE C NON RIPETIBILE)**

  3 fl im 30 mg/ml **(RR ROSSA CLASSE A)**

  6 fl im 10 mg/ml **(RR ROSSA CLASSE A)**

  <u>ADULTI</u>→1 cp da 10 mg o 10 gtt ogni 4-6 h secondo necessità

  o 1 fl da 30 mg sublinguale

  (x os max 40 mg/die)

  1 fl da 10 o 30 mg/1ml IM ogni 4-6 h secondo necessità

  (<u>IM</u>: max 90 mg/die- 60 mg/die negli anziani

ANTIBIOTICI

- Quando la perforazione del timpano è causata da un'infezione o quando questa potrebbe svilupparsi durante la guarigione.

- **AUGMENTIN®= NEODUPLAMOX®= CLAVULIN®=ABBA®**
  (AMOXICILLINA SODICA + ACIDO CLAVULANATO)
  (RR ROSSA - CLASSE A)

  12 cp 1g (875mg + 125 mg)

  12 bustine polvere sospensione orale 1g (875 mg + 125mg)

  Sospensione orale 400 mg/57 mg/5 ml

  Flaconi da 35,70 ml o 140 ml

ADULTI o BAMBINI DI PESO PARI o >40 Kg → 1cp (o 1 bustina) ogni 8 -12 ore (2-3 volte/die) per 6 - 10 gg

BAMBINI <40 kg → sospensione orale 400 mg/57 mg 50-75 mg/Kg al die

Poichè 1 ml=80 mg di AMOXICILLINA 50 mg DI AMOXICILLINA=0,6 ml

0,3 ml/kg ogni 8-12 h per 6-10 gg

Salvo nei casi più gravi, non è necessario interrompere l'allattamento.
(L'AUGMENTIN® SI PUÒ DARE DURANTE L' ALLATTAMENTO)

- **CEFIXORAL®(CEFEXIMA) (RR ROSSA - CLASSE A)** confezione da 5 cp da 400mg x 5gg= **SUPRAX®** confezione 10cp da 400mg e sospensione 100mg/5ml = **UIXIME®** confezione 5cp da 400mg

ADULTI →1cp da 400mg/die
BAMBINI→ 8mg/kg/die in 1-2 somministrazioni
Sospensione 100mg/5ml: 1ml contiene 20mg
8mg=0,4mg/kg/die
Peso e rispettiva dose giornaliera:
10kg:80mg/4ml   20Kg:160mg/8ml
12kg:100mg/5ml   22,5kg:180mg/9ml

- **MACLADIN® =KLACID® =VECLAM®(CLARITROMICINA) (RR ROSSA - CLASSE A)**
14cp da 500mg

ADULTI→ 1cp/die
BAMBINI→ da 6 mesi a 12 anni:
MACLADIN®/KLACID®/VECLAM® GRANULATO®

250 mg/5 ml: peso kg/2 volte/die

8kg:60mg	28kg:210 mg	48kg:360 mg
12kg:90 mg	32kg:240 mg	
16kg:120 mg	36kg:270 mg	
20Kg:150 mg	40kg:300 mg	
24Kg:180 mg	44kg:330 mg	

- **ZIMOX® = AMOCICILLINA®(AMOXICILLINA) (RR ROSSA - CLASSE A)**
12cp da 1g
12cp da 500 mg
gocce 10mg/ml= 20 gtt
Sospensione 50mg/ml

→**ADULTI:** 1 cp da 1g 2 volte/die o 1cp da 500mg 3volte/die
→**BAMBINI:** gocce 10mg/ml= 20 gtt
Sospensione 50mg/ml

<2 anni :2,5ml (125mg) 3 somministraz 1 ogni 8 ore   **2-10 anni:**5ml (250mg) 3 somministraz 1 ogni 8 ore   **>10 anni:**10 ml (500mg) 3 somministraz 1 ogni 8 ore

PREVENZIONE DEL TIMPANO PERFORATO E PRECAUZIONI

- **Proteggere le orecchie dai rumori forti**. Per questo si possono mettere dei tappi per le orecchie o delle cuffie antirumore. Ridurre il volume del walkman, dell'iPod o della televisione. Bisogna evitare a tutti i costi l'uso prolungato delle cuffie,concerti e discoteche.

- **Tenere l'orecchio asciutto**. Si dovrebbe anche evitare di nuotare e bisognerebbe tenere l'orecchio coperto quando si fa la doccia con cuffie o tappi auricolari impermeabili.

- **Non prendere l'aereo**.

- **Evitare l'acqua nell'orecchio**. Mentre il timpano sta guarendo, si dovrebbe evitare di avere dell'acqua all'interno dell'orecchio. Indossare una cuffia da doccia sopra le orecchie o posizionare delicatamente un batuffolo

- **Non nuotare ne' al mare né in piscina o fare immersioni subacquee.**

- **Quando si va in montagna**, le variazioni di pressione non dovrebbero causare dei danni, ma si consiglia di masticare un chewing gum e di salire lentamente.

I tempi di recupero sono di circa 2/3 mesi anche senza terapie.

DENTI

I denti sono organi durissimi, che si trovano all'interno del cavo orale
Ciascun dente alloggia in una cavità della mandibola o della mascella chiamata alveolo dentale.

Second teeth	Name of tooth	Time of toothing	Looks so
	Overhead teeth		
	Central incisor	7-8 years	
	Lateral incisor	8-9 years	
	Canine (cuspid)	11-12 years	
	First premolar	10-11 years	
	Second premolar	10-12 years	
	First molar	6-7 years	
	Second molar	12-13 years	
	Third molar	17-21 years	
	Lower teeth		
	Third molar	17-21 years	
	Second molar	11-13 years	
	First molar	6-7 years	
	Second premolar	11-12 years	
	First premolar	10-12 years	
	Canine (cuspid)	9-10 years	
	Lateral incisor	7-8 years	
	Central incisor	6-7 years	

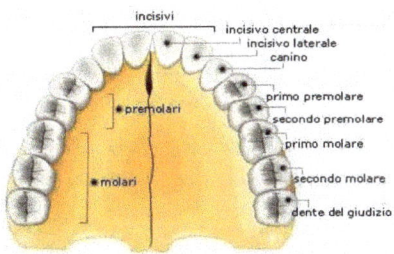

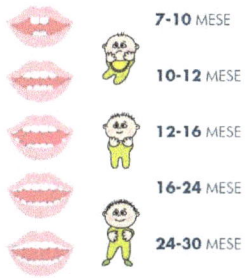

incisivi
incisivo centrale
incisivo laterale
canino

premolari
primo premolare
secondo premolare
primo molare

molari
secondo molare
dente del giudizio

7-10 MESE

10-12 MESE

12-16 MESE

16-24 MESE

24-30 MESE

Diagram labels: Corona, Radice, Smalto, Dentina, Polpa, Gingiva, Cemento, Osso, Vaso sanguigno, Nervo

I denti sono formati da **dentina** (o avorio), un particolare tipo di tessuto osseo giallognolo molto resistente.

Essa ha la funzione di proteggere la polpa dalle variazioni di temperatura e dalle sollecitazioni meccaniche.

Non a caso, i denti sono gli organi più mineralizzati dell'organismo umano.

Nella corona la dentina è rivestita da uno strato di **smalto** , un particolare tessuto epiteliale di colore bianco molto resistente e mineralizzato che ha il compito di proteggere il dente dalle aggressioni esterne.

A livello del colletto e delle radice la dentina è rivestita da un altro tipo di tessuto osseo, detto **ce-**

mento , che la ancora alla sua sede.

Nella dentina è presente una piccola cavità (**cavità pulpale**) che contiene la polpa del dente particolarmente ricca di vasi sanguigni e di terminazioni nervose (nervo trigemino).

Essa si continua in un canalicolo che percorre ciascuna delle radici (**canale radicale**) per poi sboccare nell'alveolo con un piccolo foro, attraverso al quale penetrano nel dente vasi sanguigni e nervi.

La sensibilità del dente è dovuta proprio alla presenza delle terminazioni nervose all'interno della polpa dentaria. In ciascun dente si distinguono tre parti:

- **La corona:** è la parte del dente che sporge dall'alveolo. Visibile ad occhio nudo, assume forma diversa a seconda del tipo di dente.

  Negli incisivi si presenta appiattita e affilata, nei canini appuntita e allargata, nei molari e nei premolari presenta diverse cuspidi

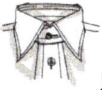

- **Il colletto:** è situato tra la radice e la corona dove forma un tessuto di transizione attorno al quale la muscosa forma la gengiva.

- **Una o più radici:** si inseriscono nell'alveolo e sono ancorate alle sue pareti da legamenti di tessuto connettivo (legamento peridontale).

  La radice è unica negli incisivi, nei canini e nei premolari inferiori, mentre è doppia o tripla nei premolari superiori e nei molari.

ODONTALGIA (MAL DI DENTI)

Le cause dell'odontalgia possono essere diverse:

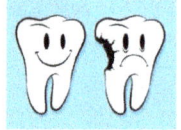

CARIE

Infezione innescata dall'attacco di alcuni batteri del cavo orale direttamente sullo smalto del dente. L'infezione, evolvendo in senso negativo, può distruggere progressivamente i tessuti duri del dente, fino a guastare la polpa.

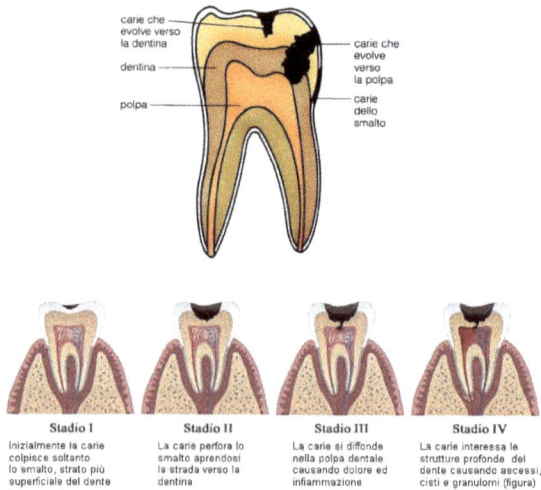

carie che evolve verso la dentina
dentina
polpa
carie che evolve verso la polpa
carie dello smalto

Stadio I	Stadio II	Stadio III	Stadio IV
Inizialmente la carie colpisce soltanto lo smalto, strato più superficiale del dente	La carie perfora lo smalto aprendosi la strada verso la dentina	La carie si diffonde nella polpa dentale causando dolore ed infiammazione	La carie interessa le strutture profonde del dente causando ascessi, cisti e granulomi (figura)

CAUSE DELL'INFEZIONE	SINTOMI DELL'INFEZIONE	TRATTAMENTI DISPONIBILI
• Deposito di placca attorno al dente	• Alterazione della naturale cromia dentale (i denti appaiono ingialliti ed opachi)	• Otturazione (trattamento d'elezione per combattere questo tipo d'infezione dentale)
• Riduzione della secrezione di saliva (sostanza autopulente naturale)	• Evidente presenza di un solco scuro (ricco di residui di cibo in fase putrefattiva)	• Devitalizzazione (in caso di progressione dell'infezione alla polpa)
• Denti storti e difficoltà di pulire accuratamente i denti	• Alitosi	• Estrazione del dente (eventualità estremamente rara in presenza di carie di lieve-moderata entità)
• Scarsa igiene orale	• mal di denti	
• Dieta ricca di cibi zuccherati	• Sensibilità al caldo, al freddo, al dolce e all'acido	
	• Possibile degenerazione in pulpite, ascesso e distruzione della radice	

CAUSE

Nella maggior parte dei casi, le infezioni ai denti sono di natura batterica.

In tal senso, gli agenti batterici più coinvolti appartengono alla specie **Streptococcus mutans**.

Anche il batterio **Lactobacillus acidophilus**, pur non costituendo il principale agente scatenante le infezioni dentarie, può favorire o supportare i processi infettivi a carico dei denti (a causa della sua spiccata capacità di inacidire l'ambiente in cui si trova).

SINTOMI

Le infezioni dentarie possono arrecare

• mal di denti, dolore localizzato,
• edema (gonfiore)
• ipersensibilità dentinale alla temperatura ed alla masticazione
• alitosi

COMPLICANZE

Una carie non curata può andare incontro a complicanze, quali pulpite, ascesso dentale, cisti dentarie, granuloma dentale, gengivite e piorrea.

PULPITE

Infiammazione della polpa dentale (infiammazione del nervo del dente)

TRATTAMENTO ANTIDOLORIFICO

Possono essere utilizzati farmaci antinfiammatori non steroidei per il dolore come IBUPROFENE (**NUROFEN®**), NIMESULIDE (**AULIN®**) e il PARACETAMOLO **(TACHIPIRINA®)**

- <u>**NUROFEN® (IBUPROFENE)(SENZA OBBLIGO DI RICETTA MEDICA)**</u>
  da 12cp da 200mg
  da 12 cp da 400mg

  <u>**ADULTI E ADOLESCENTI >12 ANNI**</u> → 1-2cp da 200mg 2-3 volte/die oppure 1cp da 400mg 2-3 volte /die

  <u>**BAMBINI**</u>→ 20-30 mg/kg/die in 3- 4 somministrazioni/ die

  NUROFEN® FEBBRE E DOLORE BAMBINI sospensione 100mg/5ml
  (1 ml =20 mg quindi 1 ml 0 1,5 ml /kg/ die)

  NUROFEN® FEBBRE E DOLORE BAMBINI sospensione 200 mg/5ml
  (1 ml= 40 mg quindi 0.5-0.75 ml/kg/die)

  Altre formulazioni di IBUPROFENE disponibili in commercio

- **= <u>SPIDIFEN® (IBUPROFENE - SALI DI ARGININA)</u>**

  30 bustine 600 mg **(RR ROSSA - CLASSE A)(NOTA 66)**

Nota 66

La prescrizione dei farmaci antinfiammatori non steroidei a carico del SSN è limitata alle seguenti condizioni patologiche:
- Artropatie su base connettivitica
- Osteoartrosi in fase algica o infiammatoria
- Dolore neoplastico
- Attacco acuto di gotta.

<u>**ADULTI**</u>→ 1 bustina x max 2 volte/die

- = **BRUFEN® (IBUPROFENE) (RR ROSSA - CLASSE A) (NOTA 66)**
    30 cp da 400 o 600 mg
    30 bustine 600 mg

- = **BRUFEN ANALGESICO® (IBUPROFENE- SALI DI LISINA)**
    (SENZA OBBLIGO DI RICETTA MEDICA)
    12 cp da 200 o 400 mg

- = **MOMENT® (IBUPROFENE) (RICETTA NON RICHIESTA- CLASSE C)**
    12 cp o bustine 200 mg

- = **MOMENT ACT® (IBUPROFENE) (RICETTA NON RICHIESTA- CLASSE C)**
    20 cp 400 mg

    ADULTI IBUPROFENE → 400 o 600 mg x 2 volte/die

- NON SOMMINISTRARE AI BAMBINI < 12 ANNI
- L'INTERVALLO TRA LE DOSI NON DEV'ESSERE INFERIORE ALLE 4 ORE
- NON SUPERARE LA DOSE DI 1200 mg /die

- **OKI® (KETOPROFENE + SALI DI LISINA)**
    (RR ROSSA - CLASSE A)(NOTA AIFA 66)
    30 bustine 80mg

NOTA AIFA 66 La prescrizione dei farmaci antinfiammatori non steroidei a carico del SSN è limitata alle se-guenti condizioni patologiche:
- Artropatie su base connettivitica
- Osteoartrosi in fase algica o infiammatoria
- Dolore neoplastico
- Attacco acuto di gotta.

ADULTI→una bustina intera da 80 mg fino a 3volte/die durante i pasti (indicativamente ogni 8 ore).
BAMBINI DI ETÀ TRA I 6 ED I 14 ANNI→ ½ bustina fino a 3volte/die durante i pasti.

NON SOMMINISTRARE NEI BAMBINI <6ANNI

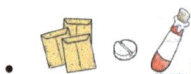

- **IBIFEN ®= ORUDIS (KETOPROFENE)**
  (RR ROSSA - CLASSE A)(NOTA AIFA 66)
  30 bustine 50 mg granulato effervescente
  30 cp da 50 mg o 100mg
  30 cp 200 mg RP
  6 fl 100 mg/2,5 ml

NOTA AIFA 66
La prescrizione dei farmaci antinfiammatori non steroidei a carico del SSN è limitata alle seguenti condizioni patologiche:
- Artropatie su base connettivitica
- Osteoartrosi in fase algica o infiammatoria
- Dolore neoplastico
- Attacco acuto di gotta

ADULTI E RAGAZZI SOPRA I 15 ANNI→ 3 bustine o 3 cp da 50 mg/die
Oppure 2 cp da 100 mg/ die
1 cp da 200 mg RP/ die

LA DOSE MASSIMA GIORNALIERA È 200 mg

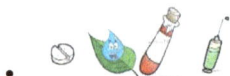

- **LIXIDOL®(=TORADOL®=RIKEDOL®)**
  (KETOROLAC SALE DI TROMETAMOLO)
  10 cp 10 mg **(RR BIANCA CLASSE C NON RIPETIBILE)**
  Os gtt 20mg/ml 10 ml **(RR BIANCA CLASSE C NON RIPETIBILE)**
  3 fl im 30 mg/ml **(RR ROSSA CLASSE A)**
  6 fl im 10 mg/ml **(RR ROSSA CLASSE A)**

ADULTI→1 cp da 10 mg o 10 gtt ogni 4-6 h secondo necessità
o 1 fl da 30 mg sublinguale
(x os max 40 mg/die)
1 fl da 10 o 30 mg/1ml IM ogni 4-6 h secondo necessità
(IM: max 90 mg/die- 60 mg/die negli anziani)

- **NAPROSYN® (NAPROSSENE) (RR ROSSA - CLASSE A) (NOTA AIFA 66)**
  30 Cp o 30 bustine 500 mg
  20 cp 750 mg rm

  ADULTI→ 1 cp o 1 bustina 500 mg x 2 volte/die (ogni 12 h) oppure
  1 cp da 750 mg a RM

- **= SYNFLEX FORTE® (NAPROSSENE SALE SODICO)**
  30 Cp o 30 bustine 550 mg

- **TACHIPIRINA® (PARACETAMOLO)(RR BIANCA-CLASSE C RICHIESTA SOLO PER LA TACHIPIRINA DA 1000mg. PER TUTTE LE ALTRE FORMULAZIONI NON È NECESSARIA)**

  GRANULATO EFFERVESCENTE 20 BUSTINE DA 125 MG IN BUSTINE
  Sciogliere il granulato effervescente in un bicchiere d'acqua.

- **Bambini di peso compreso tra 7 e 10 kg (approssimativamente tra i 6 ed i 18 mesi):** 1 bustina alla volta, da ripetere se necessario dopo 6 ore, senza superare le 4 somministrazioni al giorno.

- **Bambini di peso compreso tra 11 e 12 kg (approssimativamente tra i 18 ed i 24 mesi):** 1 bustina alla volta, da ripetere se necessario dopo 4 ore, senza superare le 6 somministrazioni al giorno.

- **Bambini di peso compreso tra 13 e 20 kg (approssimativamente tra i 2 ed i 7 anni):** 2 bustine alla volta (corrispondenti a 250 mg di paracetamolo), da ripetere se necessario dopo 6 ore, senza superare le 4 somministrazioni al giorno.

- **Bambini di peso compreso tra 21 e 25 kg (approssimativamente tra i 6 ed i 10 anni):** 2 bustine alla volta (corrispondenti a 250 mg di paracetamolo), da ripetere se necessario dopo 4 ore, senza superare le 6 somministrazioni al giorno.

COMPRESSE DA 10 cp DA 500 mg

- **Bambini di peso compreso tra 21 e 25 kg (approssimativamente tra i 6 ed i 10 anni):** 1/2 compressa alla volta, da ripetere se necessario dopo 4 ore, senza superare le 6 somministrazioni al giorno (3 compresse).

- **Bambini di peso compreso tra 26 e 40 kg (approssimativamente tra gli 8 ed i 13 anni):** 1 compressa alla volta, da ripetere se necessario dopo 6 ore, senza superare le 4 somministrazioni al giorno.

- **Ragazzi di peso compreso tra 41 e 50 kg (approssimativamente tra i 12 ed i 15 anni):** 1 compressa alla volta, da ripetere se necessario dopo 4 ore, senza superare le 6 somministrazioni al giorno.

- **Ragazzi di peso superiore a 50 kg (approssimativamente sopra i 15 anni):** 1 compressa alla volta, da ripetere se necessario dopo 4 ore, senza superare le 6 somministrazioni al giorno.

- **Adulti:** 1 compressa alla volta, da ripetere se necessario dopo 4 ore, senza superare le 6 somministrazioni al giorno. Nel caso di forti dolori o febbre alta, 2 compresse da 500 mg da ripetere se necessario dopo non meno di 4 ore

COMPRESSE DA 1000MG

ADULTI E RAGAZZI OLTRE I 15 ANNI→ 1cp fino a 3 volte/die con un intervallo tra le diverse somministrazioni non inferiori alle 4 ore

REMEMBER

CONSIGLIARE SEMPRE VISITA ODONTOIATRICA

ASCESSO DENTALE

L'ascesso dentale è un accumulo (anche noto come pus) di batteri ,detriti cellulari e globuli bianchi intorno al dente, quindi tra gengiva, osso e polpa, che provoca dolore.

Ci sono due tipi di ascesso dentale: **parodontale e periapicale**.

Quello parodontale è un'infezione che riguarda tutto il supporto del dente (legamento, cemento radicolare, gengiva e osso alveolare).

L'ascesso periapicale, invece, riguarda soprattutto i pazienti che soffrono di carie.

In questo caso l'infezione si riscontra a causa della carie che rovina lo smalto e raggiunge la polpa del dente; così i batteri provocano un'infezione. A questo punto compare anche il pus.

I sintomi di un ascesso sono facilmente riconoscibili:

- mal di denti
- gonfiore gengivale e della guancia
- alitosi, spossatezza
- sensibilità dentale
- in alcuni casi, febbre

CAUSE E FATTORI DI RISCHIO DELL'INFEZIONE	SINTOMI DELL'INFEZIONE	TRATTAMENTI DISPONIBILI
• Carie complicate (che causano infezioni dentali ricche di pus)	• Mal di denti feroce ed implacabile	• Cura antibiotica specifica
• Lesioni dentali gravi	• Gengive gonfie	• Somministrazione di farmaci antinfiammatori/antidolorifici (FANS) per controllare il dolore
• Interventi malriusciti sui denti	• Alitosi	• Drenaggio del pus
• Cattiva igiene orale	• Ipersensibilità dentinale	
• Diabete	• Febbre	
• Malattie da reflusso gastroesofageo	• Ingrossamento dei linfonodi del collo	
• AIDS		

OLTRE AL TRATTAMENTO ANTIDOLORIFICO SARÀ NECESSARIO UN
TRATTAMENTO ANTIBIOTICO

Le penicilline sono gli antibiotici di prima scelta per le infezioni odontogene

- **ZIMOX® = AMOCICILLINA® (AMOXICILLINA) (RR ROSSA - CLASSE A)**
  12cp da 1g
  12cp da 500 mg
  gocce 10mg/ml= 20 gtt
  Sospensione orale 250mg/7ml 100ml

  →**ADULTI:** 1 cp da 1g 2-3 volte/die o 1cp da 500mg 3volte/die x 6 -10gg
  →**BAMBINI:** gocce 10mg/ml= 20 gtt
      Sospensione 50mg/ml
      <2 anni :2,5ml (125mg) 3 somministraz 1 ogni 8 ore
      2-10 anni:5ml (250mg) 3 somministraz 1 ogni 8 ore
      >10 anni:10 ml (500mg) 3 somministraz 1 ogni 8 ore

- **AUGMENTIN® (AMOXICILLINA SODICA + ACIDO CLAVULANATO)(=NEODUPLAMOX®, CLAVULIN®,ABBA®) (RR ROSSA - CLASSE A)**

  cp 1g (875mg+125 mg) 12 cp

  polvere sospensione orale in bustine 1g (875 mg+125mg) 12 bustine

  sospensione orale 400 mg/57 mg/5 ml

  Disponibile in flaconi da 35,70 o 140 ml

  <u>ADULTI o BAMBINI DI PESO PARI o >40 Kg</u> → 1cp (o 1 bustina)ogni 8-12 ore (2-3volte/die)per 6-10 gg

  <u>BAMBINI <40 kg</u> → sospensione orale 400 mg/57 mg 50-75 mg/Kg al die

  Poichè 1 ml=80 mg di AMOXICILLINA 50 MG DI AMOXICILLINA=0,6 ML

  0,3 ml/kg ogni 8-12 h per 6-10 gg

Salvo nei casi più gravi, non è necessario interrompere l'allattamento.
(L'AUGMENTIN® SI PUÒ DARE DURANTE L' ALLATTAMENTO)

REMEMBER

CONSIGLIARE SEMPRE VISITA ODONTOIATRICA

MICOSI

Le **MICOSI** sono infezioni associate alla presenza di funghi microscopici denominati miceti. Questi microrganismi sono classificati in diversi gruppi (es. dermatofiti, lieviti, muffe, etc) e possono colonizzare la pelle (es: dermatofizia), i capelli (tigna), le unghie (onicomicosi) e le aree genitali (es: infezioni da candida albicans). Possiamo riscontrare alcuni miceti nella normale flora microbica stanziale nota come microbioma cutaneo. Al momento della visita dermatologica le micosi presentano un aspetto piuttosto tipico, che ne permette in pochi minuti la diagnosi clinica. Nei casi dubbi, il dermatologo può prelevare del materiale biologico dalle zone sospette, per osservarlo successivamente al microscopio (esame microscopico miceti) o per seminarlo su piastra di Sabouraud (**esame colturale candida**). Una volta identificato il tipo di fungo, lo specialista può programmare una terapia antimicotica specifica per l'agente responsabile.

I **DERMATOFITI** (es: trichophyton rubrum, epidermophyton floccosum, microsporum canis, etc), si nutrono di cheratina e provocano sulla cute delle caratteristiche macule a coccarda, a bordi netti e a evoluzione centrifuga (tigna). Alcuni di questi possono infettare il cuoio capelluto (tinea capitis), il viso (tinea faciei), il tronco (tinea corporis), le mani (tinea manum), i piedi (tinea pedis o piede d'atleta), le pieghe inguinali (tinea cruris) e le unghie (tinea unguium).

I **LIEVITI** (es: candida albicans) si localizzano invece nelle zone caldo umide (cavo orale, ascelle, pieghe sottomammarie, spazi tra le dita, distretto anogenitale). Malassetia furfur è un lievito che predilige le aree seborroiche e causa nei soggetti predisposti dermatosi come la pitiriasi versicolor (il comune fungo di mare), la dermatite seborroica e la follicolite pitirosporica. Molti lieviti sono normalmente già presenti sulla cute di tutti noi e convivono per anni in maniera pacifica, senza arrecarci danni. In alcuni casi, un calo temporaneo delle difese immunitarie o cure farmacologiche protratte, possono interrompere la pacifica convivenza con questi microrganismi e scatenare una patologia. La candida albicans può provocare problemi agli angoli della bocca (boccheruola), alle labbra (cheilite da candida), al cavo orale (mughetto), ai genitali femminili (vulvovaginite da candida), ai genitali maschili (balanopostite da candida) e alle unghie (onissi e perionissi da candida). Anche in questi casi l'esame colturale (tampone) può essere utile per identificare il microrganismo responsabile.

ONICOMICOSI

infezione fungina della lamina ungueale ad andamento cronico con tendenza all'estensione alle altre unghie.

FATTORI DI RISCHIO

- L'età

- Le patologie concomitanti (es. diabete)

- I traumatismi

- Il clima caldo umido

- L'immunodepressione (HIV, farmaci)

- Calzature occlusive o la frequentazione di palestre e piscine

In base alla modalità di invasione fungina ed alla localizzazione, l'onicomicosi può essere classificata in :

- Onicomicosi subungueale distale laterale

- Onicomicosi subungueale prossimale

- Onicomicosi superficiale bianca

- Onicomicosi Endomix

- Onicomicosi da Candida

Tutte queste localizzazioni possono coesistere e possono tutte evolvere in onicomicosi totale.

ONICOMICOSI SUBUNGUEALE DISTALE LATERALE

E' la forma più frequente. Nasce di solito da una Micosi presente tra le dita piedi i diffusa a I piede e raggiunge poi il letto ungueale. E' presente infiammazione.

ONICOMICOSI SUBUNGUEALE PROSSIMALE

La colonizzazione della matrice ungueale avviene attraverso la piega prossimale con successiva invasione della parte prossimale della lamina. E' la forma meno frequente.

ONICOMICOSI SUPERFICIALE BIANCA

E' una forma rara ed è dovuta all'invasione diretta della superficie della lamina ungueale. La porzione prossimale appare bianca. La superficie della lamina è integra. E' presente in circa il 90% dei pazienti immunodepressi.

ONICOMICOSI ENDOMIX

E' una variante della onicomicosi distale laterale subungueale.
Dalla cute l'invasione è diretta a livello della lamina ungueale.

LA PATOLOGIA PIÙ CONFUSA CON LA MICOSI È LA PSORIASI DELLE UNGHIE

PSORIASI DELLE UNGHIE

La psoriasi delle unghie è un evento molto comune.
Possono essere coinvolte sia le lamine ungueali delle mani sia dei piedi.

Segno clinico importante da ricercare è il cosiddetto "SALTO D'UNGHIA"

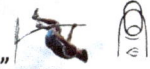

La presenza di una lamina ungueale integra presente tra 2 o più lamine distrofiche devono fare porre diagnosi di onicopatia psoriasica e non di onicomicosi.

Se, poi, sono presenti segni di psoriasi in altre sedi corporee la diagnosi di onicopatia psoriasica diviene automatica.

TRATTAMENTO MICOSI LOCALIZZATE

PAZIENTI ASINTOMATICI E CON LESIONI LIMITATE (PARTE DI UNA SOLA UNGHIA)

TERAPIA TOPICA

- **AMOROLFINA SMALTO®**

   (SENZA OBBLIGO DI RICETTA MEDICA)

   Smalto 5% 2,5 ml

Trattamento delle onicomicosi senza coinvolgimento della matrice

<u>ADULTI</u>→ Unghie delle mani 1volta/sett
Unghie dei piedi 2 volte/sett

NON UTILIZZARE NEI BAMBINI

In generale, occorrono 6 mesi di terapia per le unghie delle mani e da 9 a 12 mesi per le unghie dei piedi.

Il paziente deve applicare lo smalto nel modo seguente:
- è necessario che le zone interessate dell'unghia siano limate il più a fondo possibile usando la lima per unghie.
- La superficie deve poi essere pulita e sgrassata con un tampone (fornito).
- Prima di ripetere l'applicazione di **AMOROLFINA MYLAN GENERICS®**, le unghie colpite devono essere limate nuovamente se necessario e poi devono essere pulite con il tampone per rimuovere ogni traccia di smalto.

LA LIMA PER UNGHIE USATA PER LE UNGHIE MALATE NON DEVE ESSERE USATA PER LE UNGHIE SANE.

- Con una delle spatole riutilizzabili fornite, applicare lo smalto su tutta la superficie dell'unghia malata e lasciare asciugare.

- Dopo l'uso, pulire la spatola con lo stesso tampone usato in precedenza per pulire le unghie.
- Per ogni unghia da trattare bisogna immergere la spatola nel flacone contenente lo smalto, senza strofinarla sul bordo del flacone stesso.

- **DERMOVITAMINA MICOBLOCK® (SENZA OBBLIGO DI RICETTA MEDICA)**
  Soluzione ungueale 7 ml

  ADULTI→ 2 volte/die per il primo mese
  successivamente 1volta/die

EVITARE DI BAGNARE L'UNGHIA INTERESSATA PER ALMENO UN'ORA DOPO L'APPLICAZIONE

YOUDERM EMTRIX® (PENNA PER MICOSI)
(SENZA OBBLIGO DI RICETTA MEDICA)

ADULTI→ 1volta/die preferibilmente la sera prima di coricarsi

- Posizionare la punta del tubetto sull'unghia.
- Premere leggermente il tubetto e distribuire la soluzione sull'unghia servendosi della punta.
- Coprire le unghie da trattare con uno strato leggero di soluzione.
- È importante applicare **YOUDERM EMTRIX®** anche sotto il margine libero di ciascuna unghia.
- Dopo l'applicazione, è necessario lasciar asciugare l'unghia per alcuni minuti.

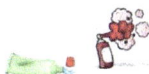

LAMISIL® (TERBINAFINA) (SENZA OBBLIGO DI RICETTA MEDICA)
Crema 1% di Terbinafina cloridrato
Spray cutaneo all'1%
8 cp 250 mg **(RR ROSSA - CLASSE A)**

ADULTI→crema 1- 2 volte/die
1 cp da 250 mg 1 volta/die

(a differenza delle formulazioni topiche,le cp di TERBINAFINA somministrate per os non sono efficaci contro la Pityriasi o Versicolor)

CONTROINDICAZIONI →BAMBINI < 2 ANNI D'ETA'
GRAVIDANZA
ALLATTAMENTO

ONILAQ® 5% (AMOROLFINA)(SENZA OBBLIGO DI RICETTA MEDICA)
Flacone da 2,5ml smalto medicato per unghie

ADULTI→ 1volta/sett x 6 mesi unghie mani
x 9 mesi unghie piedi

TRAVOCORT CREMA® (ISOCONAZOLO + DIFLUCORTOLONE)
(SENZA OBBLIGO DI RICETTA MEDICA)
Crema 20g 0,1% + 1%

PER MICOSI A CARATTERE INFIAMMATORIO

ADULTI → 2 volte/die
(Dopo la remissione delle manifestazioni cutanee,
infiammatorie ed eczematose (entro 2 sett) è opportuno
continuare con un antimicotico semplice e sospendere
TRAVOCORT®).

TRATTAMENTO MICOSI ESTESE – TERAPIA SISTEMICA

- **TERBINAFINA ® (RR ROSSA - CLASSE A)**
  250mg 8cp

  ADULTI → 1cp 1 volta/die x 6 sett onicomicosi unghie mani
  1cp 1 volta/die x 12 sett onicomicosi unghie piedi

  PZ CON ALTERAZIONI FUNZIONALITÀ RENALE O EPATICA ½ cp /die

  NON USARE NEI BAMBINI

CANDIDOSI ORALE (MUGHETTO)

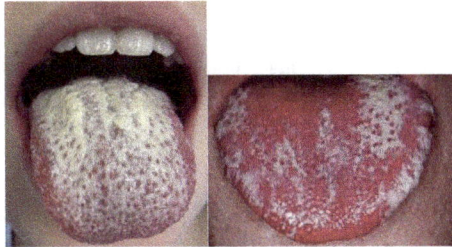

La **candidosi orale** è una micosi che colpisce la bocca e gli organi connessi.

Deriva solitamente dallo stesso agente fungino della comune candida**, la <u>Candida Albicans,</u>** e può colpire sia uomini che donne in qualsiasi fascia d'età.

SEGNI E SINTOMI

<u>PLACCHE BIANCASTRE,</u> che possono ricoprire la lingua, le gengive, la parte interna delle labbra, ma anche l'ugola e le tonsille. Nei casi più gravi possono estendersi anche fino all'esofago o alle vie respiratorie.

- Dolore spesso alla deglutizione, ma anche la sensazione di un corpo estraneo in bocca, la percezione di una lingua ovattata
- Perdita del gusto
- Lieve fuoriuscita di sangue dalle lesioni

La candidosi orale si manifesta spesso nei neonati, ma è frequente anche in tutti gli adulti dalle difese immunitarie compromesse, come i pazienti positivi all'HIV o affetti da tumore, e in coloro costretti a indossare delle protesi dentarie, in pz diabetici o che fanno uso prolungato di cortisone, in pazienti che hanno subito un trapianto (uso di farmaci immunosoppressori).

La candidosi si verifica quando vi è <u>**UN'ALTERAZIONE DELLA NORMALE FLORA DELLA BOCCA,**</u> sia quando il <u>**SISTEMA IMMUNITARIO È POCO REATTIVO**</u> che per fattori ben più banali, come un'insufficiente produzione di saliva.

TRATTAMENTO CANDIDOSI ORALE

Il farmaco d'elezione è la **MYCOSTATIN®(NISTATINA)** per gli adulti e **MICOTEF® (MICONAZOLO)** in forma di gel orale per i neonati.

Può rivelarsi utile effettuare lavaggi di acqua e bicarbonato con delle garze sterili.

Nei casi più importanti e/o di infezione resistente è possibile ricorrere anche a formulazioni in compresse.

- **MICOTEF 2%® (MICONAZOLO)(SENZA OBBLIGO DI RICETTA MEDICA)**
  Gel orale 20g

  LATTANTI→ ¼ di cucchiaio dosatore 4 volte/die dopo i pasti.

  BAMBINI E ADULTI→ ½ cucchiaio dosatore 3-4 volte/die dopo i pasti.

- Spalmare il gel sulla mucosa in modo da consentire il contatto del MICONAZOLO con le aree infette del cavo orale avendo cura di trattenere più a lungo possibile il gel in bocca.
- Continuare il trattamento per almeno 1 settimana dopo la scomparsa dei sintomi.

CONTROINDICATO IN LATTANTI CON MENO DI 6 MESI DI ETÀ O IN CUI LA DEGLUTIZIONE NON È ANCORA SUFFICIENTEMENTE SVILUPPATA

- **MYCOSTATIN® (NISTATINA) (RR ROSSA - CLASSE A)**
  100.000 UI/ml sospensione orale

  LATTANTI→ di 2 ml (1 ml in ciascun lato della bocca), pari a 200.000 U.I. 4volte/die

  BAMBINI E ADULTI→ 4-6 ml (400.000-600.000 U.I.) p4volte/die
  porre metà dose in ciascun lato della bocca e mantenervela il più a lungo possibile prima di deglutirla.

Allo scopo di prevenire ricadute, è consigliabile protrarre il trattamento per almeno 48 ore dopo la guarigione clinica.
Se i sintomi dovessero peggiorare o persistere (dopo 14 giorni di trattamento), il paziente deve sottoporsi al controllo del medico per la prescrizione di una terapia alternativa.

TIGNA

"Tigna" è un termine generico riferito ad alcune micosi cutanee, infezioni fungine che normalmente interessano gli strati più superficiali della cute.

Le tigne sono altrimenti dette **DERMATOFIZIE**, in quanto causate da funghi filamentosi della pelle che si riproducono mediante spore (dermatofiti).

LE DERMATOFIZIE (O TIGNE) possono essere causate da tre generi differenti di dermatofiti:
- **Trichophyton**
- **Microsporum**
- **Epidermophyton**

SEGNI E SINTOMI

Questi miceti filamentosi si nutrono della cheratina presente nello strato corneo dell'epidermide e negli annessi cutanei, provocando **delle CARATTERISTICHE LESIONI AD ANELLO**, a **BORDI NETTI E AD EVOLUZIONE CENTRIFUGA.**

Inizialmente, le macule si presentano come una sorta di "brufolo", che più o meno velocemente si allarga in maniera centrifuga, lasciando progressivamente intatta la cute al centro.
Tale lesione viene descritta con il termine latino "TINEA", seguito dalla specificazione della sede colpita.

Così, ad esempio, alcuni di questi dermatofiti possono infettare:

- Il cuoio capelluto (**TIGNA DEL CAPO** o **TINEA CAPITIS**)
- Il viso (**TIGNA DEL VOLTO** o **TINEA FACIEI** e **TIGNA DELLA BARBA**),
- Il tronco (**TINEA CORPORIS**),
- Le mani (**TINEA MANUM**),
- I piedi (**TINEA PEDIS** o **PIEDE D'ATLETA**)
- Le pieghe inguinali (**TINEA CRURIS**)
- Unghie (**TINEA UNGUIUM**).

TRASMISSIONE → CONTATTO DIRETTO CUTANEO CON PERSONE MALATE O ANIMALI INFETTI
→ INDIRETTAMENTE TRAMITE BIANCHERIA, INDUMENTI, STRUMENTI PROFESSIONALI, SPAZZOLE, PETTINI.

TINEA PEDIS (PIEDE D'ATLETA)

Micosi causata da un fungo dermatofitico (**Trichophyton**) o anche altri tipi di funghi del genere **Epidermophyton** che si localizzano inizialmente tra le dita della pianta del piede.

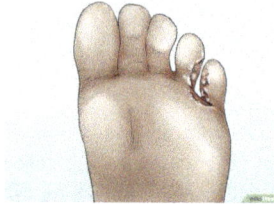

Tre forme:

- **INTERTRIGINOSA:** La macerazione della cute si presenta tra un dito e l'altro con possibile sovrainfezione da Gram⁻ risultando spesso maleodorante.
- **IPERCHERATOSICA O PIEDE D'ATLETA A "MOCASSINO".**Le lesioni interessano tutto il piede che risulta totalmete desquamato.
- **INFIAMMATORIA O DISIDROSIFORME**: Lesioni vescicolose o bollose della regione mediale della pianta.

SINTOMI

- Prurito o sensazione di bruciore o di tensione tra le dita della pianta del piede.
- La cute tra il terzo ed il quarto spazio fra le dita del piede inizia ad arrossarsi, a desquamarsi e a fessurarsi e diviene umida.
- La pelle desquamata può comparire rossa brillante a causa dell'infiammazione.
- Possono comparire piccole vescicole ed eruzioni.
- Possono comparire abrasioni purulenti e piccole ragadi.

TRATTAMENTO TINEA PEDIS O PIEDE D'ATLETA

- **DERMOVITAMINA MICOBLOCK CREMA®**
  (SENZA OBBLIGO DI RICETTA MEDICA)

  <u>ADULTI→</u> 1 applicazione la sera prima di coricarsi.
  Applicare nuovamente il prodotto anche al mattino x 4sett

Si consiglia di non interrompere l'applicazione del prodotto subito dopo la scomparsa delle manifestazioni cutanee e della sintomatologia soggettiva, ma di prolungare l'applicazione per circa una settimana.

- **CANESTEN UNIDIE® (SENZA OBBLIGO DI RICETTA MEDICA)**
  Crema 30g 1%

  (**TRIPLICE EFFETTO**: Antiinfiammatorio, Antimicotico ,Antibatterico)

  <u>ADULTI</u>→ 1volta/die x 4sett

TINEA CAPITIS (TIGNA DEL CUOIO CAPELLUTO)

Tinea capitis
(Ringworm of the scalp)

✳ADAM

SINTOMI E SEGNI PIÙ COMUNI

- Alopecia
- Eritema
- Forfora
- Formazione di pus
- Prurito
- Pustole

Macule
Placche
Squame della pelle
Tricodinia

La tigna del cuoio capelluto si manifesta con la graduale perdita di capelli a chiazze, dopo un periodo d'incubazione di circa 10-14 giorni.

Queste lesioni di forma tondeggiante e dimensioni variabili sono associate a lieve eritema e/o desquamazione cutanea secca.

La Tinea Capitis provoca anche un prurito in testa molto intenso e una sensazione dolorosa per la reazione infiammatoria nei confronti del dermatofita.
In corrispondenza delle chiazze, i capelli appaiono opachi, pulverulenti e si rompono al minimo trauma (tricofizia).
Alcuni dermatofiti causano una tricofizia grigia o nera, a seconda che i capelli siano troncati appena al di sopra del follicolo pilifero (quindi rimangono delle piccole radici) oppure a livello dalla superficie del cuoio capelluto (dove le chiazze appaiono punteggiate).
Meno comunemente, la Tinea Capitis si manifesta con una desquamazione diffusa (simile a forfora) o con un aspetto pustoloso.

Possibile complicanza infiammatoria della Tinea Capitis, è la formazione di un **"KERION",** una reazione di ipersensibilità che assume un carattere suppurativo e si manifesta come una chiazza rotondeggiante, rilevata e ricoperta di pustole.
Questa lesione può determinare, in caso di cicatrizzazione, un'alopecia residua permanente.

TRATTAMENTO TINEA CAPITIS

A differenza della Tinea Pedis, in cui il trattamento farmacologico d'elezione consiste nell'applicazione topica di antimicotici, nella Tinea Capitis si raccomanda la somministrazione orale degli stessi.

Infatti, le infezioni a carico del cuoio capelluto risultano più difficili da trattare, presentano un decorso più lungo e la particolare localizzazione del danno non richiede un trattamento topico.

- **FULCIN® (GRISEOFULVINA) (RR ROSSA - CLASSE A):**
  FARMACO D'ELEZIONE PER LA CURA DELLA TINEA CAPITIS INFANTILE
  125 mg 20cp
  500mg 10cp

  ADULTI (compresi gli anziani)→ 1cp da 500 mg/die 1-2volte/die
  Nelle forme più gravi, all'inizio del trattamento si può somministrare fino ad 1 g al giorno, per poi ridurre la dose a 0,5 g quando si è ottenuto una risposta clinica.

  BAMBINI→ 1-2 cp da 125 mg 4 volte/die

BAMBINI: si consigliano dosi giornaliere mediamente di 10 mg/Kg di peso corporeo, corrispondenti in genere a 1-2 cp di **FULCIN®** 125mg da assumere dopo i pasti in dose unica o suddivisa.

- Proseguire la terapia per 8-10 sett anche dopo il miglioramento dei sintomi.
- Non interrompere la terapia: l'interruzione aumenta il rischio di recidive.
- Tra gli effetti collaterali del farmaco, l'ipersensibilità alla luce è uno dei più ricorrenti

Tra gli altri effetti avversi: debolezza, diarrea, mal di stomaco, malessere generale, vertigini, vomito.

SHAMPOO MEDICATO

Lo shampoo medicato contribuisce a evitare la diffusione del fungo, ma non è sufficiente a debellare la tigna.

Questo tipo di trattamento deve infatti essere associato a un farmaco da assumere per via orale.

- **TRIATOP 1%® SHAMPOO (KETOCONAZOLO)**

(SENZA OBBLIGO DI RICETTA MEDICA)
Fl 120ml 1%

(Da preferire allo shampoo al selenio disolfuro, dal momento che provoca meno irritazione a livello del cuoio capelluto).

MODALITA' D' USO → 2- 3 volte alla sett x 6 sett (la scomparsa dei sintomi avviene verso la 4°sett)
Lasciare agire lo shampoo per 5 minuti e risciacquare

TINEA FACIEI E TINEA DELLA BARBA

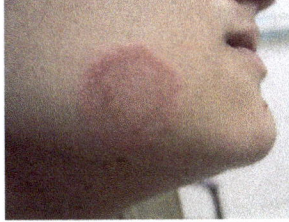

TRATTAMENTO TINEA FACEI

- **DERMOVITAMINA MICOBLOCK CREMA®**
(SENZA OBBLIGO DI RICETTA MEDICA)

> **ADULTI→** 1 applicazione la sera prima di coricarsi.
> Applicare nuovamente il prodotto anche al mattino x 4sett

Si consiglia di non interrompere l'applicazione del prodotto subito dopo la scomparsa delle manifestazioni cutanee e della sintomatologia soggettiva, ma di prolungare l'applicazione per circa una settimana.

- **CANESTEN UNIDIE® (SENZA OBBLIGO DI RICETTA MEDICA)**
Crema 30g 1%

> (**TRIPLICE EFFETTO**: Antiinfiammatorio, Antimicotico ,Antibatterico)
>
> **ADULTI→** 1volta/die x 4sett

RACCOMANDAZIONI PER I PZ

Le palestre, le piscine, le saune, gli spogliatoi e le camere d'albergo rappresentano la fonte principale di infezioni micotiche. Si consiglia pertanto di:

- Usare sempre il proprio asciugamano durante l'utilizzo degli attrezzi da palestra ad uso promiscuo
- Negli spogliatoi e più in generale in qualunque luogo comunitario (asili, scuole, caserme, spiagge ecc.), evitare di camminare a piedi nudi su tappeti, moquette, terreni e superfici varie
- Evitare di indossare indumenti stretti o fibre sintetiche, specie nei mesi più caldi. L'umidità ed il calore favoriscono l'attecchimento della tigna
- Utilizzare calzature traspiranti e di colori chiari (tomaia traspirata); lasciar asciugare le scarpe dopo l'uso
- Sostituire regolarmente le calze e lavarle in acqua calda
- Usare particolare attenzione nell'igiene quotidiana dei piedi, avendo cura di asciugare bene gli spazi interdigitali e di rimuovere eventuali strati macerati
- Usare talchi o polveri antimicotiche a livello delle pieghe cutanee, soprattutto se si è obesi, diabetici o si soffre di ipersudorazione
- Tenere sempre presente che il bestiame bovino ed equino, ma anche e soprattutto gli animali domestici - come i cani, i gatti, i criceti, gli hamster o i conigli - possono essere fonte di trasmissione di alcuni tipi di tigna
- Evitare l'uso promiscuo di oggetti strettamente personali, come biancheria, indumenti, asciugamani e ciabatte
- Particolare attenzione andrà posta in caso di contagio

Per evitare di trasmettere la tigna ad altri individui, i pazienti interessati da dermatofitosi non dovrebbero usare in comune con altri membri della famiglia o altre persone, oggetti strettamente personali come tovaglioli, salviette da bidèt, biancheria, pettini, lime o forbici per unghie.

Oltre a seguire scrupolosamente la terapia prescritta dal medico per debellare la tigna, è importante disinfettare indumenti ed oggetti venuti a contatto con le lesioni, oppure lavarli a temperature elevate per uccidere le spore.

HERPES

L'Herpes è una una malattia infettiva e contagiosa causata da una vasta famiglia di virus, chiamati herpesvirus. Tra questi i più comuni sono:

- L'herpes simplex

- L'herpes zoster

- I citomegalovirus

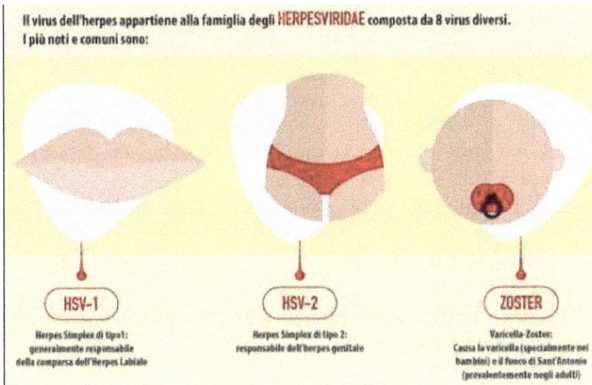

Il virus dell'herpes appartiene alla famiglia degli HERPESVIRIDAE composta da 8 virus diversi.
I più noti e comuni sono:

HSV-1
Herpes Simplex di tipo 1:
generalmente responsabile
della comparsa dell'Herpes Labiale

HSV-2
Herpes Simplex di tipo 2:
responsabile dell'herpes genitale

ZOSTER
Varicella-Zoster:
Causa la varicella (specialmente nei
bambini) e il fuoco di Sant'Antonio
(prevalentemente negli adulti)

REMEMBER

HERPES SIMPLEX TIPO 1→ HERPES LABIALIS
HERPES SIMPLEX DI TIPO 2→ HERPES GENITALIS
HERPES ZOSTER→ VARICELLA (SOPRATTUTTO NEI BAMBINI) E FUOCO DI
SANT'ANTONIO (PREVALENTEMENTE NEGLI ADULTI)

HERPES LABIALIS O HERPES LABIALE

HSV-1 Herpes Labiale

Come dice il nome stesso, l'herpes labiale (Herpes Labialis) è una malattia infettiva che si manifesta generalmente sulle labbra.
Questo particolare tipo di herpes è causato da un ceppo virale chiamato **HERPES SIMPLEX**.

I sintomi della malattia sono caratteristici ed accomunati dalla **comparsa di fastidiose e dolorose vescichette** ripiene di liquido sulle labbra.
La comparsa di queste vescichette sulle labbra è preceduta da una sensazione di calore e bruciore.
Queste bollicine, veri e propri serbatoi di virus, tendono ad asciugarsi e cristallizzare spontaneamente nel giro di una settimana.
Durante tutto questo periodo il rischio di infettare un'altra persona tramite contatto diretto (bacio, rapporto sessuale) aumenta notevolmente.

In particolare, il massimo rischio di contagio si ha quando le vescichette si aprono lasciando fuoriuscire gli herpes virus (intorno al quarto quinto giorno).

TRATTAMENTO HERPES LABIALIS O HERPES LABIALE (HERPES SIMPLEX)

- **ZOVIRAXLABIALE ®(ACYCLOVIR)(SENZA OBBLIGO DI RICETTA MEDICA)**
  Crema 2g 5%

  ADULTI→ Applicare la crema 5 volte die x 4gg ad intervalli di 4h
  omettendo l'applicazione notturna

– È importante iniziare il trattamento non appena si presentano i primi sintomi dell'infezione (ad esempio prurito e/o bruciore e/o dolore).

– **Nell'eventualità in cui non si è iniziato il trattamento all'insorgere dei primi sintomi dell'infezione, è possibile iniziarlo anche all'apparire delle vescicole.**

REMEMBER

ZOVIRAXLABIALE® 5% crema risulta comunque efficace sia usato nella fase iniziale dell'infezione (prurito e/o bruciore e/o dolore), sia nella fase delle vescicole.

LAVARE LE MANI PRIMA E DOPO L'APPLICAZIONE DELLA CREMA AL FINE DI EVITARE IL PEGGIORAMENTO O LA TRASMISSIONE DELL'INFEZIONE.

SOLO PER USO ESTERNO

DEVE ESSERE UTILIZZATO SOLO PER LESIONI DA HERPES SIMPLEX SULLE LABBRA.

NON SOMMINISTRARE AI BAMBINI DI ETA' INEFERIORE AI 12 ANNI

HERPES ZOSTER (VARICELLA)

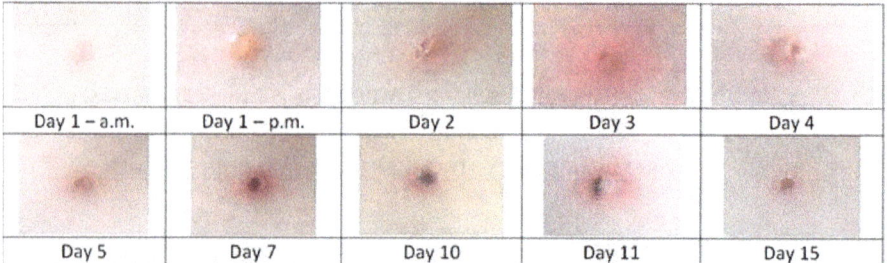

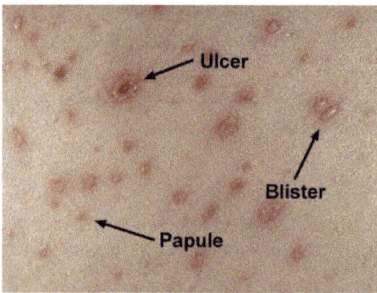

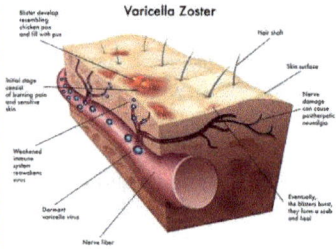

Day 1 – a.m.	Day 1 – p.m.	Day 2	Day 3	Day 4
Day 5	Day 7	Day 10	Day 11	Day 15

Che cos'è: è una malattia infettiva altamente contagiosa che colpisce maggiormente i bambini tra i 5-10 anni, in particolar modo tra la fine dell'inverno e l'inizio della primavera.

Agente eziologico: virus della Varicella zoster, della famiglia degli Herpes viridae.

Come si trasmette: l'uomo è l'unico serbatoio noto di questo virus. La malattia si trasmette soltanto da uomo a uomo e avviene per via aerea mediante le goccioline respiratorie diffuse nell'aria attraverso la tosse o gli starnuti o per contatto diretto con lesioni cutanee.

Incubazione: 10-21 giorni.

Contagiosità: inizia da 1-2 giorni prima della comparsa dell'eruzione fino alla trasformazione in croste di tutte le vescicole.
Durante la gravidanza il virus può essere trasmesso all'embrione o al feto attraverso la placenta.

Come si manifesta: sebbene il periodo di incubazione vari da 10-21 giorni, la malattia inizia 14-16 giorni dopo l'esposizione.

Dopo l'incubazione e un breve periodo di malessere generale e febbre di solito modesta, fa la sua comparsa la fase esantematica vera e propria, con gittate subentranti di maculo-papule rosse, lievemente rilevate, che nel corso di qualche ora si trasformano in vescicole a, pruriginose.

Se il liquido si intorpidisce, le vescicole si trasformano in pustole, ossia lesioni complicate da una sovrainfezione batterica.

Nella fase conclusiva le vescicole, seccandosi, diventano croste che gradualmente si stacca-no in modo spontaneo nel giro di circa 1 settimana.

L'esantema compare prima sul cuoio capelluto, sul viso e sul torace e poi si estende al ven-tre, ai genitali, alle braccia e alle gambe.

Caratteristica è la coesistenza delle lesioni in diverso stadio evolutivo.

La varicella è, in genere, una malattia benigna che guarisce nel giro di 7-10 giorni.

La malattia tende ad avere un decorso più aggressivo nell'adolescente e nell'adulto e può essere particolarmente grave se colpisce persone immunodepresse.

Come si può prevenire: è disponibile un vaccino contenente il virus in forma attenuata.

Questo può essere somministrato, in un'unica dose, a bambini di età >12 mesi.

Nei bambini di età >13 anni è necessaria una seconda dose a distanza di 4 settimane.

TRATTAMENTO HERPES ZOSTER (VARICELLA)

- **ACICLOVIR® = EFRIVIRAL ®=ZOVIRAX® (RR ROSSA - CLASSE A) (NOTA AIFA 84)**

   35cp da 800mg

   ADULTI → 1cp 5 volte/die x 7-10gg
   BAMBINI <40Kg → 20 mg/kg 4 volte/die x 7-10gg
   >40 Kg→ stessa dose dell'adulto

Nota aifa 84
Virus Herpes simplex
- Trattamento delle infezioni genitali acute
Aciclovir, Famciclovir, Valaciclovir
- Profilassi e trattamento delle recidive a localizzazione genitale
Aciclovir, Famciclovir, Valaciclovir
- Cheratite erpetica
Aciclovir
- Trattamento della stomatite in età pediatrica
Aciclovir

Virus varicella-zoster (VZV)
- Trattamento della varicella
Aciclovir
- Trattamento delle infezioni cutanee da VZV
Aciclovir, Famciclovir, Valaciclovir, Brivudin.

PZ IMMUNOCOMPROMESSI → **ACICLOVIR®** e.v 10 mg/kg ogni 8 h x 2-3 sett

PER LENIRE IL PRURITO

Cospargere la cute con il **talco mentolato all'1% (IL COMUNE BOROTALCO)** e somministra-re **per OS un farmaco antistaminico**

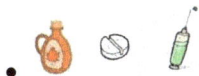

- **TRIMETON® (CLORFENAMINA)(RR BIANCA - CLASSE C)**
  Sciroppo 100ml 0,05% **(per i bambini da 2 a 6 anni)**
  4mg 20cp
  1fl IM (1ml /10mg)

ADULTI E RAGAZZI DI OLTRE 12 ANNI → 1-2 cucchiaini da tè (2-4 mg)
3-4 volte /die (SCIROPPO)
→ 1 cp 3-4volte/die
→ 1-2 fiale da 10 mg/die per via IM, SC
o, nei casi più gravi, EV

BAMBINI DA 6 A 12 ANNI → ½ - 1 cucchiaino da tè 3-4 volte/die
→ ½ cp 3-4 volte/die

BAMBINI DA 2 A 6 ANNI → ¼-½ cucchiaino da tè 2-4 volte/die (SCIROPPO)

LA DOSE MASSIMA RACCOMANDATA È 40 mg in 24 h.

PER LA FEBBRE

- TACHIPIRINA® (PARACETAMOLO)(RR BIANCA - CLASSE C RICHIESTA SOLO PER LA TACHIPIRINA DA 1000mg. PER TUTTE LE ALTRE FORMULAZIONI NON E' NECESSARIA LA RICETTA MEDICA)

GRANULATO EFFERVESCENTE 20 BUSTINE DA 125 mg IN BUSTINE
Sciogliere il granulato effervescente in un bicchiere d'acqua.

- **Bambini di peso compreso tra 7 e 10 kg (approssimativamente tra i 6 ed i 18 mesi):** 1 bustina alla volta, da ripetere se necessario dopo 6 ore, senza superare le 4 somministrazioni al giorno.

- **Bambini di peso compreso tra 11 e 12 kg (approssimativamente tra i 18 ed i 24 mesi):** 1 bustina alla volta, da ripetere se necessario dopo 4 ore, senza superare le 6 somministrazioni al giorno.

- **Bambini di peso compreso tra 13 e 20 kg (approssimativamente tra i 2 ed i 7 anni):** 2 bustine alla volta (corrispondenti a 250 mg di paracetamolo), da ripetere se necessario dopo 6 ore, senza superare le 4 somministrazioni al giorno.

- **Bambini di peso compreso tra 21 e 25 kg (approssimativamente tra i 6 ed i 10 anni):** 2 bustine alla volta (corrispondenti a 250 mg di paracetamolo), da ripetere se necessario dopo 4 ore, senza superare le 6 somministrazioni al giorno.

COMPRESSE DA 10 cp DA 500 mg

- **Bambini di peso compreso tra 21 e 25 kg (approssimativamente tra i 6 ed i 10 anni):** 1/2 compressa alla volta, da ripetere se necessario dopo 4 ore, senza superare le 6 somministrazioni al giorno (3 compresse).

- **Bambini di peso compreso tra 26 e 40 kg (approssimativamente tra gli 8 ed i 13 anni):** 1 compressa alla volta, da ripetere se necessario dopo 6 ore, senza superare le 4 somministrazioni al giorno.

- **Ragazzi di peso compreso tra 41 e 50 kg (approssimativamente tra i 12 ed i 15 anni):** 1 compressa alla volta, da ripetere se necessario dopo 4 ore, senza superare le 6 somministrazioni al giorno.

- **Ragazzi di peso superiore a 50 kg (approssimativamente sopra i 15 anni):** 1 compressa alla volta, da ripetere se necessario dopo 4 ore, senza superare le 6 somministrazioni al giorno.

- **Adulti:** 1 compressa alla volta, da ripetere se necessario dopo 4 ore, senza superare le 6 somministrazioni al giorno. Nel caso di forti dolori o febbre alta, 2 compresse da 500 mg da ripetere se necessario dopo non meno di 4 ore

-
  COMPRESSE DA 1000mg

  ADULTI E RAGAZZI OLTRE I 15 ANNI→ 1cp fino a 3 volte/die con un
  intervallo tra le diverse somministrazioni non inferiori alle 4h

I BAMBINI NON DEVONO ESSERE TRATTATI CON SALICILATI (ASPIRINA) PERCHÉ QUEST'ULTIMI AUMENTANO IL RISCHIO DI SINDROME DI REYE.

NEI CASI PIÙ A RISCHIO DI COMPLICANZE (ADOLESCENTI, PERSONE CON MALATTIE RESPIRATORIE CRONICHE O IN TRATTAMENTO CON STEROIDI) SI PUÒ RICORRERE A FARMACI ANTIVIRALI PER VIA SISTEMICA COME L'ACICLOVIR.

LA TERAPIA ANTIVIRALE NON È RACCOMANDATA NEI BAMBINI IMMUNOCOMPETENTI O ALTRIMENTI SANI POICHÉ, SOMMINISTRATA PER VIA ORALE ENTRO 24 ORE DALL'INIZIO DELL'ESANTEMA, DETERMINA SOLAMENTE UNA MODESTA RIDUZIONE DEI SINTOMI.

REMEMBER
NEI PAZIENTI IMMUNODEPRESSI È RACCOMANDATA LA TERAPIA ANTIVIRALE PER VIA VENOSA.

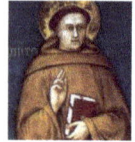

HERPES ZOSTER (FUOCO DI SANT'ANTONIO)

"Fuoco di Sant'Antonio" è il nome popolare della patologia nota come Herpes Zoster.
Si tratta di una malattia infettiva causata dalla riattivazione dello stesso virus che causa la varicella: il **Virus Varicella-Zoster** (VZV).
Mentre la varicella è tipica dei bambini, il fuoco di Sant'Antonio colpisce elettivamente le persone adulte e soprattutto anziane.

Perché si Chiama così

Sant'Antonio è conosciuto come Santo protettore del fuoco, quel fuoco che richiama il prurito e la sensazione di bruciore ardente, tipici dell'omonima malattia infettiva.

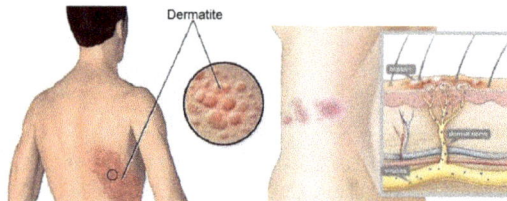

Da bambini quasi tutti contraiamo la varicella, questa malattia esantematica è causata dallo stesso virus (**Virus Varicella-Zoster**) che poi, in età adulta, può far comparire l'**Herpes Zoster.**

Ma come mai accade questo? È semplice: il virus viene sedato e sconfitto dal sistema immunitario un prima volta in occasione della varicella, in realtà però non è stato debellato del tutto e rimane quindi latente all'interno dell'organismo.

Ad un certo punto della vita, ad esempio in concomitanza con un periodo in cui le difese del corpo sono più basse, **l'infezione da VZV può riaccendersi** e causare il fuoco di Sant'Antonio.

In sostanza, dopo un primo contatto con il virus, il nostro corpo sviluppa delle difese sotto forma di anticorpi specifici che sono in grado di tenerlo a bada (non è scomparso ma rimane silente).

SEGNI E SINTOMI

L'herpes zoster si manifesta in due fasi:

- **Fase prodromica**: alterazioni della sensibilità, malessere, parestesie, dolore che precedono di qualche giorno l'insorgenza di eritema con vescicolo pustole.

  - Possibile insorgenza di febbre

- **Sfogo della malattia**: insorgenza di eritema con vescicolo pustole simili a quelle dell'Herpes Simplex ma più numerose e disposte lungo il territorio d'innervazione di alcuni nervi (gli intercostali).

IL FUOCO DI SANT'ANTONIO DI SOLITO SI MANIFESTA SUL FIANCO MA PUÒ COMPARIRE ANCHE SUL VISO E IN ALTRE ZONE DEL CORPO.

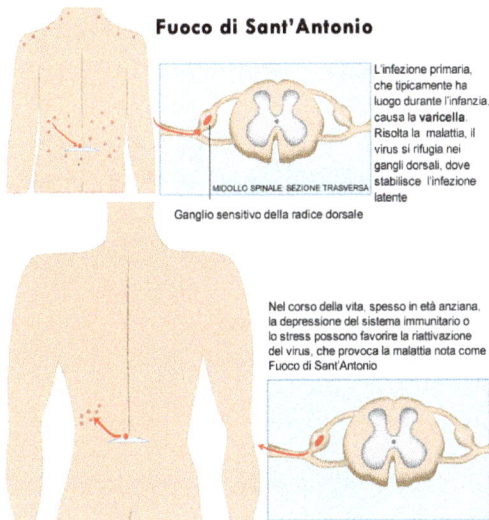

Fuoco di Sant'Antonio

L'infezione primaria, che tipicamente ha luogo durante l'infanzia, causa la varicella. Risolta la malattia, il virus si rifugia nei gangli dorsali, dove stabilisce l'infezione latente

MIDOLLO SPINALE SEZIONE TRASVERSA

Ganglio sensitivo della radice dorsale

Nel corso della vita, spesso in età anziana, la depressione del sistema immunitario o lo stress possono favorire la riattivazione del virus, che provoca la malattia nota come Fuoco di Sant'Antonio

TRATTAMENTO HERPES ZOSTER (FUOCO DI SANT'ANTONIO)

- **ACICLOVIR® = EFRIVIRAL ®=ZOVIRAX® (RR ROSSA - CLASSE A) (NOTA AIFA 84)**

  35cp da 800mg

  ADULTI → 1cp 5 volte/die x 7-10gg
  BAMBINI <40Kg → 20 mg/kg 4 volte/die x 7-10gg
  >40 Kg→ stessa dose dell'adulto

Nota aifa 84
Virus Herpes simplex
- Trattamento delle infezioni genitali acute

Aciclovir, Famciclovir, Valaciclovir
- Profilassi e trattamento delle recidive a localizzazione genitale

Aciclovir, Famciclovir, Valaciclovir
- Cheratite erpetica

Aciclovir
- Trattamento della stomatite in età pediatrica

Aciclovir

Virus varicella-zoster (VZV)
- Trattamento della varicella

Aciclovir
- Trattamento delle infezioni cutanee da VZV

Aciclovir, Famciclovir, Valaciclovir, Brivudin.

PZ IMMUNOCOMPROMESSI → **ACICLOVIR®** e.v 10 mg/kg ogni 8 h x 2-3 sett

- **FAMVIR® (FAMCICLOVIR)(RR ROSSA - CLASSE A)(NOTA AIFA 84)**
  250mg 21 cp
  500mg 21 cp

  ADULTI → 250 mg 1cp x 3 volte/die x 7gg

Nota aifa 84
Virus Herpes simplex
- Trattamento delle infezioni genitali acute
Aciclovir, Famciclovir, Valaciclovir
- Profilassi e trattamento delle recidive a localizzazione genitale
Aciclovir, Famciclovir, Valaciclovir
- Cheratite erpetica
Aciclovir
- Trattamento della stomatite in età pediatrica
Aciclovir

Virus varicella-zoster (VZV)
- Trattamento della varicella
Aciclovir
- Trattamento delle infezioni cutanee da VZV
Aciclovir, Famciclovir, Valaciclovir, Brivudin.

- **ZELITREX® (VALACICLOVIR) (RR ROSSA - CLASSE A)(NOTA AIFA 84)**
  1000mg

  ADULTI→ 3cp/die x 7gg

Nota aifa 84
Virus Herpes simplex
- Trattamento delle infezioni genitali acute
Aciclovir, Famciclovir, Valaciclovir
- Profilassi e trattamento delle recidive a localizzazione genitale
Aciclovir, Famciclovir, Valaciclovir
- Cheratite erpetica
Aciclovir
- Trattamento della stomatite in età pediatrica
Aciclovir

Virus varicella-zoster (VZV)
- Trattamento della varicella
Aciclovir
- Trattamento delle infezioni cutanee da VZV
Aciclovir, Famciclovir, Valaciclovir, Brivudin.

- **BRIVIRAC®= ZECOVIR®(BRIVUDINA)(RR ROSSA - CLASSE A)**
  (NOTA AIFA 84)
  125 mg 7cp

  ADULTI→ 1cp 1 volta die x 7gg

BRIVIRAC®=ZECOVIR® NON DEV'ESSERE SOMMINISTRATO CONTEMPORANEAMENTE A CAPECITABINA®,FLOXURIDINA®,TEGAFUR® (5- FLUOROURACILE) COMPRESE LE SUE PREPARAZIONI PER USO TOPICO O I SUOI PROFARMACI.

Nota aifa 84
Virus Herpes simplex
- Trattamento delle infezioni genitali acute
Aciclovir, Famciclovir, Valaciclovir
- Profilassi e trattamento delle recidive a localizzazione genitale
Aciclovir, Famciclovir, Valaciclovir
- Cheratite erpetica
Aciclovir
- Trattamento della stomatite in età pediatrica
Aciclovir

Virus varicella-zoster (VZV)
- Trattamento della varicella
Aciclovir
- Trattamento delle infezioni cutanee da VZV
Aciclovir, Famciclovir, Valaciclovir, Brivudin.

PER LA FEBBRE

- **TACHIPIRINA® (PARACETAMOLO)(RR BIANCA - CLASSE C RICHIESTA SOLO PER LA TACHIPIRINA DA 1000mg. PER TUTTE LE ALTRE FORMULAZIONI NON E' NECESSARIA LA RICETTA MEDICA)**

GRANULATO EFFERVESCENTE 20 BUSTINE DA 125 mg IN BUSTINE
Sciogliere il granulato effervescente in un bicchiere d'acqua.

- **Bambini di peso compreso tra 7 e 10 kg (approssimativamente tra i 6 ed i 18 mesi):** 1 bustina alla volta, da ripetere se necessario dopo 6 ore, senza superare le 4 somministrazioni al giorno.

- **Bambini di peso compreso tra 11 e 12 kg (approssimativamente tra i 18 ed i 24 mesi):** 1 bustina alla volta, da ripetere se necessario dopo 4 ore, senza superare le 6 somministrazioni al giorno.

- **Bambini di peso compreso tra 13 e 20 kg (approssimativamente tra i 2 ed i 7 anni):** 2 bustine alla volta (corrispondenti a 250 mg di paracetamolo), da ripetere se necessario dopo 6 ore, senza superare le 4 somministrazioni al giorno.

- **Bambini di peso compreso tra 21 e 25 kg (approssimativamente tra i 6 ed i 10 anni):** 2 bustine alla volta (corrispondenti a 250 mg di paracetamolo), da ripetere se necessario dopo 4 ore, senza superare le 6 somministrazioni al giorno.

COMPRESSE DA 10 cp DA 500 mg

- **Bambini di peso compreso tra 21 e 25 kg (approssimativamente tra i 6 ed i 10 anni):** 1/2 compressa alla volta, da ripetere se necessario dopo 4 ore, senza superare le 6 somministrazioni al giorno (3 compresse).

- **Bambini di peso compreso tra 26 e 40 kg (approssimativamente tra gli 8 ed i 13 anni):** 1 compressa alla volta, da ripetere se necessario dopo 6 ore, senza superare le 4 somministrazioni al giorno.

- **Ragazzi di peso compreso tra 41 e 50 kg (approssimativamente tra i 12 ed i 15 anni):** 1 compressa alla volta, da ripetere se necessario dopo 4 ore, senza superare le 6 somministrazioni al giorno.

- **Ragazzi di peso superiore a 50 kg (approssimativamente sopra i 15 anni):** 1 compressa alla volta, da ripetere se necessario dopo 4 ore, senza superare le 6 somministrazioni al giorno.

- **Adulti:** 1 compressa alla volta, da ripetere se necessario dopo 4 ore, senza superare le 6 somministrazioni al giorno. Nel caso di forti dolori o febbre alta, 2 compresse da 500 mg da ripetere se necessario dopo non meno di 4 ore

- **COMPRESSE DA 1000mg**
  - **ADULTI E RAGAZZI OLTRE I 15 ANNI→** 1cp fino a 3 volte/die con un intervallo tra le diverse somministrazioni non inferiori alle 4h

TRATTAMENTO DEL DOLORE (IL DOLORE E' MOLTO FORTE)

- **LYRICA® (PREGABANTIN)**
56 cp 150mg o 56 cp 75mg o 56 cp 300mg **(RR ROSSA - CLASSE A)(NOTA AIFA 04)**
21 cp 100mg o 21 cp da 50mg o 21cp 200mg **(RR BIANCA - CLASSE C)**
14 cp 25mg o 14 cp 150mg o 14 cp 75mg **(RR ROSSA - CLASSE A)(NOTA AIFA 04)**

<u>ADULTI</u>→ 1-4cp/die 150mg
1-2cp/die 300mg

Nota 4
La prescrizione a carico del SSN è limitata ai pazienti con dolore grave e persistente dovuto alle seguenti patologie documentate dal quadro clinico e/o strumentale:
- **nevralgia post-erpetica correlabile clinicamente e topograficamente ad infezione da Herpes zoster**
- neuropatia associata a malattia neoplastica
- **dolore post-ictus o da lesione midollare**
- **polineuropatie, multineuropatie, mononeuropatie dolorose, limitatamente ai pazienti nei quali l'impiego degli antidepressivi triciclici (amitriptilina, clomipramina) e della carbamazepina sia con-troindicato o risulti inefficace**
  - o gabapentin, pregabalin
- **neuropatia diabetica**
  - o duloxetina, gabapentin, pregabalin

- **TEGRETOL (CARBAMAZEPINA)(RR ROSSA – CLASSE A)**
(le cp e lo sciroppo possono essere assunti prima, durante o dopo i pasti)

30 cp 400mg
50 cp 200mg
Sciroppo 250 ml 20 mg/ml

<u>ADULTI</u>→ 2cp da 200mg/die o 1cp da 400mg/die

- **NEURONTIN® (GABAPENTIN)(RR ROSSA - CLASSE A)(NOTA AIFA 04)**
30 cp 400mg
50 cp 100mg o 50 cp 300mg

<u>ADULTI</u>→ 1cp da 300mg x 3volte/die

Nota 4

La prescrizione a carico del SSN è limitata ai pazienti con dolore grave e persistente dovuto alle seguenti patologie documentate dal quadro clinico e/o strumentale:

- **nevralgia post-erpetica correlabile clinicamente e topograficamente ad infezione da Herpes zoster**
- neuropatia associata a malattia neoplastica
- **dolore post-ictus o da lesione midollare**
- **polineuropatie, multineuropatie, mononeuropatie dolorose, limitatamente ai pazienti nei quali l'impiego degli antidepressivi triciclici (amitriptilina, clomipramina) e della carbamazepina sia con-troindicato o risulti inefficace**
  - gabapentin, pregabalin
- **neuropatia diabetica**
  - duloxetina, gabapentin, pregabalin

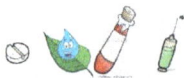

- **LIXIDOL®(=TORADOL®=RIKEDOL®)**
  (KETOROLAC SALE DI TROMETAMOLO)

  10 cp 10 mg (**RNR BIANCA - CLASSE C**)

  Os gtt 20mg/ml 10 ml (**RNR BIANCA - CLASSE C**)

  3 fl im 30 mg/ml **(RR ROSSA - CLASSE A)**

  6 fl im 10 mg/ml **(RR ROSSA - CLASSE A)**

  ADULTI→1 cp da 10 mg o 10 gtt ogni 4-6 h secondo necessità

  o 1 fl da 30 mg sublinguale

  (x os max 40 mg/die)

  1 fl da 10 o 30 mg/1ml IM ogni 4-6 h secondo necessità

  (IM: max 90 mg/die- 60 mg/die negli anziani)

HERPES GENITALIS → Vedere il capitolo dell'apparato genito urinario (pag.)

NEVI O NEI TRAUMATIZZATI

DISINFEZIONE CON ACQUA OSSIGENATA + POMATA ANTIBIOTICA + GARZA PROTETTIVA FINO ALLA RICOSTRUZIONE DEL NEO .

ANTIBIOTICI

- **FUCIDIN® (ACIDO FUSIDICO)(RR BIANCA – CLASSE C)**
  crema da 30 g 20mg/g

  ADULTI E BAMBINI→ 2-3 applicazioni/die

- **DERMOMYCIN® (ACIDO FUSIDICO – SALE SODICO)(RR BIANCA – CLASSE C)**
  Crema da 30 g 2%
  Crema da 20g 2%

  ADULTI E BAMBINI→ 2-3 applicazioni/die

  REMEMBER
  CONSIGLIARE VISITA DERMATOLOGICA

VERRUCHE

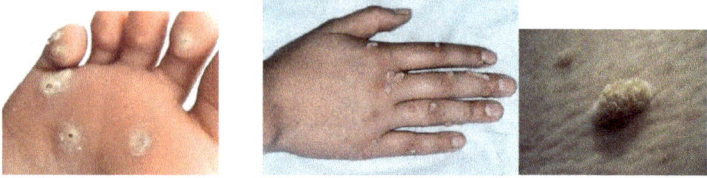

La **verruca** è una formazione cutanea indotta dal virus del papilloma umano (altrimenti noto con l'acronimo anglofono **HPV che sta per "Human Papilloma Virus"**) della famiglia Papillomaviridae.

La verruca presenta una **struttura paragonabile a quella di un** CAVOLFIORE **IN MINIATURA** con petecchie **nere puntiformi** al suo interno.

Sulla superficie si osservano particolari strie cutanee che assomigliano ad impronte digitali.

La verruca può svilupparsi in qualunque zona del corpo ma spesso interessa solamente alcune aree specifiche (come ad esempio **le mani, i piedi, i gomiti e le ginocchia**) che essendo soggette a frequente traumatismo meccanico e contatto con l'ambiente esterno, è verosimile che presentino delle microlesioni in cui il virus può annidarsi.

CLASSIFICAZIONE

TIPI DI VERRUCHE

Ci sono essenzialmente 5 tipi di verruche:

- Verruche piane
- Verruche plantari
- Verruche filiformi
- Verruche della mucosa – genitali
- Verruche d'acqua
- Verruche giovanili

VERRUCHE PIANE: generalmente, spuntano sul viso oppure vicino le unghie delle mani e sulle dita, sulle gambe, sulle ginocchia, sui gomiti, e sul viso.

Sono tonde e un po' in rilievo. Hanno un colore che può andare dal grigio al marrone.

VERRUCHE PLANTARI: solitamente interessano o la pianta del piede oppure la zona sotto il tallone.

Sono ruvide e piuttosto fastidiose poiché, quando si cammina, si esercita su di loro una certa pressione, che, inevitabilmente, provoca dolori più o meno intensi.

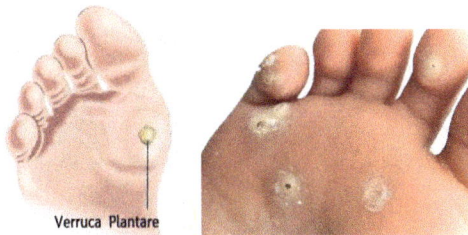

Verruca Plantare

TALVOLTA, LE VERRUCHE PLANTARI SONO COSÌ PICCOLE DA ESSERE CONFUSE PER UN CALLO O DURONE.

REMEMBER

A DIFFERENZA DEI CALLI PERO', LE VERRUCHE PLANTARI TENDONO AD ESSERE DOLOROSE, SOPRATTUTTO A SEGUITO DI UNA PRESSIONE ESERCITATA SU DI ESSE.

VERRUCHE FILIFORMI: si tratta di verruche che compaiono intorno alle labbra oppure su collo e palpebre; sono di colore bianco e grigio

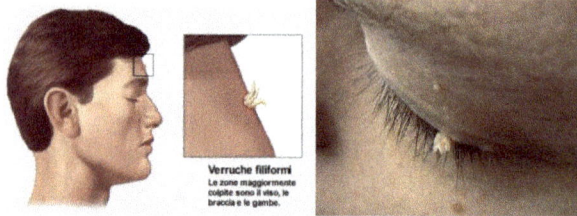

Verruche filiformi
Le zone maggiormente colpite sono il viso, le braccia e le gambe.

VERRUCHE D'ACQUA: si manifestano a chiazze e sono di colore marrone. Si possono trovare spesso sul viso a causa di troppo stress della pelle. In genere, possono comparire dopo una rasatura.

VERRUCA DELLA MUCOSA - GENITALI: le lesioni interessano le mucose genitali oppure orali (condilomi della bocca o condilomi orali), e si contagiano solitamente attraverso l'atto sessuale.

Verruche genitali
Le zone colpite sono:
1) Pene
2) Vagina, vulva e cervice
3) Attorno all'ano

VERRUCHE GIOVANILI: compaiono in ragazzi/e e bambini/e e interessano soprattutto la zona del viso e delle mani.

TRATTAMENTO VERRUCHE PLANTARI E VOLGARI

- VERUNEC® (COLLODIO + ACIDO ACETIL SALICILICO + ACIDO LATTICO) (NON E' NECESSARIA LA RICETTA MEDICA)

Crema 15 g + 15 g /100 g

NON APPLICARE IL MEDICINALE SU: VERRUCHE SEBORROICHE, VERRUCHE DEL

VISO, VERRUCHE GENITALI (CONDILOMI), NEI DELLA PELLE (NEVI CUTANEI).

VERUNEC® è indicato per trattare:

- Verruche volgari, plantari, a mosaico. Per verruca si intende una caratteristica formazione della pelle diversamente classificata a seconda della zona di comparsa e del virus responsabile
- Calli e duroni (cuscinetti duri e spessi dovuti a pressione e frizione della pelle).

ADULTI

Prima di utilizzare questo medicinale è consigliata la seguente procedura:

- Bagnare la zona di applicazione per circa 5 minuti in acqua calda
- Strofinare con pietra o limetta abrasiva di tanto in tanto (2-3volte la settimana)

- Applicare una piccola quantità di medicinale sulla zona interessata 2 volte/die (mattino e sera) con l'apposita spatolina.
- Lasciare evaporare per qualche minuto.
- Verunec® lascia una pellicola protettiva che non necessita di particolari attenzioni e che si rimuove facilmente quando deve effettuare le successive applicazioni.
- Proseguire il trattamento fino a che non sia stata eliminata completamente la callosità.

- VERRUKILL CRYO® BOMBOLETTA SPRAY

(NON E' NECESSARIA LA RICETTA MEDICA)

Spray da 50 ml + 12 applicatori

ADULTI→ 1 solo trattamento è efficace per rimuovere la verruca

- **VERRUKILL GEL ®(EXTRA FORTE)**
  (NON E' NECESSARIA LA RICETTA MEDICA)
  Gel 2 ml

- **VEREL® (ACIDO SALICILICO + ACIDO LATTICO + RAME ACETATO)**
  (NON E' NECESSARIA LA RICETTA MEDICA)

Soluzione cutanea 10 ml

Trattamento delle varie forme di verruche (verruche volgari, verruche plantari, verruche a mosaico)

- Alla sera mettere a bagno in acqua calda per 5 minuti la zona cutanea interessata.
- Stendere sulla verruca o sul callo uno strato sottile di soluzione cutenea servendosi del pennellino contenuto nella confezione.
- Essicandosi all'aria, formerà una sottile pellicola protettiva, insolubile in acqua, quindi non è necessario proteggere la parte con garza.
- Al mattino, riapplicare il prodotto con le stesse modalità dopo aver rimosso la pellicola.
- 2° 3 volte/sett, dopo aver lavato con acqua calda ed asciugato bene la parte, strofinare con una spugnetta o una limetta abrasiva in maniera da facilitare la rimozione della verruca o del callo.
- Riapplicare il prodotto.

- **DUOFILM® (ACIDO SALICILICO + ACIDO LATTICO)**
  (NON E' NECESSARIA LA RICETTA MEDICA)
  16,7% + 16,7% collodio 15ml

Medicinale usato per il trattamento locale di calli, duroni e verruche.

NON USARE DUOFILM:

- Se il pz è allergico all'acido salicilico, all'acido lattico o ad uno qualsiasi degli altri componenti di questo medicinale
- Se la verruca, il callo, il durone o la pelle circostante sono arrossati, irritati, lacerati/feriti o infetti

- Su nei, voglie o verruche con peli, circondate da bordi rossi o di colore insolito
- Su verruche localizzate sul viso, sui genitali o sulle mucose come quelle di occhi, naso e bocca

  ADULTI→ Applicare 1 volta/die preferibilmente la sera

  Non superare le 12 sett di trattamento

- Immergere in acqua calda la parte da trattare per circa 5 minuti.

- Asciugare accuratamente con un asciugamano pulito e passi sulla superficie interessata una

- Applicare con l'apposito pennellino **DUOFILM®** sulla verruca, sul callo o sul durone, avendo cura di non applicare il medicinale sulla pelle sana attorno.

- Lasciare asciugare completamente la soluzione: nel caso di disturbi localizzati ai piedi o se la verruca, il callo o il durone coprono aree estese, metta un cerotto sulla parte da trattare per favorire l'assorbimento dei principi attivi.

- **TRANS-VER-SAL®** 3,75 mg/ 6 mm **20 CEROTTI TRANSDERMICI**
  TRANS-VER-SAL® 13,5 mg/ 12 mm **16 CEROTTI TRANSDERMICI**
  TRANS-VER-SAL® 36,3 mg/ 20 mm **10 CEROTTI TRANSDERMICI**

  (NON E' NECESSARIA LA RICETTA MEDICA)

Applicare un cerotto transdermico sulla zona interessata alla sera e rimuoverlo il mattino seguente.

Ripetere l'applicazione ogni 24 ore, fino alla eliminazione della verruca.

Non superare le dosi consigliate.

- Preparazione della zona da trattare. Pulire la pelle fino ad ammorbidire la superficie della verruca con la limetta a smeriglio fornita con la confezione.
- Preparazione del cerotto transdermico medicato. Togliere un cerotto transdermico dal supporto trasparente, lasciando il film plastico sulla parte superiore.

Se il cerotto transdermico è più grande della verruca, va ridotto ad un formato sufficiente per coprire solo la superficie della verruca.

È importante che il cerotto transdermico venga tagliato con precisione in modo da evitare che venga a contatto con la pelle normale intorno alla verruca.

- Umidificazione della verruca. Applicare una goccia di acqua tiepida sulla verruca, tenendo asciutta la pelle circostante.
- Applicare il cerotto transdermico medicato al momento di coricarsi, facendo aderire la parte appiccicosa.
- Fissaggio del cerotto transdermico. Usare un cerotto per fissare il cerotto transdermico una volta applicato.

Il cerotto transdermico di TRANS-VER-SAL® deve essere lasciato agire per tutta la notte ed eliminato la mattina. Ripetere l'applicazione ogni 24 ore, fino alla eliminazione della verruca.

- **DERMOVITAMINA VERRUCHE®**
  (NON E' NECESSARIA LA RICETTA MEDICA)

  ADULTI→ **1** applicazione alla settimana

- **DERMOVITAMINA CRYO VERRUCHE® (SPRAY CRIOTERAPICO)**
  (NON E' NECESSARIA LA RICETTA MEDICA)

  ADULTI → 10 sec dopo l'applicazione del prodotto la

  verruca risulta congelata, si stacca e applicare il

  cerott

  TRATTAMENTO VERRUCHE GENITALI (CONDILOMI)

- **WARTEC ® (PODOFILLOTOSSINA)** *(RR BIANCA – CLASSE C)*
  Crema da 1,5 mg di Podofillotossina per g di prodotto

  ADULTI → applicazione 2 volte/die per 3 giorni consecutivamente x 4 sett

- Applicare Wartec® 2volte/die, al mattino e alla sera (ogni 12 ore) per 3 giorni.

• Non applicare alcuna crema nei 4 giorni seguenti. Questo completa un ciclo di trattamento.

• Quando viene applicato Wartec®, dopo 2 o 3 giorni si può notare una leggera irritazione delle zone trattate. Ciò dimostra che Wartec® sta cominciando a funzionare.

Tuttavia, Wartec® può provocare gravi irritazioni cutanee.

• Se le verruche persistono 7 giorni dopo aver iniziato ad utilizzare la crema, ripetere il ciclo di trattamento (due volte al giorno per 3 giorni, seguiti da 4 giorni in cui il pz non deve usare la crema).

• Possono essere fatti 4 cicli di trattamento al massimo.

• Se dopo 4 cicli di trattamento alcune verruche persistono, consultare il medico.

- **CONDYLINE® (PODOFILLOTOSSINA)(RR BIANCA – CLASSE C)**

  3,5ml 0,5 % soluzione cutanea

  ADULTI→1 applicazione 2volte/die (mattina e sera)x 3giorni consecutivi

- Lo schema di trattamento può essere ripetuto settimanalmente fino a un massimo di 5 settimane consecutive, lasciando fra una settimana e l'altra 4 giorni di intervallo senza trattamento.

- **ASPORTAZIONE CHIRURGICA:** consiste nell'asportazione totale della zona cutanea affetta.

  La ferita causata dal bisturi si risana ma resta più o meno evidente una cicatrice.

  Data la verosimile recidività della verruca questo metodo è sempre meno utilizzato.

- **CRIOTERAPIA:** consiste nel congelamento dell'area affetta tramite azoto liquido, applicato localmente mediante batuffolo di ovatta oppure nebulizzato con una bomboletta spray.

  In questo modo le cellule ustionate del derma formano una bolla e si staccano dal tessuto sottostante permettendo all'epidermide di rigenerarsi.

  La ferita va trattata come un'ustione e protetta dalle infezioni.

- **PREPARATI CHERATOLITICI:** viene applicato un liquido a base di acido salicilico, acido lattico, collodio elastico o combinazione dei tre.

  Questo tipo di farmaco accelera il ciclo di maturazione della verruca facendola salire in superficie e permettendone il distaccamento spontaneo.

- **INIEZIONI INTRALESIONALI:** consistono nell'iniezione di interferone all'interno della verruca stessa, sostanza che allerta il sistema immunitario e può indurre l'apoptosi nelle cellule infettate dal virus.

- **LASER:** consiste nella bruciatura della verruca tramite laser.

ERITEMA PERNIO (GELONI)

Il **GELONE o ERITEMA PERNIO,** è una reazione cutanea causata dal riscaldamento repentino dopo l'esposizione a temperature fredde.

SE BRUSCO PASSAGGIO DAL FREDDO AL CALDO→ si può verificare una dilatazione dei capillari più rapida rispetto a quella dei grandi vasi sanguigni→ Fuoriuscita di componenti ematiche nei tessuti circostanti e infiammazione cutanea della zona interessata→ **GELONE**

Le parti più colpite sono quelle periferiche e meno vascolarizzate, come **mani**, **piedi**, **orecchie** e **naso**.

Sono più a rischio i fumatori, i diabetici, i soggetti sottopeso i soggetti malnutriti e chi soffre di vasculopatie periferiche, malattie del tessuto connettivo e soggetti con fenomeno di Raynaud.

SEGNI E SINTOMI

Solitamente, il gelone è ben delimitato: appare come un nodulo dolente sottocute.

E' caratterizzato da:

- Arrossamento, gonfiore e prurito
- Sensazione di bruciore
- Cambiamenti del colore della cute, dal rosso al blu scuro, accompagnati da dolore
- Possibile formazione di vesciche ed ulcere

I sintomi dei geloni compaiono, generalmente, poco dopo l'esposizione al freddo.
Inizialmente, insorge una sensazione di bruciore e di prurito, di solito, nelle estremità del corpo: lobi delle orecchie, naso, talloni, dita dei piedi e delle mani.
Successivamente, i sintomi peggiorano se l'individuo entra in un ambiente caldo.

Le lesioni possono essere singole o multiple, cioè più geloni possono rimanere circoscritti od unirsi per formare un'estesa zona eritematosa.
Se il paziente evita l'ulteriore esposizione al freddo, i geloni, di solito, scompaiono entro 1-3 settimane, anche se questi possono recidivare stagionalmente per anni.

TRATTAMENTO ERITEMA PERNIO (GELONI)

Quando limitati agli strati cutanei più superficiali non costituiscono una patologia grave.

Se trascurati, posso portare all'insorgenza di vescicole, ulcere e possono infettarsi.

La guarigione dai geloni può essere facilitata evitando (o comunque limitando al minimo indispensabile) l'esposizione alle basse temperature.

La zona colpita deve essere mantenuta al caldo e ben asciutta e, allo stesso tempo, lontana da fonti di calore.

Si deve evitare di strofinare o graffiare l'area interessata dalla lesione cutanea.

Le opzioni di trattamento per i geloni sono:

1. **CREME CON PROPRIETÀ EMOLLIENTI E LENITIVE**

   - **GELONIX CREMA®(SENZA OBBLIGO DI RICETTA MEDICA)**

     30g crema

     ADULTI→ Applicare sulla zona interessata 2-3 volte/die

   - **TRIENE®(SENZA OBBLIGO DI RICETTA MEDICA)**

     Crema 5 gr di Polienacidina

     ADULTI→ Applicare sulla zona interessata 2-3 volte/die

   - **EUBELL EMULSIONE® (SENZA OBBLIGO DI RICETTA MEDICA)**

     Crema 75 ml

     ADULTI→Applicare sulla zona interessata 2-3 volte/die

2. **CREME CHE FAVORISCONO IL MICROCIRCOLO**

   - **FLEBODERM CREMAGE® (SENZA OBBLIGO DI RICETTA MEDICA)**

     50ml crema

     ADULTI→Applicare sulla zona interessata 2-3 volte/die

VENOPLANT CREMA GEL® (SENZA OBBLIGO DI RICETTA MEDICA)

Crema 100 ml

3.CREME ANTIFIAMMATORIE (A BASE CI CORTICOSTEROIDI)

EUMOVATE POMATA®30 g 0,05%(CLOBETASONE)ELOCON CREMA®
(MOMETASONE FURORATO)/BEBEN®/ECOVAL® (BESAMETASONE)
(RR BIANCA – CLASSE C)

30g 0,1%

ADULTI→2 volte/ die

MENADERM SIMPLEX® (BECLOMETASONE DIPROPIONATO)
(RR BIANCA – CLASSE C)

Menaderm Simplex 0,025% crema 30 g

ADULTI→ 2 volte/ die

ADVANTAN® 0,1% CREMA (METILPREDNISOLONE ACEPONATO)
(RR BIANCA – CLASSE C)

ADULTI→ 2 volte/ die

LOCOIDON®(IDROCORTISONE 17-BUTIRRATO)(RR BIANCA – CLASSE C)

Locoidon 0,1% crema idrofila
Locoidon 0,1% crema
Locoidon 0,1% unguento
Locoidon 0,1% emulsione cutanea
Locoidon 0,1% soluzione cutanea

4. CREME CON ANTIBIOTICO E CORTISONE

Quando i geloni sono ulcerati per l'alto rischio diinfezione è utile usare pomate antibiotiche o meglio l'abbinamento di pomate antibiotiche-corticosteroidee.

- **GENTALYN BETA® (GENTAMICINA + BETAMETASONE)(RR BIANCA - CLASSE C)**

TERAPIA FARMACOLOGICA

Non esiste un trattamento farmacologico specifico; i trattamenti farmacologici sono eventualmente da considerarsi nei casi gravi e hanno lo scopo di aiutare la microcircolazione.

E' basata sull'utilizzo di VASODILATATORI.

La **NIFEDIPINA** può essere prescritta solo per trattare i casi più gravi perché questo farmaco dev'essere usato con estrema cautela in quanto abbassa la pressione del sangue e provoca vasodilatazione riducendo il dolore, agevolando la guarigione e prevenendo le recidive.

Gli effetti collaterali possono includere vampate di calore e mal di testa, edema degli arti ineferiori.

- **ADALAT® (NIFEDIPINA)(RR BIANCA - CLASSE C)**
  (**GRUPPO TERAPEUTICO:** Calcio antagonista - Effetto prevalentemente vascolare)
  10 mg 14 cp
  ADULTI→ 1cp 2volte/die

- **TRENTAL® (PENTOXIFILLINA)(RR BIANCA - CLASSE C)**
  (**GRUPPO TERAPEUTICO** : vasodilatatori periferici)
  600 mg RM 30 cp
  ADULTI: 1 cp x 2 volte/die (dopo i pasti principali)

GOTTA

La gotta è un'infiammazione cronica ed ereditaria delle articolazioni.
E' provocata da un disordine del metabolismo purinico, conseguenza dell'iperuricemia cronica.

Caratterizzata da:

- Elevati livelli di urato nel siero (**IPERURICEMIA**)
- Formazione di depositi di acido urico in varie sedi (**TOFI**: depositi duri e dolorosi di cristalli di acido urico
- Attacchi infiammatori articolari acuti (**ARTRITE MONOARTICOLARE**), con depositi di urati nelle cartilagini
- Malattia renale (**NEFROPATIA GOTTOSA**)

FATTORI DI RISCHIO

- Eccessivo apporto di alimenti ricchi di purine:
  - Carne rossa
  - Birra (compresa la birra analcolica) e i liquori
  - Alimenti e bevande contenenti sciroppo di mais ad alto contenuto di fruttosio
  - Alcuni cibi (come acciughe, asparagi, consommé, aringhe, sughi e brodi di carne, funghi, frutti di mare, crostacei, tutte le frattaglie, sardine e animelle).

- Basso consumo di prodotti caseari
- Alcuni tumori e disturbi del sangue (come linfoma, leucemia e anemia emolitica)
- Alcuni farmaci (come i diuretici tiazidici, la ciclosporina, la pirazinamide, l'etambutolo e l'acido nicotinico)
- Ghiandola tiroidea ipoattiva (ipotiroidismo)
- Avvelenamento da piombo (presente negli alcolici da contrabbando)
- Obesità
- Psoriasi
- Radioterapia
- Chemioterapia oncologica
- Insufficienza renale cronica
- Alcune anomalie enzimatiche rare

CAUSE

Può essere causata, fondamentalmente, da:

1. Esaltata sintesi di purine con conseguente iperproduzione di acido urico
2. Diminuita escrezione renale di acido urico.

Nella maggior parte dei soggetti la prima articolazione a essere colpita è quella dell'alluce, ma possono venire colpite anche quelle di:

- Collo del piede
- Caviglie
- Talloni
- Ginocchia
- Polsi
- Dita delle mani
- Gomiti

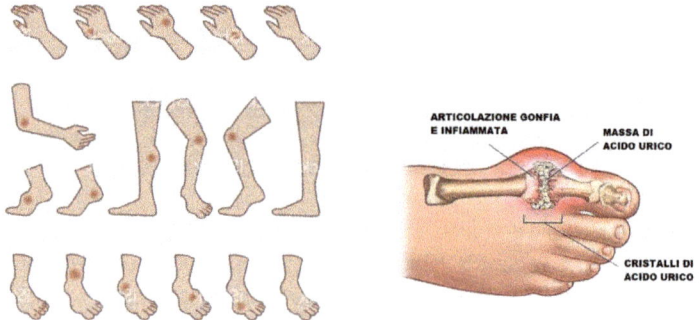

ARTICOLAZIONE GONFIA E INFIAMMATA
MASSA DI ACIDO URICO
CRISTALLI DI ACIDO URICO

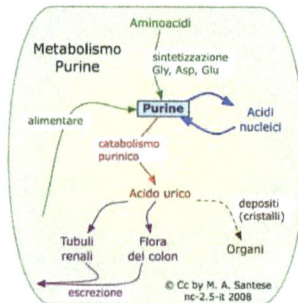

Metabolismo Purine
Aminoacidi
sintetizzazione Gly, Asp, Glu
alimentare
Purine
Acidi nucleici
catabolismo purinico
Acido urico
depositi (cristalli)
Tubuli renali
Flora del colon
Organi
escrezione
© Cc by M. A. Santese nc-2.5-it 2008

L'acido urico è un derivato dal metabolismo delle purine, composti azotati che entrano nella struttura del DNA.

Normalmente, l'acido urico viene eliminato con la filtrazione renale e, in minima parte, attraverso le secrezioni digestive.

Quando la produzione di acido urico o l'apporto con gli alimenti risulta eccessiva e l'escrezione renale è ridotta, si accumula nell'organismo sotto forma di cristalli di urato monosodico, condizione che predispone alla gotta.

L'organismo delle persone affette da iperuricemia e gotta tende ad accumulare molte più purine e acido urico del normale.

L'iperuricemia è un eccesso di acido urico nel sangue, che ha come base una predisposizione genetica ereditaria.

VALORI DI ACIDO URICO NEL SANGUE

Si considera " **iperuricemico"** il soggetto che, dopo 5 giorni di dieta ipopurinica e senza assunzione di farmaci che influiscono sull'uricemia (vitamina C, vitamina PP, salicilici, diuretici), presenta valori di acido urico nel sangue superiori a:

- 7 mg/dl (M)
- 6,5 mg/dl (F)
- Superati i 9 mg/dl, il rischio gotta diventa elevato e si procede con la somministrazione di farmaci specifici.

La progressione della gotta passa attraverso quattro fasi:

1. **Iperuricemia asintomatica.** Quando è possibile rilevare elevati livelli di acido urico nel sangue, ma non è presente alcun sintomo.

   Non è, generalmente, necessario iniziare alcun trattamento farmacologico, mentre può valere la pena di rivalutare dieta e stile di vita.

2. **Attacco acuto di gotta**. Quando l'iperuricemia supera la soglia (che può variare nel tempo e tra soggetti diversi) e i cristalli di acido urico vanno a depositarsi nelle articolazioni, causando i sintomi caratteristici dell'infiammazione (dolore, gonfiore, rossore, calore).

3. **Gotta intervallare**. Periodo privo di sintomi che passa tra un episodio e il successivo.

4. **Gotta tofacea**. Stadio più debilitante che si raggiunge in assenza di trattamento in circa 10 anni.

Le articolazioni possono subire danni permanenti e anche i reni possono essere danneggiati in maniera irreversibile.

ATTACCO ACUTO DI GOTTA

L'attacco, soprattutto la prima volta, si manifesta in genere nelle ore notturne o verso il mattino, quando la stasi venosa è particolarmente marcata e la temperatura corporea più bassa.

L'esordio è drammatico, con dolori lancinanti e il paziente spesso riferisce che il semplice peso delle coperte sull'alluce gli risulta insopportabile.

- **Si ha iperemia, tumefazione e aumento locale della temperatura.**

- **La crisi è preceduta da iperuricemia, e talvolta da segni generali come febbre, leucocitosi e aumento della VES.**

Al termine della crisi, fa seguito una fase asintomatica (**GOTTA INTERACCESSUALE O INTERVALLARE**), che precede la fase cronica.

La durata di questa fase è variabile: alcuni pazienti non presentano un secondo accesso gottoso, ma nella maggioranza dei casi, i sintomi ricompaiono dopo alcune settimane, per poi divenire sempre più ricorrent

TRATTAMENTO ATTACCO ACUTO DI GOTTA

NON SOMMINISTRARE FARMACI URICOSURICI NELLA FASE ACUTA dato che potrebbero paradossalmente prolungare la malattia ed ostacolare la guarigione: questi farmaci devono essere assunti nella prevenzione della gotta, dopo il trattamento acuto.

NON SOMMINISTRARE ACIDO ACETILSALICILICO

Il trattamento dell'attacco acuto si basa sull'utilizzo di FANS e COLCHICINA

TRA I FANS

- **ARCOXIA®= TAUXIB®(ETORICOXIB)(RR ROSSA - CLASSE A) (NOTA AIFA 66)**
  120mg 5cp

  ADULTI→ 1 cp/die o dopo pranzo o dopo cena x 5 giorni

Nota Aifa 66
La prescrizione dei farmaci antinfiammatori non steroidei a carico del SSN è limitata alle seguenti condizioni patologiche:
- Artropatie su base connettivitica
- Osteoartrosi in fase algica o infiammatoria
- Dolore neoplastico
- Attacco acuto di gotta

- **DICLOREUM®=VOLTAREN® (DICLOFENAC SODICO) (RR ROSSA - CLASSE A) (NOTA AIFA 66)**
  50mg 30cp
  100 mg rp 20 cp
  150 mg RP 20 cp

  ADULTI→ 1cp da 50 mg 3 volte/die
  oppure 1 cp da 100 o 150 mg RP al die dopo colazione

Nota Aifa 66

La prescrizione dei farmaci antinfiammatori non steroidei a carico del SSN è limitata alle seguenti condizioni patologiche:
- Artropatie su base connettivitica
- Osteoartrosi in fase algica o infiammatoria
- Dolore neoplastico
- Attacco acuto di gotta

- Dopo la fase acuta ridurre il dosaggio
- Nei pazienti che non possono assumere FANS si possono usare i corticosteroidi

Es. **DELTACORTENE®** (METILPREDNISOLONE) **(RR ROSSA - CLASSE A)**
10 cp 25 mg

ADULTI→ 40-60 mg/die per 1 sett

Altri FANS da prendere in considerazione, poiché ugualmente efficaci, sono il NAPROSSENE, L'IBUPROFENE, IL KETOPROFENE.

- **COLCHICINA (RR ROSSA - CLASSE A)**
    60 cp divisibili 1 mg
    ADULTI→ Nella fase acuta 3 cp/die (una cp prima di ciascun pasto)
    per 3-4 gg

NB: Gli effetti collaterali molto frequenti a pieno dosaggio sono sintomi gastroenterici (diarrea, nausea, vomito.

RACCOMANDAZIONI

Alimenti e bevande da limitare	I motivi
CARNE Fegato, cuore, frattaglie, cacciagione, estratti di carne **PESCE** Alici, acciughe, aringhe, trota, sgombri, sardine, frutti di mare	Sono ricchi di purine, che portano alla produzione di acido urico nell'organismo
BEVANDE Super alcolici, alcolici, soprattutto la birra	Riducono l'eliminazione di acido urico per via renale. La birra contiene anche una purina
DOLCIFICANTI Il fruttosio, soprattutto se usato in elevate quantità nelle bibite	È un potente induttore dell'iperuricemia

TRATTAMENTO IPERURICEMIA CRONICA

INDICAZIONI AL TRATTAMENTO FARMACOLOGICO

- Frequenti attacchi di gottosi acuti
- Presenza di tofi
- Presenza di danno renale (nefropatia gottosa)

- **COLCHICINA (RR ROSSA - CLASSE A)**
  60 cp divisibili 1 mg

  Nel trattamento cronico 1 cp 1 mg/die

  OPPURE

- **ZYLORIC® (ALLOPURINOLO)(RR ROSSA - CLASSE A)**
  30 cp divisibili 300 mg
  50 cp divisibili 100 mg
  ADULTI→ iniziare con 1 cp da 100 mg/die per 1 sett
  Per poi eventualmente incrementare la dose ad 1 cp da 300 mg/die

Agisce sul metabolismo dell'acido urico, riducendone la formazione.
Inibisce l'enzima xantino-ossidasi indispensabile per la conversione della xantina e dell'ipoxantina ad axido urico.

Può dare eruzioni cutanee anche severe (nel caso sospendere subito).

Oppure, nei soggetti non adeguatamente controllati con allopurinolo o intolleranti utilizzare:

- **ADENURIC® (FEBUXOSTAT) (RR ROSSA - CLASSE A) (NOTA AIFA 91)**
  28 cp riv 120 mg
  28 cp riv 80 mg

  Dose raccomandata 1 cp 80 mg/die

NOTA AIFA 91
La prescrizione a carico del SSN è limitata alle seguenti condizioni:
- trattamento dell'iperuricemia cronica con anamnesi o presenza di tofi e/o di artrite gottosa in soggetti che non siano adeguatamente controllati con allopurinolo o siano ad esso intolleranti

Con valori sierici di acido urico > 6 mg/dl dopo 2-4 settimane di trattamento, può essere preso in considerazione l'aumento del dosaggio ad 1 cp 120 mg/die

Per la profilassi delle riacutizzazioni della gotta è raccomandato un periodo di trattamento di almeno 6 mesi.

PATOLOGIA VASCOLARE
ARTERIOPATIE OBLITERANTI DEGLI ARTI INFERIORI
ISCHEMIA CRITICA DEGLI ARTI INFERIORI

Quadro meno grave dell'ischemia acuta degli arti inferiori.

Insorge in soggetti con arteriopatia periferica cronica (Claudicatio) che lamentano un peggioramento della sintomatologia.

TRATTAMENTO ISCHEMIA CRITICA DEGLI ARTI INFERIORI

- Valutare se sta insorgendo un'ischemia acuta degli arti inferiori (pagina successiva)

- Se l'aflusso di sangue e l'irrorazione dell'arto risulta sufficiente :

1. **CONSIGLIARE RIPOSO E VISITA CHIRURGICA VASCOLARE**
2. **PRESCRIVERE TERAPIA EPARINICA E ANALGESICI**
   (TACHIPIRINA® (PARACETAMOLO) 1000mg 1cp 3volte/die)

   (RR ROSSA - CLASSE A E' RICHIESTA SOLO PER LA TACHIPIRINA DA 1000mg. PER

   TUTTE LE ALTRE FORMULAZIONI NON È NECESSARIA LA RICETTA MEDICA)

3. Se il dolore è molto forte :

   TARGIN® 28cp 10mg + 5mg RP **(OSSICODONE CLOROIDRATO + NALOXONE**

   CLOROIDRATO DIIDRATO) (R ROSSA NON RIPETIBILE - CLASSE A)

   ADULTI → 1cp 2volte/die

   NoN SOMMINISTRARE OPPIACEI IN PZ CON IRC GRAVE
   NON SOMMINISTRARE FANS CON LA TERAPIA ANTICOAGULANTE
   (GASTROLESIVITA')

ISCHEMIA ACUTA DEGLI ARTI INFERIORI

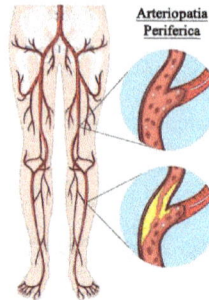

Arteriopatia
Periferica

L'ischemia acuta degli arti inferiori è un'urgenza medico-chirurgica che porta ad un'improvvisa diminuzione della perfusione di un arto che ne compromette la vitalità.

Si verifica soprattutto a carico di arterie patologiche.

Tuttavia, possono verificarsi anche a carico di arterie sane ma quando vi sono alterazioni congenite della coagulabilità del sangue.

CAUSE

- Traumi (compressioni, contusioni, ferite ed emorragie)
- Embolia arteriosa (sospettare l'embolia in pz con fibrillazione atriale acuta o cronica, stenosi mitralica, cardiomiopatia dilatativa, protesi valvolari)
- Trombosi arteriosa
- Dissezioni aortiche

CLINICA

- **EMBOLIA**→ Dolore improvviso riferito a tutto l'arto
- **TROMBOSI**→ Dolore rapidamente progressivo e spesso localizzato solo al piede (fa eccezione la trombosi acuta dell'aorta toracica che esordisce con un'impotenza funzionale che come dolore)
- Arto freddo (ipotermia) e pallido
- Assenza dei polsi periferici
- Parestesie (perdita della sensibilità tattile fine. La sensibilità termica e dolorifica sono conservate più a lungo)

- Paralisi

- Assenza funzionale dell'arto

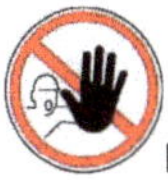

POSSONO ESSERE PRESENTI ALTERAZIONI DELLE VENE E DEI NERVI CHE RENDONO

DIFFICILE VALUTARE LA GRAVITA' DELL'ISCHEMIA.

TRATTAMENTO ISCHEMIA ACUTA DEGLI ARTI INFERIORI

- **OSPEDALIZZARE IL PZ**
- Se il ricovero ospedaliero tarda (> 3h):

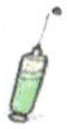

- **CLEXANE®(ENOXAPARINA SODICA)(RR ROSSA - CLASSE A)**

  4000UI /0,4ml

  ADULTI→ 2fl sottocute

  O

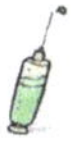

- **SELEDIE® (NADROPARINA CALCICA)(RR ROSSA - CLASSE A)**

  11400 UI/0,6ML

  ADULTI→ 1fl sottocute

  O

- **ARIXTRA®(FONDAPARINUX SODICO)(INIBITORE SELETTIVO DEL FATTORE XA)**

  (RR ROSSA - CLASSE A)

  7,5mg/0,6ml

  ADULTI→ 1fl sottocute

NON UTILIZZARE FONDAPARINUX IN PZ CON IRC

PROTEGGERE L'ARTO AVVOLGENDOLO CON UN TELO SE E' IN ISCHEMIA

AVANZATA PER EVITARE TRAUMI E DECUBITI.

TERAPIA ANTICOAGULANTE

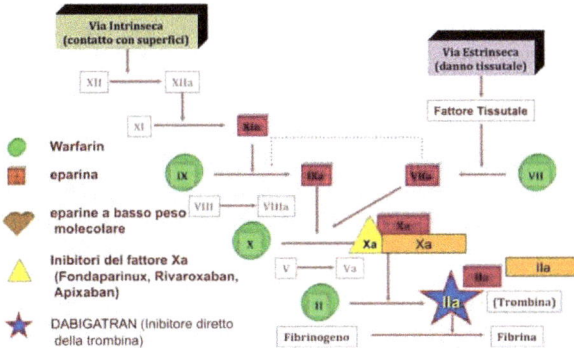

- La terapia anticoagulante è il trattamento d'elezione nella prevenzione primaria e seconda-ria dell'ictus **in soggetti con fibrillazione atriale** e **dell'embolia polmonare in soggetti con trombosi venosa.**

- I farmaci anticoagulanti agiscono a vario livello:
  - gli anticoagulanti orali tradizionali, **WARFARIN**e **ACENOCUMAROLO**, inibiscono la sintesi dei fattori della coagulazione vitamina K dipendenti (II, VII, IX e X)
  - **gli anticoagulanti di nuova generazione inibiscono il fattore Xa**della coagulazione (**RIVA-ROXABAN E APIXABAN**) oppure direttamente la trombina (**DABIGATRAN**).

REMEMBER

> GLI ANTICOAGULANTI CON LA "X" NEL NOME ("RIVAROXABAN E APIXABAN) INIBISCONO IL FATTORE X DELLA COAGULAZIONE

Esistono due classi di anticoagulanti:

- **GLI ANTICOAGULANTI ORALI TRADIZIONALI(AO)(WARFARINSODICO (COUMADIN®)e ACENOCUMAROLO (SINTROM®)),**seppur efficaci hanno alcuni limiti:
  - inizio d'azione lento;
  - risposta farmacologica imprevedibile determinata dalla variabilità interindividuale nel metabolismo citocromo P450-dipendente;
  - stretta finestra terapeutica che richiede un controllo costante dei parametri della coagulazione.

Questi farmaci, derivati dalla cumarina, agiscono rallentando la normale velocità di coagulazione del sanguemantenendolofluidoquandododovrebbepartireilprocessocoagulativo (trombosi).

Il **COUMADIN®**agiscepiù lentamente ma ha un'azione più prolungata (4-5 giorni), mentre il **SINTROM®** è più rapido nell'effetto ma ha una durat ad'azione minore (1-2 giorni).

Esistono altri anticoagulanti come le **EPARINE** che invece sono somministrate per iniezione sottocutanea.

MECCANISMO D'AZIONE

inibiscono l'azione della vitamina K e, di conseguenza, le cellule del fegato non sono in grado di completare la sintesi di quei "fattori della coagulazione" che sono vitamina K dipendenti.

In questo modo, deprimono la capacità del sangue di coagulare e impediscono lo sviluppo dei fenomeni trombotici.

Inoltre, l'azione di questi farmaci non è prevedibile e non è costante.

Per questo motivo, per valutare l'effetto anticoagulante della terapia è necessario sottoporsi a un test di laboratorio: il **"Tempo di Protrombina" (PT)**, con il risultato espresso in **INR (Rapporto Internazionale Normalizzato).**

Il test, effettuato su un campione di sangue, consiste nel misurare il tempo impiegato dal sangue a coagulare.

Il risultato, è un indice numerico che esprime la capacità del sangue del paziente di coagulare rispetto a un sangue di controllo normale ("normalizzato", cioè corretto, per la sensibilità del reagente impiegato dal laboratorio, rispetto a un reagente utilizzato come riferimento internazionale).

Un valore di INR uguale a 1 è nella norma, è quello di una persona che non assume AO

Un valore di INR di 2, indica che quel sangue impiega circa il doppio del tempo a coagulare rispetto alla norma.

Un INR di 3 corrisponde a tempi di coagulazione circa tre volte più lunghi e così di seguito.

Valori più elevati di INR superiori a 4,5 rivelano un'eccessiva fluidità del sangue con il rischio di eventi emorragici.

Valori bassi dell'INR, al disotto di 1,5 per dose insufficiente di farmaco, segnalano un aumento del rischio di trombosi.

Per evitare la formazione dei trombi ma non avere rischi di emorragie, il sangue dev'essere mantenuto, a seconda della patologia, entro un intervallo di valori dell'INR, che viene stabilito dal Medico che prescrive l'uso dell'anticoagulante.

Quest'intervallo viene definito "Intervallo Terapeutico", in inglese "Range Terapeutico".

Buona parte delle malattie tromboemboliche, come la Fibrillazione Atriale, la Trombosi Venosa Profonda e l'Embolia Polmonare, necessitano di un "Range Terapeutico" che corrisponde a valori di INR compresi tra 2,0 e 3,0 con "Valore Ottimale" di INR di 2,5.

I portatori di Protesi Valvolari Cardiache hanno bisogno di mantenere INR Target diversi secondo il tipo di valvola impiantata (ad esempio Valvole biologiche INR 2,5 - Valvole meccaniche a palla o a disco INR 3,5).

Ogni paziente deve conoscere il suo "Valore Ottimale di INR", il "Target Terapeutico" a lui assegnato.

- **NUOVI ANTICOAGULANTI ORALI(NAO)(RIVAROXABAN, APIXABAN E DABIGATRAN**) rispetto agli anticoagulanti tradizionalihanno alcuni vantaggi:

- non richiedono un controllo regolare dell'INR;
- hanno una rapida insorgenza dell'effetto anticoagulante (poche ore rispetto a 4-5 giorni);
- presentano una rapida scomparsa dell'effetto anticoagulante (24 ore rispetto ad alcuni giorni del **WARFARIN**).

Warfarin Versus New Agents: Interpreting the Data

	DABIGATRAN	RIVAROXABAN	APIXABAN
Meccanismo d'azione	Inibitore diretto TROMBINA	Inibitore diretto FXa	Inibitore diretto FXa
Biodisponibilità	6.5%	80%	50%
Via di somministrazione	Orale	Orale	Orale
Pro-farmaco	SI	NO	NO
Interazioni alimentari	NO	NO	NO
Clearance renale	85%	66% (36% immodif.)	27%
Emivita (T1/2)	14-17 h	7-11	12 h
T max	0.5-2 h	2-4 h	3 h
Interazioni farmacologiche	P-gp inhibitors P-gp inducers (Es: amiodarone)	CYP3A4 inhibitors CYP3A4 inducers P-gp inhibitors	CYP3A4 inhibitors CYP3A4 inducers P-gp inhibitors

Ansell J. Haematology 2010: 2010: 221-228

Tutti i farmaci anticoagulanti orali ritardando il normale processo di coagulazione, favoriscono quindi la comparsa di emorragie lievi (con la formazione di lividi oppure perdita di sangue dalle gengive o dal naso) o gravi.

Se si aumenta troppo la dose di AO si previene la trombosi ma si rischia di avere l'effetto opposto, cioè di provocare Emorragie.

INDICAZIONI CLINICHE	AVK	DOAC (PIANO TERAPEUTICO)
Profilassi del tromboembolismo	SI	Chirurgia Ortopedica Maggiore (anca-ginocchio)
Terapia della trombosi venosa profonda e embolia polmonare	SI	SI
Fibrillazione Atriale Non Valvolare	SI	SI
Miocardiopatia Dilatativa	SI	NO
Valvulopatie	SI	NO
Protesi Valvolare	SI	NO

FARMACI INIBENTI L'EFFETTO DEGLI AO

PRINCIPIO ATTIVO	NOME comm.le del FARMACO
ANTIINFETTIVI	
GRISEOFULVINA RIBAVIRINA RIFAMPICINA RITONAVIR	FULCIN, GRISOVINA FP COPEGUS, REBETOL, VIRAZOLE RIFADIN, RIFINAH NORVIR, KALETRA
CARDIOVASCOLARI ANTIINFIAMMATORI	
COLESTIRAMINA *MESALAZINA*	QUESTRAN ASACOL, ASALEX, ASAMAX, CLAVERSAL, MESAFLOR, MESALAZINA, MESAZIN, PENTACOL
SULFASALAZINA	SALAZOPYRIN EN
NEUROLOGICI	
BARBITURICI	COMIZIAL, DINTOINALE, GARDENALE, LUMINALE, LUMINALETTE, METINAL IDANTOINA
CARBAMAZEPINA	TEGRETOL, CARBAMAZEPINA
CLORDIAZEPOSSIDO	LIBRIUM
MISCELLANEA	
MERCAPTOPURINA AZATIOPRINA SUCRALFATO	PURINETHOL AZAFOR, AZATIOPRINA, IMMUNOPRIN\ ANTEPSIN, CRAFILM, DEGASTRIL, GASTROGEL, SUCRALFATO, SUCRALFIN, SUCRAMAL, SUCRORIL, SUGAR
VITAMINA K	KONAKION

FARMACI POTENZIANTI L'EFFETTO DEGLI AO

Principio attivo	Nome comm.le del FARMACO
ANTIBIOTICI	
Ciprofloxacina	Battizer, Chinocid, Ciperus, Ciprofloxacina, Ciproxin, Cuspis, Eoxin, Flonice, Flontalexin, Generflon, Ibixacin, Kinox, Macar, Prociflor, Samper
Cotrimossazolo	Abacin, Bactrim, Chemitrim, Eusaprim, Gantrim
Eritromicina Isoniazide Metronidazolo	Eritrocina, Eritromicina, Lauromicina Nicozid
Amoxicillina	Flagyl, Vagilen
	Augmentin, Clavulin, Neoduplamox, Velamox, Zimox, Amoxicillina Ac. Cla. Azitrocin, Azitromicina, Tetris, Zitromax
Azitromicina Claritromicina	Klacid, Macladin, Madiclar, Soriclar, Veclam, Winclar
Levofloxacina Tetracicline	Levoxacin, Oftaquix, Prixar, Tavanic Ambramicina, Pensulvit, Tetralysal
ANTIMICOTICI	
Fluconazolo	Alozof, Canacid, Candiflu, Diflucan, Dizolo, Elazor, Flucomicin, Fluconazolo, Lucandiol
Miconazolo (ANCHE PER USO TOPICO)	Daktarin, Decoder Micoflou, Loramyc, Miconal Ecobi, Micotef, Nizacol, Prilagin
Voriconazolo	V-fend
CARDIOVASCOLARI	
Amiodarone Diltiazem Propafenone	Amiodar, Angoron, Cordarone Diltiazem EG, Dilzene, Altiazem, Tildiem Rytmonorm, Fenorit, Cardiofenone, Propafenone
Propranololo Sulfinpirazone	Inderal Enturen
ANTILIPEMICI	
Fenofibrato Gemfibrozil	Fulcro, Lipofene, Lipsin, Nolipax, Tilene Fibrocit, Gemfibrozil, Gemlipid, Genozil, Genlip, Lipozid, Lopid, Lipogen
Fluvastatina Simvastatina	Fluvastatina, Lescol, Lipaxan, Primesin Simvastatina, Sinvalip, Alpheus, Goltor, Inegy, Krustat, Lipenil, Liponorm, Medipo, Sinvacor, Sinvat, Sivastin, Vytorin, Zocor

FARMACI POTENZIANTI L'EFFETTO DEGLI AO

PRINCIPIO ATTIVO	Nome comm.le del FARMACO
ANTINFIAMMATORI ANALGESICI	
FENILBUTAZONE PIROXICAM	KADOL ANTIFLOG, ARTROXICAM, BREXIN, BREXIVEL, CICLADOL , EUROXI , FELDENE , FLODOL , LAMPOFLEX, LENOTAC, PIROXICAM, REUMAGIL, ROXIDEN, SCANNING
AC. ACETILSALICILICO	A LGOPIRINA , A LKASELTZER , A SAPIUCI , ASCRIPTIN, ASPIRINA, ASPIRINETTA, ASPRO, CARDIOASPIRIN, CARIN, FLECTADOL, ISTANTAL, NEOCIBALGINA, NEONEVRAL, NEONISIDINA, SALICINA, VIVIN C
CELECOXIB TRAMADOLO	ARTILOG, CELEBREX ADAMON, CONTRAMAL, FORTRADOL, FRAXIDOL, PRONTALGIN,TRADONAL,TRALODIE, TRAMADOLO
INDOMETACINA	INDOXEN, LIONETACEN, METACEN
NEUROLOGICI	
CITALOPRAM ENTACAPONE SERTRALINA FLUVOXAMINA FENITOINA	CIPRALEX, CITALOPRAM, ELOPRAM COMTAN SERTRALINA, TATIG, TRALISEN, ZOLOFT DUMIROX, FEVARIN, MAVERAL DINTOINA, DINTOINALE, METINAL IDANTOINA
MISCELLANEA	
DISULFIRAM FLUOROURACILE TAMOXIFENE *GEMCITABINA CIMETIDINA OMEPRAZOLO* *ORLISTAT TOLTERODINA*	ANTABUSE DISPERG, ETILTOX EFUDIX, FLUOROURACILE NOLVADEX, VIRTAMOX, NOMAFEN, LEDERTAM, NOMAFEN GEMZAR BIOMAG 800, CIMETIDINA, ETIDEME, ULIS ANTRA, AXAGON, ESOPRAL, LOSEC, LUCEN, MEPRAL, NEXIUM,OMEPRAZEN ALLI, XENICAL DETRUSIDOL

INTERAZIONE FARMACI E NAO

	Via	Dabigatran	Apixaban	Edoxaban	Rivaroxaban
Farmaci antiaritmici					
Amiodarone	Competizione moderata P-gp	Possibile	Possibile	Possibile	Possibile, usare con cautela se CleaCreat
Digossina	Competizione P-gp	Nessun effetto	Non dati disponibili	Nessun effetto	Nessun effetto
Diltiazem	Competizione P-gp Debole inibizione del CYP3A4	Nessun effetto	Possibile	Non dati disponibili	Possibile, usare con cautela se CleaCreat 15-50 ml/min
Dronedarone	Competizione P-gp Inibizione del CYP3A4	Controindicato	Pochi dati a disposizione; usare con cautela	Riduzione della dose	Pochi dati a disposizione; usare con cautela
Chinidina	Competizione P-gp	Possibile	Non dati disponibili	Possibile	Pochi dati a disposizione; usare con cautela
Verapamil	Competizione P-gp Debole inibizione del CYP3A4	Riduzione della dose	Non dati disponibili	Possibile	Effetti minori: usare con cautela se CleaCreat 15-50 ml/min
	Via	**Dabigatran**	**Apixaban**	**Edoxaban**	**Rivaroxaban**
Altri farmaci cardiovascolari					
Atorvastatina	Competizione P-gp Inibizione del CYP3A4	Nessun effetto	Non dati disponibili	Nessun effetto	Nessun effetto

	Via	Dabigatran	Apixaban	Edoxaban	Rivaroxaban
Antibiotici					
Claritromicina; Eritromicina	Competizione moderata P-gp Inibizione CYP3A4	Possibile	Non dati disponibili	Riduzione della dose	Possibile
Rifampicina***	Induttore P-gp/BCRP e CYP3A4/CYP2J2	Associazione da usare con cautela	Associazione da usare con cautela	Associazione da usare con cautela	Associazione da usare con cautela
Farmaci antivirali					
Inibitori della proteasi dell'HIV	Competizione o induttori di P-gp e BCRP Inibizione del CYP3A4	Controindicato	Controindicato	Controindicato	Controindicato
Farmaci antifunginei					
Fluconazolo	Inibizione moderata del CYP3A4	Non dati disponibili	Non dati disponibili	Non dati disponibili	Possibile
Itraconazolo Ketoconazolo Posaconazolo Voriconazolo	Importante competizione con P-gp e BCRP Inibizione CYP3A4	Controindicato	Controindicato	Riduzione della dose	Controindicato
Farmaci immunosoppressori					
Ciclosporina Tacrolimus	Competizione P-gp	Controindicato	Non dati disponibili	Riduzione della dose	Non dati disponibili
FANS					
Naprossene	Competizione P-gp	Non dati disponibili	Possibile	Nessun effetto	Non dati disponibili

Antiacidi

	Via	Dabigatran	Apixaban	Edoxaban	Rivaroxaban
H2B IPP Idrossido Al-Mg	Assorbimento GI	Nessun effetto	Nessun effetto	Nessun effetto	Nessun effetto

Altri farmaci

	Via	Dabigatran	Apixaban	Edoxaban	Rivaroxaban
Carbamazepina*** Fenobarbital*** Fenitoina*** Erba di San Giovanni***	Induttore P-gp/BCRP e CYP3A4/CYP2J2	Associazione da usare con cautela	Associazione da usare con cautela	Associazione da usare con cautela	Associazione da usare con cautela

	Via	Dabigatran	Apixaban	Edoxaban	Rivaroxaban
Altri fattori che possono influenzare la concentrazione plasmatica del farmaco					
Età ≥ 80 anni	Aumento del livello plasmatico di NOA	Riduzione della dose	Possibile	Possibile	Possibile
Età ≥ 75 anni	Aumento del livello plasmatico di NOA	Possibile	Possibile	Possibile	Possibile
Peso ≤ 60 Kg	Aumento del livello plasmatico di NOA	Possibile	Possibile	Riduzione della dose	Possibile
Altri fattori che posso aumentare il rischio emorragico	Aumento del livello plasmatico di NOA	Interazioni farmacodinamiche (farmaci antiaggreganti, FANS, altri anticoagulanti); storia di sanguinamenti gastrici; recenti interventi chirurgici di organi critici (encefalo, occhio); trombocitopenia; HAS-BLED ≥ 3			

Legenda

Abbreviazioni

P-gp = Glicoproteina P; ClearCreat: Clearence della creatinina; BCRP = breast cancer resistance protein; NOA = nuovi anticoagulanti orali; FANS = farmaci antinfiammatori non steroidei; H2B= H2-bloccanti; IPP = inibitori della pompa protonica; GI = gastrointestinale.

Colori

Rosso: controindicato / non raccomandato
Arancione: Consigliata riduzione della dose
Giallo: Considerare riduzione della dose se coesistono 2 o più fattori "gialli"
Rosa: Pochi dati in letteratura, usare con cautela
Grigio: dati di letteratura non disponibili
Marrone e verde: vedi ***

*** Alcune interazioni possono portare ad una riduzione della concentrazione plasmatica dei NOA, contrariamente alla maggior parte delle interazioni che portano ad un aumento della concentrazione degli anticoagulanti. Il colore **marrone** indica una controindicazione all'uso simultaneo dei due farmaci. I casi colorati in **verde** indicano che vi è una riduzione della concentrazione plasmatica del farmaco, che tuttavia non sembra essere clinicamente rilevante. Finché non saranno disponibili ulteriori dati l'uso concomitante di questi farmaci con i NOA dovrebbe essere attuato con cautela ed evitato quando possibile.

PATOLOGIE PEDIATRICHE

MALATTIA MANI-PIEDI-BOCCA

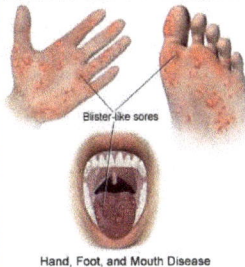

Hand, Foot, and Mouth Disease

Agente eziologico: Enterovirus, in particolare Coxsackievirus A 16 ed Enterovirus 71.

Trasmissione: per contatto diretto attraverso secrezioni nasali e saliva, quindi con colpi di tosse, starnuti o tramite contatto con le feci dei soggetti infetti.
Incubazione: 4-6 giorni.

Manifestazioni cliniche:
- Lieve febbricola o una faringite associate a uno stato di malessere generale.
- Nella maggior parte dei casi si verifica direttamente un esantema vescicoloso nel cavo orale e sulla lingua, con delle piccole erosioni grigiastre contornate da un alone rosso vivo.
- Solo dopo qualche giorno appaiono delle vescicole pruriginose anche nel palmo delle mani e nella pianta dei piedi, talora anche alla regione glutea.
- La malattia si risolve spontaneamente in 10-15 giorni.

Complicanze: raramente si possono avere delle complicazioni a carico del sistema nervoso (meningite asettica) e del cuore (miocardite).

NON ESISTE VACCINO

TRATTAMENTO MANI BOCCA PIEDI (SINTOMATICO)

PER LENIRE IL PRURITO

- Cospargere la cute con il **talco mentolato all'1% (IL COMUNE BOROTALCO)** e somministrare **per OS un farmaco antistaminico**

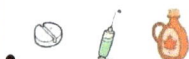

TRIMETON® (CLORFENIRAMINA) (RR BIANCA - CLASSE C)
20cp 4mg
5fl 1ml/10mg IM
Sciroppo 100ml 0,05%**(PER I BAMBINI DA 2 AI 12 ANNI)**

BAMBINI DA 2 A 6 ANNI→ ¼-½ cucchiaino da tè 2-4 volte/die
BAMBINI DA 6 A 12 ANNI→ ½ compressa 3-4 volte/die
→½ - 1 cucchiaino da tè 3-4 volte/die (sciroppo)

ADULTI E RAGAZZI DI OLTRE 12 ANNI→1 cp3-4volte/die .
→1-2 fiale da 10 mg/die per via IM, SC
o, nei casi più gravi, EV.
→1-2 cucchiaini da tè (2-4 mg) 3-4 volte /die
(sciroppo)

LA DOSE MASSIMA RACCOMANDATA È 40 mg IN 24 ORE.

PER LA FEBBRE

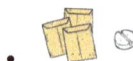

TACHIPIRINA® (PARACETAMOLO)(RR BIANCA-CLASSE CRICHIESTA SOLO PER LA TACHIPIRINA DA 1000mg. PER TUTTE LE ALTRE FORMULAZIONI NON E' NECESSARIA LA RICETTA MEDICA)

GRANULATO EFFERVESCENTE 20 BUSTINE DA 125 MG
Sciogliere il granulato effervescente in un bicchiere d'acqua.

- **Bambini di peso compreso tra 7 e 10 kg (approssimativamente tra i 6 ed i 18 mesi):** 1 bustina alla volta, da ripetere se necessario dopo 6 ore, senza superare le 4 somministrazioni al giorno.
- **Bambini di peso compreso tra 11 e 12 kg (approssimativamente tra i 18 ed i 24 mesi):** 1 bustina alla volta, da ripetere se necessario dopo 4 ore, senza superare le 6 somministra-

zioni al giorno.

- **Bambini di peso compreso tra 13 e 20 kg (approssimativamente tra i 2 ed i 7 anni):** 2 bustine alla volta (corrispondenti a 250 mg di paracetamolo), da ripetere se necessario dopo 6 ore, senza superare le 4 somministrazioni al giorno.

- **Bambini di peso compreso tra 21 e 25 kg (approssimativamente tra i 6 ed i 10 anni):** 2 bustine alla volta (corrispondenti a 250 mg di paracetamolo), da ripetere se necessario dopo 4 ore, senza superare le 6 somministrazioni al giorno.

COMPRESSE DA 10 cp DA 500 mg

- **Bambini di peso compreso tra 21 e 25 kg(approssimativamente tra i 6 ed i 10 anni):** 1/2 compressa alla volta, da ripetere se necessario dopo 4 ore, senza superare le 6 somministrazioni al giorno (3 compresse).

- **Bambini di peso compreso tra 26 e 40 kg (approssimativamente tra gli 8 ed i 13 anni):** 1 compressa alla volta, da ripetere se necessario dopo 6 ore, senza superare le 4 somministrazioni al giorno.

- **Ragazzi di peso compreso tra 41 e 50 kg (approssimativamente tra i 12 ed i 15 anni):** 1 compressa alla volta, da ripetere se necessario dopo 4 ore, senza superare le 6 somministrazioni al giorno.

- **Ragazzi di peso superiore a 50 kg (approssimativamente sopra i 15 anni):**1 compressa alla volta, da ripetere se necessario dopo 4 ore, senza superare le 6 somministrazioni al giorno.

- **Adulti:** 1 compressa alla volta, da ripetere se necessario dopo 4 ore, senza superare le 6 somministrazioni al giorno. Nel caso di forti dolori o febbre alta, 2 compresse da 500 mg da ripetere se necessario dopo non meno di 4 ore

COMPRESSE DA 1000 mg

ADULTI E RAGAZZI OLTRE I 15 ANNI→1cp fino a 3 volte/die con un intervallo tra le diverse

somministrazioni non inferiori alle 4 ore

PAROTITE ("ORECCHIONI")

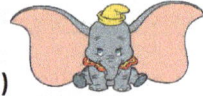

(Prima dell'avvio di programmi estesi di vaccinazione, la parotite era tipicamente una malattia infantile, con la frequenza massima tra i bambini tra i 5 e i 9 anni e un decorso generalmente benigno.
L'infezione può però colpire persone di qualunque età, e tra gli adulti si osservano con maggiore frequenza complicazioni, anche gravi).

Agente eziologico :**Paramyxovirus**.

Trasmissione: L'infezione si trasmette tramite le goccioline respiratorie diffuse nell'aria dal malato con la tosse o gli starnuti, oppure tramite il contatto diretto con le secrezioni nasofaringee.

Contagiosità: la malattia è contagiosa nei 6 giorni che precedono la comparsa dei sintomi e per i 9 giorni successivi.
Una pregressa infezione garantisce immunità permanente.

Sintomi:
- Il segno più evidente è **la tumefazione di consistenza teso elastica delle ghiandole parotidi (a livello dei molari superiori)**, con conseguente **dolore durante la masticazione e la deglutizione.**
- **ANNULLAMENTO DELL'ANGOLO MANDIBOLARE**
- Nel 75% bilaterale e simmetrica
- Circa 24 ore prima della comparsa del rigonfiamento delle parotidi, possono presentarsi brividi, cefalea e un leggero rialzo termico.

Complicanze:

- encefaliti (0,02-0,3%)
- meningiti (0,5-15%)
- pancreatite (4%)
- danni all'udito (sordità neurosensoriale)
- orchite/ooforite

(Nei bambini, in 5 casi ogni 100.000 di malattia, la parotite causa perdita dell'udito: questa infezione rappresenta infatti la principale causa di sordità neurosensoriale infantile acquisita)

Nei bambini la malattia si risolve in pochi giorni nella maggior parte dei casi.

Negli adulti le complicanze sono più frequenti. Nel 20-30% dei maschi dopo la pubertà si ha l'insorgenza dell'orchite.

Il contagio durante le prime 12 settimane di gravidanza è associato a un'alta percentuale di aborti spontanei (25%), ma non comporta il rischio di malformazioni del feto.

Vaccinazione
La prima dose viene effettuata a partire dai 12 mesi compiuti e comunque entro i 15 mesi d'età. La seconda viene attualmente eseguita a 5-6 anni, contemporaneamente al richiamo di vaccino DTAP (difterite-tetano-pertosse acellulare).

La vaccinazione può essere effettuata a qualunque età: è raccomandata per i bambini oltre i due anni di età, i ragazzi e gli adulti che non sono stati vaccinati in precedenza.

TRATTAMENTO PAROTITE (SINTOMATICO)

- **ACETAMOL® (PARACETAMOLO)(SENZA OBBLIGO DI RICETTA MEDICA)**
  20cp da 500mg
  10cp da 1000mg
  10 supposte da 250mg o 10 supposte da 500mg o 10 supposte da 1g
  Granulato effervescente 10 bustine 300mg

  EFFERALGAN®(PARACETAMOLO)(SENZA OBBLIGO DI RICETTA MEDICA)
  16cp da 500mg
  16cp da 1000mg
  10 supposte da 300mg

  TACHIPIRINA®(PARACETAMOLO))(RR BIANCA-CLASSE C RICHIESTA SOLO PER LA TACHIPIRINA DA 1000mg. PER TUTTE LE ALTRE FORMULAZIONI NON È NECESSARIA LA RICETTA MEDICA)
  10 cp da 500mg

  BAMBINI→TRA 6-10 ANNI(21-25KG) ½ cp da 500mg ogni 4h
  TRA 8 E 13 ANNI(26-40KG)1cp ogni 6 h senza superare le 4 somministraz /die
  TRA 13 E 15 ANNI(41-50KG)1cp ogni 4 h senza superare le 6 somministraz /die
  >15 ANNI (50KG)1cp ogni 4 h senza superare le 6 somministraz /die

Una dieta semiliquida può aiutare ad alleviare il dolore associato alla masticazione.

PERTOSSE

È una malattia infettiva di origine batterica molto contagiosa, causata dal batterio **Bordetella Pertussis.**
Colpisce prevalentemente bambini sotto i 5 anni.

Trasmissione: interumana
Contagiosità: fin dall'esordio della malattia
Incubazione: 3-12 giorni

Sintomi:

- **Fase catarrale (1- 2 settimane in cui vi è massima contagiosità):** febbricola, tosse non caratteristica, rinite
- **Fase parossistica (2-4 settimane):** accessi di tosse con rumorosa inspirazione forzata **(TOSSE ASININA),**apnea, congestione facciale, protrusione lingua,lacrimazione,vomito.
- **Fase di convalescenza (mesi)**

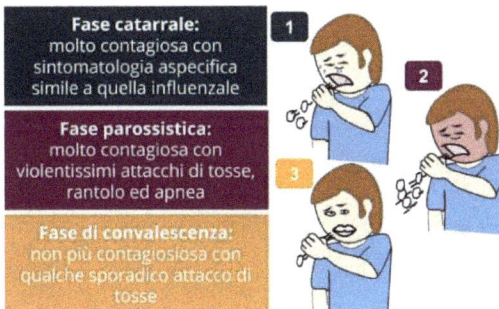

Fase catarrale:
molto contagiosa con
sintomatologia aspecifica
simile a quella influenzale

Fase parossistica:
molto contagiosa con
violentissimi attacchi di tosse,
rantolo ed apnea

Fase di convalescenza:
non più contagiosa con
qualche sporadico attacco di
tosse

Complicanze: polmonite, apnea, convulsioni

TRATTAMENTO PERTOSSE

- **MACLADIN®= KLACID®= VECLAM®(CLARITROMICINA)**
  (RR ROSSA - CLASSE A)
  14cp da 500mg

  ADULTI→1cp/die
  BAMBINI→da 6 mesi a 12 anni:

  MACLADIN®/KLACID®/VECLAM®GRANULATO®

  250 mg/5 ml: peso kg/2 volte/die

8kg:60mg	28kg:210 mg	48kg:360 mg
12kg:90 mg	32kg:240 mg	
16kg:120 mg	36kg:270 mg	
20Kg:150 mg	40kg:300 mg	
24Kg:180 mg	44kg:330 mg	

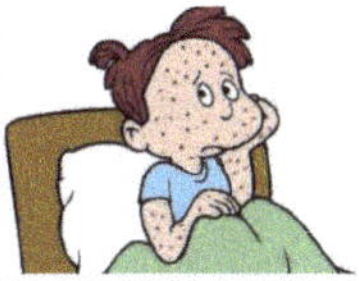

MALATTIE ESANTEMATICHE

Morbillo

Scarlattina

Rosolia

Varicella

Megaloeritema infettivo (V malattia)

Esantema subitum (VI malattia)

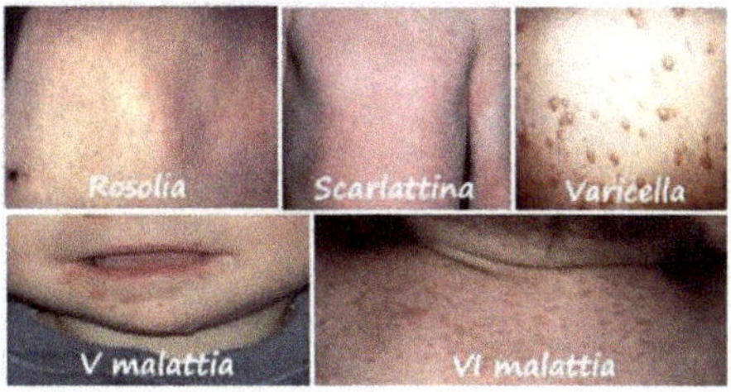

Sono malattie infettive causate principalmente da virus e batteri Caratterizzate da:

- Alta contagiosità
- Comparsa di lesioni cutanee peculiari
- Andamento clinico evolutivo tipico

MORBILLO

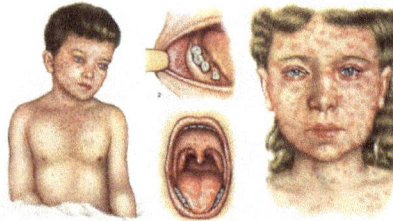

Epidemiologia : incidenza stagionale fino inverno inizio primavera
Picco d'incidenza 5-10 anni

I bambini tra i 4-6 mesi solitamente non sono colpiti grazie all'immunità acquisita per via transplacentare dalle madri che hanno avuto il morbillo o che sono state immunizzate.

Agente eziologico: Paramixovirus ad RNA, genere **Morbillivirus**.

Trasmissione: via aerea (colpi di tosse, starnuti o semplicemente parlando).
Incubazione: 9-14 giorni.

Contagiosità: da 2-4 giorni prima 5 giorni dopo la comparsa dell'esantema

Manifestazioni cliniche: si distinguono due fasi:

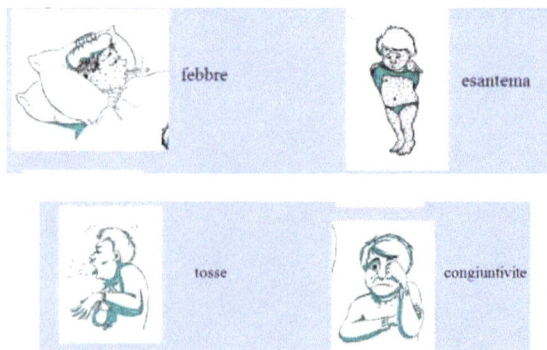

- **Fase 1 Pre-esantematica o prodromica (2-4 giorni)**

- Febbre, malessere generale, cefalea
- Rinite
- Cheratocongiuntivite (fotofobia, iperemia e secrezione oculare)
- Laringotracheite (tosse secca e stizzosa)
- Comparsa di macchie bianche a spruzzo di calce **(MACCHIE DI KOPLIK)** sulla mucosa
  delle guance in corrispondenza dei molari inferiori(scompaiono in 18-24h)

LE MACCHIE DI KOPLIK SONO PATOGNOMONICHE!

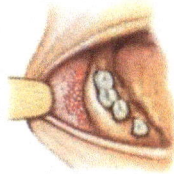

- **Fase 2 Esantematica (4-6 giorni):**

Al termine della Fase 1, la febbre "scompare" per 6-12 ore per poi ripresentarsi con tempe-rature elevate.

- A questo punto,**compare il caratteristico esantema maculo-papuloso** (sede retroau-ricolare)collo, tronco e ,infine agli arti.

In questa fase i linfonodi angolo-mandibolari e della regione cervicale posteriore aumenta-no di volume.

Durante le successive 24 ore l'esantema si estende a schiena, addome, arti superiori e co-sce. Quando finalmente raggiunge i piedi comincia a scomparire dal volto. L'esantema sva-nisce verso il basso con la stessa sequenza con la quale è apparso, quindi in senso cranio-caudale.

Dopo la scomparsa dell'esantema, segue una desquamazione furfuracea e una colorazione brunastra che scompare entro 7-10 gg.

La gravità della malattia è direttamente correlata all'estensione e confluenza dell'esantema presentandosi, quindi, in "forma lieve" quando l'esantema non è confluente o "forma gra-ve" quando l'esantema è confluente e la cute è completamente coperta, compresi palmo delle mani e pianta dei piedi, con volto gonfio e sfigurato.

TRATTAMENTO MORBILLO (SINTOMATICO)

ACETAMOL® (PARACETAMOLO)(SENZA OBBLIGO DI RICETTA MEDICA)
20cp da 500mg
10cp da 1000mg
10 supposte da 250mg o 10 supposte da 500mg o 10 supposte da 1g
Granulato effervescente 10 bustine 300mg

EFFERALGAN®(PARACETAMOLO)(SENZA OBBLIGO DI RICETTA MEDICA)
16cp da 500mg
16cp da 1000mg
10 supposte da 300mg

TACHIPIRINA®(PARACETAMOLO))(RR BIANCA-CLASSE C RICHIESTA SOLO PER LA TACHIPIRINA DA 1000mg. PER TUTTE LE ALTRE FORMULAZIONI NON È NECESSARIA LA RICETTA MEDICA)
10 cp da 500mg

BAMBINI→TRA 6-10 ANNI(21-25KG) ½ cp da 500mg ogni 4h
→TRA 8 E 13 ANNI (26-40KG)1cp ogni 6 h senza superare le 4 somministraz /die
→TRA 13 E 15 ANNI(41-50KG)1cp ogni 4 h senza superare le 6 somministraz /die
>15 ANNI (50KG)1cp ogni 4 h senza superare le 6 somministraz /die

La terapia antibiotica si impone qualora vi siano complicanze batteriche (ad esempio otite o polmonite)

VEDERE IL CAPITOLO DELL'ORECCHIO PER IL TRATTAMENTO DELLE OTITI E QUELLO DELL'APPARATO RESPIRATORIO PER LE POLMONITI

ROSOLIA

Rash first
appears on
neck and face

Scattered rash
on body

Agente eziologico: virus a RNA del genere **Rubivirus** della famiglia dei Togaviridae.

Epidemiologia: incidenza stagionale inverno- primavera
Picco d'incidenza 5-14 anni

Trasmissione attraverso saliva e secrezioni nasofaringee. Incubazione: 14-21 giorni.

Contagiosità: da 7 giorni prima a 5 giorni dopo la comparsa dell'esantema.

IL NEONATO AFFETTO DA ROSOLIA CONGENITA RIMANE PORTATORE DEL
VIRUS PER OLTRE 12-18 MESI.

Manifestazioni cliniche: si distinguono due fasi:

- **Fase 1° detta Periodo pre-esantematico (1-2 giorni)** malessere, febbricola,cefalea, linfoadenopatia con aumento dei linfonodi retroauricolari, retronucali e laterocervicali.

- **Fase 2° detta Periodo esantematico (2-3 giorni)**Rush maculo-papulare a rapida evoluzione di colore rosa che compaiono inizialmente al volto e si diffondono in senso centrifugo a tronco e arti

L'esantema compare sul volto con macchie piatte di colore rosa che tendono a confluire tra loro, mentre sul resto del corpo con puntini rossi molto piccoli e ben separati.

- **NO INTERESSAMENTO DEL PALMO DELLE MANI E DELLA PIANTA DEI PIEDI**

- **NO DESQUAMAZIONE FINALE**

- **SPESSO ASSOCIATA A SPLENOMEGALIA**

IL SEGNO CARATTERISTICO È RAPPRESENTATO DALLA LINFADENOPATIA.

NESSUNA ALTRA PATOLOGIA PROVOCA UN INGROSSAMENTO DOLOROSO DI QUESTI LINFONODI IN MISURA UGUALE ALLA ROSOLIA.

La linfadenopatia compare almeno 24 ore prima dalla comparsa dell'esantema e può persistere per 1 settimana.

L'esantema può essere preceduto dalla comparsa di discrete macchie di colore rosa sul palato molle (**MACCHIE DI FORCHHEIMER**)(**macule di color rosa presenti sul palato molle, non patognomoniche ma caratteristiche**)

Prevenzione: Vaccinazione.

È disponibile, infatti, un vaccino combinato Morbillo-Parotite-Rosolia.

La prima dose va somministrata tra il 12-15° mese di vita, una seconda dose a 5- 6 anni.

Complicanze:

- Interessamento articolare

- Nevrassite

- Manifestazioni emorragiche da piastrinopenia autoimmune o da ridotta produzione midollare

TRATTAMENTO ROSOLIA (SINTOMATICO)

- **TACHIPIRINA®(PARACETAMOLO)(RR BIANCA-CLASSE C RICHIESTA SOLO PER LA TACHIPIRINA DA 1000 mg. PER TUTTE LE ALTRE FORMULAZIONI NON È NECESSARIA RICETTA MEDICA)**
  10 cp da 500mg

  BAMBINI→TRA 6-10 ANNI(21-25KG) ½ cp da 500mg ogni 4h
  TRA 8 E 13 ANNI(26-40KG)1cp ogni 6 h senza superare le 4 somministraz /die
  TRA 13 E 15 ANNI(41-50KG)1cp ogni 4 h senza superare le 6 somministraz /die
  >15 ANNI (50KG)1cp ogni 4 h senza superare le 6 somministraz/die

ROSOLIA CONGENITA

Rosolia in gravidanza: trasmissione e rischi.

Trasmissione	Fasi	Rischi per il feto
Primo trimestre: rischio di trasmissione alto		Aborto e/o morte del feto. Gravi malformazioni Sindrome della rosolia congenita.
Secondo trimestre: rischio di trasmissione medio		Cataratta, Malformazioni cardiache Sordità
Terzo trimestre: rischio di trasmissione basso		Infezione senza malformazioni Neonato sano con anticorpi Aumento del volume di fegato e milza, ittero, anemia

BENESSERE360.COM

MANIFESTAZIONI CLINICHE

MALFORMAZIONI CONGENITE DELL'APPARATO CARDIOVASCOLARE

- Pervietà del dotto di Botallo
- Stenosi dell'arteria e della valvola polmonare
- Difetti del setto

LESIONI OCULARI

- Cataratta
- Retinopatia pigmentosa
- Microftalmia
- Glaucoma

ALTERAZIONI UDITIVE E VESTIBOLARI

- Sordità neurosensoriale

MALFORMAZIONI DEL SNC,APPARATO DIGERENTE E URINARIO

VARICELLA

Day 1 – a.m.	Day 1 – p.m.	Day 2	Day 3	Day 4
Day 5	Day 7	Day 10	Day 11	Day 15

Varicella Zoster

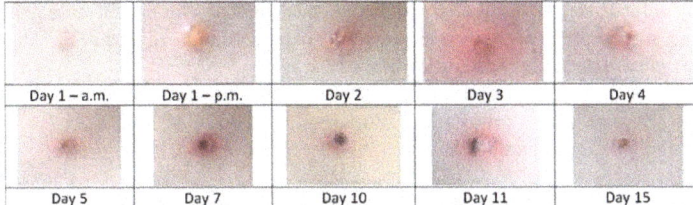

Agente eziologico: Virus della Varicella zoster, della famiglia degli Herpes viridae.

Trasmissione: La varicella si trasmette soltanto da uomo a uomo avviene per via aerea mediante tosse o starnuti o per contatto diretto con lesioni cutanee.

Incubazione: 10-21 giorni.

Contagiosità: Inizia da 1-2 giorni prima della comparsa dell'eruzione fino alla trasformazione in croste di tutte le vescicole.

DURANTE LA GRAVIDANZA IL VIRUS PUÒ ESSERE TRASMESSO ALL'EMBRIONE O AL FETO ATTRAVERSO LA PLACENTA.

Manifestazioni cliniche:

- **Periodo di incubazione:** 10-21 giorni,malessere generale e febbre modesta

- **Fase esantematica**: gittate subentranti di maculo-papule rosse, lievemente rilevate, che nel corso di qualche ora si trasformano in vescicole pruriginose.
**Se il liquido si intorpidisce, le vescicole si trasformano in pustole, ossia
lesioni complicate da una sovrainfezione batterica.**

L'esantema compare prima sul torace e addome e ,nel giro di 24-48 ore al
volto, cuoio capelluto e arti.

Caratteristica è la coesistenza delle lesioni in diverso stadio evolutivo.

- **Fase conclusiva:** le vescicole, seccandosi, diventano croste che gradualmente
si staccano in modo spontaneo nel giro di circa 1 settimana.

Prevenzione: Vaccino. Questo può essere somministrato, in un'unica dose, a bambini di età
>12 mesi; nei bambini di età >13 anni è necessaria una seconda dose a distanza
di 4 settimane.

TRATTAMENTO VARICELLA (SINTOMATICO)

PER LENIRE IL PRURITO

- Cospargere la cute con il **talco mentolato all'1% (IL COMUNE BOROTALCO)** e somministrare **per OS un farmaco antistaminico**

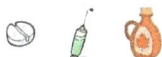

- **TRIMETON® (CLORFENIRAMINA) (RR BIANCA - CLASSE C)**
  20cp 4mg
  5fl 1ml/10mg IM
  Sciroppo 100ml 0,05%**(PER I BAMBINI DA 2 AI 12 ANNI)**

  BAMBINI DA 2 A 6 ANNI→ ¼-½ cucchiaino da tè 2-4 volte/die
  BAMBINI DA 6 A 12 ANNI→½ compressa 3-4 volte/die
  →½ - 1 cucchiaino da tè 3-4 volte/die (sciroppo)

  ADULTI ERAGAZZI DI OLTRE 12 ANNI→1 cp3-4volte/die .
  →1-2 fiale da 10 mg/die per via IM, SC
  o, nei casi più gravi, EV.
  →1-2 cucchiaini da tè (2-4 mg) 3-4 volte /die.
  (sciroppo)

  LA DOSE MASSIMA RACCOMANDATA È 40 mg IN 24 ORE.

PER LA FEBBRE

- **TACHIPIRINA® (PARACETAMOLO)(RR BIANCA-CLASSE C RICHIESTA SOLO PER LA TACHIPIRINA DA 1000mg. PER TUTTE LE ALTRE FORMULAZIONI NON È NECESSARIA LA RICETTA MEDICA)**

  GRANULATO EFFERVESCENTE 20 BUSTINE DA 125 mg
  Sciogliere il granulato effervescente in un bicchiere d'acqua.

- **Bambini di peso compreso tra 7 e 10 kg (approssimativamente tra i 6 ed i 18 mesi):** 1 bustina alla volta, da ripetere se necessario dopo 6 ore, senza superare le 4 somministrazioni al giorno.

- **Bambini di peso compreso tra 11 e 12 kg (approssimativamente tra i 18 ed i 24 mesi):** 1 bustina alla volta, da ripetere se necessario dopo 4 ore, senza superare le 6 somministrazioni al giorno.

- **Bambini di peso compreso tra 13 e 20 kg (approssimativamente tra i 2 ed i 7 anni):** 2 bustine alla volta (corrispondenti a 250 mg di paracetamolo), da ripetere se necessario dopo 6 ore, senza superare le 4 somministrazioni al giorno.

- **Bambini di peso compreso tra 21 e 25 kg (approssimativamente tra i 6 ed i 10 anni):** 2 bustine alla volta (corrispondenti a 250 mg di paracetamolo), da ripetere se necessario dopo 4 ore, senza superare le 6 somministrazioni al giorno.

COMPRESSE DA 10 cp DA 500 mg

- **Bambini di peso compreso tra 21 e 25 kg(approssimativamente tra i 6 ed i 10 anni):** 1/2 compressa alla volta, da ripetere se necessario dopo 4 ore, senza superare le 6 somministrazioni al giorno (3 compresse).

- **Bambini di peso compreso tra 26 e 40 kg (approssimativamente tra gli 8 ed i 13 anni):** 1 compressa alla volta, da ripetere se necessario dopo 6 ore, senza superare le 4 somministrazioni al giorno.

- **Ragazzi di peso compreso tra 41 e 50 kg (approssimativamente tra i 12 ed i 15 anni):** 1 compressa alla volta, da ripetere se necessario dopo 4 ore, senza superare le 6 somministrazioni al giorno.

- **Ragazzi di peso superiore a 50 kg (approssimativamente sopra i 15 anni):**1 compressa alla volta, da ripetere se necessario dopo 4 ore, senza superare le 6 somministrazioni al giorno.

- **Adulti:** 1 compressa alla volta, da ripetere se necessario dopo 4 ore, senza superare le 6 somministrazioni al giorno. Nel caso di forti dolori o febbre alta, 2 compresse da 500 mg da ripetere se necessario dopo non meno di 4 ore

COMPRESSE DA 1000mg

ADULTI E RAGAZZI OLTRE I 15 ANNI→1cp fino a 3 volte/die con un intervallo tra le diverse somministrazioni non inferiori alle 4 ore

I BAMBINI CON VARICELLA NON DEVONO ESSERE TRATTATI CON SALICILATI (ASPIRINA) PERCHÉ QUESTI AUMENTANO IL RISCHIO DI SINDROME DI REYE.

Nei casi più a rischio di complicanze (adolescenti, persone con malattie respiratorie croniche o in trattamento con steroidi) si può ricorrere a farmaci antivirali per via sistemica come l'Aciclovir.

IN BAMBINI IMMUNOCOMPROMESSI A 24-48 ORE DALLA COMPARSA DELL'ESANTEMA →ACICLOVIR 20mg/kg/dose x 4 volte /die x 5gg x os

La terapia antivirale non è raccomandata nei bambini immunocompetenti o altrimenti sani poiché, somministrata per via orale entro 24 ore dall'inizio dell'esantema, determina solamente una modesta riduzione dei sintomi.

- **NEI PAZIENTI IMMUNODEPRESSI È RACCOMANDATA LA TERAPIA ANTIVIRALE PER VIA VENOSA.**

GRAVIDANZA

Tutte le donne in gravidanza che sviluppano varicella dovrebbero essere trattate con Aciclovir orale. Nel caso in cui manifestino complicazioni, dovrebbero essere trattate con Aciclovir per via endovenosa

SCARLATTINA O QUARTA MALATTIA (O SCARLATTINETTA)

Quasi sempre insorge come **complicanza di una tonsillite streptococcica** e, più raramente, di una contaminazione settica esterna (da ferita accidentale o chirurgica).

Agente eziologico: Streptococco β emolitico di gruppo A.

Trasmissione:contatto con le secrezioni respiratorie di soggetti con infezioni streptococciche in atto. Incubazione: 1-7 giorni.

Contagiosità: ambienti affollati (asili, scuole etc.).
La persona infetta può trasmettere il batterio sino a 24-48 ore dopo l'inizio dell'antibioticoterapia.

Periodo d'incubazione: 2-5 gg

Manifestazioni cliniche:

- **Febbre** (che aumenta bruscamente e raggiunge i 39,5-40°C il secondo giorno)
- **Vomito, cefalea**
- **Faringite : ENANTEMA:**tonsille iperemiche ed edematose coperte da essudato purulento dorso della lingua, durante i primi giorni, presenta una patina biancastra attraverso la quale emergono papille rosse ed edematose **(LINGUA A FRAGOLA BIANCA)** con successiva desquamazione nei giorni a seguire **(LINGUA A FRAGOLA ROSSA)**.

- **ESANTEMA:** Dal momento dell'esordio, entro 12-48 ore compare l'esantema tipico caratterizzato **da microelementi a capocchia di spillo rosso-scarlattiche scompaiono alla digitopressione.**

Iniziano nel bacino e alla radice delle cosce,successivamente al volto e poi al tronco.

Il viso è molto arrossato, tranne l'area intorno alla bocca che, rimanendo bianca, gli conferisce per contrasto la caratteristica **"MASCHERA SCARLATTINOSA O MASCHERA DI FILATOW"**

L'eruzione cutanea scompare dopo 3-7 giorni
La pelle comincia a **desquamarsi,** partendo dal volto per proseguire poi col tronco, le mani e i piedi(**"DESQUAMAZIONE A DITA DI GUANTO"**).
La guarigione avviene in circa 2 settimane.

Complicanze:

Suppurative

➢ Otite media acuta
➢ Ascesso tonsillare
➢ Linfoadenite
➢ Sinusite
➢ Mastoidite
➢ Ascesso cerebrale

Tossiche

➢Miocardite
➢Nefrite interstiziale

Immunologiche

➢**Malattia Reumatica**
(solo dopo faringite)

➢Glomerulonefrite post-infettiva
(sia dopo faringite che inf.cutanea)

TRATTAMENTO SCARLATTINA

(Trattandosi di un'infezione batterica, viene curata con gli antibiotici (**PENICILLINA** in prima linea oppure **AMOXICILLINA** o **MACROLIDI**).

La cura deve durare almeno 10 giorni, ma già dal 3° giorno il bambino non sarà più conta-gioso.

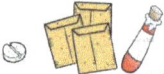

AUGMENTIN®= NEODUPLAMOX®= CLAVULIN®=ABBA®

(AMOXICILLINA SODICA + ACIDOCLAVULANATO)

(RR ROSSA - CLASSE A)

12 cp 1g (875mg+125 mg)

12 bustine polvere sospensione orale 1g (875 mg+125mg)

Sospensione orale 400 mg/57 mg/5 ml

Flaconi da 35,70 ml o 140 ml

ADULTI o BAMBINI DI PESO PARI o>40 Kg→1cp (o 1 bustina) ogni 8-12 ore (2-3 volte/die) per 6-10 gg

BAMBINI <40 kg → sospensione orale 400 mg/57 mg 50-75 mg/Kg al die

Poichè1 ml=80 mg di AMOXICILLINA50 mg DI

AMOXICILLINA=0,6 ml **0,3 ml/kg ogni 8-12 h per 6-10 gg**

Salvo nei casi più gravi, non è necessario interrompere l'allattamento.
(L'AUGMENTIN® SI PUÒ DARE DURANTE L' ALLATTAMENTO)

- **MACLADIN®= KLACID®= VECLAM®(CLARITROMICINA)**
(RR ROSSA - CLASSE A)
14cp da 500mg

ADULTI→1cp/die
BAMBINI→da 6 mesi a 12 anni:

MACLADIN®/KLACID®/VECLAM®GRANULATO®

250 mg/5 ml: peso kg/2 volte/die

8kg:60mg	28kg:210 mg	48kg:360 mg
12kg:90 mg	32kg:240 mg	
16kg:120 mg	36kg:270 mg	
20Kg:150 mg	40kg:300 mg	
24Kg:180 mg	44kg:330 mg	

ERITEMA (O MEGALOERITEMA) INFETTIVO O QUINTA MALATTIA

Agente eziologico: **Parvovirus B19**, piccolo virus a DNA.

Epidemiologia:colpisce i bambini in età scolare tra i 5-10 anni
Prevalentemente in primavera

Trasmissione: contatto con le secrezioni respiratorie e le goccioline di saliva dei soggetti con infezione o per via ematica

Contagiosità: scarsa.

Manifestazioni cliniche:

- **Periodo d'incubazione** 4-14 gg

- **Fase prodromica**: lieve sintomatologia e comprende febbre di grado lieve, cefalea e sintomi respiratori.

- **Fase esantematica**

1° stadio: rush eritematoso che interessa le guance con caratteristica distribuzione a farfalla **("faccia schiaffeggiata")**mentre il resto del volto resta pallido;

2° stadio: l'esantema si diffonde rapidamente o contemporaneamente al tronco e alle estremità, tranne palmo delle mani e pianta dei piedi;

3° stadio: rapido schiarimento centrale delle lesioni maculari, con risultante aspetto reticolato simile ad un "merletto".

- **Risoluzione** avviene nel giro di 1-3 settimane, condesquamazione.

Le lesioni possono riaccendersi dopo esposizione a luce solare, calore, esercizio e stress.
Il megaloeritema può provocare prurito e determinare un lieve innalzamento della temperatura corporea.

Complicanze:
- nei bambini si risolve senza conseguenze
- adolescenti e adulti può, raramente, causare **artriti** o **dolori articolari** che si risolvono però nel giro di pochi giorni.

Nei soggetti affetti da anemie emolitiche croniche (talassemia, sferocitosi, ellissocitosietc) il Parvovirus B19 può provocare crisi di aplasia midollare (si consiglia, quindi, l'allontanamento dai bambini malati).

È bene, inoltre, **evitare qualsiasi contatto tra le persone infette e le donne in gravidanza** in quanto il virus può raggiungere il feto attraverso la placenta e causare complicazioni soprattutto nella prima metà della gestazione (morte fetale nel 10% dei casi).

NON RICHIEDE ALCUN TRATTAMENTO SPECIFICO.

SESTA MALATTIA (ESANTEMA CRITICO O SUBITUM O ROSEOLA INFANTUM)

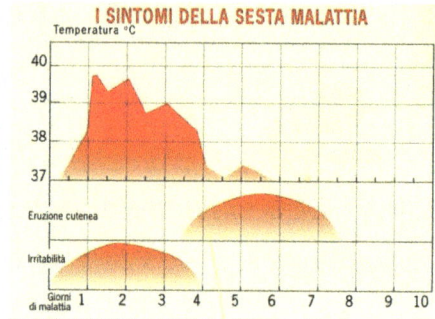

Roseola rash: Found on neck, trunk, and thighs

I SINTOMI DELLA SESTA MALATTIA

Epidemiologia: più frequente in autunno e in primavera.

Agente eziologico: Herpes Virus umano tipo 6 (HHV6) e tipo 7 (HHV7).

Trasmissione: secrezioni respiratorie.

Incubazione: 7-14 giorni

Manifestazioni cliniche: in molti casi la malattia decorre in forma subclinica o con sintomatologia lieve e sfumata. Nei casi clinicamente manifesti il decorso comprende due fasi:

- **Periodo pre-esantematico (3-4 giorni)**
- febbre elevata (anche 39-40°C)
- irritabilità
- faringodinia

- **Periodo esantematico:**
    - la febbre scompare di colpo dopo 3-4 giorni
    - esantema diffuso rubeoliforme o morbilliforme, della durata massima di 48 ore, caratterizzato da puntini di colore rosa pallido (tronco e collo per poi passare al viso e all'attaccatura di cosce e braccia).
    - Tipico di questo esantema è il cambiamento repentino di posizione: nel giro di poche ore può spostarsi da una parte all'altra del corpo.
    - **VOLTO MANI E PIEDI SONO RISPARMIATI**

Complicanze:crisi convulsive nei bambini di età inferiore ai 2 anni.

TRATTAMENTO SESTA MALATTIA (SINTOMATICO)

PER LENIRE IL PRURITO

- cospargere la cute con il **talco mentolato all'1% (IL COMUNE BOROTALCO)** e somministrare **per OS un farmaco antistaminico**

• **TRIMETON® (CLORFENIRAMINA) (RR BIANCA - CLASSE C)**
  20cp 4mg
  5fl 1ml/10mg IM
  Sciroppo 100ml 0,05% **(PER I BAMBINI DA 2 AI 12 ANNI)**

BAMBINI DA 2 A 6 ANNI→ ¼-½ cucchiaino da tè 2-4 volte/die
BAMBINI DA 6 A 12 ANNI→ ½ compressa 3-4 volte/die
→½ - 1 cucchiaino da tè 3-4 volte/die (sciroppo)

ADULTI ERAGAZZI DI OLTRE 12 ANNI→1 cp3-4volte/die .
→1-2 fiale da 10 mg/die per via IM,
SC o, nei casi più gravi, EV.
→1-2 cucchiaini da tè (2-4 mg) 3-4 volte /die.
(sciroppo)

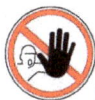

LA DOSE MASSIMA RACCOMANDATA È 40 MG IN 24 ORE.

PER LA FEBBRE

• **TACHIPIRINA®(PARACETAMOLO)(RR BIANCA-CLASSE CRICHIESTA SOLO PER LA TACHIPIRINA DA 1000mg. PER TUTTE LE ALTRE FORMULAZIONI NON È NECESSARIA LA RICETTA MEDICA)**

- **GRANULATO EFFERVESCENTE 20 BUSTINE DA 125 mg**
Sciogliere il granulato effervescente in un bicchiere d'acqua.

- **Bambini di peso compreso tra 7 e 10 kg (approssimativamente tra i 6 ed i 18 mesi):** 1 bustina alla volta, da ripetere se necessario dopo 6 ore, senza superare le 4 somministrazioni al giorno.

- **Bambini di peso compreso tra 11 e 12 kg (approssimativamente tra i 18 ed i 24 mesi):** 1 bustina alla volta, da ripetere se necessario dopo 4 ore, senza superare le 6 somministrazioni al giorno.

- **Bambini di peso compreso tra 13 e 20 kg (approssimativamente tra i 2 ed i 7 anni):** 2 bustine alla volta (corrispondenti a 250 mg di paracetamolo), da ripetere se necessario dopo 6 ore, senza superare le 4 somministrazioni al giorno.

- **Bambini di peso compreso tra 21 e 25 kg (approssimativamente tra i 6 ed i 10 anni):** 2 bustine alla volta (corrispondenti a 250 mg di paracetamolo), da ripetere se necessario dopo 4 ore, senza superare le 6 somministrazioni al giorno.

COMPRESSE DA 10 cp DA 500 mg

- **Bambini di peso compreso tra 21 e 25 kg(approssimativamente tra i 6 ed i 10 anni):** 1/2 compressa alla volta, da ripetere se necessario dopo 4 ore, senza superare le 6 somministrazioni al giorno (3 compresse).

- **Bambini di peso compreso tra 26 e 40 kg (approssimativamente tra gli 8 ed i 13 anni):** 1 compressa alla volta, da ripetere se necessario dopo 6 ore, senza superare le 4 somministrazioni al giorno.

- **Ragazzi di peso compreso tra 41 e 50 kg (approssimativamente tra i 12 ed i 15 anni):** 1 compressa alla volta, da ripetere se necessario dopo 4 ore, senza superare le 6 somministrazioni al giorno.

- **Ragazzi di peso superiore a 50 kg (approssimativamente sopra i 15 anni):** 1 compressa alla volta, da ripetere se necessario dopo 4 ore, senza superare le 6 somministrazioni al giorno.

- **Adulti:** 1 compressa alla volta, da ripetere se necessario dopo 4 ore, senza superare le 6 somministrazioni al giorno. Nel caso di forti dolori o febbre alta, 2 compresse da 500 mg da ripetere se necessario dopo non meno di 4 ore

COMPRESSE DA 1000mg

ADULTI E RAGAZZI OLTRE I 15 ANNI→ 1cp fino a 3 volte/die con un intervallo tra le diverse

somministrazioni non inferiori alle 4 ore

RICAPITOLANDO....

MORBILLO	SCARLATTINA	ROSOLIA	VARICELLA	V MALATTIA	VI MALATTIA
Paramixovirus	SBEGA	Rubivirus	HSV	Parvovirus B19	HSV 6
macchie di koplick	Tonsille, lingua a fragola bianca/rossa	Macchie di Forcheimer			
Maculo-papule cranio caudali. Desquamazione fine cranio-caudale	Maculo-papule puntiformi tronco-arti-volto. Segno mano gialla. Maschera Filatow. Desquamazione furfuracea, «a dita di guanto»	Volto, poi tronco e arti in direz. Centrifuga. No palmo mani e pianta piedi. No	Maculo-papule-vescicole- pustole-croste. Torace e addome- volto e cuoio capelluto.	Maculo-papule arti e tronco. Aspetto volto «a faccia schiaffeggiata». No palmo mani e pianta piedi	Tre giorni di febbre, apiressia con comparsa rash rosa tenue. No palmo mani e pianta piedi
Panencefalite sclerosante subacuta	Malattia reumatica	Meningite e piastrinopenia	Interessamento SNC	Crisi aplastiche transitorie	Convulsioni, meningoencefaliti

Fig.1 - **Varicella**. La figura a sinistra presenta la comparsa delle macchie nella fase iniziale della malattia; la figura a destra nella fase culminante.

Fig.2 – **Morbillo**. Si presenta con la comparsa delle macchie dapprima dietro le orecchie, poi invadono la faccia e il corpo

Fig.3 – **Rosolia.** Si presenta con macchie più chiare di quelle del morbillo e cominciano per lo più dietro le orecchie, sulla fronte e sulle guance e poi si diffondono sul resto del corpo.

Fig.4 –**Scarlattina**. L'eruzione parte di solito dal torace e si estende poi a tutto il corpo ma non sul viso.

V Malattia → Par**V**ovirus B19→ **Megalo**eritema infettivo (contrario di **parvus**)

REMEMBER   Esantema **S**ubitum→ **S**esta malattia→ HHV-**S**ei

SINDROME DI KAWASAKI

La sindrome di Kawasaki è una vasculite delle arterie di medio calibro, in particolare delle arterie coronariche.

EZIOLOGIA

L'eziologia è sconosciuta, ma l'epidemiologia e la manifestazione clinica suggeriscono un'infezione o una risposta immunologica anomala a un'infezione in bambini geneticamente predisposti.

Bambini giapponesi mostrano un'incidenza particolarmente alta, anche se la malattia di Kawasaki è presente in tutto il mondo.

La malattia di Kawasaki può essere descritta in tre fasi distinte:

1. **FASE INIZIALE (ACUTA FEBBRILE):**in questa prima fase - dalla durata di 14-30 giorni - la malattia di Kawasaki esordisce con

   - **Febbre molto elevata**
   - Rush cutaneo, papule e macule associate a prurito
   - **Iperemia congiuntivale**
   - Eritema buccale
   - Lesioni in prossimità della mucosa orale
   - Eritema a livello dei palmi delle mani
   - **La linfadenopatia cervicale** è un prodromo che caratterizza la prima fase del morbo di Kawasaki: i linfonodi, spesso dolenti, risultano molli alla palpazione e la pelle che li ricopre arrossata e calda.

2. **FASE SUB-ACUTA:** desquamazione diffusa, associata spesso a trombocitosi (eccesso di piastrine nel sangue).

Possibili, seppur meno frequenti, artriti ed artralgie, lesioni vascolari, alterazioni cardiache con esito mortale nell'1-2 % dei casi (infarto al miocardio, miocardite, pericardite, aritmie, trombosi coronarica ecc.).

3. **FASE DI CONVALESCENZA:**si protrae per circa tre mesi, al termine dei quali i tipici segni del morbo di Kawasaki scompaiono, nonostante possano permanere alcuni disturbi cardiaci.

Kawasaki disease

Fever for 5 days
Cervical lymph node >1.5cm
Rash
Bilateral nonexudative conjunctivitis
Mucositis
Swelling &/or erythema of palms/soles
Coronary artery aneurysms

KAWASAKI DISEASE
• CLASSIC SYMPTOMS •
• Conjunctivitis (spares limbus)
• Rash ~ all body parts polymorphous → desquamation
• Adenopathy ~ enlarged lymph nodes (cervical)
• Strawberry tongue ~ Red MOUTH & THROAT
• Hands & feet ~ swollen + rash

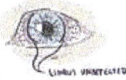

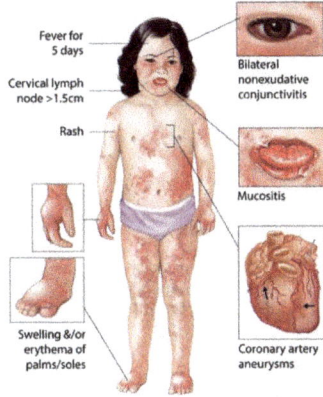

DIAGNOSI

In genere, la diagnosi è soltanto clinica.
Tra gli esami diagnostici più utili per accertare il morbo di Kawasaki spiccano: ecocardiografia,
- ecocardiogramma,
- esame oftalmoscopico con lampada a fessura

KAWASAKI SYNDROME
(ACUTE SYSTEMIC VASCULITIS)
* FEVER > 102.2°F
* STRAW BERRY TONGUE
* RED LIPS
* CONJUNCTIVAL REDNESS
* LETHARGY
* IRRITABILITY
* CARDIAC COMPLICATIONS IN 5-20%
* PALLOR OF PROXIMAL FINGERNAILS & TOENAILS
* SUPERFICIAL SKIN LAYERS DESQUAMATE EASILY
* RED SOLES & PALMS
(* USUALLY CHILDREN ↓ 5 YEARS OLD.)
* RASH OVER TRUNK & PERINEAL AREA
* OCCASIONAL INTERMITTENT COLICKY ABD PAIN
* MAY LAST 2~12+ WEEKS

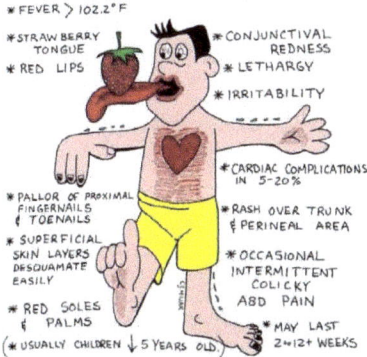

TERAPIA SINDROME DI KAWASAKI

- Immunoglobuline per via endovenosa (**PRIVIGEN ® KIOVIG ® FLEBOGAMMADIF ®**) + **ASPIRINA®**.
- Quando il paziente non risponde alla cura, in genere è consigliata la somministra-zione di **INFLIXIMAB**(anticorpo monoclonale) .

LA SINDROME DI KAWASAKI E' LUNICA MALATTIA IN CUI SI DA' ACIDO ACETILSALICILICO (ASPIRINA®) AD UN BAMBINO!!!

CRAMPI,TRAUMI,CONTUSIONI E DISTORSIONI

CRAMPI

I crampi sono dolori muscolari improvvisi e violenti causati dalla contrazione involontaria di uno o più muscoli.

Si presentano come un'improvvisa, forte contrazione involontaria e dolorosa del muscolo colpito. La contrazione e il dolore si estinguono spontaneamente in alcuni secondi.

In certi casi, la contrazione dei muscoli è così forte che, anche dopo il rilassamento, il dolore persiste per alcuni giorni.

CAUSE

- Insufficiente ossigenazione del muscolo
- Affaticamento muscolare/sforzo muscolare prolungato e improvviso/traumi
- Eccessiva sudorazione
- Freddo
- Farmaci (diuretici e pillola anticoncezionale)
- Carenza di sali minerali quali potassio, calcio, magnesio e sodio, da traumi fisici, oppure in conseguenza di uno sforzo prolungato o improvviso
- Ipotiroidismo
- Ansia/depressione
- Diabete
- Anemia
- Trombosi venosa e sclerosi multipla

Sono frequenti d'estate poiché si può essere disidratati dal sudore e quindi essere a corto di sali minerali.

Possono venire anche durante il sonno.

Possono sopravvenire anche per vomiti o diarree che hanno comportato squilibrio elettrolitico.

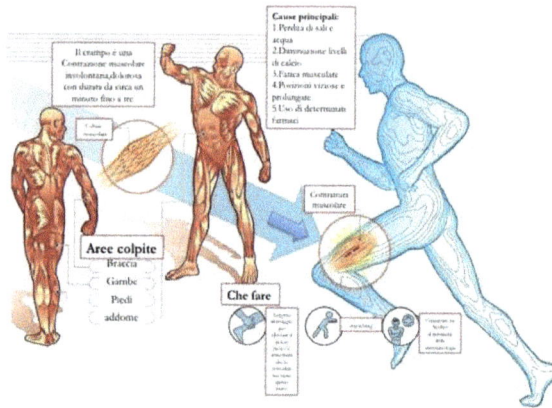

CRAMPI DELLA COSCIA

- Inginocchiatevi vicino al paziente.
- Prendete con la mano destra il tallone dell'arto colpito e sollevate la gamba da terra.
- Con l'altra mano premete sul ginocchio distendendo la gamba alla massima estensione.
- Massaggiate i muscoli colpiti senza far male. Se sono i muscoli anteriori della coscia potete in un secondo tempo flettere un poco il ginocchio.

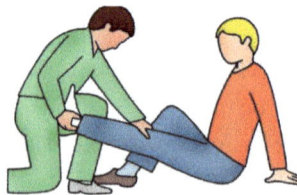

CRAMPI DEL POLPACCIO

- Inginocchiatevi vicino al paziente
- Sollevate l'arto e appoggiatelo sulle vostre gambe.
- Premete sulle dita del piede dell'arto infortunato spingendo in su verso il mento di questi.
- Massaggiate il polpaccio.

Stendi il ginocchio

Fletti il piede verso l'alto

Questa manovra serve a
forzare il muscolo opposto e
stirare il muscolo interessato
dal crampo

CRAMPI DEI PIEDI

PIEDE

- afferrate le dita del piede colpito e tendetele.
- Fate appoggiare il piede a terra e aiutate la persona a far leva sollevandosi sul calcagno.

DITA DEL PIEDE

- alternate con la mano un movimento di estensione e uno di flessione delle dita del piede colpito.

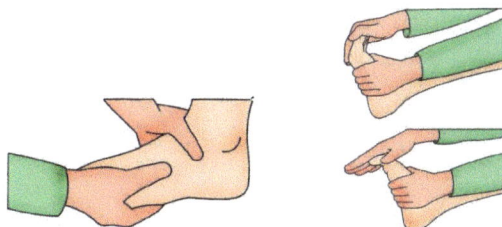

CRAMPO DELLE DITA DELLA MANO

- effettuate una trazione decisa e delicata contemporaneamente delle dita della mano in senso centrifugo
- Massaggiate la mano senza fare male

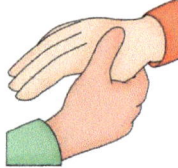

COSA FARE IN CASO DI CRAMPI

Il metodo più efficace e veloce nel risolvere un episodio di crampi a un muscolo consiste nel contrarre il muscolo antagonista a quello colpito.

- Allungamenti del muscolo colpito (il metodo più efficace e veloce nel risolvere un episodio di crampi a un muscolo consiste nel contrarre il muscolo antagonista a quello colpito)
- Reintegrare i liquidi e i sali minerali persi
- Impacchi caldi sulla zona interessata

In caso di persistenza è importante effettuare accertamenti per capirne la causa ed effettuare un trattamento mirato.

TRAUMI

Il **trauma fisico** (dal greco τραῦμα, "ferita") è una lesione dell'organismo causata dall'azione, dannosa e improvvisa, di agenti esterni (incidenti, violenze).

Come esempio di trauma si possono elencare:

- Le fratture
- Il trauma cranico
- L'ustione
- La causticazione
- La contusione

I traumi possono portare a gravi complicanze secondarie, come lo shock cardio-circolatorio o l'insufficienza respiratoria e, nei casi peggiori, possono avere un esito fatale.

FRATTURE

CLASSIFICAZIONE

Le fratture sono classificate secondo diversi criteri.

In base all'eziologia si distinguono:

- **FRATTURE TRAUMATICHE:** avvengono in un osso con normale resistenza meccanica.

- **FRATTURE PATOLOGICHE:** avvengono in un osso con ridotta resistenza meccanica, per condizioni patologiche generali o locali, e sono causate da un trauma incapace di interrompere un osso normale (es. pz con osteoporosi o metastasi osse).

- **FRATTURE DA DURATA (O DA STRESS):** tipica degli sportivi, viene causata da microtraumi reiterati in un osso con normale resistenza meccanica (si verificano lentamente).

IN BASE ALL'ENERGIA TRAUMATICA:

- FRATTURE AD ALTA ENERGIA
- A MEDIA ENERGIA
- A BASSA ENERGIA

In base all'energia traumatica distinguiamo:

- **FRATTURE AD ALTA ENERGIA** (si creano tante linee di frattura).

- **FRATTURE A MEDIA ENERGIA** (causata ad esempio dallo stiramento di un tendine).

- **FRATTURE A BASSA ENERGIA** (tipica degli anziani, per incidenti, patologica, maltrattamenti su bambini).

IN BASE ALL'EZIOLOGIA:

- FRATTURE TRAUMATICHE
- PATOLOGICHE
- DA DURATA O DA STRESS

In base alla sede vi sono:

- **FRATTURE EPIFISIARIE:** coinvolgono l'articolazione dove l'osso epifisario è avvolto da cartilagine la quale permette un perfetto movimento tra le ossa. In questo tipo di fratture la cartilagine si rompe ed è necessaria l'operazione chirurgica per la ricostruzione articolare. È una frattura di facile guarigione in quanto le epifisi sono altamente vascolarizzate.

- **FRATTURE METAFISIARIE:** la metafisi è la parte ossea che fa da sostegno alle epifisi; è costituita da osso spugnoso molto vascolarizzato ma molle ed è sede dell'attività osteoclastica. Per questo motivo le fratture metafisarie sono più frequenti in soggetti anziani.

- **FRATTURE DIAFISIARIE:** se il soggetto è giovane è più facile sia netta e diretta, se il soggetto è anziano è più frequente essa sia indiretta e a spirale.

IN BASE ALL'ORIENTAMENTO DELLA RIMA DI FRATTURA:
- EPIFISARIE
- METAFISARIE
- DIAFISARIE

In base all'orientamento della rima di frattura, la frattura può essere: trasversale, obliqua, a spirale, comminuta, longitudinale.

IN BASE ALL'ORIENTAMENTO DELLA RIMA DI FRATTURA:

FRATTURE TRASVERSALI

      - OBLIQUE

      - A SPIRALE

      - COMMINUTA

      - LONGITUDINALE

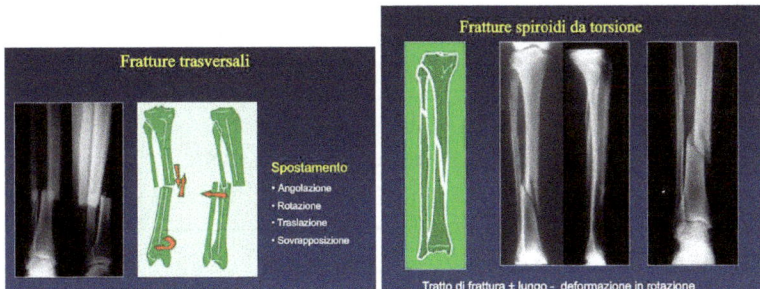

Fratture trasversali

Spostamento
- Angolazione
- Rotazione
- Traslazione
- Sovrapposizione

Fratture spiroidi da torsione

Tratto di frattura ± lungo – deformazione in rotazione

In base allo spostamento dei monconi una frattura può essere: laterale, angolare, longitudinale, rotatoria.

IN BASE ALLO SPOSTAMENTO DEI MONCONI LE FRATTURE SI CLASSIFICANO IN:

- FRATTURA LATERALE

- FRATTURA ANGOLARE

- FRATTURA LONGITUDINALE

- FRATTURA ROTATORIA

Infine, in base all'integrità della cute si hanno:

- **FRATTURE NON ESPOSTE O CHIUSE**: dove la pelle è intatta e non si riscontrano monconi ossei sporgenti (l'osso non comunica con l'esterno);

Le fratture non esposte possono essere **incomplete**, cioè l'osso è incrinato ma mantiene la forma naturale.

Un'ulteriore classificazione riguarda il posizionamento dei due monconi nella frattura semplice rispetto all'asse: una frattura **COMPOSTA** presenta i due monconi allineati, a differenza di quanto avviene nel caso di una frattura **SCOMPOSTA.**

- **FRATTURE ESPOSTE O APERTE:** dove l'osso comunica con l'esterno. Esse comportano un rischio di infezione elevato e richiedono un trattamento antibiotico oltre a quello medico-chirurgico.

CLASSIFICAZIONE IN BASE ALL'INTEGRITA' DELLA CUTE

- FRATTURE ESPOSTE O APERTE
- FRATTURE NON ESPOSTE O CHIUSE: COMPOSTE
                                                    SCOMPOSTE

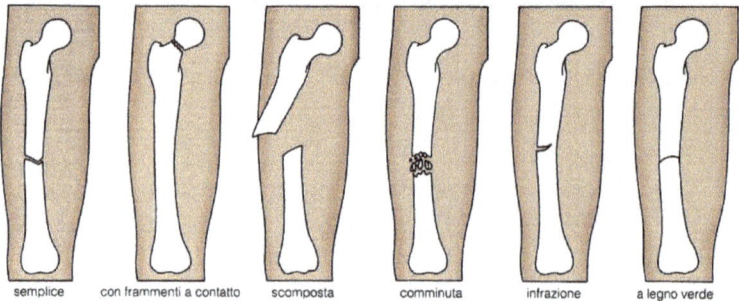

semplice   con frammenti a contatto   scomposta   comminuta   infrazione   a legno verde

TRATTAMENTO DELLE FRATTURE NON ESPOSTE

- Fasciare l'arto con una fasciatura contentiva.
- Le dita andranno bloccate con piccole stecche e fasciate insieme al dito vicino sano.
- In caso di dolore somministrare un analgesico ad esempio:

- **LIXIDOL®= TORADOL = KETOROLAC®**
  1fl 30 mg/ml sublinguale o qualsiasi altro antidolorifico a disposizione

- Inviare il pz in pronto soccorso in cui si eseguirà una radiografia per confermare/escludere la frattura
- Effettuare una eventuale consulenza ortopedica

EVITARE DI SPOSTARE IL PAZIENTE.
SE È NECESSARIO SPOSTARLO, FARLO CON ESTREMA DELICATEZZA IN MODO CHE LE PARTI FRATTURATE NON SI MUOVANO LEDENDO ULTERIORMENTE I TESSUTI.

IL PAZIENTE VA IMMEDIATAMENTE INVIATO IN PRONTO SOCCORSO!!!

Nel frattempo, prendere un accesso venoso e:

- Fermare l'emorragia e contemporaneamente monitorare i parametri (PA, FC e saturazione (se sPO2 < al 93% somministrare O_2))
- In caso di importante perdita di sangue, e severa ipotensione, infondere rapidamente fluidi (soluzione fisiologica)
- Se possibile, senza dislocare la frattura, porre il paziente disteso con gli arti o l'arto sano sollevati/o per favorire l'afflusso di sangue al cervello.

1.   SE VI È EMORRAGIA DEVE ESSERE FERMATA

SE IL SANGUE FUORIESCE COPIOSO MA NON ZAMPILLA ED È DI COLORITO SCURO ALLORA È SANGUE VENOSO

- Si comprimerà a sufficienza lontano dalla ferita in modo da arrestare la fuoriuscita di sangue .
- Se si deve schiacciare proprio sulla ferita somministrare 8-10 cc di **XILOCAINA®- LIDOCAINA®** in vari punti vicini ai tessuti lesionati assicurandosi di non aspirare sangue prima di iniettare per non trasformare l'iniezione da intramuscolo in endovena.

SE IL SANGUE ESCE ZAMPILLANDO A FIOTTI (UNO PER OGNI BATTITO DEL CUORE) ED È DI UN BEL COLORE ROSSO VIVO È LESA UN'ARTERIA.

- E' necessaria l'immediata emostasi. Un'emorragia arteriosa può portare rapidamente il paziente in shock emorragico.
- Schiacciare con forza nel punto dove il sangue fuoriesce, o meglio un poco più a monte (2-3 cm).
- Far cercare una cintura o una fettuccia robusta che va legata forte, e a monte, da arrestare l'emorragia.

L'ARTO NON PUÒ RESTARE ISCHEMICO SE NON POCHE ORE QUINDI L' IMPEDIMENTO DEL FLUSSO DEL SANGUE DEVE ESSERE SOLO TEMPORANEO.

Per velocizzare l'arresto dell'emorragia considerare la somministrazione di:

- **TRANEX® (ACIDO TRANEXEMICO)**
fl 5 ml 500 mg
Somministrare 1-2 fl ev (0,5-1 g) diluite in 100 cc di soluzione fisiologica

(L'infusione dev'essere lenta: vanno iniettati 1 ml/min perciò 1 fl va infusa in circa 5 min, 2 fl in 10 min e così via)

SE CONTINUA L'EMORRAGIA NON STATE SCHIACCIANDO L'ARTERIA SULL'OSSO SOTTOSTANTE

- Arrestata l'emorragia, lavare con acqua ossigenata per rimuovere sporco e rimuovere delicatamente eventuali piccoli frammenti di osso.

- Fasciare l'arto in modo che la fasciatura sia sostenuta intorno alla sede di fuoriuscita dell'osso e, quindi, non comprimere troppo in quella sede, con garze e bende sterili.

- Immobilizzare l'arto con stecche, giornali e quant'altro possa costituire un supporto rigido

- Dopo aver immobilizzato l'arto lo si può appendere al collo (se è il braccio) o bloccare legando insieme la gamba sana a quella malata

2. In caso di persistente bradicardia associata a ipotensione, segni di shock, alterazioni dello stato mentale, considerare la somministrazione

- **ATROPINA SOLFATO FIALE** 1mg IM/EV
1 dose 0,5 mg in bolo Da ripetere in caso di inefficacia ogni 3 - 5 min fino ad un max di 3 mg (3 fl- 6 dosi)

Diluire la fiala da 1 mg/ml con 9 ml di soluzione fisiologica così da ottenere una siringa contenente 1 mg di atropina in 10 ml (ogni ml di soluzione coì ottenuta contiene 0,1 mg di atropina) e somministrare 5 ml della soluzione.

In caso di dolore somministrare un analgesico ad esempio:

- **LIXIDOL®= TORADOL = KETOROLAC®**
  1fl 30 mg/ml sublinguale o qualsiasi altro antidolorifico a disposizione

3. Se possibile, senza dislocare la frattura, porre il paziente disteso con gli arti o l'arto sano sollevati/o per favorire l'afflusso di sangue al cervello.

SOSPETTA FRATTURA DEL RACHIDE (COLONNA VERTEBRALE)

COSA FARE IN CASO DI SOSPETTA FRATTURA VERTEBRALE

Se vi è stato un colpo a livello del collo possono essere state lese le vertebre cervicali.

- Nelle sospette fratture del rachide l'imperativo categorico è **NON MUOVERE IL PAZIENTE**
  Qualcuno terrà la testa e qualcun altro le gambe, impedendo i movimenti.

- Togliere, tagliandoli, gli indumenti intorno al collo

- Applicare il collare e la tavola spinale per trasportare il pz in PS

Tecnica di posizionamento del collare cervicale

• il primo soccorritore si porta alle spalle del pz. e posiziona in modo neutro il capo effettuando una presa occipito-mentoniera o pone il palmo delle mani sui padiglioni auricolari.

• il secondo soccorritore deve: se il pz. è cosciente spiegargli cosa si sta facendo, rimuovere collane e orecchini (se il tempo lo consente), assicurarsi che il collo sia libero da vestiti, controllare che nulla resti impigliato nel collare, valutare la misura idonea posiziona il collare

• se il pz. è seduto posizionare la porzione mentoniera per prima facendola scivolare fino a quando il mento non si appoggia completamente sulla porzione mentoniera quindi posizionare la parte posteriore e chiudere.

• se il pz. è supino far scivolare la parte posteriore dl collare sotto il collo del pz. quindi applicare la parte anteriore sotto il mento del paziente centrando la punta del mento.

• nel collare in due pezzi occorre posizionare sempre la prima la parte anteriore.

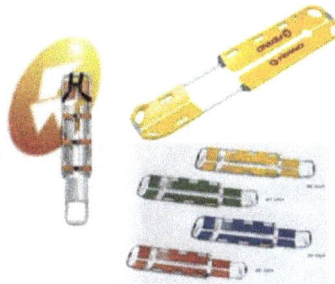

Barella a cucchiaio : conforme alla norma Europea EN 1865.
E' un presidio efficace e di semplice utilizzo per lo spostamento dei pazienti (particolarmente i traumatizzati) dal piano in cui si trovano (strada, pavimento...) al presidio di trasporto più idoneo ma non è idonea al trasporto in quanto non offre sostegno alla colonna
Ha una struttura metallica tubolare del peso di circa 9 kg può essere allungata fino a 201 cm, è scomponibile longitudinalmente in 2 parti che vengono fatte scivolare di lato sotto al ferito. Una volta che entrambe le componenti della barella sono posizionate, vengono agganciate tra loro quindi il paziente viene bloccato con le cinghie, sollevato e spostato.

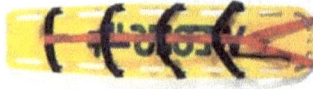
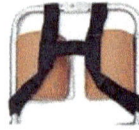
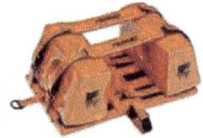
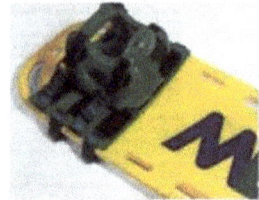

Asse spinale.

materiale: plastica - legno

Funzione: la tavola spinale costituisce un sistema di raccolta, trasporto, immobilizzazione del paziente con sospetta lesione della colonna vertebrale offrendo stabilità, mantenimento della posizione neutrale fisiologica della colonna.

Il corretto fissaggio del paziente su questo presidio ne permette il sollevamento anche in verticale (durante sia l'estrazione che il trasporto in condizioni difficili), la rotazione sul fianco se il paziente vomita (evitando inalazione di secreti).

FERMACAPO: sono presidi che vengono applicati all'asse spinale o al cucchiaio o alla barella e servono per immobilizzare il capo del paziente; rivestono notevole importanza nel trasporto di pazienti con traumi cervicali perché evitano i movimenti di torsione del collo durante gli spostamenti e il trasporto.

IMMOBILIZZATORI PER ARTI

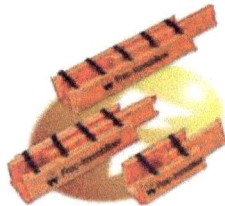
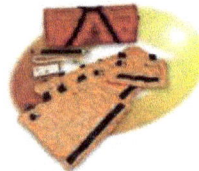

STECCOBENDE
(ferule rigide)

IMMOBILIZZATORI A DEPRESSIONE
(ferule a depressione)

Si usano per immobilizzare arti colpiti da traumatismi.

Prima di applicare l'immobilizzatore se possibile scoprire l'arto (se necessario tagliando i vestiti e togliendo le scarpe), e una volta applicato accertarsi della presenza dei polsi periferici.

- Controllate se il soggetto muove braccia, gambe, e se ha la sensibilità cutanea

- Non somministrate tranquillanti o analgesici che interferiscano con lo stato di coscienza
- Se il trauma è avvenuto più in basso nella schiena controllare comunque che vi sia motilità e sensibilità.

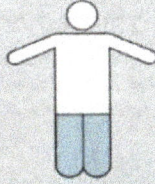

Probabile lesione al midollo inferiore

Sente
Muove
Stringe

Normali
caratteristiche
respiratorie

Non sente
Non muove
Non solleva

Probabile lesione al midollo cervicale

Non sente
Non muove
Non solleva

Respirazione
diaframmatica

Non sente
Non muove
Non solleva

STRAPPO O DISTRAZIONE MUSCOLARE

Lo strappo, o distrazione muscolare è una rottura di alcune fibre muscolari.
Tale lesione è generalmente causata da un'eccessiva sollecitazione (brusche contrazioni o scatti improvvisi) ed è piuttosto frequente in ambito sportivo .

CLASSIFICAZIONE DEGLI STRAPPI

- **STADIO 1**: sono danneggiate meno del 5% delle fibre muscolari
- **STADIO 2** : le fibre muscolari danneggiate sono tra il 10 e il 50%
- **STADIO 3**: è danneggiato il 75% delle fibre o l'intero muscolo

Sebbene lo strappo possa colpire qualsiasi muscolo del corpo, le sedi più frequentemente colpite sono gli arti.

Il soggetto colpito da uno strappo muscolare avverte un **dolore acuto nella zona lesionata**, tanto più intenso quanto maggiore è il numero di fibre coinvolte.
Il dolore avvertito viene spesso rievocato dalla contrazione del muscolo interessato.

Se il trauma è particolarmente grave il soggetto si trova nell'impossibilità di muovere la parte interessata ed il muscolo appare rigido e contratto.

Una distrazione di II o di III grado si accompagna, nella maggior parte dei casi, ad edema e gonfiore.
Il muscolo scheletrico è irrorato da una fitta rete di capillari che in caso di strappo vengono lesionati.
Tale rottura causa uno stravaso ematico più o meno evidente a seconda dell'entità e della localizzazione della lesione.
Se nei traumi più lievi il sangue rimane all'interno del muscolo, in quelli più gravi migra in superficie dove si accumula e forma evidenti **ematomi.**

Dopo circa 24 ore si può apprezzare un **livido** localizzato più in basso rispetto alla sede dello strappo a testimonianza dello stravaso ematico.

Può inoltre insorgere una **contrattura muscolare "di difesa"** grazie alla quale l'organismo cerca di immobilizzare l'area interessata per favorire il recupero ed evitare che la situazione peggiori ulteriormente.

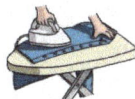

STIRAMENTO MUSCOLARE

Lo stiramento, o elongazione muscolare, è una lesione di media entità che altera il normale tono muscolare

---

IN CASO DI STRAPPO O STIRAMENTO MUSCOLARE

- Immobilizzare la zona colpita
- Porre subito del ghiaccio

Se il muscolo interessato riguarda un arto:

- Sollevare leggermente l'arto per ridurre il gonfiore
- Fasciare, proteggendo con un poco di cotone dove è gonfio, abbastanza strettamente.

 L'ARTO NON ANDRÀ USATO FINCHÈ IL DOLORE NON SARÀ SCOMPARSO

Applicare sulla zona colpita pomata antifiammatoria ad esempio:

- **FASTUM GEL 2,5% ® = LIOTONDOL GEL 2,5%® (KETOPROFENE)(RR BIANCA CLASSE C)**

    o

- **VOLTAREN EMULGEL 2 O 1% ® = FASTUM ANTIDOLORIFICO®(DICLOFENAC®)**
  (SENZA OBBLIGO DI RICETTA MEDICA)
- **LASONIL ANTIDOLORE 10%® (IBUPROFENE)®(SENZA OBBLIGO DI RICETTA MEDICA)**

In caso di dolore associato impotenza funzionale considerare la somministrazione di un FANS per os per alcuni giorni:

- **DICLOREUM® = VOLTAREN® (DICLOFENAC) (RR ROSSA - CLASSE A)(NOTA AIFA 66)**

  ADULTI→ 1 cp 50 mg x 2-3 vv/die o 100 mg RP 1 cp/die a stomaco pieno
  (dosaggio 75-150 mg/die)

In caso di contratture muscolari interessanti la colonna vertebrale, associare eventualmente l'antiinfiammatorio **MUSCORIL®**come miorilassante.

- **MUSCORIL®(TIOCOLCHIOSIDE) (RR BIANCA - CLASSE C)**

  ADULTI → 1 Cp 8 mg x 2 volte/die

Le lesioni di primo grado si risolvono nel giro di 1-2 settimane, in cui il paziente va mantenuto a riposo e trattato con antinfiammatori .

Nel caso sussista il dubbio di lesioni più importanti, prescrivere al paziente una RX (se sospettiamo fratture/infrazioni ossee) o una ecografia muscolotendinea (se sospettiamo lesioni muscolari o dei tendini).

DISTORSIONI

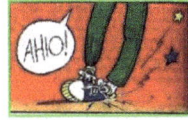

Si tratta di una lesione della capsula e dei legamenti delle articolazioni, che è provocata da movimenti che portano i capi articolari al di là dei loro limiti fisiologici.

Fra i sintomi più evidenti ci sono il **dolore e il gonfiore e limitazione funzionale.**

Le cause possono essere date da un'escursione esagerata dell'articolazione o in uno spostamento in una direzione innaturale.

TRATTAMENTO DISTORSIONI

CAVIGLIA

In caso di sospetta distorsione è necessario:

- Riposo
- Ghiaccio
- Fasciatura compressiva (Nella caviglia va fatto il bendaggio ad otto. Cioè un giro sulla gamba ed uno incrociato sul piede)

- Prescrivere una RX per escludere fratture

GINOCCHIO

- Riposo
- Ghiaccio
- Fasciatura compressiva
- Prescrivere una RX per escludere fratture

Il ginocchio si gonfierà rapidamente perché la capsula articolare infiammata secerne una notevole quantità di liquido (sinoviale).

- Nel ginocchio la lesione del menisco si manifesta con un intenso dolore specie nella faccia interna della gamba e l'articolazione resta bloccata, in genere semiflessa.

NON TENTARE DI MUOVERE L'ARTICOLAZIONE!!!

LUSSAZIONE

La lussazione è lo spostamento ei capi ossei di un'articolazione dalla loro sede anatomica.

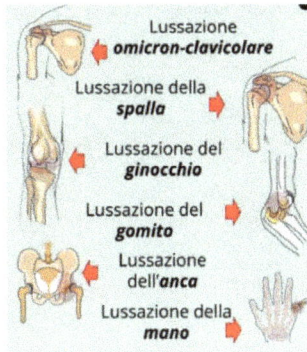

La lussazione o slogatura è un evento traumatico che causa la perdita dei rapporti reciproci tra i capi articolari di un'articolazione.
Lo slittamento a livello cartilagineo delle due estremità ossee è consentito dalla rottura, almeno parziale, della capsula e dei legamenti che stabilizzano l'articolazione.

Le lussazioni si dividono in **complete ed incomplete.**
Nel primo caso vi è una netta separazione tra le due superfici articolari, mentre nel secondo i capi ossei rimangono parzialmente in contatto tra di loro.

In entrambi i casi, è necessario un intervento esterno per riportare in sede le due superfici articolari fuoriuscite.
Al contrario, se dopo l'incidente le due estremità ossee si riposizionano da sole non si parla più di lussazione ma di distorsione articolare.

SINTOMI

- Instabilità articolare
- Impossibilità nei movimenti che coinvolgono l'articolazione colpita
- Deformazione articolare visibile e palpabile
- Dolore improvviso ed acuto enfatizzato dalla palpazione
- Gonfiore, abrasione, cute con ecchimosi

LUSSAZIONE SPALLA

Tipica la lussazione della spalla. L'articolazione sembrerà deformata diventerà edematosa (gonfia) e in seguito comparirà sicuramente ecchimosi.

Lussazione di spalla

Normale

Lussazione anteriore

Lussazione posteriore

segno della spallina

cavità glenoidea vuota

colpo d'ascia

sporgenza anteriore della testa

abduzione permanente

adduzione impossibile

Fig. 10. Lussazione anteriore della spalla (da Leger l.c.)

RIDUZIONE LUSSAZIONE SPALLA

Il trattamento consiste nella riduzione della lussazione che deve essere praticata il più presto possibile, eventualmente in narcosi.

Nelle lussazioni anteriori la riduzione avviene quasi sempre con il **METODO DI KOCHER** che comporta le seguenti manovre:
1) a gomito flesso il braccio viene addotto e portato posteriormente;
2) l'arto viene extraruotato sino a che l'avambraccio raggiunge il piano frontale;
3) si porta anteriormente il gomito

4) tutto l'arto viene intraruotato ed elevato.

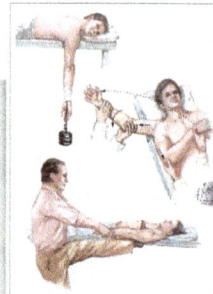

Fig. 11. Riduzione della lussazione anteriore di spalla con la manovra di Kocher (da Kirk R.M. et al., l.c.)

LUSSAZIONE GOMITO

- Il gomito appare voluminoso e l'avambraccio sembra più corto

- L'olecrano fa uno "scalino " indietro

- L'arto ha un'attitudine in flessione e pronazione

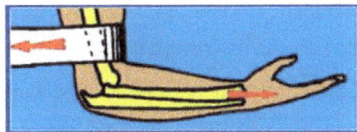

RIDUZIONE LUSSAZIONE GOMITO

- Trazione sull'avambraccio in flessione del gomito

- Controestensione sul braccio

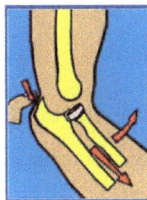

TRATTAMENTO LUSSAZIONI

 NON TENTATE DI RIMETTERE A POSTO L'ARTICOLAZIONE SE NON SIETE ESPERTI!!!

In caso di importante dolore e prima della manovra di riduzione può rendersi utile la somministrazione di antidolorifici!!!

Sarà necessario dopo la riduzione effettuare una RX per verificare la corretta riduzione dei capi articolari e per escludere altre lesioni ossee concomitanti.

FERITE

Lesioni che interrompono i tessuti del corpo (cute e mucosa) e possono estendersi anche più in profondità (sottomucosa e muscolo).

CLASSIFICAZIONE DELLE FERITE

ABRASIONE ED ESCORIAZIONE: è lesione degli strati più superficiali della cute, senza soluzione di continuo

FERITA SUPERFICIALE: il danno interessa solo la cute

FERITA PROFONDA: il danno coinvolge gli organi e le strutture sottostanti la cute

FERITA PENETRANTE: vi è una breccia verso una cavità interna del corpo umano (torace, scatola cranica,...)

FERITA COMPLICATA: quando alla ferita si associa un'altra lesone (emorragia, frattura)

In relazione al percorso e alla profondità, le ferite possono essere distinte in:

- **SUPERFICIALI**: quando interessano esclusivamente lo strato cutaneo e sottocutaneo
- **PROFONDE**: quando coinvolgono lo strato fasciale e le strutture che si trovano al di sotto
- **PENETRANTI**: quando creano un tramite tra l'esterno e una delle grandi cavità dell'organismo (cranica, toracica, addominale)
- **INTERNE**: quando interessano organi interni (fegato, milza, polmone, ecc.) a prescindere dal coinvolgimento delle strutture parietali che possono anche rimanere integre, come accade nei traumi chiusi.

Un sistema di classificazione importante è quello che si basa sul grado di contaminazione delle ferite.

È opportuno, tuttavia, precisare che la presenza di germi patogeni nella ferita non determina necessariamente una infezione della stessa.

1. **PULITE**: sono definite tali le ferite di origine non traumatica e nel cui ambito non vi siano interruzioni di alcuni apparati: digestivo,respiratorio, uro-genitale.

2. **PULITE-CONTAMINATE**: sono le ferite in cui uno degli apparati è interrotto ma sotto controllo e non vi siano segni apparenti di contaminazione.

3. **CONTAMINATE**: gruppo nel quale vengono inserite le ferite traumatiche recenti e quelle aperte, le ferite con interruzione non controllata dell'apparato gastro-enterico, quelle in presenza di fenomeni infiammatori acuti ma non purulenti.

4. **SPORCHE**: sono le ferite traumatiche aperte non recenti o quelle dovute a fenomeni perforativi o in presenza di infiammazioni pregresse purulente.

TIPOLOGIA

A seconda del meccanismo che le determina si distinguono:

CLASSIFICAZIONE DELLE FERITE

Ferita da punta: è causata da un oggetto appuntito e tende a richiudersi dopo l'estrazione dello stesso (grazie alla elasticità della cute). La gravità dipende dalla profondità

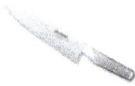

Ferita da taglio: è causata da un oggetto tagliente e tende a aprirsi con l'aspetto a barca (a causa della elasticità della cute). La gravità dipende dalla profondità

Ferita da punta e taglio: è causata da un oggetto che abbia entrambe le caratteristiche

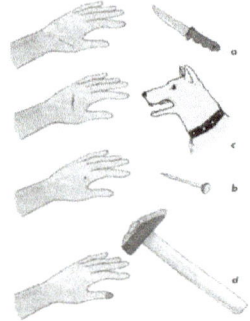

FERITE DA TAGLIO

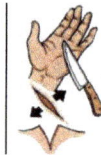

Sono prodotte da agenti affilati quali coltelli, rasoi, schegge di vetro o metalliche, premuti e fatti scorrere su un tessuto corporeo.

Hanno i margini netti e sono, in genere, fortemente sanguinanti. Le ferite da taglio spesso provocano un sanguinamento diffuso e puntiforme dei bordi, detto "a nappo".

Questo tipo di ferita, va incontro a guarigione con ottimi risultati estetici.

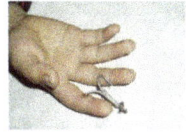

FERITE DA PUNTA

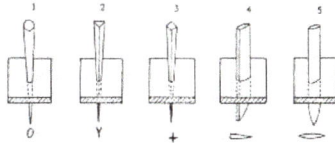

Sono causate da **agenti vulneranti appuntiti** quali spine, aghi, chiodi, spilli, infissi nel tessuto.

Si presentano con un foro di entrata più o meno piccolo e un tragitto di lunghezza diversa e che ne determina la distinzione in: superficiali e profonde. Possono essere:

- **TRAPASSANTI:**quando attraversano completamente un segmento corporeo, quale un <u>arto</u>.

- **PENETRANTI:**quando raggiungono una delle tre cavità: cerebrale, toracica o addominale.

- **TRANSFOSSE:**quando la ferita penetrante presenta oltre al foro di entrata anche quello di uscita.

Le ferite da punta vanno incontro ad una rapida guarigione favorita dalla loro stessa conformazione che però implica anche maggiori rischi di:

- **INFEZIONE:**la penetrazione dell'oggetto all'interno della ferita può introdurre materiale inquinante: polvere, terriccio, brandelli di stoffa che a causa della forma stretta e allungata della lesione vengono trattenuti.

- **COMPLICAZIONE:**la ferita da punta, essendo poco dolorosa e scarsamente sanguinante, tende in genere ad essere sottovalutata.

Anche avendo a disposizione l'agente vulnerante non è possibile avere la certezza di quanto sia penetrato e quale direzione abbia seguito.

Inoltre la sovrapposizione per scorrimento dei piani tissutali, dotati di elasticità diversa, una volta estratto l'oggetto appuntito, rende impossibile la definizione esatta del suo percorso.

ALTRE FERITE

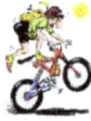

Ferita lacero-contusa: è causata da un urto violento contro una superficie dura per cui la cute rimane schiacciata fra l'agente e l'osso sottostante

Ferita da strappamento: è causata da un agganciamento della pelle che viene strappata

Ferita da arma da fuoco: la gravità dipende dal tragitto del proiettile all'interno del corpo

- **FERITE DA PUNTA E TAGLIO**: sono inferte da agenti vulneranti particolari quali pugnali, spade, lance nei quali si combinano l'azione di pressione e quella di strisciamento.

  Sono potenzialmente pericolose in quanto sono in grado di raggiungere più facilmente i piani profondi e le grandi cavità.

- **FERITE LACERE**:sono dovute ad un'azione di strappamento o stiramento, oltre che di taglio.

  Si presentano edematose con vaste ecchimosi, aree necrotiche e margini fortemente irregolari.

  In generale sono scarsamente sanguinanti.

  Hanno spiccata tendenza all'infezione e richiedono quindi un'accurata toilette chirurgica con asportazione dei lembi mortificati e irregolari.

  Non sempre è possibile suturarle, anzi, in determinati casi, è opportuno lasciare aperte in modo che guariscano per seconda intenzione.

- **FERITE CONTUSE**:sono conseguenza dell'azione vulnerante di **oggetti smussi** esercitata con energia sufficiente a vincere l'elasticità dei tessuti ma non quella dei vasi.

  L'area appare fortemente edematosa con ampie aree ecchimotiche.

- **FERITE LACERO-CONTUSE**:questo tipo di ferita, che combina la natura di quelle lacere e di quelle contuse, rappresenta la lesione di natura traumatica più frequente.

  La loro caratteristica le rende particolarmente soggette all'infezione e di conseguenza a lunghi tempi di guarigione con esiti cicatriziali antiestetici.

- **FERITE DA ARMA DA FUOCO:**sono ferite dovute all'azione vulnerante dei proiettili lanciati dalle armi da fuoco: pistole, fucili, mitragliatrici o delle schegge da scoppio di ordigni esplosivi:bombe, mine, proiettili di mortaio.

Le ferite hanno tendenza alla guarigione spontanea che avviene mediante il fenomeno della cicatrizzazione.

I tempi e gli esiti sotto l'aspetto estetico e funzionale dipendono dai fattori ai quali si è accennato in precedenza.

Le Ferite

Complicazioni

Penetrazione di microbi;

Emorragia;

Rischio di Shock;

Estensione e/o Profondità;

Corpi estranei.

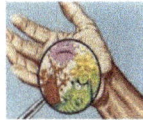

COSA FARE IN CASO DI FERITE SUPERFICIALI

- Lavarsi le mani e disinfettarle
- Mettere i guanti (monouso)

- Versare a getto soluzione fisiologicain modo da ripulire la ferita da eventuali residui di terra

- Se necessario, usare gli Steri Strip/punti di sutura o applicare direttamente sulla ferita delle garze sterili

- Fissare la medicazione con un bendaggio o dei cerotti

Bendaggi

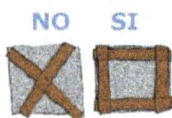

Pozione corretta del cerotto attorno ad una garza sterile

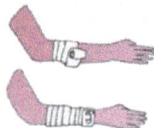

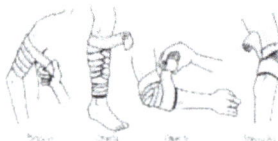

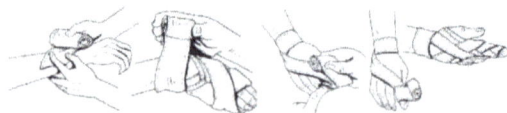

Mano   Dito

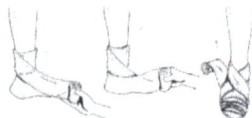

Piede

- Controllare che la fasciatura non sia troppo stretta da impedire la circolazione sanguigna in quella zona e neanche troppo lassa da permettere la fuoriuscita di sangue.

SE È UNA SEMPLICE ESCORIAZIONE→una volta fermato il sangue con una blanda compressione è meglio lasciare il coagulo all'aria per favorire la guarigione.

SE LA FERITA È UN POCO PIÙ AMPIA E/O PROFONDA→coprire con una garza sterile **(NON USARE COTONE).**

NON USARE ALCOOL

NON USARE COTONE
IDROFILO

NON USARE POLVERI
E POMATE

La garza andrà cambiata almeno una volta al giorno e la ferita andrà disinfettata prima di mettere la nuova garza.

SE NEI GIORNI SUCCESSIVI SI NOTA GONFIORE, ARROSSAMENTO CALORE E DOLORE LA FERITA SI È INFETTATA→Andrebbe riaperta, pulita e lavata spesso con disinfettanti.

FERITE PROFONDE

Ferite estese

Ferite profonde

Ferite con fratture e emorragie

Ferite con corpi estranei

Ferite in zone particolari (faccia, dita, orifizi naturali)

COSA FARE IN CASO DI FERITE PROFONDE

- Arrestare l'emorragia
- Prendere un accesso venoso
- Non rimuovere eventuali oggetti ma immobilizzarli applicando garze sterili

- Chiamare il 118
- Monitorare i parametri vitali

UN MODO IMMEDIATO, PER ARRESTARE IL FLUSSO DI SANGUE, È QUELLO DI CLAMPARE (CHIUDERE) L'ARTERIA CON UNA PINZA EMOSTATICA.
CON QUESTA PINZA QUINDI SE SI VEDE IL VASO LO SI PUÒ CHIUDERE IN UN ATTIMO.

COME RIMUOVERE UN AMO DA PESCA

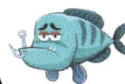

Nella pesca, l'**amo** è un uncino di diverse dimensioni e forme usato per catturare il pesce. È formato da tre parti:

- **Paletta:** è la parte sulla quale viene legata la lenza. Può essere pure forata per determinati tipi di pesca.
- **Corpo:** è il ricurvamento dell'uncino. Può essere dritto, curvato o doppio per determinate esche e pesci.
- **Ardiglione:** è la parte che ha il compito di trattenere il pesce, restando incastrata nei tessuti, in genere all'interno della bocca

Baffi ed Ardiglione sono stati creati per impedire all'amo di uscire una volta penetrato nei tessuti dell'apparato buccale del pesce.

Mantengono la stessa funzione anche quando si conficcano nel malcapitato pescatore.

COME RIMUOVERE UN AMO DA PESCA

- Lavarsi le mani e disinfettarle
- Mettere i guanti (monouso)
- Versare a getto soluzione fisiologica in modo da ripulire la ferita da eventuali residui di terra

- Lidocaina in corrispondenza della punta dell'amo
- Afferrare con un portaaghi il corpo dell'amo ed esercitare una rotazione finchè la punta dell'amo non fuoriesce dalla cute
- Tagliare la punta con una tronchese
- Estrarre dall'altro capo l'ago senza punta

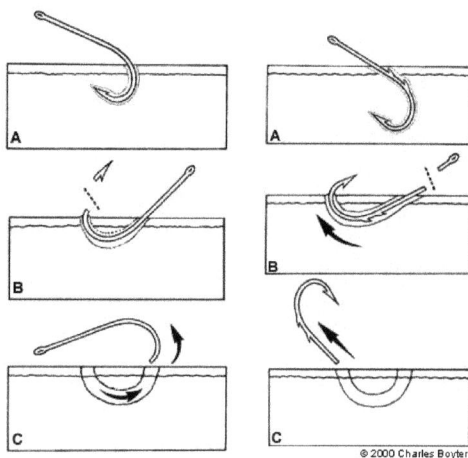

© 2000 Charles Boyter

- Se necessario, usare gli Steri Strip/punti di sutura

- Applicare sulla ferita delle garze sterili

- Fissare la medicazione con un bendaggio o dei cerotti

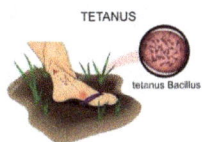

PROFILASSI ANTITETANICA

TETANO: malattia infettiva non contagiosa provocata dalla tossina prodotta da un batterio, il **Clostridium tetani.**

Tetano: **3 dosi** entro il **primo anno** di vita (3°, 5°, 11°mese), **quarta dose** tra i **5,6 anni.**

E' POI NECESSARIO EFFETTUARE UN VACCINO DI RICHIAMO OGNI 10 ANNI

VACCINO ANATETALL → 0,5ml IM (Antitossina tetanica)

L'infezione è innescata dalla contaminazione di tagli o ferite da parte delle spore di **Clostridium tetani** che si trovano nel terreno e passano nella profondità dei tessuti.

Nei tessuti, le spore si trasformano in virus attivi che producono la tetanospasmina.

La tossina tetanospasmina arriva al SNC attraverso il sangue bloccando la produzione dei neurotrasmettitori che inibiscono i movimenti muscolari.

I muscoli agonisti e antagonisti, quindi, si contraggono contemporaneamente e si ha l'insorgenza di una paralisi spastica che inizia da viso e collo, per poi procedere in torace e addome, ed alla fine diffondersi anche agli arti.

Indicazioni alla profilassi antitetanica:
trattamento di emergenza (linee guida
OMS, 1976)

- Ogni ferita settica o penetrante
- Ustioni estese
- Aborto settico
- Parti senza adeguata assistenza
- Congelamenti estesi con necrosi dei tessuti
- Ulcerazioni necrotiche della cute
- Gangrena di ogni tipo
- Morsicature di animali

PER IL TRATTAMENTO PROFILATTICO NEI SOGGETTI NON VACCINATI PER IL TETANO O CON STATO VACCINALE NON NOTO O NON COMPLETATO (< 3 DOSI O SE SONO PASSATI PIU' DI 10 ANNI DALL'ULTIMO RICHIAMO) UTILIZZARE IMMUNOGLOBULINE UMANE ANTITETANICHE

IG tetano

500 U.I. — adulto peso superiore a 50-60 kg

— a qualsiasi età e peso in caso di
ustioni estese, ferite multiple
molto contaminate
aborto settico
ritardo dell'intervento superiore
a 12-24 ore

durata protezione: 3-4 settimane

TETANUSGAMMA® SIRINGA PRERIEMPITA IM 250 U.I 1ml o 500 U.I 2ml

(500 UI SOLO SE FERITE AD ALTISSIMO RISCHIO)

REMEMBER
LE IMMUNOGLOBULINE ANTITETANICHE SONO DI ORIGINE UMANA PER CUI

NON PRIVE DI RISCHI.

E' FONDAMENTALE PERCIO' ESPORRE AL PAZIENTE I RISCHI E

BENEFICI DELLA SOMMINISTRAZIONE E FAR FIRMARE AL PZ IL CONSENSO

INFORMATO (IL MODULO DEL CONSENSO INFORMATO PER LA SOMMINISTRAZIONE

DELLE Ig SI TROVA NEL COMPENDIO A PAG..)

FERITE A RISCHIO TETANO

- Ferite non recenti>6h
- Aspetto irregolare
- Profondità >1cm (ferita penetrante)
- Con segni d'infezione
- Presenza di sostanze contaminanti
- Presenza di tessuti devitalizzati –denervati- ischemia

STATO VACCINALE NON NOTO – PZ NON VACCINATO O VACCINAZIONE NON COMPLETATA

< A 3 DOSI→ Ig + VACCINO

STATO VACCINALE NOTO E >3DOSI

<5ANNI ULTIMA DOSE→ niente

SE > 5 ANNI DALL'ULTIMA DOSE→ vaccino di richiamo

FERITE NON A RISCHIO

- Ferite recenti<6h
- Lineari- superficiali
- Assenza di sostanze contaminanti
- Causate da Oggetti taglienti

STATO VACCINALE NON NOTO – PZ NON VACCINATO O VACCINAZIONE NON COMPLE-TATA < A 3 DOSI → solo vaccino

STATO VACCINALE NOTO >3 DOSI

<5ANNI DALL'ULTIMA DOSE→ niente

5-10 ANNI DALL'ULTIMA DOSE→ consiglio di richiamo

>10 ANNI DALL'ULTIMA DOSE→ vaccino di richiamo

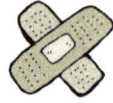

MEDICAZIONI,BENDAGGI E FASCIATURE

TECNICA GENERALE

Dopo aver chiuso la ferita, con punti o cerotti, avervi apposto una garza sterile sopra si dovrà eseguire la fasciatura.

Le fasciature sono bendaggi fatti con strisce di tessuto elastico o con garza.

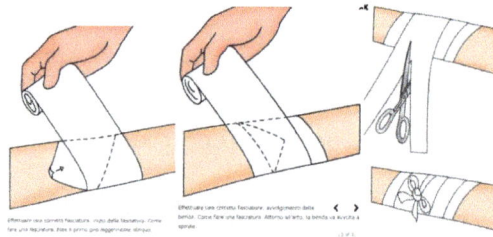

- Il primo giro si effettua obliquamente alla zona da fasciare, poi si fa un giro circolare di fermo e vi si rovescia il capo obliquo che sarà rimasto sporgente.
- Poi un secondo giro circolare bloccherà l'inizio della fasciatura.
- Tagliare

COME FARE LE FASCIATURE

Solitamente,le fasciature si fanno iniziare dalla parte prossimale dell'arto (più grossa) per andare verso la parte distale (più sottile).In questo modo risultano più stabili.

Le fasciature per gambe con vene varicose partono dalle stremita per salire verso la parte prossimale (in questo modo si asseconda la direzione del flusso venoso)

- Tenere il rotolo con la mano dominante

- Con l'altra mano teniamo ferma l'estremità tenendo un angolo verso l'alto

- Fare un giro completo con il rotolo attorno all'artoe ripiegare sopra il lembo che abbiamo lasciato sporgere

- Fare un secondo giro sopra il lembo triangolare per fissarlo

- Proseguire con la fasciatura (ogni giro viene scalato verso il basso di 1/3 della larghezza della fascia)

- Terminare la fasciatura e fissarla con un cerotto.

LA FASCIATURA NON DEV'ESSERE NE' TROPPO STRETTA NE' TROPPO LARG

FASCIATURA DI UN'ARTICOLAZIONE

Se la fasciatura passa su un'articolazione (gomito, ginocchio) che deve potersi muovere, avvitare la garza su sé stessa 2-3 volte quando passa nell'incavo dell'articolazione.

FASCIATURA DI UN'ARTICOLAZIONE IMMOBILE PIEGATA

- Fare i primi due giri a monte dell'articolazione

- Fare il terzo giro a valle dell'articolazione facendo passare la benda nell'incavo

- Fare i giri successivi alternativamente a monte e a valle dell'articolazione spostandosi ogni volta di 1/3 della larghezza della benda

- Fissare la benda una volta aver fasciato tutta l'articolazione

FASCIATURA DELLA MANO

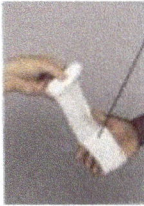

Iniziare con due giri simmetrici intorno al palmo

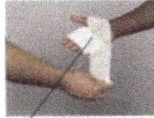

Un giro diagonale attraverso il dorso della mano, intorno al polso e dal dorso al palmo

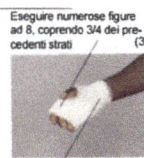

Eseguire numerose figure ad 8, coprendo 3/4 dei precedenti strati (3)

Fare due giri simmetrici al polso e bloccare il capo terminale

In occasione di una frattura di una delle 5 falangi distali, prossimali ed intermedie, l'immobilizzazione avviene con l'ausilio di uno splint metallico che fasciato poi con del self-fixche blocca l'articolazione a monte e a valle della falange fratturata.

Lo splint viene applicato con il dito in posizione definita "acamatica",cioè leggermente flesso.

MATERIALI OCCORRENTI FRATTURA FALANGI:

- splint metallico della misura corretta rispetto alla grandezza del dito.   -
  Due garze per proteggere le prominenze ossee

- Un rotolo di benda autoadesiva tipo self-fix della misura di cm 6

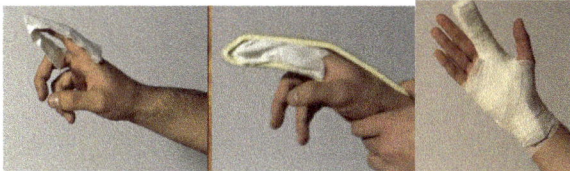

PROCEDURA

- invitare il paziente a mettere il dito in posizione leggermente flessa.
- Applicare la garza, piegata a metà adagiandola dall'unghia per coprire la parte volare e ventrale del dito.
- Modellare lo splint metallico utilizzando il dito controlaterale sano del paziente per non fargli del male .
- Ritagliare lo splint metallico alla giusta lunghezza ed applicarlo sul dito fratturato.
- Passare al bendaggio con self-fix, che attraverso dei movimenti circolari avvolge il dito .
- La benda andrà ancorata a livello del polso per evitare che lo splint si mobilizzi.

FASCIATURA PIEDE

FASCIATURA DELLA SPALLA

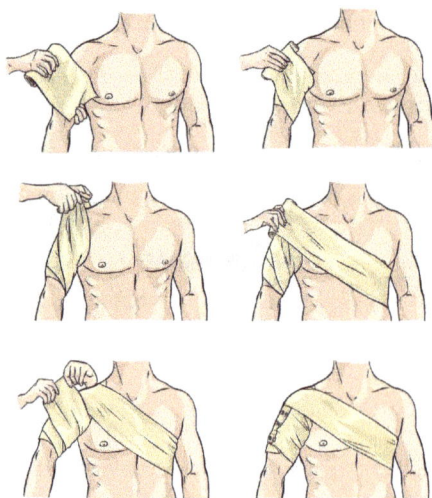

Si inizia dall'omero, poi sulla spalla e poi sul torace per fermarla saldamente.

MEDICAZIONI

La medicazione consente di proteggere una ferita dopo averla adeguatamente disinfettata.

Tipi di medicazioni

- **TAMPONI DI GARZA**
- **CEROTTI** (per piccoli tagli)
- **MEDICAZIONI PER TRAUMI** (costituite da materiale spesso, assorbente e sterile)

Come fare una medicazione:

- Lavarsi con cura le mani prima di cominciare la medicazione
- Mettere i guanti
- Per allontanare eventuali tracce di terra, polvere, frammenti o spine si può dirigere sulla lesione un getto di soluzione fisiologica
- Procedere alla disinfezione
- Una volta che il disinfettante si è asciugato si può coprire la ferita, a scopo protettivo, con una garza sterile tenuta in sede da un cerotto o da una piccola fasciatura.

EVITARE DI USARE IL COTONE IDROFILO CHE POTREBBE LASCIARE NELLA FERITA FILAMENTI DEL COTONE STESSO.

REMEMBER

Seguire per qualche giorno il **decorso della ferita:** se la lesione non guarisce, se appare arrossamento, gonfiore, calore nella zona circostante la lesione, se il pz lamenta dolore o bruciore con molta probabilità c'è un'infezione →
SOMMINISTRAZIONE DI ANTIBIOTICI.

REMEMBER

Tra le infezioni che si possono trasmettere attraverso le lesioni cutanee c'è il **TETANO**, malattia causata dalla tossina di un batterio (Chlostridium tetani) che è estremamente tossica per il sistema nervoso.

Se il soggetto ferito non è regolarmente vaccinato o non ha effettuato i richiami →trattamento antitetanico entro le 24 ore, soprattutto nei casi di ferite profonde o di lesioni provocate da oggetti sporchi ed arrugginiti.

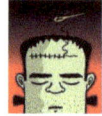

LE SUTURE

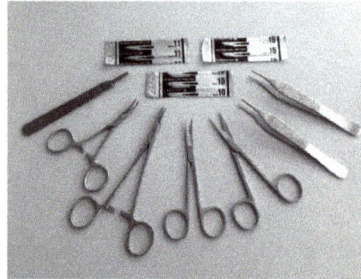

Lo strumentario di base necessario per eseguire una sutura cutanea consta fondamentalmente di:
-Un porta aghi
-Una forbice da sutura o di servizio
-Una pinza
-Un uncino semplice o doppio
-Un filo di sutura
In generale, tipologia e dimensioni dello strumentario utilizzato variano a seconda del distretto corporeo interessato e quindi dal diametro (espresso in 0/0) della sutura scelta:

PORTA AGHI, AGHI E PINZE

Portaghi

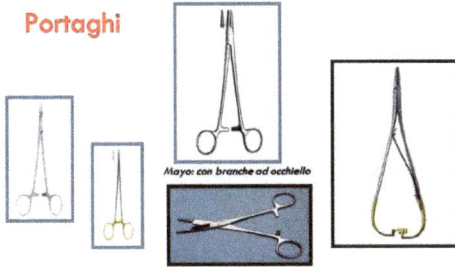

Mayo: con branche ad occhiello

□ L'ago è composto da 3 componenti

- *cruna o attacco* chiusa - separata, a molla, saldata

- *corpo* è la parte che viene serrata nel porta aghi

- *punta* la parte estrema fino alla massima sezione crociata del corpo

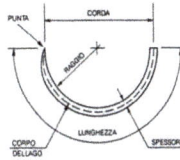

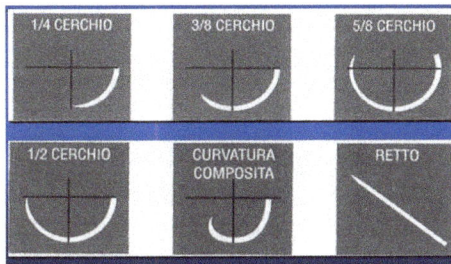

1/4 CERCHIO — 3/8 CERCHIO — 5/8 CERCHIO

1/2 CERCHIO — CURVATURA COMPOSITA — RETTO

Tipi di punta e di corpo degli aghi chirurgici e loro principali campi di applicazione

Tagliente interno	▲		Cute
Tagliente esterno o Dorso tagliente	▼		Cute, fascia, legamenti, odontoiatria
Spatola	▬		Oftalmica
Spatola Punta di precisione	▼		Oftalmica
LONG CUTTING EDGE Solo punta tagliente	�		Cuore, vasi, odontoiatria

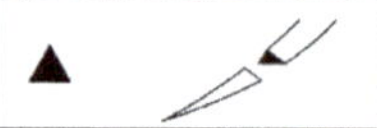

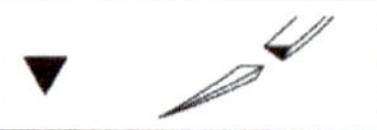

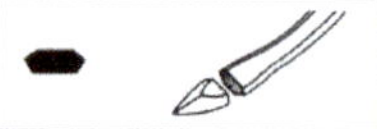

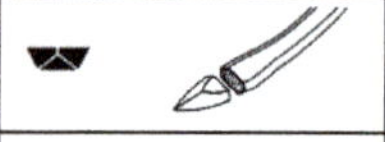

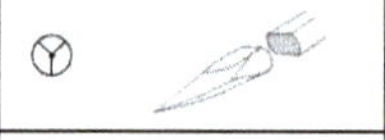

TAPER CUTTING Solo punta tagliente	Ⓨ		Cuore, vasi, odontoiatria
Cilindrico	⊙		Intestinale, vasi, odontoiatria
Punta smussa	●		Tessuto parenchimatoso (rene, fegato, milza) Dissezione per via smussa attraverso tessuto friabile

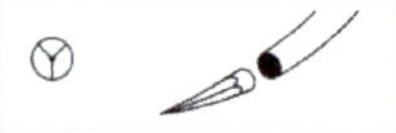

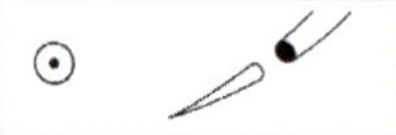

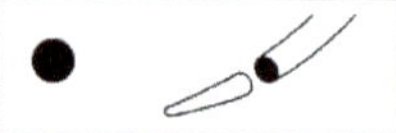

Pinza

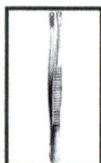

PINZA DURANTE
(terminazione a cucchiaio)

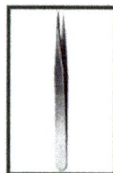

PINZA ANATOMICA

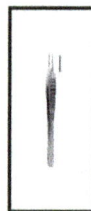

PINZA CHIRURGICA
(terminazione a denti di topo)

FILO DA SUTURA

Per filo da sutura si intende un filamento utilizzato in chirurgia per la sutura dei tessuti biologici.

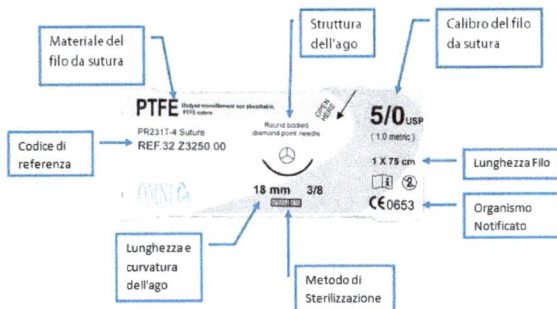

Gruppo	Origine del materiale	Tipo di materiale	Colore
SUTURE ASSORBIBILI (temporanee)	ANIMALI	catgut tipo semplice (ritorto)	giallo, ocra
		catgut tipo cromico (ritorto)	marrone
	SINTETICHE	poliglactyn 910 polidiossanone poliglecaprone 25 acido lattico acido glicolico, ecc. (intrecciati o monofilamento)	viola, bianco, altro
SUTURE NON ASSORBIBILI (permanenti)	ANIMALI	seta (intrecciata)	nero, bianco
	VEGETALI	lino, cotone (ritorta)	bianco, nero
	SINTETICHE	nylon (monofilamento o intrecciato)	verde, blu, bianco, nero
		poliestere (intrecciato, trattato e non trattato)	verde, bianco
		polipropilene (monofilamento)	verde, blu, bianco
	MINERALI	acciaio (monofilamento o ritorto)	argento
		argento	argento
		tantalio (vitallio)	argento

LUNGHEZZA E CALIBRO DEI FILI

I fili, della lunghezza di circa 50 cm (dai 30 ai 90 cm), sono disponibili in confezioni sterili sigillate. Viene adoperato il sistema europeo che identifica i fili, indipendentemente dalla loro natura e caratteristica, con un'unica numerazione corrispondente al loro calibro espresso in decimi di millimetro.

- **Per i fili di ogni tipo:** da 0.1 (calibro minimo) a 8, (calibro massimo).

Per esemplificare:

- un filo 0.1 corrisponde ad un diametro di 0.010-0.029 mm

- un filo 1.5 corrisponde ad un diametro 0.15-0.19 mm

- un filo 8 corrisponde ad un diametro 0.80-0.89 mm

CALIBRI E.P.	0,5	0,7	1	1,5	2	3	3,5	4	5	6	7	8
CALIBRI U.S.P.	7-0	6-0	5-0	4-0	3-0	2-0	0	1	2	3	4	5

FERITA	CALIBRO DEL FILO DI SUTURA	DIMENSIONI PORTA AGHI E PINZA
Cute	2/0 - 3/0	15-17 cm
Dorso	3/0	
Torace	3/0 – 4/0	
Cuoio capelluto	3/0	
Volto	5/0 – 6/0	
Per la palpebra	6/0	port'aghi di Castrovejo o da microchirurgia ed una pinza tipo micro Adson
Cavo orale	3/0 – 4/0	
Arti	4/0 – 5/0	

SUTURE INTERROTTA O A PUNTI STACCATI
SUTURA INTERROTTA SEMPLICE

È frequentemente usata per suturare la cute, le fasce e i muscoli.

Dopo ogni punto, viene eseguito l'annodamento.

Tutti i punti dovrebbero avere la stessa tensione.

Il vantaggio è che ogni singolo punto assicura una appropriata chiusura della ferita e questa non si aprirà se un punto si rompe o viene rimosso.

Lo svantaggio è il tempo di esecuzione, in quanto ogni punto richiede l'annodamento.

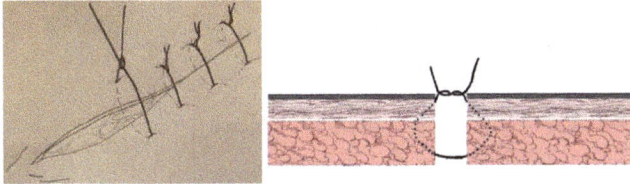

SUTURA A MATERASSAIO VERTICALE (DONATI)

È una sutura per la cute. È una sutura a due strati.

Consiste in un passaggio dato in profondità che coinvolge cute e sottocute e di un punto di ritorno che coinvolge i bordi della cute (permettendo ai bordi di approssimarsi).

I due passaggi sono su un piano verticale, perpendicolare alla ferita.

Sutura a punti sec. Donati

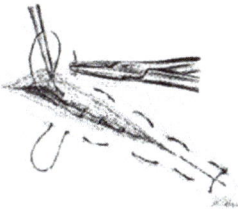

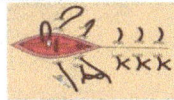

È una sutura per la cute. È una sutura a due strati. Consiste in un passaggio dato in profondità che coinvolge cute e sottocute e di un punto di ritorno che coinvolge i bordi della cute (permettendo ai bordi di approssimarsi). I due passaggi sono su un piano verticale, perpendicolare alla ferita.

Come nella semplice si fa passare l'ago da un lembo e uscire dall'altro, per poi spostarsi però di 0,5 cm lateralmente dal punto di uscita, rientrare dal secondo lembo e riemergere dal lembo iniziale e fare il nodo descritto nella sutura semplice.

SUTURA DI ALLGÖWER

È una forma particolare della sutura da materassaio. Il filo non esce dallo spessore della cute, ma rimane al suo interno. Si viene a formare una cicatrice più sottile

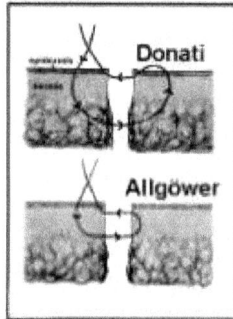

Sutura di Allgöwer

SUTURA DA MATERASSAIO ORIZZONTALE (Ad U)

Si tratta di un primo passaggio nello spessore del tessuto e di un passaggio di ritorno a circa 1 cm. di distanza, sullo stesso livello. Si impiega nelle ferite brevi.

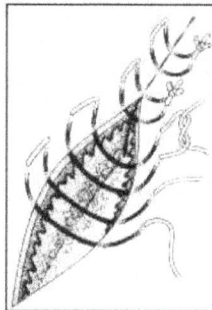

SUTURE CONTINUE
SUTURA CONTINUA SEMPLICE

Questa sutura viene applicata per suturare i tessuti senza tensione, le pareti di organi interni, lo stomaco, gli intestini e la mucosa.

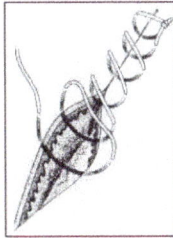

Sutura continua semplice

SUTURA INCAVIGLIATA

Punto a "U" in cui si interpone una garza o un tubicino tra ansa e tessuto.

Riduce le compressioni sui tessuti sottoposti a tensione.

SUTURA INTRADERMICA CONTINUA

Questa sutura viene collocata nello spessore della cute. Penetra in essa all'inizio della ferita e procede verso la fine della medesima.

Produce una cicatrice pressoché invisibile.

Alle due estremità la sutura può essere annodata o fissata con cerotto adesivo.

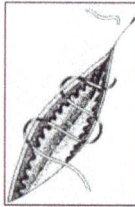

Intradermica continua

SUTURA A BORSA DI TABACCO

Le aperture a livello gastrointestinali (come nell'appendicectomia) vengono chiuse con questo tipo di sutura. Viene impiegata una sutura atraumatica. È una sutura per una apertura circolare, che si dispone attorno ad essa. I bordi della ferita vengono quindi avvicinati ed introflessi, mentre il filo viene annodato.

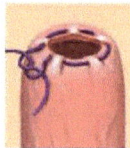

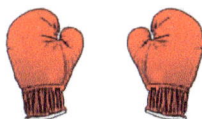

COME METTERE I GUANTI STERILI

- Lavarsi le mani

- Rimuovere la confezione esterna aprendo tre lati

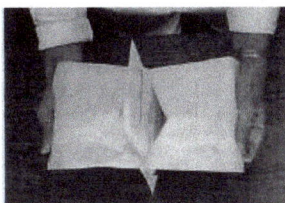

- Appoggiare la confezione interna su una superficie piana e pulita, all'altezza della vita. Aprire la confezione dall'esterno, tenendo i guanti sulla superficie interna.

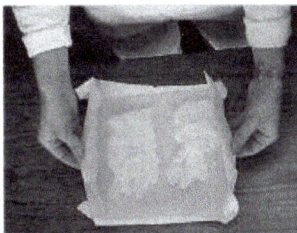

- Afferrare la piega del guanto con il pollice e le prime due dita della mano dominante. Tenere le mani al di sopra della vita, infilare la mano non dominante nel guanto. Sistemare le dita all'interno dei guanti solo dopo averli calzati entrambi.

(La parte della piega del polso del guanto che viene a contatto con la mano non rimane sterile. La contaminazione si verifica se la mano senza guanto viene a contatto con il guanto che dovrà essere calzato nella stessa mano (ad esempio con la mano destra si tocca il guanto destro).

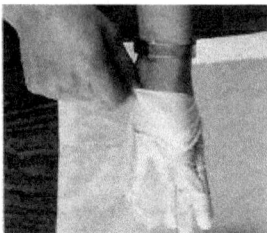

- Infilare le dita della mano con il guanto sotto la piega del polso del secondo guanto situato ancora nella confezione e infilarlo sulla mano dominante

(La piega del polso del guanto è sterile e protegge le dita della mano con il guanto dalla contaminazione)

- Tenere le mani sopra il livello della vita, sistemare i guanti toccando solo le parti sterili

RIMUOVERE I GUANTI

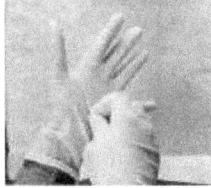

- Con la mano dominante afferrare il polsino del guanto della mano non dominante su lato palmare. Sfilare facendo attenzione a toccare solo il guanto.

(Dopo l'uso la superficie esterna dei guanti è contaminata e può trasferire microrganismi al polso dell'infermiere).

- Porre due dita della mano nuda sotto il polsino del guanto dell'altra mano sul lato palmare e rivoltare il guanto rimuovendolo dalle dita. Il secondo guanto racchiude all'interno il primo guanto. Gettare nell'apposito contenitore.

(La superficie contaminata del guanto ripiegata verso l'interno riduce la possibilità di contaminazione).

- Lavare le mani

COME SUTURARE UNA FERITA (PUNTO SEMPLICE)

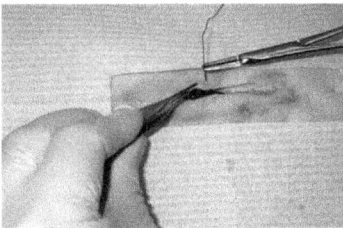

1: Inserimento ago

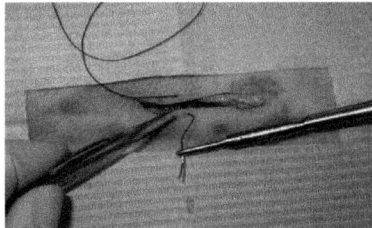

2: Fuoriuscita ago

3: due giri avvolti intorno al portaaghi

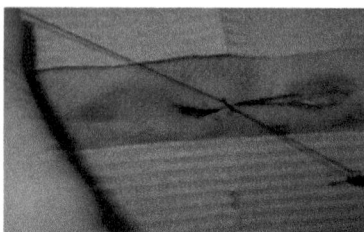

4: afferrato l'altro capo tirare ed unire i lembi

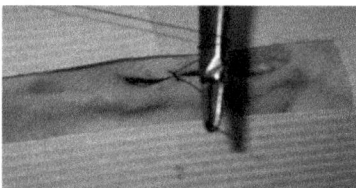

5: altri due giri avvolti intorno al porta ago

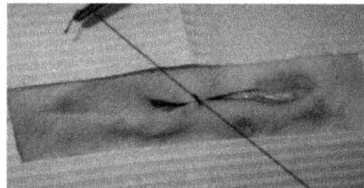

6: afferrato l'altro capo si tira

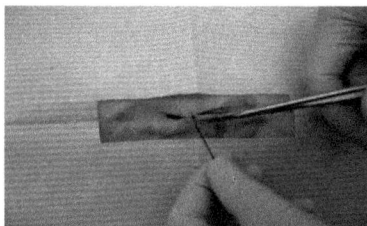

7: tagliare lasciando un centimetro per capo

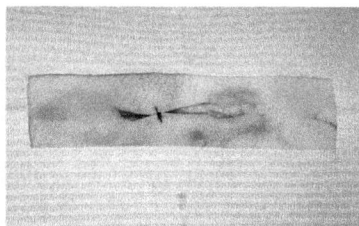

8: risultato finale

Dall'alto a sinistra: Punti in seta non riassorbibili, guanti sterili, punti in Catgut riassorbibili, xilocaina, siringa sterile, portaaghi, forbicine, pinzetta, bisturi.

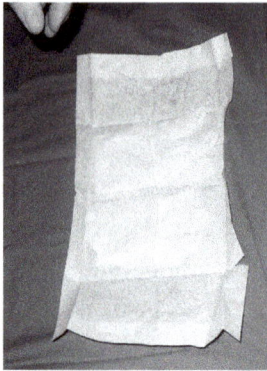

Aprire i guanti senza toccare la loro parte esterna che deve restare sterile

Si infilano senza toccare la parte esterna che deve restare sterile

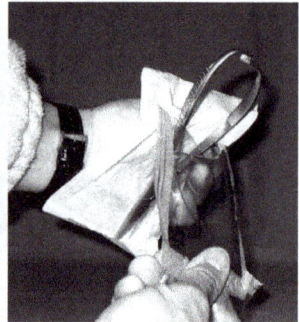

Così si porgono gli attrezzi sterili imbustati senza toccarli

REMEMBER

In guardia medica, spesso, si è da soli, perciò, una volta messi i guanti sterili, è importante avere già pronto tutto l'occorrente per effettuare la sutura.

RIMOZIONE PUNTO SEMPLICE

Dopo quanto tempo si tolgono i punti?

- Testa dopo 7-10gg
- Faccia/collo dopo 3 ai 5gg
- Arti superiori/inferiori dopo 10-14gg
- Tronco dopo 7-1° giorni
- Gomiti e ginocchia dopo 14 gg

TECNICA

- Pulire area con antisettico
- L' estremità della sutura con pinza anatomica
- tagliare il filo da un lato vicino alla cute
- tirare delicatamente il filo verso l'altra parte in modo tale che la parte esterna del filo non attraversi la cute.

Dopo che la ferita è guarita, consigliare creme e unguenti che aiutano a ridurre le cicatrici.
Evitare di ottenere le cicatrici sotto i raggi del sole, perché c'è il rischio che la cicatrice si scurisca molto più del resto della superficie della pelle.

EMERGENZE

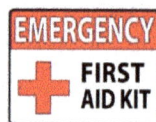

PUNTURE DI INSETTI (API E VESPE, BOMBI E CALABRONI)

Bombo   Calabrone   Vespa   Ape

- Estrarre il pungiglione con un coltello. Meglio evitare l'uso della pinzetta, in quanto può provocare la rottura della vescica. L'ideale è servirsi di una lama smussata che faccia saltare il pungiglione, ma potrebbe andare bene anche un oggetto con il bordo rigido, come ad esempio, una carta di credito.

- Disinfettare (Non applicare ammoniaca potrebbe provocare delle ustioni)

  SE LA PUNTURA DETERMINA SOLO UNA LESIONE LOCALE LIMITATA APPLICARE:

- Impacco di ghiaccio + trattamento topico con:

- **EUMOVATE POMATA®30 g 0,05%(CLOBETASONE)ELOCON CREMA®**
  (MOMETASONE FURORATO)/BEBEN®/ECOVAL® (BESAMETASONE)
  30g 0,1%

  ADULTI→2 volte/ die o altra pomata cortisonica

  + eventuale antistaminico x os

- **FORMISTIN® (CETRIZINA)**
  20 cp da 10mg

  ADULTI→1 cp /die

SE LA REAZIONE LOCALE È IMPONENTE (INTERO ARTO GONFIO):

> **BENTELAN®** 1Fl 4mg/2ml o 1,5mg/2ml **+ TRIMETON®** 1Fl 1ml/10mg

- **BENTELAN®(BETAMETASONE FOSFATO)(RR ROSSA - CLASSE A)**
  6 Fl 4 mg/2 ml soluzione iniettabile

    ADULTI→ 1fl da 4mg/2ml IM
    BAMBINI→ 0,1-0,2mg/kg/die

- **TRIMETON® (CLORFENIRAMINA)(RR BIANCA - CLASSE C)**
  1fl IM (1ml /10mg)

    ADULTI E RAGAZZI DI OLTRE 12 ANNI→1-2 fiale da 10 mg/die per via
    IM, SC o, nei casi più gravi, EV.

IL TRIMETON E GLI ANTISTAMINICI DI 1 GENERAZIONE POSSONO DARE SEDAZIONE, SONNOLENZA,ASTENIA,DIFFICOLTÀDELLA COORDINAZIONE MOTORIA, VERTIGINI. AVVERTIRE IL PZ DI NON GUIDARE E DI STARE A RIPOSO.

Se la reazione è imponente, dopo la terapia di **BENTELAN + TRIMETON®** IMcontinuare per qualche giorno terapia antistaminica (CON ANTISTAMINICO DIVERSO DAL TRIMETON®)e cortisonica per os.

> **BENTELAN®(a scalare) + ANTISTAMINICO DIVERSO DAL TRIMETON®**
> **(FORMISTIN®/ZIRTEC®/TINSET®/CLARITYN®/FRISTAMIN®)**

- **BENTELAN®(BETAMETASONE FOSFATO)(RR ROSSA - CLASSE A)**
    0,5mg 10cp
    1 mg 10 cp effervescenti
    6 fiale 4 mg/2 ml soluzione iniettabile

    ADULTI → 2-3 cp /die
        1fl da 4mg/2ml IM

    BAMBINI→ 0,1-0,2mg/kg/die (cp da 0,5mg)

CONTROINDICAZIONE RELATIVA IN PZ DIABETICI:
IL BENTELAN® PUO' SCOMPENSARE LA GLICEMIA IN UN PAZIENTE
    DIABETICO E DARE GASTRITE O RIACUTIZZARE ULCERE GASTRO-DUODENALI,
quindi, se somministrato per più giorni si dovrebbe proteggere lo stomaco
con ZANTAC®,MALOOX® o altri gastroprotettori.

N.B EVITARE L'ESPOSIZIONE AL SOLE DURANTE IL TRATTAMENTO CORTISON

- **FORMISTIN®/ZIRTEC® (CETIRIZINA)(RR ROSSA - CLASSE A)**
    (NOTA AIFA 89)
    20 cp da 10 mg
    Os gtt fl 20 ml 10 mg/ml

    ADULTI E BAMBINI >12 ANNI→1 cp 10 mg o 20 gtt 1volta/die
    BAMBINI TRA 6 E 12 ANNI→ 5 mg 2 volte /die (½ cp da 10 mg o 10 gtt
                2 volte/die)
    BAMBINI TRA 2 E 6 ANNI→2,5 mg 2 volte/die (5 gtt 2 volte/die)

Nota 89:
La prescrizione a carico del SSN è limitata alle seguenti condizioni:
- pazienti affetti da patologie su base allergica di grado medio e grave (rinocongiuntiviteal-lergicastagionale, orticaria persistente non vasculitica) per trattamenti prolungati (superio-ri ai 60 giorni)

- **CLARITYN®/FRISTAMIN® (LORATADINA)(RR ROSSA - CLASSE A)**
    (NOTA AIFA 89)
        7 o 20 cp da10 mg

    ADULTI E BAMBINI >6 ANNI e >30 Kg → 1 cp 10 mg 1volta/die

Nota 89:
La prescrizione a carico del SSN è limitata alle seguenti condizioni:
- pazienti affetti da patologie su base allergica di grado medio e grave (rinocongiuntivite allergica stagionale, orticaria persistente non vasculitica) per trattamenti prolungati (superiori ai 60 giorni)

- **TINSET® (OXOTOMIDE)(RR ROSSA - CLASSE A)(NOTA AIFA 89)**
  30 cp 30 mg
  Os gtt fl 30 ml 2,5%

  ADULTI→ 1 cp 30 mg o 30 gtt 2 volte/die
  BAMBINI→ sospensione 2,5%
  0,5 mg/kg/somministrazione - 1 gtt ogni 2kg 2 volte/die

Nota 89:
La prescrizione a carico del SSN è limitata alle seguenti condizioni:
- pazienti affetti da patologie su base allergica di grado medio e grave (rinocongiuntivite allergica stagionale, orticaria persistente non vasculitica) per trattamenti prolungati (superiori ai 60 giorni)

Nei pazienti allergici può insorgere shock anafilattico
In quel caso è necessaria immediata somministrazione di ADRENALINA.

RAGNI

In Italia i 2 ragni più pericolosi sono:

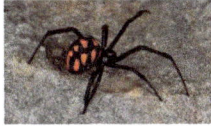

LA MALMIGNATTA: ragno nero, caratterizzato da 13 puntini arancioni sull'addome.

Spesso ,per proteggersi, si finge morto.

Il morso non provoca forte dolore immediato, ma , in seguito, il dolore si estende dalla zona colpita al resto del corpo, soprattutto, all'addome.In casi estremi, può essere mortale.

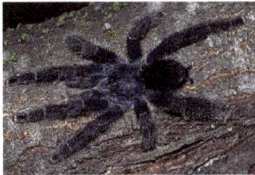

L'AVICULARIA: grosso ragno tropicale, talvolta importato nascosto tra le banane.

E' nero o marrone, peloso, lungo fino a 8cm.

Il veleno di questo ragno provoca dolore e gonfiore bluastro, ulcerazioni della cute e malessere generale. In casi estremi, può essere mortale.

ZECCHE

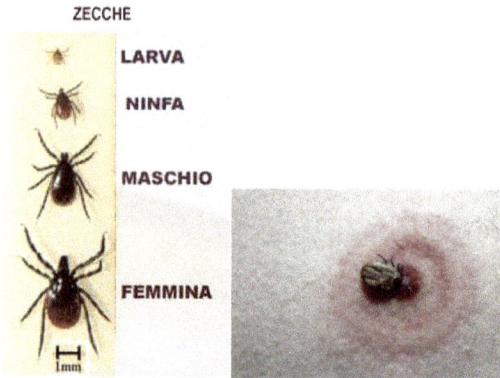

ZECCHE
LARVA
NINFA
MASCHIO
FEMMINA

La zecca è un **artropode** che si nutre di sangue inserendo il suo rostro, o apparato boccale, sotto la pelle della persona a cui resta saldamente attaccata anche per diversi giorni.

Il morso generalmente non causa nessun fastidio e non è doloroso per questo spesso non ci accorgiamo della presenza del parassita. La zona morsa si presenta come un leggero rigonfiamento rossastro con una piccola crosta al centro.

COME RIMUOVERLA

- Utilizzare delle pinzette, possibilmente con le punte sottili
- Cercare di afferrare la testa del parassita il più vicino possibile alla cute.
  (Se può esservi utile aiutatevi con una lente d'ingrandimento)
- Serrare bene la presa
- tirare lentamente ma in modo costante finche la zecca non si stacca dalla cute
- Accertarsi di aver estratto completamente la zecca
- Disinfettare la zona del morso
- Lavarsi le mani con acqua e sapone
- Dopo la rimozione effettuare la profilassi antitetanica
- Liberarsi del parassita bruciandolo o immergendolo in alcool disinfettante.
  Disinfettiamo bene la zona del morso e laviamoci le mani con acqua e sapone

- Durante la rimozione bisogna prestare la massima attenzione a non schiacciare il corpo della zecca, per evitare il rigurgito che aumenterebbe la possibilità di trasmissione di agenti patogeni.

LA ZECCA PUÒ TRASMETTERE DIVERSE MALATTIE TRA CUI LA MALATTIA DI LYME E

LE RICKETTIOSI.

Nella maggior parte dei casi non è necessario effettuare alcuna terapia profilattica (la necessità di una trattamento profilattico è molto dubbia).

Se la zecca non è infetta (nella maggior parte dei casi), non trasmette alcuna infezione per cui non è consigliato l'uso preventivo di antibiotici se non compaiono manifestazioni cliniche.

PER LA PROFILASSI

- **BASSADO (DOXICICLINA)(RR ROSSA - CLASSE A)**
  10 cp 100 mg

  ADULTI→ 2 cp 100 mg in unica somministrazione

  BAMBINI > 8 ANNI→ 4 mg/Kg in unica somministrazione

N.B. Non somministrare in gravidanza e allattamento e nei bambini con meno di 8 anni

N.B.: La profilassi può eventualmente essere considerata se la zecca è rimasta attaccata per più di

36 h (e va comunque iniziata entro le 72 h dalla rimozione della zecca)

Se la zecca è rimasta attaccata per meno di 24 h il rischio infettivo è trascurabile!

E' importante istruire il paziente riguardo le caratteristiche di segni e sintomi sia della malattia di Lyme che della Rickettiosi in modo tale da potersi rivolgere al medico nel più breve tempo possibile.(I sintomi posso essere dati da: febbre elevata, cefalea violenta ad esordio improvviso, deficit neurologici focali , dolore addominale, nausea e vomiti, esantema petecchiale, comparsa di tache noir in sede di puntura, paresi e paralisi)

Nei casi di forte sospetto per rickettiosi/ morbo di Lyme, è necessario iniziare subito trattamento antibiotico specifico ed eventuale consulenza infettivologica urgente.

PUNTURE DA ANIMALI MARINI

MEDUSE E ATTINIE

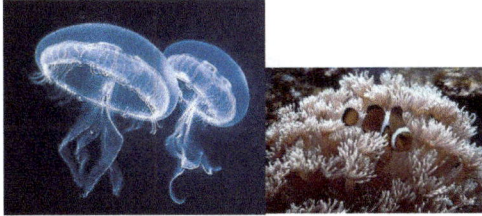

ATTINIE: simili a fiori, immobili sul fondo marino. Il contatto con i tentacoli causa dolore bruciante con possibile gonfiore, formazione di vesciche e possibile annerimento necrotico della parte colpita. Possono aversi anche crampi addominali e diarrea.

Il veleno è neutralizzato dal calore: immergere la zona colpita in una bacinella d'acqua molto calda.

MEDUSE E ATTINIE

- Asportare i tentacoli delicatamente usando una salvietta senza schiacciarli o strofinarli per non spargere ulteriore veleno

- Lavare la zona interessata con alcool o acqua calda salata per neutralizzare il veleno

   Mai acqua fredda! (si può eventualmente mettere acqua fisiologica riscaldata)

- Applicare **GEL ASTRINGENTE AL CLORURO DI ALLUMINIO AL 5%**
  (sarebbe la medicazione più corretta ma purtroppo raramente disponibile)

Qualora non disponibile, applicare pomata al cortisone (che però avrà un effetto più ritardato, dopo 20-30 min), quali:

- **ELOCON CREMA® (MOMETASONE FURORATO)/BEBEN®/ECOVAL®(BESAMETASONE)**
  30g 0,1%

ADULTI →1 applicazione/die

Nella maggior parte dei casi, la reazione è locale ed è sufficiente un trattamento topico.
Nei casi più severi, si può eventualmente considerare anche la somministrazione di antistaminici e cortisone per via sistemica.
Per alleviare il dolore può essere considerata la somministrazione di un antidolorifico.
Nei casi gravi può comparire shock anafilattico.

PESCI CON ACULEI

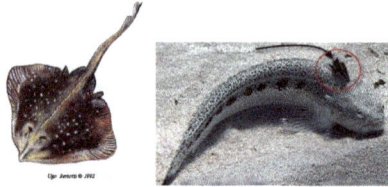

RAZZE: pesci piatti con una coda a forma di frusta,dotata di aculeo con ghiandole velenifere.

PESCI RAGNO O TRACINE: pesci muniti di aculei che possono penetrare nella cute e conficcarfisi liberando veleno che provoca:

- Dolore lancinate nella sede della puntura che si diffonde a tutto l'arto colpito

- Successivamente gonfiore bluastro

- Possibili reazioni generali quali febbre,nausea,svenimento e shock anafilattico

---

PER LE TRACINE

-Immergere la parte esposta con acqua calda salata (la tossina è termolabile e viene quindi inattivata dal calore) per anche 30 min -1 h
-Rimuovere eventuali frammenti visibili di spine
-Utile la somministrazione di antidolorifici in genere sufficienti per le prime 24-36 h

---

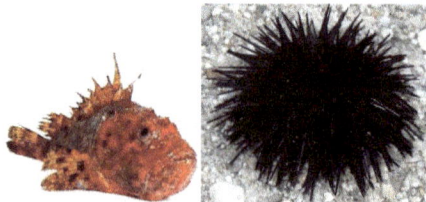

RICCI DI MARE: gli aculei dei ricci di mare non sono velenosi ma sono fragili e difficili da estrarre e, nel tentativo di toglierli possono spezzarsi e rimanere nella cute.

Estrare gli aculei con una pinzetta

Nel caso di aculei spezzati che sono rimasti all'interno della cute, non in profondità, può essere utile l' applicazione di **POMATA A BASE DI ITTIOLO** che ne facilita la fuoriuscita.

MORSO DI VIPERA E BISCIA

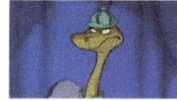

Ofidio innocuo   Vipera

Occhio

Coda

Morso

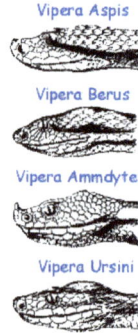

Vipera Aspis

Vipera Berus

Vipera Ammdytes

Vipera Ursini

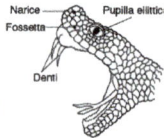

Crotalinae (o vipere dalle fossette)

Narice
Fossetta — Pupilla ellittica

Denti

Testa triangolare

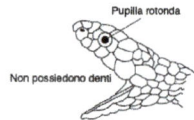

Serpenti non velenosi

Pupilla rotonda

Non possiedono denti

Testa arrotondata

Come riconoscerle

biscia 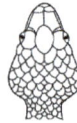 vipera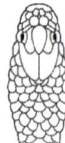

Come fare a distinguere i segni del morso di un serpente velenoso da uno non velenoso?
Se il serpente è innocuo avremo una ininterrotta fila di minutissimi graffi lasciati dai numerosi denti.
Se il serpente è velenoso su una impronta analoga alla precedente si evidenzieranno con partico-lare facilità i fori lasciati dalle zanne velenifere.
Il morso di una specie velenosa è immediatamente riconoscibile per l'acutissimo dolore locale nel-la zona colpita.

L'impronta del morso subisce molte varianti, dovute a come la vipera ha morso; anche le impronte delle zanne velenifere non sempre si distinguono bene da quelle dei denti non velenosi.

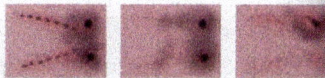

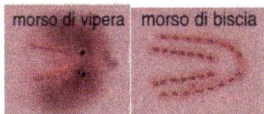

morso di vipera | morso di biscia

COSA FARE

1. Rimuovere anelli, orologi e i vestiti troppo stretti
2. Mettere un laccio 10cm sopra il morso
3. Spostarlo dopo 1min qualche cm più a monte
4. Allentarlo parzialmente ogni mezz'ora
5. Scrivere sull'arto l'ora e il giorno del morso, l'ora di posa del laccio e ogni allentamento effettuato.
6. Immobilizzare l'arto come se fosse fratturato(il movimento aumenta la circolazione del sangue e, quindi, del veleno)
7. Chiamare il 118 e trasportare il pz in ps dove si provvederà ad aspirare il veleno dal sito d'inoculo con pompette aspiratrici o con una siringa priva di ago o alla somministrazione di siero antivipera o all'uso di stimolatori elettrici.

Usare il laccio è il sistema più immediato e va utilizzato quando non siano disponibili le fasce per la fasciatura linfostatica.

Il laccio non dev'essere molto stretto in modo da consentire la circolazione profonda.

SIERO ANTIVIPERA (ANTIOFIDICO)

- Può dare luogo a schock anafilattico.
- Se iniettato troppo velocemente per via venosa anziché per via IM o sottocutanea può es-
sere mortale.
- Al di fuori del frigorifero si altera in poche ore.

STIMOLATORI ELETTRICI

- Centrare lo spinotto dello stimolatore ciascuno con il centro delle zanne
- Dare 7-8 scosse a raggera facendogli girare attorno l'apparecchio

MAGGIORI CENTRI ANTIVELENI IN ITALIA

Ancona Centro antiveleni – dalle 7.30 alle 13.30 Centro universitario ospedaliero di farmacovigilanza Via Tronto, 10/A Torrette (Ancona), **Tel. 071-2181028**

Bergamo Centro antiveleni- 24/24 ore, USSA Tossicologia Clinica Ospedali Riuniti di Bergamo, Largo Barozzi 1, **Numero verde 800883300**

Bologna Centro antiveleni- 24/24 ore, Ospedale Maggiore, **Tel. 051-333333, 051-6478955**

Catania Centro antiveleni- 24/24 ore, Ospedale Garibaldi, **Tel. 095-7594120/ 095-7594032, Numero verde 800410989**

Chieti centro antiveleni- 24/24 ore, Ospedale Santissima Annunziata, via dei Vestini 1, **Tel. 0871-551219**

Firenze Centro antiveleni- 24/24, Ospedale Careggi, Viale Pieraccini 17, **Tel. 055-7947819**

Foggia Centro antiveleni, Università degli studi – Azienda ospedaliero universitaria Viale Pinto – **71122 Tel: 0881-732326**

Genova Centro antiveleni – 24/24 ore- Ospedale San Martino Largo Rosanna Benzi, 10, **Tel. 010-352808**

Genova Istituto Scientifico G. Gaslini, Centro antiveleni Largo Gaslini, 5 Tel. **010-5636.2245**

La Spezia Centro antiveleni – 24/24 ore, Ospedale Civile Sant'Andrea, Via Vittorio Veneto, 197, **Tel. 0187-533296 /0187- 533297**

Lecce Centro antiveleni – 24/24 ore, Ospedale Vito Fazzi Piazza Muratore, 1, **Tel. 0832-351105**

Milano Centro antiveleni – 24/24 ore, Ospedale Niguarda Ca'Granda Piazza Ospedale Maggiore, 3, **Tel. 02-66101029**

Napoli Centro antiveleni – 24/24 ore, Ospedale Cardarelli Via Cardarelli, 9, **Tel. 081-7472870/ 0815453333**

Pavia Centro antiveleni – 24/24 ore, Centro Nazionale di Informazione Tossicologica-Fondazione Salvatore Maugeri,Clinica del Lavoro e della Riabilitazione IRCCS,Via Salvatore Maugeri, 10, Tel. **0382- 24444**

Pordenone Centro antiveleni – 24/24 ore, Ospedale Civile Via Montereale, 24, **Tel. 0434-399698, 0434- 399335**

Reggio Calabria, Centro antiveleni – 24/24 ore Ospedale Riuniti, Via G. Melacrino, 1, **Tel. 0965-811624**

Roma, Centro antiveleni – 24/24 ore– Policlinico A. Gemelli, Largo Agostino Gemelli, 8, **Tel. 06-3054343**

Roma Centro antiveleni, Policlinico Umberto I, Istituto di Anestesia e ne, **Tel. +390649978000 – Notturno e festivo 049978024**

Roma Centro Antiveleni, Ospedale Pediatrico Bambino Gesù – Unità Operativa di Anestesia e Rianimazione (DEA), Piazza S.Onofrio, 4 – 00165 Roma, **Tel. 06-68593726**

Torino Centro antiveleni, Istituto Anestesia e Rianimazione II Cattedra di Anestesia e Rianimazione, Corso A.M. Dogliotti 14 – 10126 Torino, **Tel. 011-6637637**

Trieste Centro Antiveleni, Ospedale Infantile Burlo Garofalo Via dell'Istria 65 – Trieste, **Tel. 040-3785373-362**

SHOCK ANAFILATTICO

Sindrome clinica grave che si manifesta quando un soggetto sensibilizzato verso un allergene entra nuovamente in contatto con esso.

SEGNI E SINTOMI

- Brusco calo della Pa e tachicardia

- Orticaria generalizzata

- Sudorazione profusa e cute fredda

- Ansietà/angoscia

- Angioedema delle vie aeree superiori

- Difficoltà respiratoria: tachipnea con respirazione superficiale e ipocapnia, sensazione di soffocamento e cianosi

- Collasso circolatorio fino alla perdita di coscienza e convulsioni

- Coma e morte per asfissia, ipossia e arresto circolatorio legato all'ipertensione severa.

Un allergene è una sostanza che, nonostante sia del tutto innocua per la maggior parte delle persone, viene riconosciuta come estranea e pericolosa dal sistema immunitario dell'individuo allergico.

Appena penetrato nell'organismo, l'allergene è sostanzialmente innocuo, perché il sistema immunitario non ha ancora sviluppato gli anticorpi necessari a combatterlo.
Questi (immunoglobuline specifiche IgE) saranno tuttavia presenti in caso di successive esposizioni all'antigene, che inevitabilmente comporteranno una reazione immunitaria esagerata contraddistinta dalla massiccia degranulazione dei mastociti, con liberazione di:

- Sostanze vasoattive (come l'istamina) che aumentano enormemente la permeabilità vascolare con passaggio di liquidi negli interstizi, ipovolemia ed ipotensione;

- Sostanze ad azione broncocostrittrice (come i leucotrieni) responsabili dei sintomi respiratori associati allo shock anafilattico (costrizione delle vie aeree e fame d'aria).

Una rapida liberazione di questi mediatori provoca vasodilatazione, aumento della permeabilità capillare, edema delle mucose e broncospasmo, che nel complesso possono condurre a shock e morte per asfissia o insufficienza cardiocircolatoria.

EVOLUZIONE CLINICA

ANAFILASSI MONOFASICA: È la forma classica: dopo un periodo di latenza (pochi min) si hanno i sintomi tipici dell'anafilassi

ANAFILASSI BIFASICA: dopo la prima ondata di sintomi, può esservene un'altra a distanza di ore senza contatto con l'agente che l'aveva scatenata precedentemente

ALLERGENI

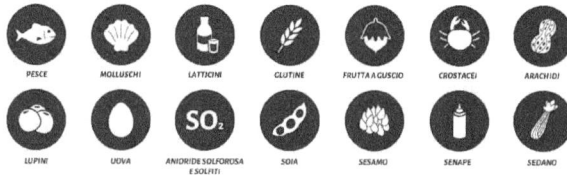

PESCE   MOLLUSCHI   LATTICINI   GLUTINE   FRUTTA A GUSCIO   CROSTACEI   ARACHIDI

LUPINI   UOVA   ANIDRIDE SOLFOROSA E SOLFITI   SOIA   SESAMO   SENAPE   SEDANO

1	Cereali contenenti glutine, cioè grano, segale, orzo, avena, farro, kamut o i loro ceppi derivati e prodotti derivati	8	Frutta a guscio, vale a dire mandorle, nocciole, noci, noci di acagiù, noci di pecan, noci del Brasile, pistacchi, noci macadamia o noci del Queensland, e i loro prodotti
2	Crostacei e prodotti a base di crostacei	9	Sedano e prodotti a base di sedano
3	Uova e prodotti a base di uova	10	Senape e prodotti a base di senape
4	Pesce e prodotti a base di pesce	11	Semi di sesamo e prodotti a base di semi di sesamo
5	Arachidi e prodotti a base di arachidi	12	Anidride solforosa e solfiti in concentrazioni superiori a 10 mg/kg
6	Soia e prodotti a base di soia	13	Lupini e prodotti a base di lupini
7	Latte e prodotti a base di latte (incluso lattosio)	14	Molluschi e prodotti a base di molluschi

ALLERGENI	DOVE	QUANDO
Polline	Outdoor	Primavera/estate/autunno
Polvere	Indoor (perenne) Outdoor (stagionale)	Indoor: la polvere si può depositare in qualsiasi luogo umido e buio. Outdoor: la polvere proviene dalla degradazione vegetale. La polvere si risospende facilmente nell'aria.
Acaro della polvere	Indoor	Si trovano nella polvere di casa, materassi, lenzuola e coperte, imbottiture, tappeti e tende. Si nutrono della pelle persa con la desquamazione. Prosperano in ambienti caldi e umidi.
ANIMALI DOMESTICI	DOVE	QUANDO
Gatti, cani	Indoor	I principali allergeni sono le proteine rilasciate dalla pelle degli animali o presenti nella saliva, che si attaccano al pelo quando l'animale si lecca. Anche l'urina è fonte di allergeni. Quando la sostanza che trasporta l'allergene si secca, esso viene disperso nell'aria.
Criceti, scoiattoli, conigli	Indoor, sul lavoro	Per questi animali, l'urina è la fonte principale di allergeni
PARASSITI	DOVE	QUANDO
Topi, ratti	Indoor/Outdoor	Per questi animali, l'urina è la fonte principale di allergeni
Scarafaggi	Indoor/Outdoor	Piccole molecole proteiche trasportate o prodotte da questi insetti

PRIMA DI QUALSIASI TERAPIA, CHIEDERE AL PZ SE E' ALLERGICO A QUALCHE FARMACO.

- Valutazione della:
  pervietà delle vie respiratorie
  pressione arteriosa

- Mettere il paziente nella posizione antishock: supino con le gambe sollevate di circa 30 cm (ad esempio con l'ausilio di una sedia) in modo che il capo si trovi inferiormente a ginocchia e bacino (posizione di Trendelenburg) .
  Questa posizione risulta particolarmente utile perché favorisce il ritorno venoso agli organi vitali (cuore e cervello) per semplice effetto della gravità.

REAZIONI LIEVI

- **BENTELAN®** 4mg/2ml I.M + **TRIMETON®** 10mg/1ml (0,2-0,3 mg/kg I.M o E.V)

REAZIONI GRAVI

A) TRATTAMENTO D'EMERGENZA

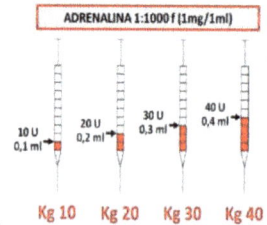

ADRENALINA 1:1000 f (1mg/1ml)

10 U 0,1 ml | 20 U 0,2 ml | 30 U 0,3 ml | 40 U 0,4 ml

Kg 10   Kg 20   Kg 30   Kg 40

- **ADRENALINA:** 0,1ml/kg I.M (QUADRICIPITE)

  1:10.000 (1fl da 1mg in 500cc si fa a 0,25-2,5ml/min=0,5-5 mg/min

DOSAGGI BAMBINI

Tab. III. *Dose di adrenalina intramuscolare per età nella terapia di emergenza dell'anafilassi (da Yocum et al., 1999, mod.).*

Età (anni)	Volume per l'iniezione di adrenalina 1:1.000 (1 mg/ml)
< 1	0,05 ml
1-	0,1 ml
2-3	0,2 ml*
3-4	0,3 ml*
4-5	0,4 ml*
6-12	0,5 ml*
> 12	0,5-1 ml

* Usare metà dose per bambini sottopeso

SE NON SI HA CON SE L'AUTOINIETTORE DI ADRENALINA:

Siringa da insulina da 1 ml suddivisa in 100 UI
⇒ 10UI = 0,1 ml

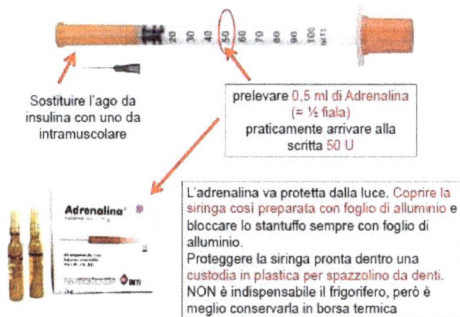

Sostituire l'ago da insulina con uno da intramuscolare

prelevare 0,5 ml di Adrenalina
(= ½ fiala)
praticamente arrivare alla scritta 50 U

Adrenalina

L'adrenalina va protetta dalla luce. Coprire la siringa così preparata con foglio di alluminio e bloccare lo stantuffo sempre con foglio di alluminio.
Proteggere la siringa pronta dentro una custodia in plastica per spazzolino da denti.
NON è indispensabile il frigorifero, però è meglio conservarla in borsa termica

B) TERAPIA DI SECONDA ISTANZA

CORTISONICI

• __IDROCORTISONE__

__ADULTI__ → 5 mg/kg in bolo, e successivamente 2.5 mg/kg ogni 6 h

- **METILPREDNISOLONE**
  (ADVANTAN®,METILPRE®, DEPOMEDROL®, MEDROL®, URBASON®):

  ADULTI →1 mg/kg in bolo, e successivamente la stessa dose ogni 6 h

- **PREDNISONE (ES. DELTACORTENE®, LODOTRA®):**

  ADULTI → in caso di anafilassi, assumere 50 mg di attivo per os, frazionati,
  Eventualmente, in più dosi durante le 24 ore.

- **TRIMETON®(CLORFENAMINA MALEATO)(RR BIANCA - CLASSE C)**
  5Fl 1ml 10mg

  ADULTI → 10mg/1ml (0,2-0,3 mg/kg I.M o E.V)

B2 – AGONISTI

ALBUTEROLO O SALBUTAMOLO (ES. VENTMAX®, VENTOLIN®, ALMEIDA®, NAOS®):
indicati per trattare il broncospasmo associato all'anafilassi.

Il farmaco va somministrato per via nasale, applicando 2 spruzzi per narice ogni 6-8 ore, o in base alle necessità.

SORVEGLIANZA

Osservazione per almeno 6-8 ore dalla risoluzione della sintomatologia, dal momento che l'anafilassi può avere un andamento bifasico.
I pazienti in condizioni instabili o con sintomatologia protratta devono essere ricoverati in un reparto di Terapia Intensiva.

CRISI IPOGLICEMICA

CONDIZIONE IN CUI IL TASSO GLICEMICO NEL SANGUE RISULTA <60mg/dl

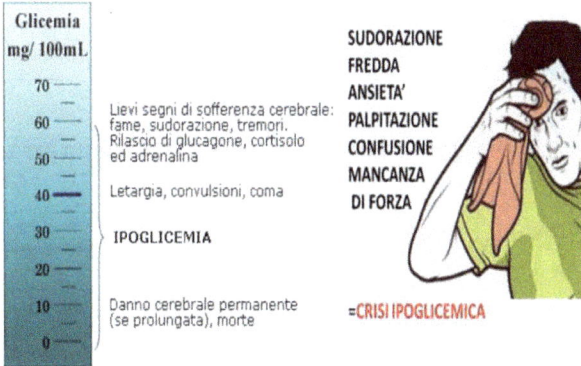

mg/dl	a digiuno	2 ore dopo il pasto
40/50	ipoglicemia	ipoglicemia importante
70/100		
100/130	alterazione	
130/200	pre-diabete	alterazione
200/300	diabete	pre-diabete
>300	diabete importante	diabete

SINTOMI DELL'IPOGLICEMIA

SINTOMI AUTONOMICI	SINTOMI NEUROGLICOPENICI
Tremori	Irritabilità
Ansia	Confusione
Nervosismo	Difficoltà nell'eloquio e nel pensiero
Palpitazioni	Atassia
Sudorazione	Parestesie
Secchezza delle fauci	Cefalea
Fame	Convulsioni
Pallore	Coma
	Morte

CRISI IPOGLICEMICA LIEVE (PZ COSCIENTE) "LA REGOLA DEL 15"

IPOGLICEMIA LIEVE E MODERATA

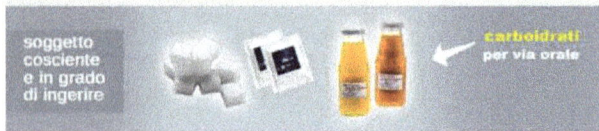

soggetto cosciente e in grado di ingerire — carboidrati per via orale

ASSICURARSI CHE IL PZ SIA IN GRADO DI DEGLUTIRE

1° Misurare la glicemia (una glicemia inferiore a 70 mg/dl va trattata)

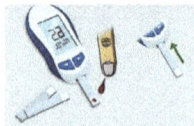

2° Far assumere immediatamente 15 gr di zuccheri ad assorbimento rapido

(15g di zucchero= 3 zollette di zucchero) o 150g succo di frutta (mettere sempre un succo di frutta o delle caramelle in borsa) o 1 cucchiaino di marmellata o miele.
(L'ingestione di 15 g di glucosio provoca un rialzo della glicemia di circa 38 mg/dL in 20 minuti).

Segui la REGOLA DEL 15

2 Mangiare o bere carboidrati ad azione rapida (15g) a scelta tra:

3 ZOLLETTE DI ZUCCHERO
(5g di zucchero ciascuna)

1/2 BICCHIERE DI SUCCO DI FRUTTA
O BEVANDA ZUCCHERATA (Es: COLA)

5-6 CARAMELLE
(non senza zucchero)

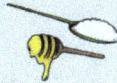

1 CUCCHIAIO GRANDE
DI ZUCCHERO O MIELE

3° Rimisurare la glicemia dopo 15 minuti

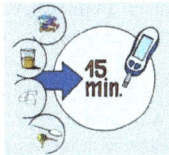

- se la glicemia è < 70 mg/dl ripetere, somministrare 15mg di zucchero ad assorbimento rapido
- se la glicemia è > 70 mg/dl continuare con lo step 4

4° se manca molto tempo al pasto successivo assumere CARBOIDRATI COMPLESSI

Ad esempio:
- pane
- crackers
- grissini
- fette biscottate
- biscotti

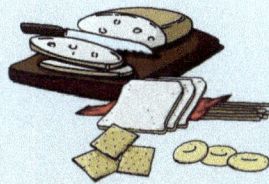

Non utilizzare cioccolato o bibite "light" per correggere una ipoglicemia.

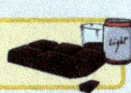

5° Cercare la causa dell'ipoglicemia per prevenire gli episodi futuri

ATTIVITÀ FISICA NON PROGRAMMATA
o più prolungata del solito

ORARIO RITARDATO DEI PASTI
o pasto non sufficiente

SOVRADOSAGGIO DI INSULINA O DI COMPRESSE

ASSUNZIONE ECCESSIVA DI ALCOLICI
o di super alcolici

Dal momento che il rialzo glicemico può essere solo temporaneo, è indicato misurare la glicemia a intervalli di 15 minuti, fino a che non si rilevi un valore normale in due misurazioni consecutive, in assenza di ulteriore assunzione di zuccheri.

Una glicemia stabile al di sopra di 100 mg/dL, misurata 2 volte a distanza di 15 minuti senza che siano stati assunti altri zuccheri, può far ragionevolmente ritenere che l'episodio ipoglicemico sia terminato.

CRISI IPOGLICEMICA GRAVE PZ INCOSCIENTE

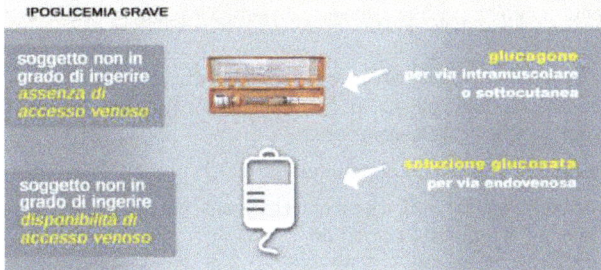

- __SE IL PZ È INCOSCIENTE__ prendere immediatamente un accesso periferico e somministrare:

  Glucosio 33% fl da 10 ml in bolo (nei casi di grave ipoglicemia: 10-20 g di glucosio, ovvero 5 fl) seguito poi da infusione continua di soluzione glucosata al 10% controllando la glicemia

  __OPPURE, SE L 'ACCESSO VENOSO È DIFFICOLTOSO:__

  Glucagone 1 fl PRERIEMPITA (0,5- 1 mg IM)

CRISI IPERGLICEMICA

CAUSE

Una crisi iperglicemica può dipendere da:

- Diabete mellito non ancora diagnosticato;
- Insufficiente somministrazione di ipoglicemizzanti o insulina, in un contesto di diabete mellito
- Eccessiva assunzione di cibo, specie degli alimenti ricchi di zuccheri e carboidrati (zucchero, pane bianco, dolci, pasta, frutta zuccherina come uova, cachi, fichi e banane, ecc.)
- Stato di sepsi dovuto ad alcune gravi infezioni
- Utilizzo di determinati farmaci, tra cui corticosteroidi, beta-bloccanti, epinefrina, diuretici tiazidici, inibitori di proteasi e octreotide
- Forte stress
- Ictus, infarto del miocardio, disfunzione di surreni, tiroide e/o ipofisi, malattie del pancreas e alcune forme di tumore al cervello.

SINTOMI E SEGNI

I tipici sintomi e segni di una crisi iperglicemica sono:

- Bocca secca e sete intensa (**polidipsia**)
- Bisogno di urinare spesso (**poliuria**), specie alla notte (**nicturia**)
- Dolori addominali con vomito
- Progressiva alterazione della coscienza, con comparsa di irrequietezza, agitazione e stato confusionale
- Polso debole e rapido
- Pelle rossa, secca e calda
- **ALITO DAL CARATTERISTICO ODORE DI ACETONE**
- Visione offuscata
- Senso di stanchezza

COMPLICANZE

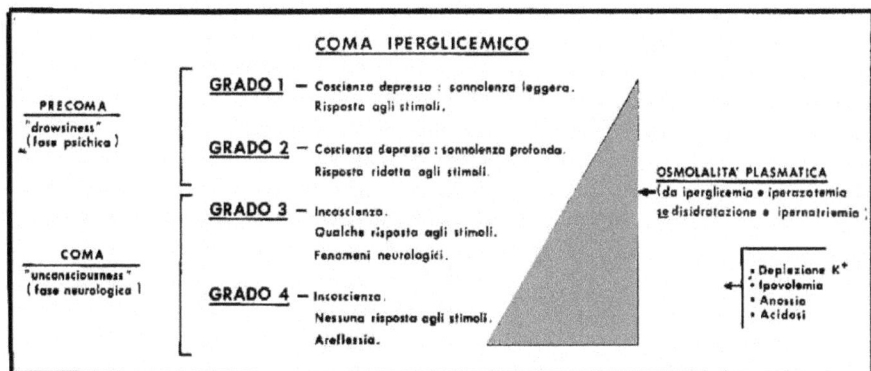

COMA IPERGLICEMICO

PRECOMA
"drowsiness"
(fase psichica)

GRADO 1 — Coscienza depressa : sonnolenza leggera.
Risposta agli stimoli.

GRADO 2 — Coscienza depressa : sonnolenza profonda.
Risposta ridotta agli stimoli.

GRADO 3 — Incoscienza.
Qualche risposta agli stimoli.
Fenomeni neurologici.

COMA
"unconsciousness"
(fase neurologica)

GRADO 4 — Incoscienza.
Nessuna risposta agli stimoli.
Areflessia.

OSMOLALITA' PLASMATICA
(da iperglicemia e iperazotemia
se disidratazione e ipernatriemia)

• Deplezione K+
• Ipovolemia
• Anossia
• Acidosi

- il **coma iperglicemico** (o **coma diabetico**)

- l'**estrema disidratazione** dovuta all'urina iperosmotica da iperglicemia

- la **trombosi** e la morte dell'individuo interessato

TRATTAMENTO IPERGLICEMIA

- TERAPIA INSULINICA
- REIDRATAZIONE

TERAPIA INSULINICA

SCHEMA INFUSIONE INSULINA EV NEL PZ CON IPERGLICEMIA

Pompa siringa
Fisiologica 49,5 ml + Humalog 0,5 ml (= 50 U)
[si crea una soluzione in cui 1 ml = 1 U]

Glicemia	>500	5 ml/h (=5 U/h)	+ bolo iniziale di 10 U ev/sc
Glicemia	400-500	4 ml/h	+ bolo iniziale di 8 U ev/sc
Glicemia	300-400	3 ml/h	+ bolo iniziale di 5 U ev/sc
Glicemia	250-300	2 ml/h	
Glicemia	150-250	1 ml/h	
Glicemia	110-150	0,5 ml/h	
Glicemia	≤110	stop insulina (ma mantenere la pompa)	

- **Controllo Stick** dopo 1 ora, per verificare la dose (U/h), poi ogni 2 ore per le prime 12 ore, poi ogni 4 ore se le glicemie sono stabili.
- Quando tre glicemie successive sono < 140, embricare con l'infusione continua l'insulina sottocute ai pasti, utilizzando insulina ultrarapida (Humalog o Novorapid o Apidra); quindi, sospendere l'infusione in pompa al momento della prima dose di insulina basale serale (Lantus o Levemir).

REIDRATAZIONE

- S'inizia con soluzione fisiologica
- Ha lo scopo di eliminare il glucosio per via renale
- Vanno infusi circa 3,5 -5 litri di liquidi nelle prime 5-10 ore (500ml/h)A volte, anche un litro nella prima ora
- Il 60% dei liquidi somministrati nelle prime ore si perdono per diuresi osmotica e iperpiressia

REMEMBER

OGNI UNITA' DI INSULINA ABBASSA DI CIRCA 40 mg/dl LA GLICEMIA

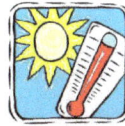

DANNI DA CALORE

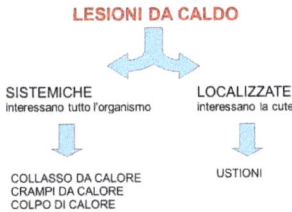

LESIONI DA CALDO

SISTEMICHE
interessano tutto l'organismo

LOCALIZZATE
interessano la cute

COLLASSO DA CALORE
CRAMPI DA CALORE
COLPO DI CALORE

USTIONI

EFFETTI DANNOSI DEL CALORE

si manifestano per esposizione a condizioni climatiche caratterizzate da elevata temperatura e elevata umidità dell'aria

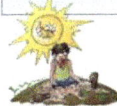

SEGNALI DI ALLARME:
cute calda e arrossata, sete intensa, sensazione di debolezza, crampi muscolari, nausea e vomito, vertigini, convulsioni, stato confusionale, perdita di coscienza

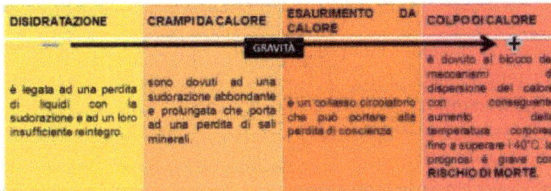

DISIDRATAZIONE	CRAMPI DA CALORE	ESAURIMENTO DA CALORE	COLPO DI CALORE
è legata ad una perdita di liquidi con la sudorazione e ad un loro insufficiente reintegro.	sono dovuti ad una sudorazione abbondante e prolungata che porta ad una perdita di sali minerali.	è un collasso circolatorio che può portare alla perdita di coscienza	è dovuto al blocco dei meccanismi di dispersione del calore con conseguente aumento della temperatura corporea fino a superare i 40°C. la prognosi è grave con RISCHIO DI MORTE.

- <u>Colpo di calore</u> Si tratta di una vera urgenza.
  È la conseguenza di un'eccessiva esposizione al calore soprattutto se in ambiente umido, poiché l'umidità ostacola la sudorazione e la liberazione di calore dall'organismo: la temperatura corporea sale eccessivamente mettendo in pericolo la vita.

- **Collasso da calore**

- **Colpo di sole**

- <u>Ustioni</u>. Sono lesioni determinate dal calore (proveniente sia dai raggi solari, sia da liquidi bollenti, fiamme, o corpi metallici arroventati) e da sostanze caustiche.

COLPO DI CALORE

Si determina per l'inefficienza dei meccanismi della termoregolazione, a cui segue una produzione di calore in eccesso rispetto al calore disperso.

E' causata da un elevato tasso di umidità e alla mancanza di ventilazione, a cui l'organismo non riesce ad adattarsi.

Può manifestarsi anche in un ambiente chiuso oppure in un luogo dove non batte direttamente il sole.

Sintomi più comuni sono:

- Alta temperatura corporea (41-43°C)
- Pelle calda e secca al tatto (la sudorazione è assente nel 50% dei casi)
- Astenia, sonnolenza
- Sete intensa
- Tachicardia, tachipnea
- Ipotensione, ipoglicemia
- Vertigini, mal di testa, agitazione, aggressività, allucinazioni che possono precedere la perdita di coscienza.
- Svenimento

I primi sintomi del colpo di calore comprendono un improvviso malessere generale e un rapido innalzamento della temperatura corporea (>40° C), cui seguono alterazioni dello stato mentale (confusione, senso di svenimento, letargia, convulsioni e perdita di coscienza).

Sono comuni la tachicardia e la tachipnea; la pressione arteriosa diminuisce repentinamente.

Il colpo di calore, talvolta, è preceduto da sete intensa, mal di testa, crampi muscolari, senso di nausea, inappetenza, vertigini e debolezza.

Nel colpo di calore classico, la pelle appare secca, arrossata e calda, mentre nella variante da esercizio fisico, il paziente è solitamente sudato.

COSA FARE IN CASO DI COLPO DI CALORE

- Portare il pz in un ambiente fresco, ombroso e ventilato
- Far sdraiare il pz e sollevare le gambe
- Somministrazione integratori (**GATORADE®, MULTICENTRUM®, POLASE®**)

- Se è presente ipertermia:

  - Togliere i vestiti ,immergerlo nell'acqua fresca o fare impacchi di acqua fresca o coprirlo con un telo bagnato
    (Ogni volta che l'asciugamano diventa tiepido va nuovamente immerso in acqua fredda).
  - Applicare ghiaccio o bottiglie di acqua fresca nei punti dove passano le grosse arterie(base collo, ascelle, inguine e ginocchia)
  - Monitorare Pa, Fc e temperatura
  - Se necessario, somministrare **TACHIPIRINA®**

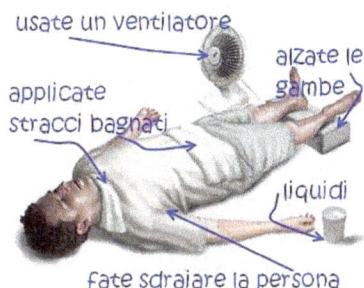

La temperatura corporea va tenuta costantemente sotto controllo: se scende al di sotto dei 38 gradi è bene sospendere gli impacchi e asciugare la persona.
Se la temperatura risale, invece, è necessario riprendere l'operazione di raffreddamento

COLLASSO DA CALORE O SINCOPE DA CALORE

Di norma, l'organismo si adatta ad un ambiente caldo e umido mettendo in atto una reazione di dilatazione dei vasi sanguigni che provoca perdita di calore dalla superficie corporea.
Questo determina una riduzione del volume del sangue circolante che può determinare una vistosa riduzione dei valori di pressione arteriosa.

I sintomi più comuni sono:

- Sudorazione abbondante
- Debolezza estrema
- Nausea e vomito (quest'ultimo aggrava la disidratazione)
- Pressione bassa
- Aumento dei battiti cardiaci (il polso è rapido e sottile)
- Respirazione rapida
- Temperatura corporea normale o leggermente aumentata.

La cute si presenta piuttosto umida e abbastanza fresca, quindi non secca e calda come nel colpo di calore.

COSA FARE IN CASO DI COLLASSO/SINCOPE DA CALORE

1. Spostare il pz dall'ambiente caldo e portarlo in un luogo fresco.
2. Monitorare i paramentri (Fc, Pa,temperatura)
3. Allentare gli abiti e sollevare le gambe
4. Applicare ghiaccio o bottiglie di acqua fresca nei punti dove passano le grosse arterie(base collo, ascelle, inguine e ginocchia)

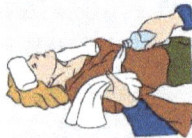

5. Mettere il pz in posizione laterale di sicurezza

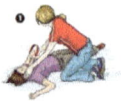

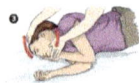

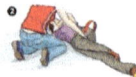

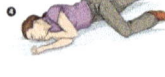

6. Portare in pronto soccorso

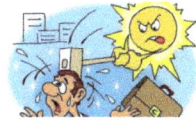

COLPO DI SOLE

Il colpo di sole si può manifestare in seguito a un'eccessiva (diretta e prolungata) esposizione ai raggi solari.

Il primo segnale del disturbo è un **malessere generale e improvviso** a cui seguono mal di testa, sensazione di vertigine, nausea, scarsa sudorazione.

La temperatura corporea si alza, la pelle appare secca e molto arrossata.

La causa determinante non è, come nel colpo di calore, l'alta temperatura, ma l'azione dei raggi solari, le radiazioni infrarosse e ultraviolette sul capo.

SINTOMI

I sintomi più comuni del colpo di sole sono:

- eritema diffuso alle parti esposte al sole con formazione di bolle
- nei casi più gravi compaiono eruzioni pruriginose o brucianti
- gli occhi sono arrossati, la lacrimazione è abbondante e spesso la luce provoca senso di fastidio
- la pelle è calda e sudaticcia e talvolta può comparire la febbre.

Il soggetto colpito avverte profondo malessere a volte accompagnato da nausea, vertigini e confusione mentale.

COSA FARE IN CASO DI COLPO DI CALORE

- Portare la persona colpita in un ambiente fresco, ombreggiato e ventilato
- Sdraiarla a pancia in su, tenendole le gambe sollevate rispetto al resto del corpo
- Applicare ghiaccio o bottiglie di acqua fresca nei punti dove passano le grosse arterie(base collo, ascelle, inguine e ginocchia) **oppure**
  immergere un lenzuolo o un grande asciugamano in acqua fredda e poi avvolgervi la persona per farle sentire un immediato benessere **oppure**
  riempire una vasca d'acqua fredda e farvi distendere la persone.

  Se dopo circa mezz'ora di "raffreddamento" la temperatura non scende, è assolutamente necessario chiamare l'ambulanza per trasportare il colpito al Pronto Soccorso (è sconsigliabile accompagnare la persona con la propria auto, soprattutto se la giornata è molto calda e se batte il sole).

- Solo successivamente vanno curate le lesioni della pelle con creme anti-eritema a base di idrocortisone.

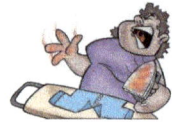

USTIONI

Le ustioni vengono classificate in base alla **PROFONDITA'** e vengono distinte in **3 GRADI** a seconda degli strati della pelle interessati:

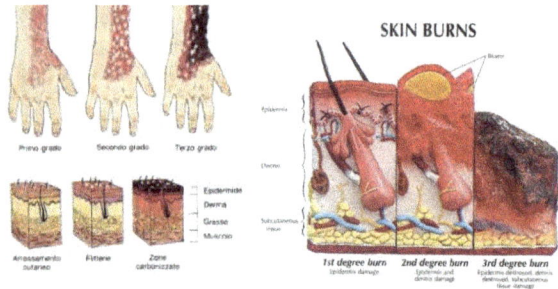

SKIN BURNS

Un'ustione è una lesione più o meno estesa della <u>cute</u>, e talvolta dei tessuti sottostanti, provocata da un agente termico, fisico o chimico.

Numerose ed eterogenee sono quindi le possibili cause, così come diversa è l'entità del danno da esse provocato.

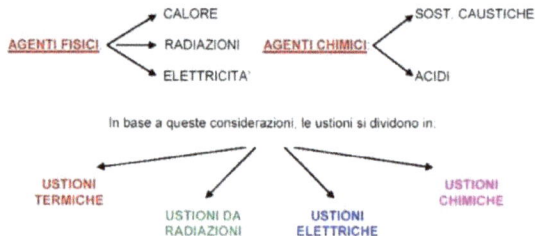

In base a queste considerazioni, le ustioni si dividono in:

In relazione all'<u>agente eziologico</u>, le ustioni possono essere distinte in:

- **USTIONI DA CALORE:** fiamme, liquidi, oggetti o gas ad elevate temperature alterano la struttura e la funzionalità dei tessuti superficiali, fino a provocare morte cellulare, coagulazione delle proteine o carbonizzazione dei tessuti.
  Anche temperature eccessivamente rigide possono determinare gravi lesioni.
- **USTIONI DA SOSTANZE CHIMICHE:** acidi o basi forti provocano, in genere, gravi alterazioni che, seppur limitate alla zona di contatto, sono piuttosto profonde.
- **USTIONI DA ELETTRICITA':** sono imputabili al calore generato dalla corrente elettrica durante il suo passaggio nel corpo, tra il punto di ingresso e quello di uscita.
- **USTIONI DA AGENTI RADIANTI:** il sole e qualsiasi altra sorgente di <u>UVA</u> (comprese le <u>lampade abbronzanti</u>) o di radiazioni ionizzanti possono determinare ustioni di varia entità.

In relazione ai suddetti agenti eziologici, la severità dell'ustione dipende dal grado di calore raggiunto, dalla durata del contatto e dall'area anatomica interessata.

Si parla di:

- **Ustione di 1° grado:** quando il processo patologico interessa solamente lo strato più superficiale della cute (epidermide).

  - Primo grado: superficie dell'epidermide.

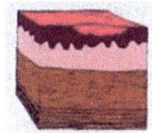

  - Caratteristiche:
    - ✓ Arrossamento;
    - ✓ Gonfiore;
    - ✓ Bruciore;
    - ✓ Tipo di dolore: Vivo e urente, particolarmente sensibile al tatto.

Rientrano in questa categoria le bruciature di minore entità che si manifestano con un lieve arrossamento, associato a tumefazione, dolore e bruciore locale.

La guarigione avviene nell'arco di pochi giorni, solitamente senza esiti cicatriziali e spesso con ampie desquamazioni.

Le lesioni da eccessiva esposizione solare o quelle causate dal contatto con liquidi a temperatura moderatamente elevata, come un caffè od un the ancora troppo caldi, sono un tipico esempio di ustioni di primo grado.

- **Ustioni di 2° grado:** la lesione è più profonda, interessa il derma ed è accompagnata da flittene (vescicole ripiene di un liquido chiaro).

  - Secondo grado: epidermide e derma.

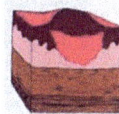

  - Caratteristiche:
    - ✓ Arrossamento;
    - ✓ Gonfiore;
    - ✓ Flittene;
    - ✓ Tipo di Dolore: Molto Intenso;
    - ✓ Rischio Infettivo: Elevato!

Caratteristico è anche il dolore intenso. Le ustioni di secondo grado vengono ulteriormente suddivise in semplici e profonde. Le prime, similmente a quello di primo grado, guariscono spontaneamente e con esito favorevole, anche se richiedono tempi maggiori (10-20 giorni) e possono avere lievi complicanze; per questo motivo è comunque opportuno sottoporle ad un controllo medico.

- **Ustioni di 3° grado**, dove l'insulto termico provoca lesioni agli strati profondi della pelle (può interessare il tessuto adiposo e muscolare, fino ad arrivare, nei casi più gravi, alle ossa sottostanti).

  - Terzo grado: cute, nervi, vasi e ossa.
  - **Necrosi della pelle.** A seconda dell'agente che l'ha causata, avremo:
    - carbonizzazione (Calore Secco)
    - macerazione (Calore Umido)
    - causticazione

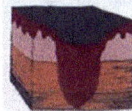

  Dolore assente. L'ustione coinvolge generalmente le terminazioni nervose creando un danno ed interrompendo la sensibilità dolorifica.

  Restitutio ad Integrum: NON COMPLETA! Le cicatrici possono interferire con l'attività funzionale (se per es. colpiscono un arto).

Quando l'ustione è causata da fiamma od oggetti roventi, la necrosi cutanea porta alla formazione di croste secche e nere, mentre quando l'agente eziologico è un liquido bollente la cute si presenta molliccia e biancastra.

Per via della carbonizzazione delle terminazioni nervose, il dolore può essere paradossalmente scarso o addirittura assente. L'intervento chirurgico è sempre necessario.

FISIOPATOLOGIA

A temperature superiori a 44 °C, le proteine cominciano a perdere la loro struttura tridimensionale e cominciano a rompersi.

Disgregazione delle membrane cellulari induce le cellule a perdere K negli spazi esterni, oltre che ad accettare H2O e Na.

Aumento delle perdite di fluido nei capillari e il verificarsi di un successivo edema tissutale.

Perdita di volume del sangue, con una significativa perdita di plasma nel sangue rimanente e dunque un notevole incremento della sua densità.

REGOLA DEL 9

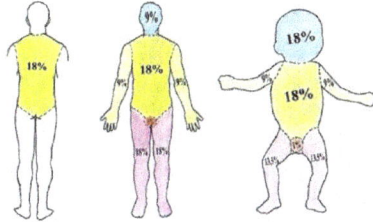

Per un calcolo veloce della superficie corporea interessata si utilizza la cosiddetta "**REGOLA DEL NOVE**": la superficie corporea viene suddivisa in zone e ad ognuna di essa viene assegnata una percentuale (in questo caso si utilizza il nove, un suo multiplo o una sua frazione).

La somma di tali numeri fornisce una valutazione semplice ed immediata della gravità dell'ustione.

Questa formula è imprecisa quando viene applicata ai bambini, a causa del capo proporzionalmente maggiore e degli arti proporzionalmente minori rispetto agli adulti.

L'ustione è considerata:
- **LOCALIZZATA** se inferiore al 20% nell'adulto ed al 15% nei bambini
- **ESTESA** se in percentuale superiore.
- **GRAVE** Tutte le ustioni di 3° grado, se superiori al 2%

Le ustioni di 1°-2° grado se superiori al 15% nell'adulto ed al 10% nel bambino sono gravi

COSA FARE IN CASO DI USTIONE

I rimedi alle ustioni sono diversi nella fase acuta e in quella successiva alla medicazione:

FASE ACUTA:

- allontanare il soggetto dall'agente ustionante
- rimuovere tempestivamente tutti gli oggetti metallici: collane, orologi, orecchini, anelli e braccialetti in quanto potrebbero fondersi e ustionare ulteriormente la cute
- Mettere la vittima distesa, magari con le gambe un poco sollevate (posizione antishock)
- Tagliare e rimuovere i vestiti ma non quelli incollati alla cute perché togliendo quelli attaccati alla cute rischiamo di togliere via anche la pelle.

NON RIMUOVERE LE PARTI DI VESTITI ATTACCATI ALLA CUTE

- Ricoprire la zona interessata con una garza sterile bagnata. Ricoprire con garze sterili anche l'eventuale brandello di vestito che è rimasto attaccato.
- In caso di ustione diffusa alle <u>mani</u>, <u>piedi</u>, ascelle e inguine applicare le garze sterili in modo che le dita non si tocchino.

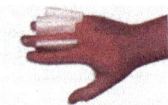

  Se l'ustione è più estesa e non avete abbastanza garze sterili coprite quanta più superficie possibile. Una volta finite le garze si può utilizzare un telo pulito o la pellicola domopac di naylon per alimenti.
- In caso di ustione agli <u>occhi</u>, porre delle garze sterili inumidite con acqua fisiologica senza applicare pressione.
- **NON APPLICARE SOSTANZE OLEOSE E UNGUENTI**
- **EVITARE DI SCOPPIARE LE BOLLE**

USTIONE DI 1°GRADO

Eritema ed edema- guarigione in 5-10gg
Bagnare la cute interessata con acqua fredda x 20 - 30min

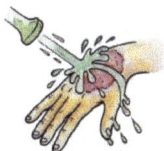

Somministrare sola terapia cortisonica locale:
MENADERM SIMPLE CREMA® 2 volte/die o **BIAFIN®**
(EMULSIONE IDRATANTE)

USTIONE DI 2° GRADO

- **SUPERFICIALE**

    - Eritema-edema e bolle
    - Bruciore intenso
    - Guarigione spontanea in 2-3 sett senza cicatrici
    - Bagnare la cute interessata con acqua fredda x 20 - 30min

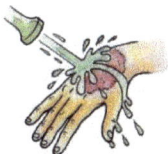

    - Applicare antisettici **(AMUCHINA® 5% o CLOREXIDINA®)**
    - Applicare una medicazione chiusa con garze medicate (**NON AD®** o
      JELONET® (garze paraffinate 10x10cm imbevute di paraffina che
      permettono l'aggiunta di medicamenti specifici) nelle fasi più essudanti
      (bagnate)
      e pomate antibiotiche nelle fasi più asciutte **FUCIDIN CREMA®** (**ACIDO**
      FUSIDICO) 20mg/g o **SOFARGEN CREMA (SULFADIAZINA**
      ARGENTICA)® 1% O CONNETTIVINA PLUS CREMA® (ACIDO
      IALURONICO + SULFADIAZINA) 2 applicazioni/die.

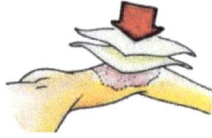

- **<u>PROFONDA LIMITATA A PICCOLE AREE</u>**

  -Eritema intenso-edema e bolle estese
  -Bruciore moderato
  -Guarigione in più di 4 sett con cicatrici se non vengono applicati
  innesti cutanei
  <u>Medicazione=ustione 2°grado superficiale</u>

USTIONE DI 3°GRADO

  - Escara pallida o bruna
  - Dolore assente o modesto
  - Rimuovere i tessuti necrotici, medicazioni locali come nel 2°grado
    alternando pomate antibiotiche **<u>FUCIDIN CREMA®</u>** 2 appl/die con:
    <u>NORUXOL POMATA® (ENZIMI LITICI)</u> fino alla rimozione dei tessuti
    Devitalizzati

- **LA SOMMINISTRAZIONE VA SEMPRE PRECEDUTA DA UN IMPACCO DI SOLUZIONE
  FISIOLOGICA**

**SE LE USTIONI SONO A RISCHIO INFEZIONE SOMMINISTRARE ANTITETANICA AI SOGGETTI CHE
NON SIANO STATI VACCINATIO CHE NON ABBIANO EFFETTUATO IL RICHIAMO NEI 5 ANNI
PRECEDENTI.**

TERAPIA ANTALGICA

- **<u>ADULTI</u>→ TORADOL® (KETOROLAC)** 1fl 10mg I.M o **MORFINA** 1fl I.M (nei casi gravi)

- **<u>BAMBINI</u>→TACHIDOL SCIROPPO® (PARACETAMOLO)** 1ml ogni 4kg di peso

Una volta chiarita e medicata l'entità dell'ustione, è necessario:

- **Garantire l'idratazione,** considerando la maggior tendenza a disperdere liquidi.

Nei soggetti con ustioni estese su più del 15% della superficie corporea (10-20% per i bambini), dovrebbero essere praticati tanto il monitoraggio continuo quanto la somministrazione di fluidi; - nei pazienti con un'estensione di ustioni superiore al 25% del corpo, la somministrazione dovrebbe essere iniziata in regime pre-ospedaliero.

La **Formula Parkland** può aiutare a determinare il volume dei fluidi endovenosi necessari nelle prime 24 ore: la formula si basa sull'estensione dell'ustione e sul peso corporeo del soggetto interessato:

4 ml x % superficie ustionata x peso corporeo (Kg)

Il 50% dei fluidi deve essere somministrato entro le prime 8 ore e il restante 50% nelle seguenti 16 ore l'intervallo di tempo viene calcolato dal momento in cui si è verificata l'ustione e non dal momento in cui è iniziata la somministrazione di fluidi.
-I bambini necessitano di fluidi con l'aggiunta del glucosio

COSA FARE IN CASO DI USTIONI CHIMICHE

Eliminare la sostanza dalla pelle con un flusso di acqua corrente. Il flusso d'acqua corrente:
- Dev'essere abbastanza forte da non ristagnare sulla pelle
- Non dev'essere tanto violento da ledere ulteriormente i tessuti
- Il lavaggio deve continuare per circa 20 min anche se il pz dice di non avere più dolore per rimuovere completamente la sostanza
- **SE IL CAUSTICO E' CALCE VIVA TOGLIERLA A SECCO E POI, UNA VOLTA ELIMINATA, LAVARE CON ACQUA CORRENTE**

CAUSTICAZIONE AGLI OCCHI

- Non lasciare che la persona si strofini gli occhi
- Coprire l'occhio non interessato per evitare di diffondere la sostanza nell'occhio sano
- Sciacquare gli occhi con acqua corrente (il flusso deve andare dall'angolo mediale dell'occhio . angolo vicino al naso) all'angolo laterale.

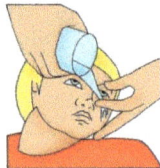

- Se le palpebre sono chiuse e il caustico è penetrato, aprire delicatamente e sciacquare
- Coprire entrambi gli occhi con garze umide

SE IL CAUSTICO E' CALCE VIVA SI PUO' LAVARE CON ACQUA CORRENTE IN QUANTO LE LACRIME UMIDIREBBERO UGUALMENTE LA CALCE.

FOLGORAZIONE ELETTRICA (SCOSSA)

La **folgorazione,** comunemente detta **scossa**, è il passaggio di una forte corrente elettrica attraverso il corpo.

La soglia di tensione minima considerata pericolosa è di 120 V in corrente continua e 50 V in corrente alternata.

Per fare un confronto, la distribuzione dell'energia elettrica per uso domestico avviene a tensioni di 220-230 V AC in Italia, Europa e altre parti del mondo, ed a 120 V negli Stati Uniti, in Giappone e altre nazioni, ben al di sopra quindi della soglia di pericolosità trattandosi di corrente alternata.

Per correnti a frequenza industriale (50/60 Hz), un'intensità di alcune decine di milliampere può già causare spasmi muscolari dei muscoli scheletrici, sui muscoli della respirazione e sul cuore.

La contrazione muscolare involontaria della mano indotta dall'elettricità può impedire di rilasciare il conduttore se questo è stato afferrato nel palmo.

Per questo motivo, in caso di incertezza, è buona norma toccare i cavi col dorso.

Se una corrente alternata nell'ordine dei 50 mA attraversa il torace, è in grado di indurre spasmi sul muscolo cardiaco (fibrillazione). In corrente continua l'intensità necessaria sale a 300-500 mA. Paradossalmente, correnti alternate di 200 mA e oltre possono anche prevenire la fibrillazione, bloccando però il cuore per effetto delle contrazioni prodotte nei muscoli ad esso circostanti.

In entrambi i casi l'azione di pompaggio è pregiudicata, con esiti letali se non si ripristina la funzionalità cardiaca in tempi brevi.

Correnti elettriche a frequenze molto elevate, da migliaia di hertz in su, non sono in grado di provocare spasmi e quindi arresto cardiaco o respiratorio, e l'effetto termico diventa l'unico rilevante (ustione grave e profonda)

COSA FARE IN CASO DI FOLGORAZIONE ELETTRICA (SCOSSA)

Non toccare l'infortunato se non si è certi che sia isolato dalla sorgente elettrica.
Nel toccare una prima volta il soggetto non afferrarlo subito con il palmo della mano, piuttosto toccarlo con il dorso delle dita.
Se una tensione pericolosa è presente, la chiusura involontaria della mano provoca l'immediato allontanamento delle dita.

1. Chiamare il soccorso sanitario (<u>118</u>) segnalando il tipo di infortunio accaduto, il luogo esatto dove è avvenuto e lo stato del paziente
2. Allontanare rapidamente l'infortunato dal contatto con il circuito elettrico, staccando la corrente o spostando il filo con un bastone di legno, un ramo, una corda o un panno (asciutti), possibilmente isolandosi da terra poggiando i piedi su un oggetto asciutto (asse in legno, gomma, giornali)
3. Verificare che non sussistano ulteriori pericoli oltre la disconnessione dell'energia elettrica.

4. Determinare lo stato della vittima: se cosciente o meno, se respira, se battito cardiaco regolare. Se necessario effettuare la <u>rianimazione cardiopolmonare</u>.
5. Evitare di muovere l'infortunato

Il quadro patologico che deve essere affrontato in caso di un soggetto vittima di folgorazione comprende:
6. Arresto cardiaco
7. Blocco respiratorio
8. Ustioni
9. Danni neurologici
10. Traumi indiretti dovuti a cadute o movimenti incontrollati dei muscoli

LESIONI DA FREDDO

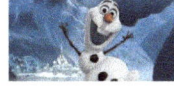

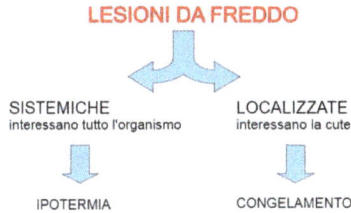

SISTEMICHE
interessano tutto l'organismo

LOCALIZZATE
interessano la cute

IPOTERMIA

CONGELAMENTO

ASSIDERAMENTO O IPOTERMIA

IPOTERMIA o ASSIDERAMENTO: Con il termine ipotermia o assideramento si intende il raffreddamento di tutto il corpo causato da lunga esposizione a basse temperature.
L'ipotermia può insorgere a temperature meno rigide rispetto al congelamento.

E' dovuta ad un raffreddamento eccessivo del corpo con conseguente abbassamento della temperatura corporea.

SINTOMI

IPOTERMIA LIEVE: Brividi, torpore, sonnolenza. Temperatura interna: 37 - 32° C.

IPOTERMIA GRAVE: Respirazione e polso rallentati, disturbi della vista, difficoltà a coordinare i movimenti, sonnolenza. Temperatura interna: 30 - 32° C.

IPOTERMIA MOLTO GRAVE: Perdita di coscienza, assenza di segni vitali, corpo molto freddo al tatto con possibile congelamento di alcune parti del corpo.

Temperatura interna anche inferiore ai 27° C.

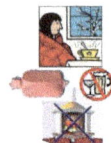

TRATTAMENTO DELLE IPOTERMIE LIEVI

- Portare l'assiderato in ambiente riscaldato
- Coprirlo con coperte, dopo aver rimosso i vestiti bagnati
- Somministragli bevande moderatamente calde, **NON SOMMINISTRARE MAI ALCOLICI**
- Far aumentare lentamente la temperatura con borse di acqua calda e coperte elettriche
  posizionate a livello del collo, ascelle, tronco, inguine. **NON SCALDARE MAI GLI ARTI PER PRIMI.**

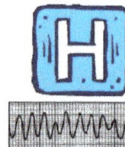

TRATTAMENTO DELLE IPOTERMIE GRAVI

- Trasportare immediatamente il paziente in ospedale, senza perdere tempo nel tentativo di
  aumentare la temperatura corporea.
- Anche riscaldando lentamente, potrebbe insorgere una fibrillazione ventricolare mortale.

 Se vengono scaldati prima gli arti, si può verificare
vasodilatazione elevata con sequestro di sangue negli arti e shock ipovolemico spesso
letale.

 Se il riscaldamento è troppo rapido, viene favorita la rapida circolazione del sangue
freddo delle parti gelate.
  Ne conseguono: ulteriore raffreddamento delle zone vitali centrali del corpo ("cuore")
e possibili aritmie cardiache fino all'arresto.

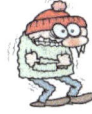

CONGELAMENTO

Il congelamento insorge quando le estremità del corpo restano esposte a freddo intenso e prolungato.

TIPI DI CONGELAMENTO

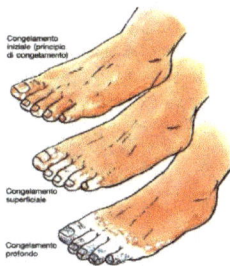

CONGELAMENTO SUPERFICIALE	CONGELAMENTO GRAVE
✦ senzazione di gelo alle mani e ai piedi; ✦ intorpidimento generale; ✦ formicolio agli arti e dolore.	✦ estremità gelate, rigide e insensibili; ✦ comparsa di vesciche di colore rosso; ✦ interruzione completa della circolazione sanguigna; ✦ morte e necrosi dei tessuti.

CONGELAMENTO SUPERFICIALE O DI 1° GRADO:

Interessa solo la cute.

Iniziale intorpidimento e formicolio soprattutto nelle estremità delle articolazioni.

Si ha vasocostrizione per evitare ogni dispersione del calore e limitare i danni.

CONGELAMENTO GRAVE O PROFONDO

DI 2° GRADO: L'edema raggiunge gli strati dell'epidermide e del derma.

E' caratterizzato dalla formazione di bolle o flittene.

DI 3° GRADO: si ha in seguito a lunga esposizione al freddo.S'instaura un processo infiammatorio che porta a necrosi.

LE ZONE DEL CORPO PIÙ COLPITE

Il mento , il naso , le orecchie ,le dita delle mani ,le dita dei piedi

CAUSE E MECCANISMO DELLE LESIONI

- Il freddo determina costrizione dei vasi sanguigni, quindi la circolazione si riduce
- I tessuti periferici ricevono meno sangue e quindi calore insufficiente, tanto che all'interno della

  cute possono formarsi cristalli di ghiaccio
- Nei casi più gravi le cellule muoiono (gangrena)

  Il congelamento può essere:
- Iniziale: il contatto diretto con un oggetto freddo o l'esposizione all'aria, a vento o

  all'acqua freddi determina sofferenza della cute che diventa prima rossastra, poi biancastra
- Superficiale: il danno dei tessuti è limitato alla cute che appare biancastra
- Profondo: il danno dei tessuti si estende sotto la cute e coinvolge il sottocute, i muscoli

  e/o le ossa. Il colore della cute è grigio-bluastro.

COSA FARE IN CASO DI CONGELAMENTO

PRIMO SOCCORSO CONGELAMENTO 1° GRADO

- Togliere i vestiti bagnati
- Muovere la parte colpita in modo attivo o passivo per far riprendere la circolazione
- Riscaldarla tenendola al riparo

PRIMO SOCCORSO CONGELAMENTO DI 2° E 3° GRADO

- **SE SIAMO ANCORA ALL'ALPERTO**
Risaldare la parte tenendola al riparo dal freddo
Togliere i vestiti bagnati
Praticare un massaggio per favorire il ritorno venoso partendo dalle parti lontane e avvicinandoci gradualmente alla zona colpita.

- **SE SIAMO AL COPERTO**
Preparare una bacinella con acqua a 37- 40 °C
Immergere sul fondo delle stoffe per distribuire la pressione del contatto
Immergere la parte lesa senza che eserciti una pressione sul fondo della bacinella o sui lati
Quando la zona si riprende, diventa rossa o blu ed è molto dolente.
Completato il riscaldamento,togliere la parte colpita dall'acqua e avvolgerla in garze sterili
Tenere la parte sollevata per ridurre il gonfiore.

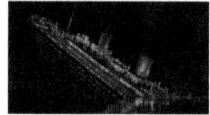

ANNEGAMENTO

Ingresso nelle vie aeree di un liquido (generalmente acqua di mare).
In questo modo, i polmoni e gli alveoli si riempiono di liquido che non permette lo scambio gassoso.

FISIOPATOLOGIA DELL'ANNEGAMENTO

L'annegamento in acqua dolce causa la morte in 3-5 minuti.

L'acqua dolce (penetrata negli alveoli) essendo ipotonica rispetto al sangue, viene rapidamente assorbita dal sistema dei capillari polmonari e in pochi istanti penetra nel torrente circolatorio in grande quantità, fino al raddoppio del volume totale del sangue.
Ciò determina ipervolemia, emodiluizione, emolisi, iperpotassiemia (da liberazione del potassio eritrocitario) e anemia.
L'anossia, lo squilibrio plasmatico e l'eccesso di potassio causano gravi alterazioni miocardiche per cui insorge la fibrillazione ventricolare pochi minuti dopo l'immersione, con rapido arresto del cuore.

L'annegamento in acqua salata causa la morte in 7-8 minuti.

Contrariamente all'acqua dolce, l'acqua di mare, ipertonica, determina il passaggio di plasma e di proteine dai capillari sanguigni verso gli alveoli.
Si ha ipovolemia, emoconcentrazione senza emolisi e senza iperpotassiemia, per cui non si stabilisce la fibrillazione ventricolare, ma un graduale indebolimento dell'attività cardiaca con collasso cardiovascolare e asistolia irreversibile, dovuti all'anossia del miocardio ed all'ipovolemia.

COSA FARE IN CASO DI ANNEGAMENTO

- Eseguire la valutazione primaria (stato di coscienza, respiro, circolazione) (A-B-C)

      <u>SE COSCIENTE</u> → spogliare, asciugare e proteggere dalla dispersione
                termica **(SOLO SE NON CI SONO TRAUMI)**
                → mettere la persona in posizione laterale di sicurezza **(SOLO SE NON CI SONO TRAUMI)**
                → Monitorare le funzioni vitali (Fc , Pa, saturazione)

      <u>SE INCOSCIENTE E NON REPIRA</u>→ Eseguire BLS-D (vedere il capitolo di BLS-D)
      <u>SE INCOSCIENTE E RESPIRA</u>→ mettere la persona in posizione laterale di sicurezza
                (SOLO SE NON CI SONO TRAUMI)

A differenza di un arresto cardiaco primario, l'annegamento è in grado di causare apnea o un respiro anomalo (Gasping) mentre il cuore batte ancora.
La persona può, quindi, avere bisogno solamente della respirazione artificiale.

CRISI IPERTENSIVA

E' possibile che la pressione sanguigna salga d'improvviso.

Quando, durante la misurazione della pressione, si ottiene una pressione sistolica > 180 mmHg o una diastolica di 110 mmHg o più si parla di crisi ipertensiva.

Per sicurezza è opportuno attendere 2 minuti e poi effettuare una nuova misurazione.

Se il dato è confermato occorre effettuare un trattamento medico di emergenza.

Più raramente, possono verificarsi crisi ipertensive a livelli più bassi in pazienti la cui pressione arteriosa non era mai stata in precedenza alta.

Categoria	Pressione arteriosa in mm di Hg	
	Pressione sistolica (Massima)	Pressione diastolica (Minima)
Ottimale	< 120	< 80
Normale	< 130	< 85
Normale – alta	130 - 139	85 - 90
Ipertensione di Grado 1 borderline	140 - 149	90 - 94
Ipertensione di Grado 1 lieve	150 - 159	95 - 99
Ipertensione di Grado 2 moderata	160 - 179	100 - 109
Ipertensione di Grado 3 grave	≥ 180	≥ 110

- **L' IPERTENSIONE TRANSITORIA** si ha quando un moderato aumento di pressione arteriosa (PA) è legato a condizioni come ansia o sindrome d'astinenza da alcolici o altre sostanze.

- **L'URGENZA IPERTENSIVA** indica livelli di PA in genere >220/120 mmHg che rendono probabile un danno d'organo imminente.

- **L'EMERGENZA IPERTENSIVA,** chiamata anche **IPERTENSIONE MALIGNA O CRISI IPERTENSIVA,** indica un aumento marcato della PA responsabile di un danno d'organo grave e attuale (in genere cuore, cervello, reni, occhio).
  E' una condizione che "mette a repentaglio la vita del paziente e richiede la riduzione pronta della PA entro un intervallo di tempo da qualche minuto a 1 ora".
  Questo si verifica in caso di edema polmonare acuto (EPA), dissezione aortica, infarto, angina instabile, eclampsia, emorragia cerebrale, encefalopatia ipertensiva.

SINTOMI

- Forte mal di testa
- Fiato corto (difficoltà di respirazione)
- Epistassi (sangue dal naso)
- Stato di ansia

RISCHI

Le conseguenze della pressione arteriosa non controllata e di una crisi ipertensiva possono essere gravi e comprendono:

- Ictus
- Perdita di conoscenza
- Perdita di memoria
- Attacco di cuore
- Danni agli occhi e perdita della vista
- Danni ai reni e perdita della funzionalità renale
- Dissezione aortica
- Aneurisma
- Angina (dolore toracico instabile)
- Edema polmonare (liquido nei polmoni)
- Eclampsia

CLASSIFICAZIONE CRISI IPERTENSIVA

- **IPERTENSIONE TRANSITORIA**→ RIALZO OCCASIONALE DELLA PA

- **EPISODIO ACUTO IPERTENSIVO**→ PA <220/110 mmHg
- **URGENZA IPERTENSIVA**→ PA >220/110 mmHg CON POSSIBILE DANNO D'ORGANO IMMINENTE

- **EMERGENZA IPERTENSIVA**→ RIALZO DELLA PA CON DANNO D'ORGANO IN ATTO

TRATTAMENTO CRISI IPERTENSIVA

- **LASIX® (FUROSEMIDE) (RR ROSSA - CLASSE A)**
  Fiale 20mg/2ml

ADULTI→ 1fl IM o EV

- **DIURESIX® = DIUREMID® (TORASEMIDE) (RR ROSSA - CLASSE A)**
  Fiale 10mg/2ml

ADULTI→ 1fl IM o EV

SE DOPO 15-20MIN NON SI OTTIENE UNA SUFFICIENTE DIMINUZIONE DELLA

PA E' OPPORTUNO RIPETERE L'INFUSIONE DI DIURETICO.

- Se, nonostante queste somministrazioni, i valori pressori si mantengono elevati, (sistolica > 220mmHg e diastolica >130mmHg) considerare la somministrazione di:

  - **NORVASC® (AMLOPIDINA)(RR BIANCA - CLASSE C)**
    da 5mg o da 10mg

ADULTI→ 1cp da 5mg

- **SE LA PRESSIONE CONTINUA AD ESSER ALTA→ RICOVERARE IL PZ**

- **SE LA SOMMINISTRAZIONE DI DIURETICI RIESCE A NORMALIZZARE I VALORI PRESSORI:**

  - Raccomandare al pz la continuazione della terapia antiipertensiva se l'aveva ridotta o sospesa
  - Invitare il pz a consultare il proprio medico curante se non c'erano stati precedenti di ipertensione

IPERTENSIONE IN GRAVIDANZA

Dei farmaci disponibili, il più utile è il Labetalolo .

IPOTENSIONE

L'ipotensione è una condizione in cui la pressione arteriosa sistolica è <90 mmHg e diastolica è <60 mmHg.

- **GUTRON® (MIDODRINA CLOROIDRATO)(RR BIANCA - CLASSE C)**

  30cp divisibili 2,5 mg

  Flacone 30ml (le gocce devono essere diluite in acqua)

  6 Fl 2ml 5mg IM o EV

  ADULTI→ ½ o 1cp fino a 3 volte/die

  10 - 20gtt fino a 3 volte/die

TRAUMA CRANICO

Un trauma cranico o lesione cerebrale traumatica si verifica quando una forza esterna causa un danno al cervello. Il trauma cranico può causare sintomi fisici, cognitivi, sociali, emozionali e comportamentali

CHIUSO cioè TRAUMA SENZA ESPOSIZIONE DI OSSO e/o TESSUTO CEREBRALE

→ **COMMOZIONE** = lesione moderata senza alcun danno al tessuto cerebrale

→ **CONTUSIONE** = lesione severa con danno cerebrale per rottura vascolare o lacerazione cerebrale

→ **EMATOMA** = raccolta di sangue in uno spazio chiuso (= cranio)

ESPOSTO cioè TRAUMA CON TRAMITE VERSO L'ESTERNO (osso e/o tessuto cerebrale)

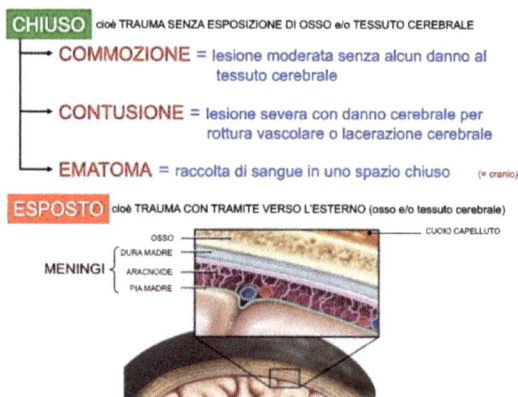

OSSO — CUOIO CAPELLUTO

MENINGI { DURA MADRE — ARACNOIDE — PIA MADRE —

Clip si

Classificazione delle lesioni

1. **Lesioni craniche**
   - Trauma cranico chiuso
   - Trauma cranico con esposizione della materia cerebrale
2. **Lesioni cerebrali**
   - Lesioni dirette (provocate da frattura cranica aperta)
   - Lesioni indirette provocate da traumi chiusi
   - Commozione cerebrale
   - Contusione cerebrale
   - Ematoma
3. **Lesioni facciali**
   - Fratture
   - Lesioni ai tessuti molli
   - Lesioni oculari

I traumi alla testa che non hanno conseguenze sul cervello sono considerati **traumi cranici lievi o leggeri.**
I colpi alla testa in grado di causare danni al cervello (il cosiddetto trauma cranio-encefalico) sono considerati **traumi gravi.**
Il cervello può subire danni anche in assenza di fratture al cranio.
Spesso, i danni subiti dal cervello sono più gravi rispetto alle ferite esterne, mentre, a volte, può succedere che il cervello non subisca danni nonostante siano presenti ferite gravi.

TIPOLOGIE DI TRAUMA CRANICO

Lesioni primitive

- Commozione cerebrale
  - disturbo funzionale, non organico. Alterazione temporanea dello stato di coscienza. Paziente confuso obnubilato, amnesia retrograda.
- Contusione cerebrale
  - determinata dall'infossamento di frammenti ossei
  - Si potranno avere:
    - ecchimosi cerebrali
    - ematomi intracerebrali
    - lacerazione della sostanza cerebrale
  - Possono residuare retrazioni cicatriziali con causa di attacchi epilettici

La **commozione cerebrale** è causata dallo scuotimento del cervello a seguito di un urto e di solito comporta una perdita di conoscenza di breve durata: chi la subisce può sentirsi stordito ed avere problemi di vista e di equilibrio per un breve periodo dopo il trauma.

La **contusione cerebrale** è una lesione del cervello, con versamento emorragico e conseguente rigonfiamento.

La **frattura del cranio** comporta la rottura delle ossa della testa: a volte i bordi delle ossa possono penetrare nel cranio causando un'emorragia o danni di altro tipo.

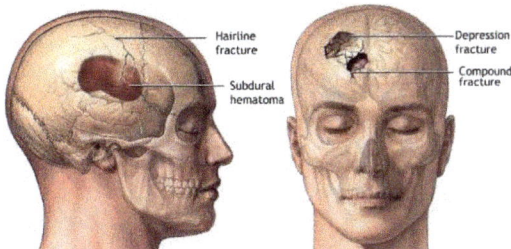

Hairline fracture

Subdural hematoma

Depression fracture

Compound fracture

Si ha infine un **ematoma** quando un versamento emorragico nel cervello ristagna fino a formare un accumulo di dimensioni sensibili. A volte gli ematomi possono restare invisibili per un certo periodo, variabile da un giorno a diverse settimane.

Con il tempo può crescere la pressione cui è sottoposto il cervello, poiché il cranio non è in grado di espandersi per far posto a un aumento di volume di ciò che contiene.

Segni e sintomi di Trauma cranico

- Cefalea intensa o malessere (nausea)

- Alterazione stato mentale: confusione/perdita di coscienza

- Disturbi della personalità o della memoria

- Disturbi dei sensi (vista, campo visivo, udito, equilibrio, ...)

- Vomito violento ed improvviso (vomito a getto)

- Anisocoria

- Alterazioni della motilità e della sensibilità

VALUTARE SE E' PRESENTE LESIONE DELLA COLONNA VERTEBRALE

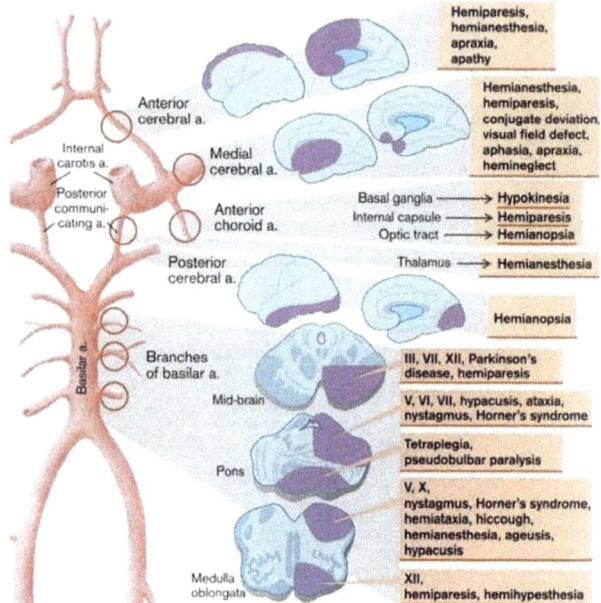

TRAUMA CRANICO LIEVE

Nella maggior parte dei casi, i pazienti si riprendono completamente nella settimana immediatamente successiva all'infortunio.

TRAUMA CRANICO GRAVE

Un adulto che abbia subito un trauma cranico grave di solito guarisce quasi completamente nel giro di 6 mesi, anche se i miglioramenti possono continuare ancora per un paio d'anni.

Sul lungo termine, possono manifestarsi:

- Amnesia
- Problemi comportamentali (ansia, agitazione, impulsività, abbassamento dei freni inibitori o mancanza di motivazione)
- Sbalzi d'umore improvvisi
- Disturbi del sonno
- Diminuzione delle facoltà intellettuali

Il recupero della memoria dopo aver perso conoscenza a causa di un trauma cranico forte dipende dal tempo trascorso in stato d'incoscienza: chi si risveglia nel giro di una settimana ha maggiori probabilità di recuperare la memoria.

A seguito di un trauma cranico forte, possono verificarsi episodi di epilessia, anche fino a quattro anni dopo l'incidente.

DIAGNOSI

TC

TERAPIA

TRAUMA CRANICO LIEVE

Se il trauma cranico è lieve e non provoca sintomi diversi dal dolore nella zona colpita, possono essere utili gli analgesici come il **PARACETAMOLO (TACHIPIRINA®).**

NON È INVECE CONSIGLIABILE ASSUMERE L'ASPIRINA O ALTRI

ANTINFIAMMATORI NON STEROIDEI, PERCHÉ POTREBBERO AGGRAVARE EVENTUALI

EMORRAGIE CEREBRALI O CRANICHE.

NON SOMMINISTRARE TRANQUILLANTI O ANALGESICI CHE POSSANO ALTERARE LO

STATO DI COSCIENZA

Nelle prime 24 ore dopo il trauma, il paziente è controllato a cadenza regolare, a intervalli di alcune ore, per escludere la comparsa di sintomi potenzialmente pericolosi.

I bambini che hanno riportato un trauma cranico lieve possono dormire, ma devono essere svegliati a intervalli di alcune ore per il controllo dei sintomi.

I sintomi controllati sono quelli che possono indicare un peggioramento delle funzioni cerebrali; tra di essi ricordiamo: aumento o persistenza della sonnolenza e della confusione, convulsioni, episodi ripetuti di vomito, mal di testa molto forte, incapacità di muovere gli arti, perdita di sensibilità degli arti, incapacità di riconoscere le persone o i luoghi circostanti, perdita dell'equilibrio, disturbi del linguaggio o della vista, perdita di coordinazione, respirazione affannosa e perdita di liquido trasparente (liquido cerebrospinale) dal naso o dalle orecchie.

NEL COMPENDIO: FOGLIO DA CONSEGNARE AL PZ IN DIMISSIONE CHE HA SUBITO

TRAUMA CRANICO

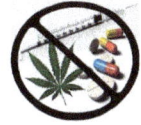

FARMACOLOGIA DEGLI ABUSI DI SOSTANZE

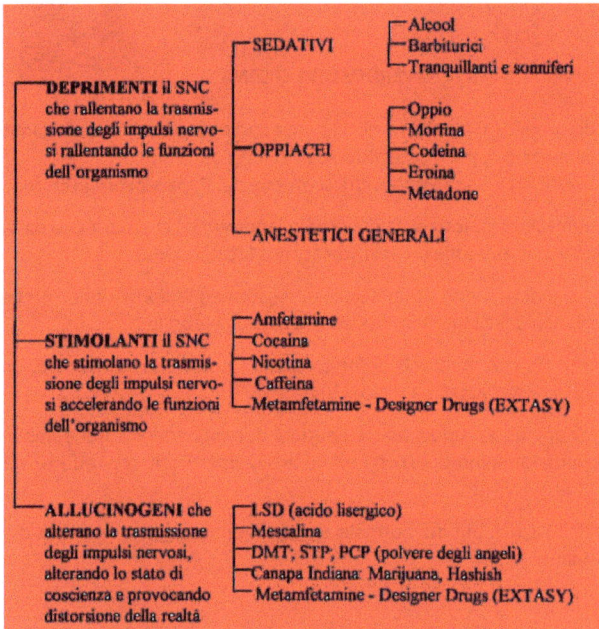

DEPRIMENTI il SNC che rallentano la trasmissione degli impulsi nervosi rallentando le funzioni dell'organismo

- **SEDATIVI**
  - Alcool
  - Barbiturici
  - Tranquillanti e sonniferi
- **OPPIACEI**
  - Oppio
  - Morfina
  - Codeina
  - Eroina
  - Metadone
- **ANESTETICI GENERALI**

STIMOLANTI il SNC che stimolano la trasmissione degli impulsi nervosi accelerando le funzioni dell'organismo

- Amfetamine
- Cocaina
- Nicotina
- Caffeina
- Metamfetamine - Designer Drugs (EXTASY)

ALLUCINOGENI che alterano la trasmissione degli impulsi nervosi, alterando lo stato di coscienza e provocando distorsione della realtà

- LSD (acido lisergico)
- Mescalina
- DMT; STP, PCP (polvere degli angeli)
- Canapa Indiana: Marijuana, Hashish
- Metamfetamine - Designer Drugs (EXTASY)

Criteri di classificazione delle droghe

LEGISLATIVI (droghe legali e illegali)

DI PREPARAZIONE (naturali e sintetiche)

DI PERICOLOSITA' (droghe leggere e pesanti)

CHIMICI (in base alla struttura chimica del principio attivo)

SINTOMATOLOGICI (in base alle modificazioni psico-fisiche che producono).

OVERDOSE SOSTANZE DEPRIMENTI DEL SNC

OVERDOSE DA EROINA

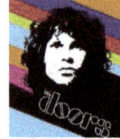

L'eroina (anche diacetilmorfina o diamorfina) è una sostanza che si ottiene tramite un processo di acetilazione della morfina (il principale alcaloide dell'oppio).
L'eroina (diacetilmorfina) è una sostanza che si ottiene dal **Papaver somniferum**.

E' una sostanza semisintetica (ottenuta in parte in laboratorio) che si ottiene dalla morfina estratta dall'oppio mediante trattamento con anidride acetica (acetilazione).

Questa reazione chimica rende la molecola maggiormente liposolubile, il che rende l'eroina, rispetto alla morfina, più facilmente penetrabile a livello cerebrale.

L'eroina agisce sul SNC con meccanismi molto simili a quelli delle endorfine, producendo effetti fisiologici qualitativamente simili ma molto più potenti.

Nello specifico, gli oppiacei rimuovono sul neurone dopaminergico il freno inibitore esercitato dal GABA (Acido gamma-ammino-butirrico, un neurotrasmettitore con effetti inibitori sull'attività elettrica delle cellule nervose).

Il neurone, quindi, si attiva più del normale e rilascia una maggiore quantità di dopamina, che si accumula nella sinapsi.

SEGNI E SINTOMI DELL'OVERDOSE DA EROINA	
Perdita di coscienza	Pressoché immediata nell'uso endovenoso, ritardata (5-10 minuti) nell'uso intranasale. La persona non è risvegliabile.
Depressione respiratoria	Riduzione progressiva della frequenza degli atti respiratori (solitamente 15/minuto). Presenza di apnee. Respiro russante ("russante non risvegliabile").
Miosi (pupille a spillo)	Riduzione del diametro pupillare (<2.9mm). Se l'ipossia è severa può essere presente midriasi (aumento del diametro pupillare).
Alterazioni del colorito cutaneo	Il colorito bluastro della cute (grigio-cinereo negli individui di pelle scura) è segno di insufficienza respiratoria. Le alterazioni iniziano dalle labbra e dalle unghie (subcianosi), per diffondersi progressivamente a tutto il corpo quando la situazione peggiora (cianosi).
Bradicardia	La frequenza cardiaca si riduce progressivamente, fino alla comparsa di bradicardia (frequenza inferiore ai 60bpm), soprattutto a causa dell'ipossia.
Edema polmonare	Presenza di liquido trasudato nei polmoni, che rende difficoltosi gli scambi

gassosi. Può essere presente gorgoglio durante la respirazione oppure, nei casi più gravi, presenza di schiuma alla bocca ed al naso.

COSA FARE IN CASO DI OVERDOSE DA EROINA

- Valutare e mantenere la pervietà delle vie aeree, la ventilazione e la circolazione
- Valutare lo stato di coscienza (reattività pupillare, riflessi osteotendinei, risposta verbale e/o motoria) ricorrendo alla "Glascow Coma Score"
- Ricostruire il momento in cui si è verificata l'assunzione della sostanza, il tipo e la quantità della sostanza assunta
- Monitorizzazione dei parametri vitali

- **NARCAN® (NALOXONE) (ANTAGONISTA DEGLI OPPIOIDI)**
  1 fl 1ml 0,4ml soluzione iniettabile IM o EV

  ADULTI→ 1fl come dose iniziale
  se dopo 2-3min nessun miglioramento altra fiala
  fino ad un max di 3 fl
  diluire fl in soluzione fisiologica o glucosata

  PER I BAMBINI NALOXONE da 1fl 2ml 0,04mg →
  dose iniziale 0,01mg/kg eventualmente da ripetere

In caso di depressione respiratoria:

- Ossigenoterapia a basso flusso (1-2 L/min) mediante maschera di Venturi.
  In presenza di ipoventilazione alveolare si ricorrerà all'intubazione orotracheale e alla ventilazione meccanica

OVERDOSE SOSTANZE STIMOLANTI DEL SNC

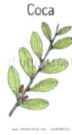

Coca

COCAINA

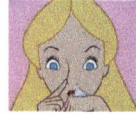

La cocaina, estratta come polvere bianca cristallina dalle foglie di coca, viene assunta per via inalatoria o per via endovenosa.

MECCANISMO D'AZIONE DELLA COCAINA

La cocaina impedisce il reuptake della Dopamina, Serotonina e Noradrenalina.

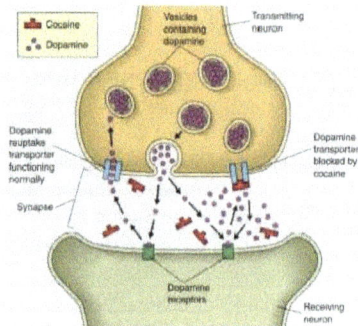

SINTOMI E SEGNI DI OVERDOSE

Pupille midriatiche e iporeattive alla luce	Ipertermia
Sudorazione profusa	Tachipnea
Tachicardia	Angina pectoris
Ipertensione arteriosa	Tremori
Iperreflessia	Allucinazioni acustiche e visive
Idee deliranti a contenuto persecutorio	Crisi tonico-cloniche
Shock cardiogeno	Arresto cardio-respiratorio.

La severità del quadro clinico dipende dalla dose assunta.

COSA FARE IN CASO DI OVERDOSE DA COCAINA

- Valutare e mantenere la pervietà delle vie aeree, la ventilazione e la circolazione
- Valutare lo stato di coscienza (reattività pupillare, riflessi osteotendinei, risposta verbale e/o motoria) ricorrendo alla "Glascow Coma Score"
- Monitorizzazione dei parametri vitali
- Ricostruire il momento in cui si è verificata l'assunzione della sostanza, il tipo e la quantità della sostanza assunta.

- **VALIUM® (DIAZEPAM)(RR BIANCA - CLASSE C)**
  3 fl 10mg/2ml (terapia in acuto)

  ADULTI → 1fl 10mg/2ml IM **(TERAPIA IN ACUTO)**

EVITARE LA SOMMINISTRAZIONE DEL DIAZEPAM IN PRESENZA DI DEPRESSIONE RESPIRATORIA.

In caso di insufficienza respiratoria:

- Ossigenoterapia a basso flusso (1-2 1/min) mediante maschera di Venturi.
  In presenza di ipoventilazione alveolare si ricorrerà all'intubazione orotracheale e alla ventilazione meccanica.

IN PRESENZA DI ALLUCINAZIONI

- **LARGACTIL® (CLORPROMAZINA)**

  ADULTI → 1fl da 2ml /50 mg IM **(IN ACUTO)**

IN PRESENZA DI TACHICARDIA E/O IPERTENSIONE ARTERIOSA

- **INDERAL ® (PROPANOLOLO)** (1fl contiene 5mg/5ml)

  ADULTI→ 2,5-5 mg (1/2 fiala o 1 intera) in 50 ml di soluzione fisiologica alla velocità di infusione di 40 gtt/min, eventualmente ripetibili dopo 2 min

I BETA-BLOCCANTI SONO CONTROINDICATI IN CASO DI SCOMPENSO CARDIACO, BRONCOSPASMO, BAV.

OVERDOSE BENZODIAZEPINE

Le benzodiazepine (spesso abbreviate **BZD** o **BDZ**) sono sostanze che deprimono il sistema nervoso centrale attraverso le seguenti azioni: ipnotica, ansiolitica, miorilassante e anticonvulsivante.
La durata di azione delle benzodiazepine viene distinta in breve (inferiore a 5 ore), intermedia (5-24 ore) e lunga (superiore a 24 ore).

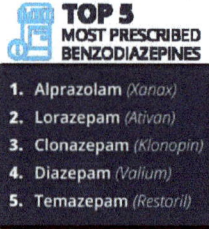

TOP 5
MOST PRESCRIBED
BENZODIAZEPINES

1. **Alprazolam** *(Xanax)*
2. **Lorazepam** *(Ativan)*
3. **Clonazepam** *(Klonopin)*
4. **Diazepam** *(Valium)*
5. **Temazepam** *(Restoril)*

MECCANISMO D'AZIONE

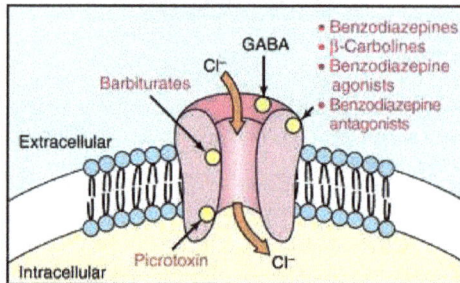

Le benzodiazepine si legano al recettore GABA A (in particolare alla subunità gamma) determinando l' ingresso di ioni Cl all'interno del neurone → allontanamento del potenziale di membrana dalla soglia di attivazione del potenziale d'azione→ riduzione eccitabilità cellulare.

SINTOMI E SEGNI DI OVERDOSE

Sonnolenza	Obnubilamento del sensorio
Atassia	Nausea e vomito
Nistagmo	Disartria
Depressione respiratoria, in caso di intossicazione da benzodiazepine ad azione rapida Ipotensione fino allo shock in caso di intossicazione da **FLUNITRAZEPAM (ROIPNOL®).**	

COSA FARE IN CASO DI OVERDOSE DA BENZODIAZEPINE

- Valutare e mantenere la pervietà delle vie aeree, la ventilazione e la circolazione
- Valutare lo stato di coscienza (reattività pupillare, riflessi osteotendinei, risposta verbale e/o motoria) ricorrendo alla "Glascow Coma Score"
- Monitorizzazione dei parametri vitali
- Ricostruire il momento in cui si è verificata l'assunzione della sostanza, il tipo e la quantità della sostanza assunta.

- **ANEXATE® (FLUMAZENIL)**
  Fl 0,5mg/5ml
  Fl 1mg/10ml

  <u>ADULTI</u>→ **E.V (IN BOLO O DILUITO IN FISIOLOGICA O GLUCOSATA)**
  Dose iniziale 0,2mg EV in 15sec
  Se entro 60 sec non si raggiunge lo stato di coscienza desiderato iniettare altri 0,1mg ogni 60sec (Dose max 3mg)

  DOSE ABITUALE 0,3-0,6mg

- Ossigenoterapia a basso flusso (1-2 1/min) mediante maschera di Venturi.
  In presenza di ipoventilazione alveolare si ricorrerà all'intubazione orotracheale e alla ventilazione meccanica.

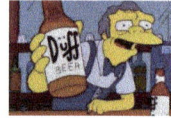

ETILISMO ACUTO

L'alcol contenuto nelle bevande è noto come etanolo, ed è l'unico tipo di alcol adatto al consumo.

L'alcol produce effetti specifici e potenti sulle funzioni di almeno due tipi di recettori neuronali:

- i recettori per il GABA (acido gamma-aminobutirrico) (attività inibitoria)
- recettori per il glutammato (attività eccitatoria)

L'alcol deprime l'attività cerebrale principalmente aumentando l'attività inibitoria dei recettori GABA e riducendo l'attività eccitatoria del glutammato.

Mentre l'aumento dell'attività del GABA è probabilmente responsabile della maggior parte degli effetti sedativi dell'alcol, la soppressione dell'attività del glutammato, principalmente agendo su un suo particolare recettore chiamato NMDA, può avere, anche a dosi molto basse, un effetto specifico sulla formazione dei ricordi e sul problem solving.

Quest'azione è probabilmente resa agendo sul sistema GABAergico.

L'alcol provoca anche un incremento della dopamina nei centri cerebrali della gratificazione responsabile dei deficit di memoria a cui vanno incontro le persone dopo aver bevuto.

L'assunzione di una quantità eccessiva di alcol etilico è responsabile dell'insorgenza di un quadro clinico che, in rapporto all'alcolemia, viene distinto in 4 stadi:

• **1° STADIO,** stato di "ubriachezza semplice" (alcolemia inferiore a 150 mg/dl), caratterizzato da: eccitazione, ilarità, loquacità, senso di benessere, disinibizione, tachicardia, disartria, difficoltà a mantenere la stazione eretta, riduzione dell'acuità visiva.

Lo stato eccitativo, di durata non superiore alle 12 ore, si risolve, in genere, con un sonno profondo

• **2° STADIO (alcolemia 150-300 mg/dl),** caratterizzato da: agitazione psico-motoria, disartria, deficit mnemonico, ridotta reattività agli stimoli

• **3° STADIO (alcolemia 300-400 mg/dl),** caratterizzato da: confusione mentale, cute fredda e sudata, colorito subcianotico, scialorrea, pupille midriatiche e iporeattive alla luce, ipotermia, allucinazioni

• **4° STADIO (alcolemia superiore a 400 mg/dl),** caratterizzato da: bradipnea con respiro rumoroso, bradicardia, ipotensione arteriosa, analgesia marcata, ipotermia, stato stuporoso, coma.

COSA FARE IN CASO DI ETILISMO ACUTO

- Valutare e mantenere la pervietà delle vie aeree, la ventilazione e la circolazione
- Valutare lo stato di coscienza (reattività pupillare, riflessi osteotendinei, risposta verbale e/o motoria) ricorrendo alla "Glascow Coma Score"
- Monitorizzazione dei parametri vitali
- Ricostruire il momento in cui si è verificata l'assunzione della sostanza, il tipo e la quantità della sostanza assunta.

- **METADOXIL® (METADOXINA)**
  Fl 300 mg/5ml

  ADULTI→ 1-2 Fl IM o EV

In caso di insufficienza respiratoria:

- Ossigenoterapia a basso flusso (1-2 1/min) mediante maschera di Venturi.
  In presenza di ipoventilazione alveolare si ricorrerà all'intubazione orotracheale e alla ventilazione meccanica.

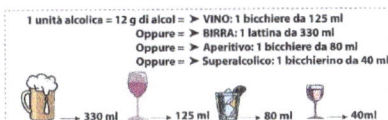

1 unità alcolica = 12 g di alcol = ➤ VINO: 1 bicchiere da 125 ml
Oppure = ➤ BIRRA: 1 lattina da 330 ml
Oppure = ➤ Aperitivo: 1 bicchiere da 80 ml
Oppure = ➤ Superalcolico: 1 bicchierino da 40 ml

→ 330 ml   ▸ 125 ml   ▸ 80 ml   → 40ml

QUANTO SI DEVE ASPETTARE PRIMA DI GUIDARE?

1 ora

Indica 1 bicchiere di vino a 12°
o 1 lattina di birra a 5°
o 1 bicchierino e mezzo di superalcolico a 40°
o 1 bicchiere di aperitivo a 15°

2 ore

3 ore

4 ore

Meglio non guidare!

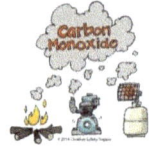

INTOSSICAZIONE DA MONOSSIDO DI CARBONIO (CO)

Il monossido di carbonio (CO) è un gas incolore, inodore, insapore e non irritante che origina dall'incompleta combustione di sostanze organiche (carbone, petrolio, metano, kerosene).

Il CO, assorbito a livello polmonare, si fissa all'emoglobina sostituendo l'ossigeno e formando la carbomonossiemoglobina.

E' opportuno ricordare che l'emoglobina possiede per il CO un'affinità 250 volte superiore rispetto all'ossigeno.

Ne consegue ipossia tissutale, la cui gravità è direttamente proporzione alla percentuale di carbomonossicmoglobinemia (che dipende dalla concentrazione di CO nell'aria inspirata e dalla durata dell'esposizione).

SEGNI E SINTOMI DA INTOSSICAZIONE

Cefalea	Dispnea
Nausea e vomito	Dolori addominali
Dolore toracico	Colorito rosso ciliegia della cute e delle mucose
Obnubilamento del sensore (carbomonossiemoglobinemia superiore al 30%)	Allucinazioni
Ipotermia	Crisi convulsive (carbomonossiemoglobinemia superiore al 40%)
Coma (carbomonossiemoglobinemia superiore al 50%)	Arresto cardio-respiratorio (carbomonossiemoglobinemia superiore all'80%).

COSA FARE IN CASO DI INTOSSICAZIONE DA CO

- Areare l'ambiente
- Allontanare il paziente dall'ambiente contaminato
- Valutare e mantenere la pervietà delle vie aeree, la ventilazione e la circolazione
- Valutare lo stato di coscienza (reattività pupillare, riflessi osteotendinei, risposta verbale e/o motoria) ricorrendo alla "Glascow Coma Score"

- **Somministrare** **OSSIGENO AL 100% CON MASCHERA, al fine di ridurre la concentrazione ematica della carbomonossiemoglobina.**
  In presenza di ipoventilazione alveolare si ricorrerà all'intubazione orotracheale e alla ventilazione meccanica

- Monitorizzazione dei parametri vitali
- Effettuare un emogas

- In presenza di una percentuale di COHb superiore al 25-30% oppure in caso di persistenza di sintomi significativi dopo 4 ore di ossigenoterapia normobarica, si ricorrerà ads ossigenoterapia iperbarica a 2,5-3 atmosfere per favorire l'eliminazione del CO.

- In caso di obnubilamento del sensorio praticare terapia antiedemigena:
- Mannitolo 18% (Mannitolo 18% fi 250 mi): 1,5-3 ml/kg in bolo rapido ogni 6 ore per 5 giorni, senza superare la dose di 12 ml/kg/die, monitorando la diuresi.
  Il farmaco è controindicato in presenza di insufficienza renale, scompenso cardiaco congestizio, edema polmonare.
  Poiché il mannitolo può indurre un effetto rebound sulla pressione endocranica, in alternativa può essere impiegato glicerolo al 10% (Glicerolo 10% fi 500 mi) alla dose di 250 ml ev/12 ore.
  Non somministrare il glicerolo velocemente perché può indurre emolisi
- Desametazone (Decadron® fl 4 mg): 8 mg in bolo, seguiti da 8 mg ev/8 ore per 2-10 giorni

INTOSSICAZIONE DA PARACETAMOLO (TACHIPIRINA®)

Si deve sospettare una intossicazione da paracetamolo quando il dato anamnestico suggerisce:

- L'assunzione di una dose singola superiore a 140mg/kg oppure
- Una dose superiore 7,5 grammi nelle 24 ore

L'unica certezza di diagnosi, comunque, si ottiene con il dosaggio plasmatico dei livelli di paracetamolo.
Sono considerati a rischio, pazienti con livelli plasmatici di paracetamolo:

- > 200 µg/mL dopo 4 ore dall'assunzione
- > 100 µg/mL dopo 8 ore
- > 50 µg/mL dopo 12 ore
- > 6 µg/mL dopo 24 ore

TRATTAMENTO

- **Ingestione di meno di 150 mg/kg (<20 cp)**

  o Emesi provocata (apomorfina, sciroppo di ipecacuana nei bambini)
  o Gastrolusi (Lavanda gastrica) con carbone attivo e catartici (nelle prime 2 ore)

- **Ingestione di più di 150 mg/kg (>20cp)**

  o Emesi provocata e gastrolusi (nelle prime 4 ore)
  o poco utile il carbone attivo (quantità di tossico troppo elevata)
  o **N-ACETIL-CISTEINA** (sostituto/induttore del glutatione): inizio entro 8 h.
    Dose di attacco 140 mg/kg EV poi 70 mg/kg ogni 4 h x 3 gg

AVVELENAMENTI

DA PESTICIDI: Somministrare atropina ev 2mg ogni 15 min

DA FUNGHI : AMANITA FALLOIDE
FASE SUCCESSIVA ALL'INGESTIONE (8 - 12h dopo): diarrea acquosa, coliche addominali, vomito. I sintomi scompaiono in 1- 2gg.
FASE DI MIGLIORAMENTO (dura 48 – 72h)
FASE DI NECROSI MASSIVA E IRA

SVUOTARE LO STOMACO ENTRO LE PRIMA 4h DALL'INGESTIONE (PROVOCARE VOMITO)

INIEZIONI

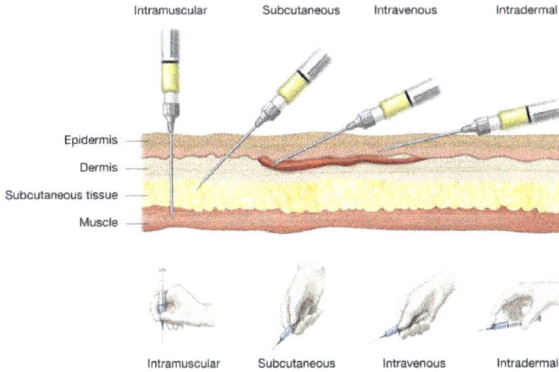

Intramuscular · Subcutaneous · Intravenous · Intradermal

Epidermis
Dermis
Subcutaneous tissue
Muscle

Intramuscular · Subcutaneous · Intravenous · Intradermal

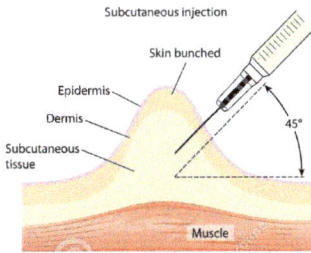

Subcutaneous injection

Skin bunched

Epidermis
Dermis
Subcutaneous tissue

45°

Muscle

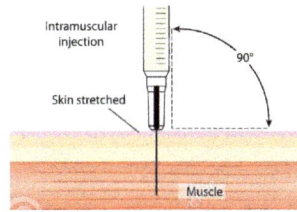

Intramuscular injection

90°

Skin stretched

Muscle

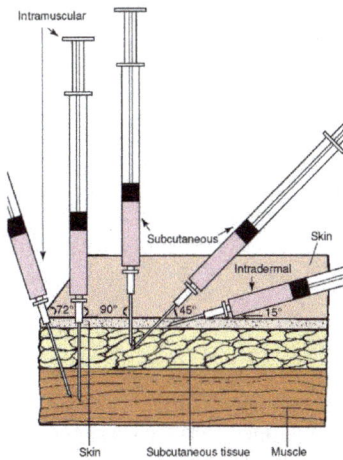

Intramuscular

Subcutaneous

Skin

Intradermal

72° 90° 45° 15°

Skin · Subcutaneous tissue · Muscle

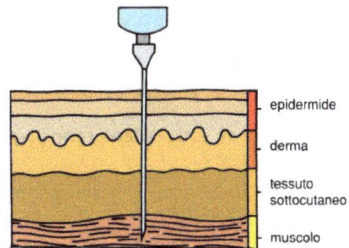

epidermide

derma

tessuto sottocutaneo

muscolo

INIEZIONE SOTTOCUTANEA

COME FARE L'INIEZIONE SOTTOCUTANEA

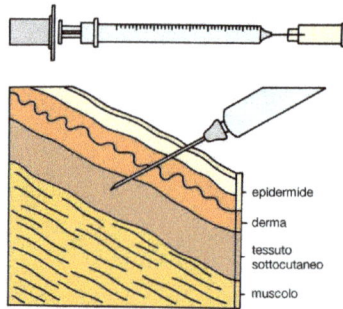

L'iniezione sottocutanea va praticata nello spessore di una plica cutanea afferrata tra il pollice e l'indice della mano libera, mantenendo la siringa leggermente inclinata (inclinazione di 45 gradi, iniettando così il farmaco senza raggiungere il muscolo).

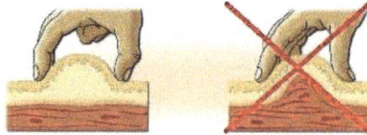

- **L'iniezione sottocutanea con l'ago da 4 mm**

  è sufficiente posizionare l'ago in senso perpendicolare rispetto al punto dove vuoi iniettare l'insulina.

- **L'iniezione sottocutanea con l'ago da 6 mm**

  In questo caso per l'iniezione sottocutanea con l'ago da 6 millimetri si dovrà posizionare l'ago in direzione obliqua, inclinata di 45 gradi rispetto alla zona di puntura.

- **L'iniezione sottocutanea con l'ago da 8 mm**

  si dovrà fare l'iniezione sottocutanea seguendo la tecnica con plica, cioè pinzando tra 2 dita l'area di pelle dove si vuole iniettare l'insulina e inserire l'ago perpendicolarmente.

- **Per quanto riguarda la sede**, l'iniezione si può praticare ovunque ci sia un sufficiente strato di epidermide: per esempio, sui lati esterni delle braccia o delle cosce così come fa chi pratica l'insulina.

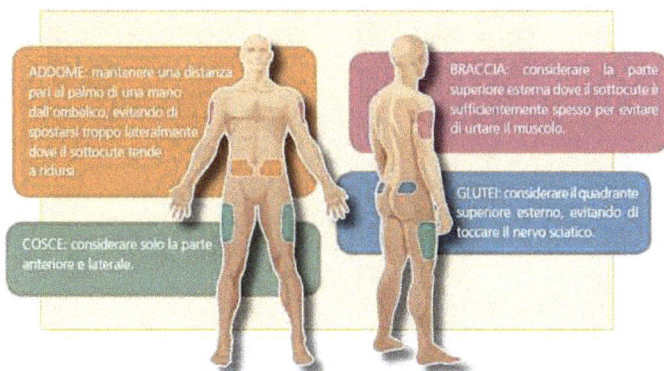

ADDOME: mantenere una distanza pari al palmo di una mano dall'ombelico, evitando di spostarsi troppo lateralmente dove il sottocute tende a ridursi

BRACCIA: considerare la parte superiore esterna dove il sottocute è sufficientemente spesso per evitare di urtare il muscolo.

GLUTEI: considerare il quadrante superiore esterno, evitando di toccare il nervo sciatico.

COSCE: considerare solo la parte anteriore e laterale.

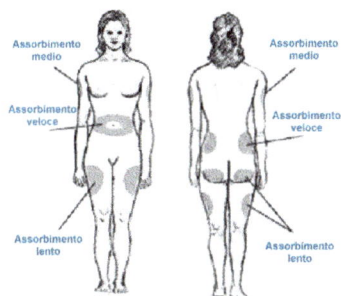

Assorbimento medio

Assorbimento medio

Assorbimento veloce

Assorbimento veloce

Assorbimento lento

Assorbimento lento

INIEZIONE INTRAMUSCOLO

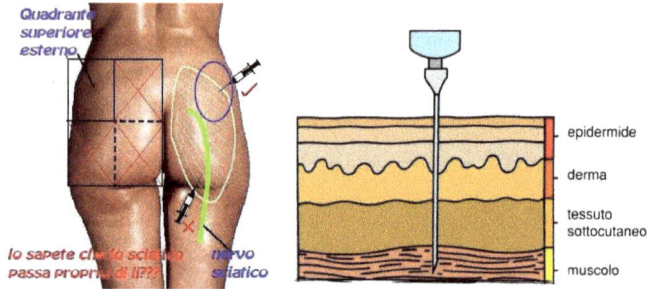

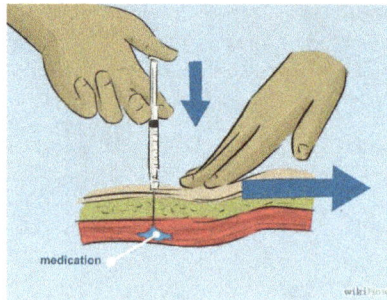

SEDI DI INIEZIONE INTRAMUSCOLO

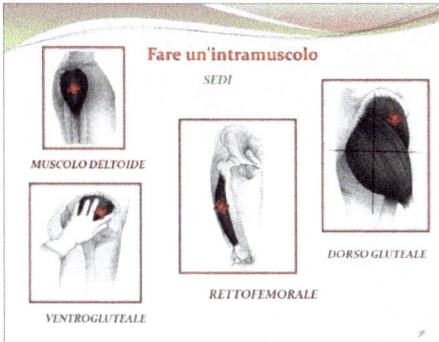

Fare un'intramuscolo
SEDI

MUSCOLO DELTOIDE

VENTROGLUTEALE

RETTOFEMORALE

DORSO GLUTEALE

SEDE ANTERIORE DEL GLUTEO → anche nota come sede Van Hochstettere, si trova nel muscolo medio del gluteo, al di sopra del piccolo gluteo, tra la cresta iliaca e la spina iliaca antero-superiore. E' lontana da strutture nervose e vascolari.

- Adatta per bambini, neonati ed adulti.
- Posizione adottata è quella prono o laterale.

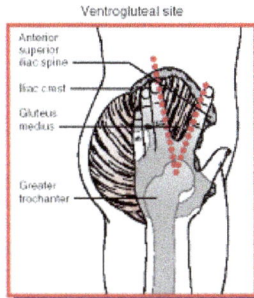

Ventrogluteal site

SEDE POSTERIORE DEL GLUTEO → si trova nel muscolo grande del gluteo, nella parte esterna e superiore, lontano dal nervo sciatico. Non adatta per bambini al di sotto di 3 anni, perchè non hanno questi muscoli sufficientemente sviluppati. Posizione adottata è quella prono o laterale.

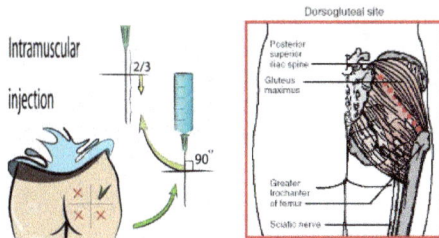

Intramuscular injection

Dorsogluteal site

VASTO LATERALE → si trova nella parte antero-laterale del della coscia, lontano dal nervo sciatico. Adatta anche nei bambini piccoli, perché questi muscoli sono già formati. Posizione adottata è quella supina o seduta.

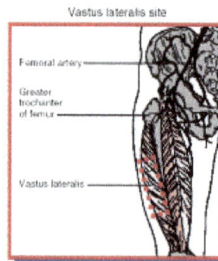

RETTO FEMORALE → si trova nel gruppo muscolare del quadricipide, nella parte anteriore della coscia Viene praticata come alternativa alle altre sedi. Posizione adottata è quella supina o seduta.

DELTOIDE → si trova nella parte laterale superiore del braccio. Non viene tanto praticata in questa sede, perché il muscolo è piccolo e vicino all'arteria radiale e strutture nervose. La zona di puntura si trova a metà strada tra il processo acromiale e la linea ascellare.

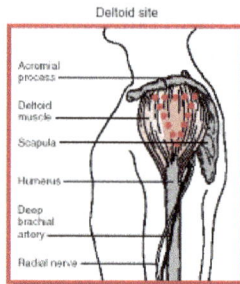

TRICIPITE→ si trova nella fascia esterna e superiore del braccio, alternativa alle altre zone con maggiore muscolatura.

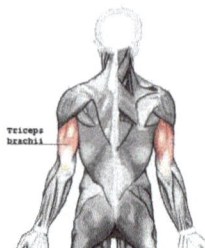

PROCEDURA INIEZIONE IM E SOTTOCUTANEA

1. Lavare accuratamente le mani

2. Mettere i guanti

3. Aspirare il farmaco con la siringa dalla fiala(Leggere le indicazioni e la posologia del farmaco. Assicurarsi anche della quantità di cui avete bisogno)

4. Tenere la siringa in posizione verticale, con l'ago rivolto verso l'alto

5. Picchiettare la siringa con il dito indice, in modo da far salire verso l'alto eventuali bolle d'aria.

6. Fare uscire dall'ago, premendo leggermente lo stantuffo, un paio di gocce di farmaco (per far uscire le bollicine d'aria)

7. Disinfettare con del cotone la parte da pungere

8. Pungere (La siringa deve avere un'inclinazione rispetto alla pelle diversa a seconda del tipo d'iniezione che si deve effettuare: **intramuscolo 75° e 90°, sottocutanea 45°,intradermica 15°**).

NELLE INIEZIONI SOTTOCUTANEE,MANTENERE UNA DISTANZA DI TRE DITA

DALL'OMBELICO (la zona centrale è infatti ricca di vasi sanguigni).

9. Una volta iniettato tutto il farmaco, estrarre con decisione l'ago dalla pelle e tamponare il foro d'entrata con il cotone disinfettato.

10. Evitare di massaggiare la parte ma fare solo un po' di pressione.

INIEZIONE ENDOVENA

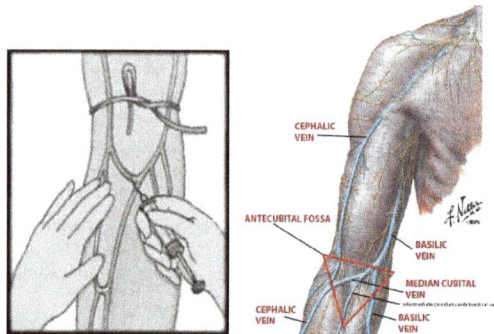

1. Lavare accuratemente le mani

2. Mettere i guanti

3. Aspirare il farmaco con la siringa dalla fiala (Leggere le indicazioni e la posologia del farmaco. Assicurarsi anche della quantità di cui avete bisogno)

4. Tenere la siringa in posizione verticale, con l'ago rivolto verso l'alto

5. Picchiettare la siringa con il dito indice, in modo da far salire verso l'alto eventuali bolle d'aria.

6. Fare uscire dall'ago, premendo leggermente lo stantuffo, un paio di gocce di farmaco (per far uscire le bollicine d'aria)

7. Posare la siringa medicata, un batuffolo di cotone disinfettato, un pezzo di nastro adesivo in un renino .

8. Applicare al pz un laccio emostatico (Il concetto è che il laccio blocca il ritorno del sangue (venoso) dalla periferia al cuore mentre il sangue arterioso deve continuare ad arrivare al braccio gonfiando bene la vena). Il paziente per facilitare l'operazione può chiudere il pugno.

9. Cercare la vena: le vene si palpano col polpastrello delle dita. Si avverte sotto al dito come una maggior "elasticità".

10. Una volta individuata la vena,disinfettare la cute sovrastante.

11. Pungere

12. Iniettate lentamente il farmaco

13. Una volta iniettato tutto il farmaco, estrarre con decisione l'ago dalla pelle e tamponare il foro d'entrata con il cotone disinfettato.

14. Fissare il cotone con il pezzo di nastro adesivo.

15. con una garza o un batuffolo di cotone comprimere l'ago nel punto di inoculo ed estraere.

16. Fissare il cotone con il pezzo di nastro adesivo.

Se dopo alcuni giorni nel sito d'inoculo è presente un ematoma (sangue che ha continuato ad uscire dalla vena nel sottocute),rassicurare il paziente dicendogli che col tempo,l'ematoma, si riassorbirà.

COME PRENDERE UN ACCESSO VENOSO

Raccomandazioni sugli accessi venosi

Lava e disinfetta le mani prima di procedere all'inserimento di un'agocannula venosa

Disinfetta con CLOREXIDINA al 2% in soluzione alcoolica, sfregando delicatamente, per 30 secondi

SET YOUR CLOCKS

Accessi reperiti in emergenza / urgenza devono essere cambiati entro 24 ore
Reperiti in elezione NON hanno scadenza, a meno che compaiano segni di flebite / complicanze

Per fissare usa una medicazione trasparente semipermeabile, rinforzata con cerotti sutureless

Fissa in maniera stabile e se puoi evita le zone di flessione

Cannule corte per previsioni di applicazione di 6 giorni.
Mini mid line - Midline per periodi maggiori

Non c'è assoluta necessità di usare calibri grossi. Per gli adulti basta un 22 G o un 20G

Usa grossi calibri solo se devi ripristinare la volemia, nei Pazienti con vene fragili / sottili e nei Pazienti Pediatrici, usa calibri ancor più piccoli (22G-24G)

Usa tranquillamente strumenti avanzati se servono: Ecografia o tecnologia NIR sono ormai alla portata di ogni Infermiere!

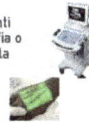

infografica by P. Formentini RN fonte: www.gavecelt.info

MATERIALE OCCORRENTE

- Aghi cannula di vario calibro e lunghezza
- Laccio emostatico
- Antisettico
- Batuffoli di cotone
- Guanti monouso
- Deflussore
- Rubinetto a tre vie
- Contenitore
- Asta portaflebo

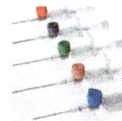

PROCEDURA ACCESSO VENOSO

- Prepara la via di infusione
  Rimuovi il cappuccio di protezione dell'estremità del deflussore
  introduci l'estremità del deflussore nella sacca tenendo leggermente compresso il gocciolatore fino a parziale riempimento dello stesso.
  Apri il morsetto del deflussore fino al completo riempimento di liquido dello stesso (FARE IL LI-VELLO)

- Applica il laccio emostatico al di sopra di circa 15 cm rispetto al sito scelto per la puntura
- Invita la persona ad aprire e chiudere la mano ripetutamente e palpa la vena identificata
- Detergi il sito con batuffolo imbevuto di antisettico con un movimento circolare e centrifugo, poi lascia asciugare
- Rimuove gli involucri di protezione del CVP mantenendo la sterilità;
- Tendi la cute e fora la vena tenendo l'estremità dell'ago a becco di flauto rivolta verso l'alto con un'angolazione di circa 45°
- Riduci l'angolazione di inserimento a 30° e segui il decorso della vena;
- Verifica il ritorno di sangue nel lume dell'ago
- Mantieni fermo il mandrino e fai avanzare delicatamente il catetere di plastica
- Allenta il laccio emostatico
- Esercita una pressione sulla vena prossimale al catetere e rimuove il mandrino
- Collega il deflussore
- Apri il deflussore e regola la velocità di infusione
- Applica la medicazione trasparente (cerotto trasparente per tenere ferma l'agocannula)
- Rimuovi i guanti

I.V. CANNULA

SPECIFICATIONS

Gauge	Colour Code	Ext. Dia. mm	Length mm	Flow Rate ml/min
14G	Orange	2.1	45	240
16G	Grey	1.8	45	180
18G	Green	1.3	32/45	90
20G	Pink	1.1	32	60
22G	Blue	0.9	25	36
24G	Yellow	0.7	19	20
26G	Violet	0.6	19	13

Accesso	Velocità di infusione
Agocannula 18G	98 cc/min
Agocannula 16G	154 cc/min
Agocannula 14G	236 cc/min
Intraossea 15G	60-100 cc/min

I CVP sono classificati in base al loro diametro interno, misurato in GAUGE (G), una misura non facente parte del SI e che indica quanti cateteri possono entrare in un cm2, per assurdo un G20 di una ditta, potrebbe avere caratteristiche completamente diverse da uno di un'altra ditta!

A volte può essere indicata la misura in Franch (Fr) o Charrier (Ch) – sono equivalenti- il Franch misura il diametro esterno; 1 Fr (o Ch) corrisponde a 0,33 mm (9 Fr = ca 3 mm).

CONSIGLI UTILI PER PRENDERE UN ACCESSO VENOSO

- **"SENTIRE" LE VENE**

  A volte le vene non si vedono è necessario **sentire le vene palpando la zona**, capirne la pienezza, l'integrità, per scegliere la migliore.

- **ASSICURARSI CHE LA SMUSSATURA DELL'AGO SIA RIVOLTA VERSO L'ALTO**

  Se la smussatura è rivolta verso l'alto la punta penetra immediatamente la pelle e la vena.

- **NEI PAZIENTI GERIATRICI SCEGLIERE LA VENA PIÙ PROFONDA**

  Nei pazienti anziani spesso ci sono vene superficiali ben visibili come quelle del dorso della mano se sono fragili, scegliere una vena profonda e stabile.

- **SCEGLIERE LA VENA IN UN PUNTO DIRITTO**

  I punti di intersezione fra due vene spesso hanno valvole e la presenza di angolazioni rendono difficoltosa l'introduzione.

- **CHIEDERE AL PAZIENTE DI APRIRE E CHIUDERE LA MANO A PUGNO**

  Ciò permette di migliorare il flusso venoso soprattutto se il braccio penzola verso il basso. Quando si sta per forare la vena, assicuratevi di chiedere al paziente di mantenere le mani e le braccia rilassate.
  Migliorare il flusso venoso vi permetterà di vedere le vene in modo chiaro e valutare quale la vena è più adatta ad essere forata.

- **ANCORARE LA VENA**

  È possibile effettuare questa operazione si tiene la pelle tesa con la mano non dominante.
  Con questa tecnica, è possibile mantenere ferma una vena instabile che si muove lateralmente prima di forarla.

- **QUANDO SI STA PER FORARE LA VENA USARE UN INCLINAZIONE FRA I 15-30°**

  Regolare l'angolo di approccio di conseguenza se l'obiettivo è una vena superficiale o profonda.

- **UNA VOLTA RAGGIUNTA LA VENA VEDERE IL RITORNO DEL SANGUE E FAR AVANZARE LA CANNULA**

  Far avanzare la cannula entro la vena.

- **TIRARE INDIETRO L'AGO PRIMA DI FAR AVANZARE TUTTO IL CATETERE**

  Quindi, introdurre completamente il catetere venoso e poi premere con un dito sull'apice per evitare il reflusso venoso.

INTRODUZIONE SONDINO NASO GASTRICO (SNG)

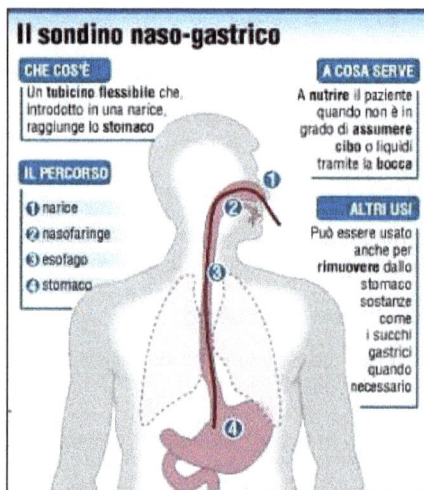

Il sondino naso-gastrico

CHE COS'È
Un tubicino flessibile che, introdotto in una narice, raggiunge lo stomaco

IL PERCORSO
1 narice
2 nasofaringe
3 esofago
4 stomaco

A COSA SERVE
A nutrire il paziente quando non è in grado di assumere cibo o liquidi tramite la bocca

ALTRI USI
Può essere usato anche per rimuovere dallo stomaco sostanze come i succhi gastrici quando necessario

- Pz seduto
- Telo sterile
- Lubrificare l'estremità del sondino e inserirlo nel pavimento nasale
- Dopo alcuni cm, quando l'estremità del tubo è nel faringe posteriore, far deglutire il pz o fargli bere un bicchiere d'acqua per favorire l'avanzamento del sondino-
- Far avanzare il sondino ad ogni deglutizione
- Per accertarsi del corretto posizionamento del sondino nello stomaco, mandare 15-20 cc d'aria ascoltando col fonendoscopio appoggiato in sede epigastrica il borborigmo che genera l'aria nello stomaco.
- Fissare con un cerotto il sondino naso gastrico

(è possibile che il sondino si possa arrotolare nell'orofaringe o nella laringe – trachea per cui si verificheranno tosse e difficoltà respiratorie).
(Il sondino ad una via (tipo Levin) è indicato per l'aspirazione ; per il contemporaneo lavaggio e aspirazione è necessario il sondino naso gastrico a due vie (Tipo Salem Sump)).

Non introdurre il sondino nasogastrico in pz con fratture del volto o craniche, epistassi in atto, stenosi esofagea, comatosi, dopo ingestione di acidi o alcali.

INTRODUZIONE SONDINO PER GASTROLUSI = SNG

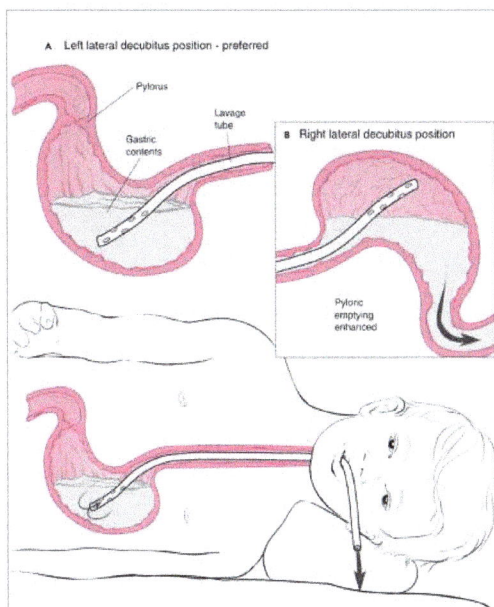

A — Left lateral decubitus position - preferred
Pylorus
Lavage tube
Gastric contents
B — Right lateral decubitus position
Pyloric emptying enhanced

Il pz va tenuto in decubito laterale sx per ridurre il rischio di aspirazione

dopo aver aspirato il contenuto gastrico occorre "lavare" il contenuto gastrico con 200- 300cc di acqua

Conservare il primo aspirato gastrico per eventuali analisi.

CATETERE VESCICALE

Si utilizza in seguito a ritenzione acuta di urina.

PROCEDURA UOMO:

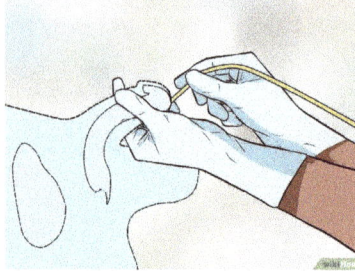

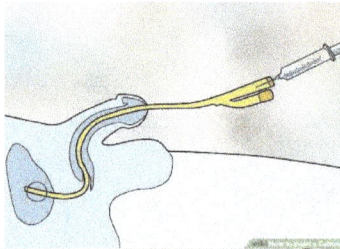

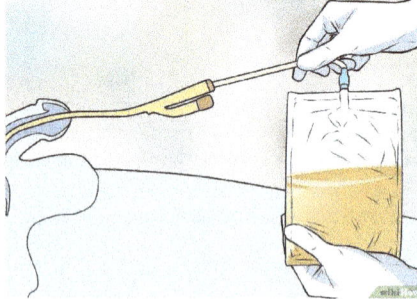

- Utilizzare telino sterile,guanti
- Scegliere il catetere di foley (solitamente si usa un catetere di foley a doppio lume (14 – 16 – 18 f) con palloncino gonfiabile di 5 cc)
- I pz dev'essere supino
- tenere il pene fermo con una mano afferrandolo sotto il glande e scoprire il meato uretrale (tenere il pene in posizione verticale)
- disinfettare il meato uretrale e lubrificare il glande o la punta del catetere.
- inserire il catetere tenendo sempre il pene in verticale

- una volta inserito il catetere,appena si sente resistenza al passaggio (segno che il catetere ha raggiunto la prostata), abbassare il pene e continuare a far avanzare il catetere
- quando il catetere raggiunge la vescica, l'urina inizia a defluire al suo interno
- continuare a far avanzare il catetere per 2- 3 cm
- ancorare il catetere gonfindo il palloncino con 5ml di soluzione fisiologica (se tale manovra provoca dolore significa che il palloncino e' nell'uretra e non in vescica :sgonfiare il palloncino e far avanzare il catetere
- collegare il catetere alla sacca per l'urina

PROCEDURA DONNA:

- Utilizzare telino sterile,guanti
- Scegliere il catetere di foley (solitamente si usa un catetere di foley a doppio lume (14 – 16 – 18 f) con palloncino gonfiabile di 5 cc)

- La pz dev'essere supina con le gambe flesse e divaricate

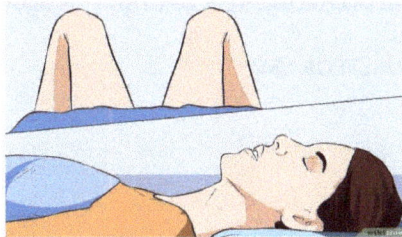

- Divaricare le grandi e le piccole labbra con pollice e indice (ricordarsi che quest guanto non e' piu' sterile e non deve entrare in contatto col catetere)

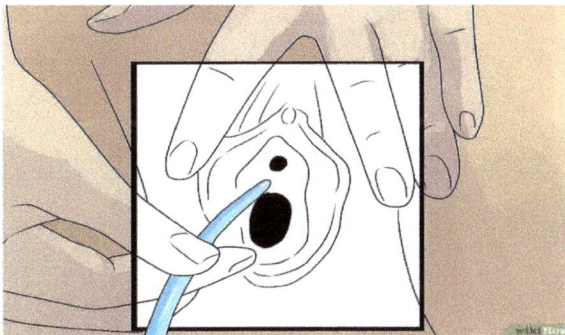

Il catetere , essendo un corpo estraneo , facilita lo sviluppo di infezioni del basso tratto urinario. Poiché il rischio di sviluppare un'infezione cresce con l'aumentare del tempo di permanenza , occorre sostituirlo ogni 20 giorni.

Segni di infezione da catetere sono :

- pus o gonfiore associato a viva dolorabilità attorno al meato,

- dolore addominale ed al fianco,

- febbre elevata

- perdite importanti di sangue nelle urine

NON APPLICARE CATETERE SE:

- **NON SI E' CAPACI DI EFFETTUARE LA PROCEDURA**
- **SE SI SOSPETTA UNA LESIONE DELL'URETRA E(IN SEGUITO A TRAUMI PELVICI E/O ADDOMINALI)**
- **SE E' PRESENTE URETRORAGIA**

OSTRUZIONE ACUTA DELLE VIE RESPIRATORIE

MANOVRA DISOSTRUZIONE VIE RESPIRATORIE NELL'ADULTO (MANOVRA DI HEIMLICH)

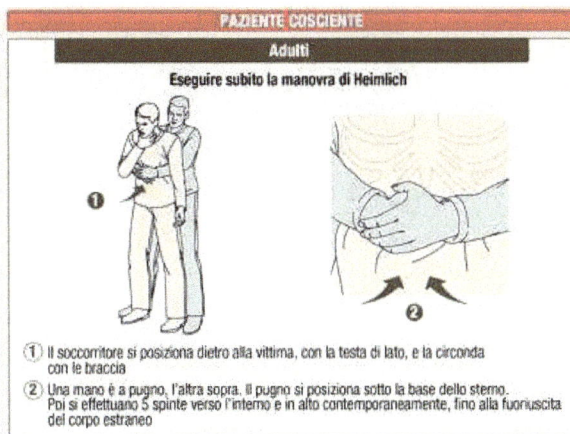

PAZIENTE COSCIENTE

Adulti

Eseguire subito la manovra di Heimlich

① Il soccorritore si posiziona dietro alla vittima, con la testa di lato, e la circonda con le braccia
② Una mano è a pugno, l'altra sopra. Il pugno si posiziona sotto la base dello sterno. Poi si effettuano 5 spinte verso l'interno e in alto contemporaneamente, fino alla fuoriuscita del corpo estraneo

- Mettersi in piedi dietro il paziente
- Chiudere una mano a pugno
- Appoggiare il pugno dal lato del pollice sulla pancia del paziente, a metà strada tra l'ombelico e l'apofisi ensiforme dello sterno (dove finisce l'osso che c'è al centro del torace)
- Agganciare il pugno con l'altra mano
- Comprimere all'indietro ed all'insù, rapidamente, come a voler sollevare il paziente (se questi è pesante porlo seduto su una sedia e dal di dietro cercare di sollevarlo)
- Ripetere fino a ripresa del respiro

MANOVRA DISOSTRUZIONE VIE RESPIRATORIE NEL BAMBINO (MANOVRA DI HEIMLICH)

La manovra di Heimlich

Cosa fare nel caso in cui un oggetto ingerito ostruisca le vie respiratorie del bambino

1.
Posizionarsi dietro il bambino e **circondarlo** con le braccia a livello della **cintola**

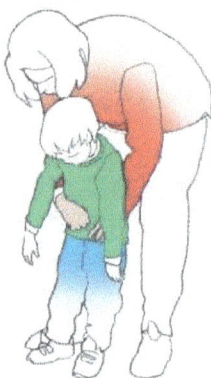

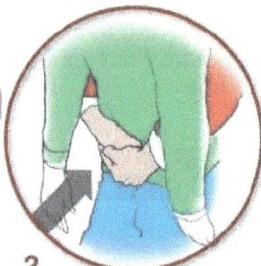

2.
Mettere la mano **chiusa a pugno** poco **sopra l'ombelico** del bambino

3.
Afferrare il pugno con l'altra mano ed **esercitare delle spinte verso l'alto** finché l'oggetto che ostruisce le vie aeree non viene espulso

ANSA-CENTIMETRI

MANOVRA DISOSTRUZIONE VIE RESPIRATORIE NEL LATTANTE

Lattanti (0-12 mesi)

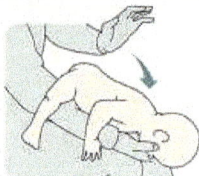

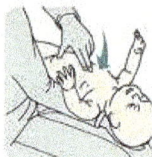

① ②

① Prendere il lattante per la mandibola. Posizionarlo con le gambe a cavallo del proprio braccio, in posizione inclinata a testa in giù. Dare 5 «pacche» tra le scapole, verso l'esterno per non colpire il capo

② Girare con cautela il lattante sulla schiena, tenendo la testa. Alternare 5 compressioni lente e profonde al centro dello sterno. Continuare ad alternare le due manovre fino all'espulsione del corpo estraneo

5 COLPI INTRASCAPOLARI E, IN SEQUENZA, 5 SPINTE TORACICHE CON DUE DITA

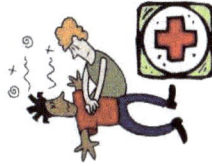

RIANIMAZIONE CARDIOPOLMONARE

Le manovre di rianimazione cardio-polmonare di base si rendono necessarie per soccorrere una persona che:

- ha perso coscienza
- ha difficoltà respiratorie o è in arresto respiratorio per ostruzione delle vie aeree o per altri motivi
- è in arresto cardiaco

Si può verificare l'arresto respiratorio in seguito a:

- Ostruzione delle vie aeree da caduta della base della lingua in una persona non cosciente, o da corpo estraneo inalato

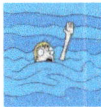

- Intossicazione da farmaci o droghe

- Annegamento

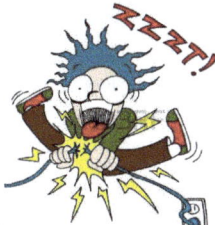

- Folgorazione
- Trauma cranico e trauma toracico
- Arresto cardiaco (ogni situazione di arresto cardiaco è immediatamente seguita da ar-

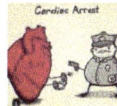

resto respiratorio)

LA "CATENA DELLA SOPRAVVIVENZA"

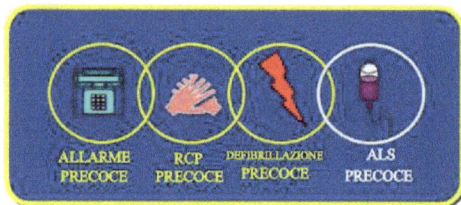

I quattro anelli della catena sono:

- Allarme immediato al Sistema di Emergenza Sanitaria 118
- Inizio precoce delle procedure di rianimazione cardio-polmonare di base

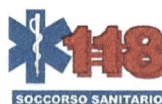

- Defibrillazione rapida
- Inizio precoce del trattamento medico intensivo

La sequenza delle procedure della rianimazione cardio-polmonare di base consiste in una serie di momenti in cui si alternano valutazioni e successive azioni. Le azioni da effettuare si possono ricordare con più facilità ricordando le prime tre lettere dell'alfabeto (A – B - C):

SEQUENZA DEL BLS-D

Le procedure del BLS-D prevedono:

A irway :   Apertura delle vie aeree
B reathing: Respiro
C irculation: Circolo
D efibrillation: Defibrillazione

ATTENZIONE: Le manovre sono invasive, per cui occorre procedere ad un'attenta valutazione!

| Mi avvicino in sicurezza |
| Controllo se risponde |
| Chiamo aiuto |
| Controllo le vie aeree |
| Controllo se respira |
| Chiamo 118 |
| 30 compressioni toraciche |
| 2 ventilazioni |

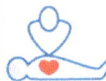

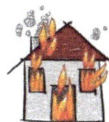

VALUTAZIONE AMBIENTALE

MAI INTERVENIRE SE NON L'AMBIENTE NON E' IN SICUREZZA E NON E' GARANTITA LA PROPRIA INCOLUMITA'.

Prima di prestare qualsiasi opera di soccorso, è indispensabile effettuare la valutazione dell'ambiente, per valutare eventuali pericoli per chi presta soccorso e per la vittima.

Solo dopo che si è appurato che non vi sono pericoli e che l'ambiente è in sicurezza, è possibile avvicinarsi alla persona per prestare soccorso.

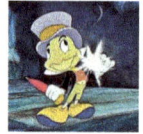

VALUTAZIONE DELLO STATO DI COSCIENZA

Il primo momento nel soccorso per una persona apparentemente inanimata consiste nella valutazione dello stato di coscienza.

Per valutare velocemente lo stato di coscienza si deve:
- Chiamare la persona a voce alta
- Scuotere la persona delicatamente, afferrandola da una spalla

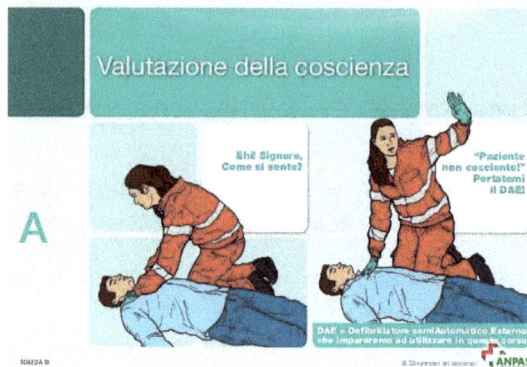

Controllo se risponde

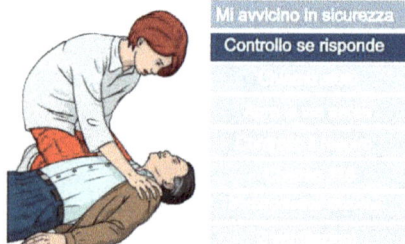

- **SE LA PERSONA HA RISPOSTO ALLA STIMOLAZIONE:**

- Lasciare la persona nella posizione in cui si trova
- Indagare se sono presenti segni e/o sintomi suggestivi di trauma
- Rivalutare periodicamente lo stato di coscienza, il respiro e il battito cardiaco
- Chiedere soccorso più qualificato, se necessario

Controllo se risponde

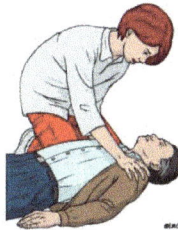

Scuotere e Chiamare

"Hey signore tutto bene?"

Se risponde

• Lascialo come si trova
• Controllalo fino all'arrivo dei soccorsi
• Ricontrolla regolarmente

- **SE LA PERSONA NON HA RISPOSTO ALLA STIMOLAZIONE:**

7. Far chiamare il 118 da una persona precisa indicandola con la mano ("TU CHIAMA IL 118")

8. Posizionare la persona supina, su piano rigido, mantenendo in asse il capo, il collo ed il tronco, allineando gli arti e scoprendo il torace

Se si ipotizza un evento traumatico, la persona può essere mobilizzata <u>unicamente</u> se è assicurato il mantenimento in asse del capo, del collo e del tronco.

IL DANNO CEREBRALE

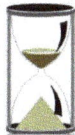

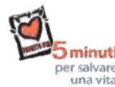

5 minuti
per salvare
una vita

INIZIA DOPO CIRCA 4' - 6' DI ASSENZA DI CIRCOLO
DOPO CIRCA 10' SI HANNO LESIONI CEREBRALI IRREVERSIBILI

A – AIRWAY APERTURA DELLE VIE AEREE

Apri le vie aeree

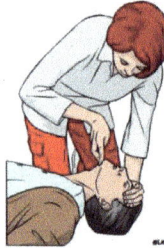

- Mi avvicino in sicurezza
- Controllo se risponde
- Chiamo aiuto
- **Apro le vie aeree**

Fase A: Ispezione del cavo orale

Ispezione della bocca

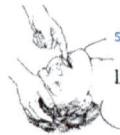

se necessario

liberare il cavo orale

Si devono togliere solo i corpi estranei VISIBILI!!!

NO! respirazione impedita dalla lingua

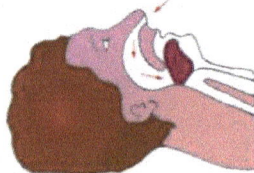

iperestensione del capo

iperestensione: respirazione facilitata

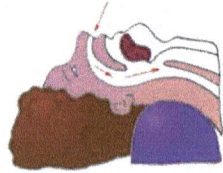

iperestensione del capo

La perdita di coscienza determina un rilasciamento muscolare: la mandibola cade all'indietro e la base della lingua, per la forza di gravità, scende verso il basso ostruendo in tal modo le vie aeree superiori. Per ripristinare la pervietà delle vie aeree:

11. Sollevare il mento con due dita di una mano
12. Spingere la testa all'indietro appoggiando l'altra mano sulla fronte

Questa manovra impedisce la caduta all'indietro della base della lingua e permette il passaggio dell'aria.

Occorre sempre controllare la presenza di corpi estranei o di residui alimentari nella bocca della persona, e se possibile asportarli.
Le protesi dentarie, se ben fissate, non occorre rimuoverle.
In caso di trauma della colonna vertebrale, anche solo sospettato, si solleva la mandibola
senza estendere la testa.

B – BREATHING VALUTAZIONE DELLA FUNZIONE RESPIRATORIA E C – CIRCOLAZIONE

MENTRE SI VALUTA IL RESPIRO,CONTEMPORANEAMENTE VALUTARE ANCHE IL POLSO CAROTIDEO

LA VALUTAZIONE CONTEMPORANEA DI POLSO E RESPIRO DEVE DURARE 10 SECONDI

Controlla il respiro

Controlla il respiro

Mi avvicino in sicurezza
Controllo se risponde
Chiamo aiuto
Apri le vie aeree
Controlla il respiro

• Guarda,
• Ascolta e
• Senti se respira normalmente

• Non confondere un **respiro agonico** con uno normale.

Una volta instaurata e mantenuta la pervietà delle vie aeree, si deve valutare se la persona respira.

Per valutare la presenza della funzione respiratoria si effettua una manovra denominata "**Manovra del G.A.S.**" (**G**uardo – **A**scolto - **S**ento) dalle iniziali delle tre azioni che il soccorritore esegue simultaneamente.

Il Soccorritore si pone di fianco alla testa della persona, mantiene pervie le vie aeree, e chinato con il volto verso il torace della vittima:

a) **G**uarda con gli occhi se il torace si muove
b) **A**scolta con le orecchie se vi sono rumori respiratori
c) **S**ente con la guancia se c'è il flusso espiratorio dell'aria

POLSO CAROTIDEO

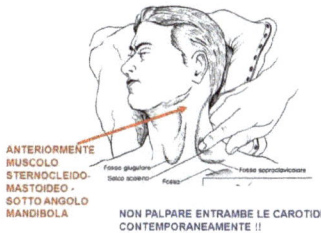

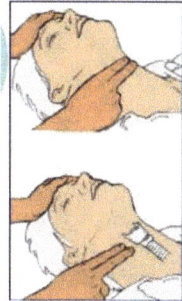

ANTERIORMENTE
MUSCOLO
STERNOCLEIDO-
MASTOIDEO -
SOTTO ANGOLO
MANDIBOLA

NON PALPARE ENTRAMBE LE CAROTIDI
CONTEMPORANEAMENTE !!

Per ricercare il polso carotideo:
a) mantenere estesa con una mano la testa della persona;
b) individuare con l'indice ed il medio dell'altra mano il pomo d'Adamo;
c) far scivolare le due dita lateralmente fino ad incontrare il solco generato dai muscoli laterali del collo;
d) esercitare una lieve pressione e ricercare in questa area le pulsazioni.

La ricerca del polso carotideo si esegue dallo stesso lato del soccorritore.
Evitare quindi di porre le dita di traverso sulle vie aeree della vittima, rischiando in tal modo di comprimere le stesse.

Questa valutazione consente di stabilire se la persona, pur non cosciente ed in arresto respiratorio, possiede o no una attività cardiaca spontanea.

1)   Se il polso carotideo è presente:
a) continuare con la respirazione artificiale, mantenendo un ritmo di 12 atti respiratori al minuto;
b) controllare periodicamente il polso carotideo, dopo ogni minuto.

2)   Se il polso carotideo non è presente:
Non è presente una attività cardiaca efficace, quindi è necessario provvedere alla circolazione artificiale per mezzo delle compressioni toraciche o massaggio cardiaco esterno.

REMEMBER

SI ALTERNANO 30 COMPRESSIONI TORACICHE ESTERNE E 2 ATTI RESPIRATORI ARTIFICIALI

- **SE LA PERSONA RESPIRA:**

Se la vittima torna arespirare normalmente mettila in posizione laterale di sicurezza

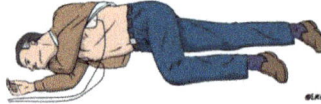

a) Allentare gli indumenti costrittivi (cravatte, cinture, busti)
b) Controllare periodicamente e favorire la funzione respiratoria
c) Posizionare la persona in Posizione Laterale di Sicurezza (se non si tratta di un trauma)
d) Telefonare per richiedere aiuto (se non si è già fatto)
e) Rivalutare ad intervalli

 IN NESSUN CASO BISOGNA:

- Somministrare bevande, soprattutto alcoliche;
- Spruzzare il viso con acqua;
- Schiaffeggiare e/o scuotere energicamente la persona;
- Tentare di fare alzare la persona;
- Fare annusare aceto o altre sostanze.

B)   SE LA PERSONA NON RESPIRA:

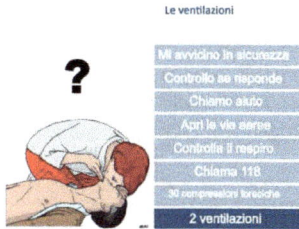

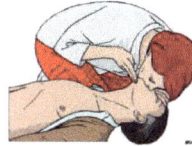

Occorre iniziare subito la respirazione artificiale: si effettuano **due atti respiratori artificiali,** lenti (della durata di circa due secondi) ed efficaci (in grado di fare sollevare il torace della vittima).

In assenza di strumenti, è possibile effettuare la respirazione bocca-bocca:

a) Mantenere estesa la testa, tenendo una mano sulla fronte e sollevando il mento con due dita dell'altra mano
b) Stringere il naso col pollice e l'indice della mano posizionata sulla fronte
c) Effettuare una profonda inspirazione e posizionare la bocca bene aperta su quella della persona
d) Soffiare lentamente nelle vie aeree della vittima in modo da gonfiare i suoi polmoni
e) Osservare durante l'insufflazione il sollevamento del torace
f) Staccarsi dopo l'insufflazione per consentire l'espirazione passiva
g) Osservare il ritorno del torace durante l'espirazione

RIPETERE LA SEQUENZA 2 VOLTE

RICERCA DEL PUNTO DI COMPRESSIONE E POSIZIONE DELLE MANI

Il cuore si trova all'interno della gabbia toracica, dietro lo sterno.

Comprimendo lo sterno, il cuore viene schiacciato contro la colonna vertebrale.

Questa compressione, insieme ad un aumento della pressione all'interno del torace, permette al sangue contenuto nel cuore e nei grossi vasi di essere spinto in circolo; rilasciando il torace il cuore si riempie di nuovo.

Per identificare il punto esatto su cui esercitare le compressioni toraciche:

a) far risalire il medio di una mano lungo il margine dell'arcata costale fino al punto di incontro con lo sterno

b) appoggiare l'indice della stessa mano sullo sterno

c) far scivolare lungo lo sterno il palmo dell'altra mano, fino ad affiancare l'indice della prima mano, che si trova sullo sterno: **questo è il punto dove effettuare le compressioni**

d) sovrapporre la prima mano alla seconda ed intrecciare le dita, mantenendole sollevate in modo che non comprimano le coste

ESECUZIONE DEL MASSAGGIO CARDIACO ESTERNO

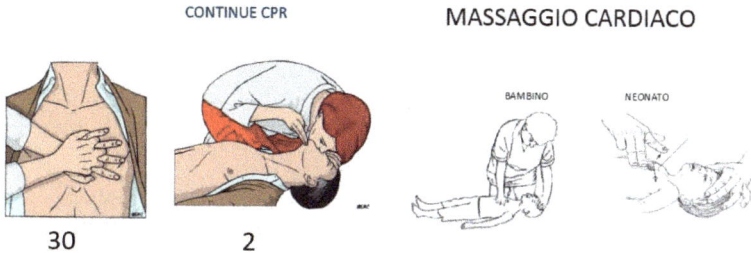

CONTINUE CPR

MASSAGGIO CARDIACO

BAMBINO   NEONATO

30   **2**

a) Posizionarsi accanto alla vittima in modo da avere le spalle perpendicolari al punto di compressione e le braccia estese
b) Comprimere ritmicamente il torace ad una frequenza di 100 compressioni/minuto e con un abbassamento di circa 4-5 centimetri (a seconda della corporatura della vittima)
c) Mantenere la stessa durata nelle compressioni e nel rilasciamento
d) Mantenere le braccia tese, sfruttando il peso del tronco
e) Alternare 15 compressioni e 2 insufflazioni

Dopo 4 cicli di 30 compressioni e 2 insufflazioni (ossia dopo ogni minuto circa), si rivaluta la presenza del polso carotideo.

SE IL POLSO CAROTIDEO È DI NUOVO PRESENTE:

a) continuare con la respirazione artificiale, mantenendo un ritmo di 12 atti respiratori al minuto
b) controllare il polso carotideo dopo ogni minuto

SE IL POLSO CAROTIDEO CONTINUA A NON ESSERE PRESENTE:

a) si ripetono 4 cicli di 30 compressioni e 2 insufflazioni

SOSPENSIONE MANOVRE

Una volta iniziate, le manovre di rianimazione cardio-polmonare possono essere sospese unicamente in presenza di una delle seguenti situazioni:

- ripresa del battito del cuore e della funzione respiratoria
- esaurimento totale delle energie dei soccorritori
- sopraggiunto rischio evolutivo

ALGORITMO BLS

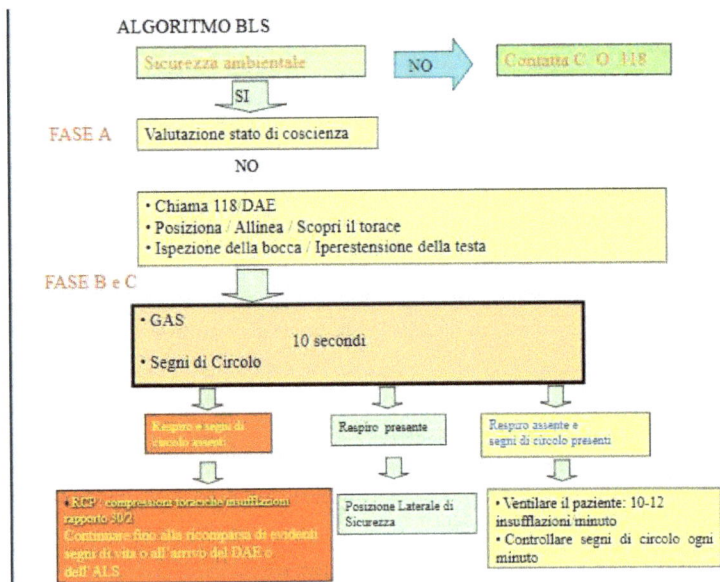

Sicurezza ambientale	NO →	Contatta C O 118

SI

FASE A — Valutazione stato di coscienza

NO

- Chiama 118/DAE
- Posiziona / Allinea / Scopri il torace
- Ispezione della bocca / Iperestensione della testa

FASE B e C

- GAS — 10 secondi
- Segni di Circolo

Respiro e segni di circolo assenti	Raspiro presente	Respiro assente e segni di circolo presenti
• RCP / compressioni toraciche/insufflzioni rapporto 30/2. Continuare fino alla ricomparsa di evidenti segni di vita o all'arrivo del DAE o dell'ALS	Posizione Laterale di Sicurezza	• Ventilare il paziente: 10-12 insufflazioni/minuto. • Controllare segni di circolo ogni minuto

ALGORITMO BLS DUE SOCCORRITORI

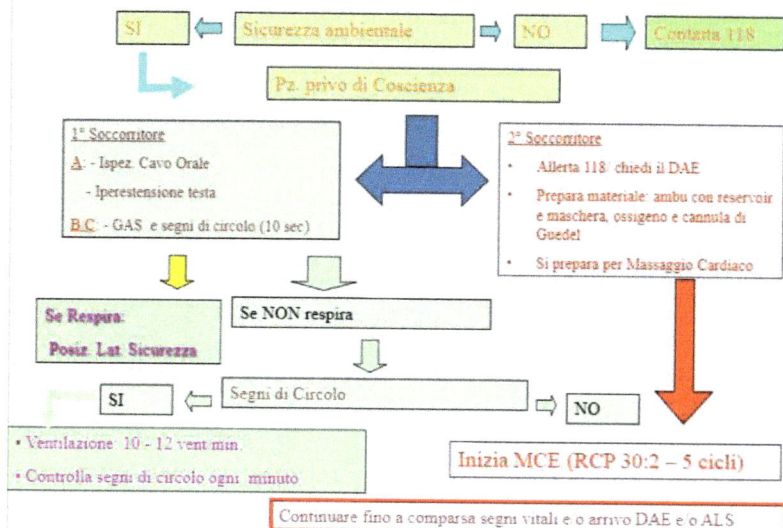

SI ⟸ Sicurezza ambientale ⟹ NO ⟹ Contatta 118

Pz. privo di Coscienza

1° Soccorritore	2° Soccorritore
A: - Ispez. Cavo Orale	• Allerta 118/ chiedi il DAE
- Iperestensione testa	• Prepara materiale: ambu con reservoir e maschera, ossigeno e cannula di Guedel
B.C: - GAS e segni di circolo (10 sec)	• Si prepara per Massaggio Cardiaco

Se Respira:
Posiz. Lat. Sicurezza

Se NON respira

SI ⟸ Segni di Circolo ⟹ NO

• Ventilazione: 10 - 12 vent/min.
• Controlla segni di circolo ogni minuto

Inizia MCE (RCP 30:2 – 5 cicli)

Continuare fino a comparsa segni vitali e/o arrivo DAE e/o ALS

Lightning Source UK Ltd.
Milton Keynes UK
UKHW050120250522
403442UK00008B/63